DIE KNOCHENBRÜCHE
UND IHRE BEHANDLUNG

EIN LEHRBUCH FÜR STUDIERENDE UND ÄRZTE

VON

DR. MED. HERMANN MATTI
PRIVATDOZENT FÜR CHIRURGIE AN DER UNIVERSITÄT
UND CHIRURG AM JENNERSPITAL IN BERN

ERSTER BAND

DIE ALLGEMEINE LEHRE VON DEN
KNOCHENBRÜCHEN UND IHRER BEHANDLUNG

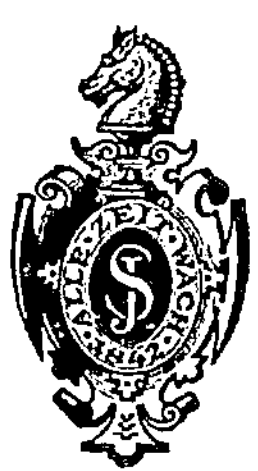

Springer-Verlag Berlin Heidelberg GmbH

1918

Copyright 1918 by Springer-Verlag Berlin Heidelberg.
Ursprünglich erschienen bei Julius Springer in Berlin 1918.
Softcover reprint of the hardcover 1st edition 1985
ISBN 978-3-662-36066-8   ISBN 978-3-662-36896-1 (eBook)
DOI 10.1007/978-3-662-36896-1

HERRN

PROFESSOR DR. M. STOOSS

DIREKTOR DES JENNERSPITALS ZU BERN

IN FREUNDSCHAFT

GEWIDMET.

Vorwort.

Das Erscheinen der vorliegenden Knochenbruchlehre hat durch den Krieg eine erhebliche Verzögerung erlitten. Ursprünglich als einbändiges Werk gedacht, erwies sich bei Sichtung des Stoffes eine gesonderte, abgeschlossene Darstellung der allgemeinen Lehre von den Knochenbrüchen und ihrer Behandlung als wünschenswert. Die vielen zum Teil grundlegenden Tatsachen der mechanischen Genese, der Pathologie, der pathologischen Physiologie und die maßgebenden Mitteilungen über die verschiedenen neuzeitlichen Behandlungsmethoden der Knochenbrüche finden sich so zerstreut, daß eine einheitliche Zusammenfassung und kritische Sichtung des Stoffes geboten erschien.

Es kann als ganz ausgeschlossen gelten, daß angehende Ärzte Frakturen mit befriedigendem Resultate behandeln, wenn sie nicht über den Mechanismus der Frakturentstehung, über die zur Fragmentverschiebung führenden, der Reposition und Retention entgegenwirkenden Kräfte, über die zweckmäßigen Maßnahmen zu deren Überwindung, sowie über die Vor- und Nachteile der verschiedenen Behandlungsmethoden genügend unterrichtet sind. Nur klare Vorstellungen über alle diese Fragen setzen in den Stand, jede Fraktur nach biologisch richtigen Gesichtspunkten zu behandeln.

Wer sich nun über gewisse Fragen der Behandlung eingehender zu unterrichten sucht, findet sich im Widerstreit der vielfach diametral gegensätzlichen Meinungen nur schwer aus; denn auch die Entwicklung der Knochenbruchbehandlung ist, wie so viele Zweige der Medizin, in hohem Maße gehemmt worden durch die weitgehende Verknüpfung von Ansprüchen der Autorenschaft mit den verschiedenen Originalmethoden und deren Abänderungen. Das führt leider vielfach zu dem Versuche, einzelne Verfahren in unangebrachter Weise zu Universalmethoden zu erheben, wenn auch trotz der eifrigen Arbeit ganzer „Schulen" der wahre Sachverhalt doch nicht dauernd der Erkenntnis entzogen werden kann. Die kritische Beurteilung der verschiedenen Methoden und die Abgrenzung ihrer Anwendungsgebiete sind somit unerläßliche Vorbedingungen für eine zweckmäßige Anwendung der verschiedenen älteren und neueren Behandlungsmethoden. Eigene Orientierung in der überreichen zerstreuten Literatur ist jedoch für den von den Aufgaben des Alltags bedrängten Praktiker wie für den Studenten ein Ding der Unmöglichkeit, so daß ich mit der kritischen Darstellung besonders der Frakturbehandlung einem wirklichen Bedürfnis entgegenzukommen glaubte. Dank der Röntgendiagnostik und Röntgenkontrolle sind unsere Kenntnisse über die einzelnen Frakturformen und deren Behandlung gegenwärtig auf einem Stand angelangt, der den Zeitpunkt für die Bearbeitung einer Frakturlehre nicht schlecht gewählt erscheinen ließ.

Ein besonderer Grund für die ausführliche Darstellung aller Fragen der allgemeinen Knochenbruchlehre lag in der Erkenntnis, daß es mit der Frakturenbehandlung im allgemeinen nicht zum besten bestellt ist. Durch die vielen Probleme der experimentellen Pathologie, die auch für die wissenschaftliche und praktisch. Chirurgie Interesse erlangt haben, durch die zahlreichen Gebiete, die der operativen Chirurgie neu erschlossen wurden, ist die Frakturlehre immer mehr in den Hintergrund gedrängt worden. Das hieraus resultierende Mißverhältnis im Unterricht wird in seinen praktischen Konsequenzen jedem, der sich mit Unfallbegutachtung abgibt, oder der schlecht geheilte Knochenbrüche operativ nachbehandeln muß, in oft erschreckender Weise klar. Es fällt gewöhnlich nicht schwer, das unbefriedigende Behandlungsresultat auf Unkenntnis elementarster Tatsachen zurückzuführen. Bei der gewaltigen sozial-ökonomischen Bedeutung, die einer zweckmäßigen Behandlung der Knochenbrüche zukommt, schien mir deshalb eine gründliche Darstellung aller einschlägigen Fragen lohnend.

Die Zusammenfassung der allgemeinen Lehre von den Knochenbrüchen in einem besonderen Bande bietet formell den Vorteil, den zweiten Band, der die Lehre von den einzelnen Bruchformen und ihrer Behandlung bringen wird, weitgehend zu entlasten. Die Therapie soll dort nur soweit besprochen werden, als sie für einzelne Frakturformen Besonderheiten bietet; die Angabe der indizierten Behandlungsart, eine schematische Skizzierung der Extensionszüge dürfte dann genügen. Damit wird auch der nötige Raum für die Darstellung der im Gefolge von Schädel- und Wirbelfrakturen in Erscheinung tretenden Gehirn- und Rückenmarksverletzungen gewonnen.

Eine lückenlose Berücksichtigung der überquellenden Literatur war im Rahmen des vorliegenden Buches weder möglich noch beabsichtigt. Die Darstellung stützt sich vorwiegend auf eigene Erfahrungen; was empfohlen wird, erwies sich uns als bewährt, ohne daß andere Methoden und Modifikationen deswegen als weniger wertvoll oder unzuverlässig gelten sollen. In der Behandlung der Knochenbrüche ist ja individuellen Improvisationen so weiter Spielraum gelassen, daß die besonderen Verfahren Legion geworden sind und nicht alle in einem für die Praxis geschriebenen Buche untergebracht werden können.

Die sämtlichen Zeichnungen wurden durch Herrn Matz in Bern eigens für das Werk angefertigt; wo besondere Vorlagen benutzt wurden, ist dies ausdrücklich angegeben. Die Photogramme und Röntgenogramme entstammen beinahe durchwegs eigenen Beobachtungen. Mit besonderer Anerkennung gedenke ich hier der wertvollen Mitarbeit des Leiters der Röntgeninstitute am Inselspital und Diakonissenhaus Salem, Herrn O. Pasche. Eine Anzahl instruktiver Präparate aus der Sammlung der pathologisch-anatomischen Anstalt Basel werden mit gütiger Erlaubnis von Herrn Professor Hedinger reproduziert. Der Firma Schärer A.-G. in Bern verdanke ich eine größere Anzahl Katalogabbildungen. Dem Verlage bin ich für das verständnisvolle Eingehen auf meine Intentionen, das eine zusammenfassende, abgerundete Darstellung der allgemeinen Frakturlehre ermöglicht hat, nicht weniger dankbar als für die mustergültige Ausstattung des Werkes.

Möge das Buch vor allem seine soziale Aufgabe erfüllen und die Zahl der dauernd geschädigten, im Konkurrenzkampf des täglichen Lebens benachteiligten Frakturpatienten auf ein Mindestmaß herabsetzen helfen.

Bern im September 1918.

Hermann Matti.

Inhaltsverzeichnis.

Vierter Abschnitt.
Behandlung der Knochenbrüche.

Erster Abschnitt.

Kapitel 1.

Begriffsbestimmung und allgemeine Systematik der Knochenbrüche.

Unter Knochenbruch oder Fraktur verstehen wir eine innerhalb ganz kurzer Zeit, sozusagen momentan entstandene Zusammenhangstrennung im Bereiche eines Knochens.

Die große Mehrzahl aller Knochenbrüche wird durch Gewalten herbeigeführt, die von außen auf den Körper einwirken; doch gibt es auch Frakturen, die durch Wirkung körpereigener Muskelkräfte entstehen, wie die Kniescheibenfrakturen, bei denen eine plötzliche aktive Zusammenziehung des Quadrizeps die wesentliche ursächliche Rolle spielt, neben vielen anderen Formen. Sehr oft ist eine Fraktur als Koeffekt äußerer Gewalt und aktiver, wenn auch unwillkürlicher Muskeltätigkeit des Patienten aufzufassen. Betrifft der Bruch einen normalen Knochen, so liegt eine gewöhnliche traumatische Fraktur vor; wurde die Frakturierung durch pathologische, generalisierte oder lokale Knochenveränderung wesentlich begünstigt oder erst ermöglicht, so spricht man von pathologischer Fraktur. (Weniger zutreffend auch von Spontanfraktur, siehe weiter unten.)

Unter der Einwirkung mäßiger Gewalten, die nicht ausreichen, um eine Aufhebung des Zusammenhanges im betroffenen Knochen zu bewirken, kommt es zu mehr oder weniger ausgedehnten intermolekulären Verschiebungen, zu Strukturveränderungen und auch zu Blutungen im Knochen, Veränderungen, die man gelegentlich in guten Röntgennegativen in Form von umschriebenem Unterbruch oder von Verwischung der normalen Architekturzeichnung angedeutet findet. Ich möchte vorschlagen, anstatt von Distorsion und Kontusion des Knochens in solchen Fällen von präfrakturellen Knochenveränderungen zu sprechen. Anatomisch handelt es sich um den ersten Grad von Strukturveränderungen, die bei weiter wirkender Gewalt zur Kontinuitätstrennung führen.

Brüche, die am Orte der Gewalteinwirkung entstehen, werden als direkte Frakturen bezeichnet, so die Querfrakturen, wie sie beim Überfahrenwerden eines flach aufliegenden Knochens zustande kommen; indirekte Frakturen sind solche, die entfernt vom Orte der Gewalteinwirkung entstehen, wie die

Schenkelhalsfrakturen nach Fall auf die Füße oder auf die Außenfläche des Oberschenkels, die Biegungsbrüche des Femur und des Humerus durch Längskompression bei Fall auf die Füße bzw. auf den Ellenbogen.

Betrifft die Aufhebung des Zusammenhanges den Knochen in ganzer Dicke, so haben wir eine vollständige Fraktur vor uns, die, sobald das

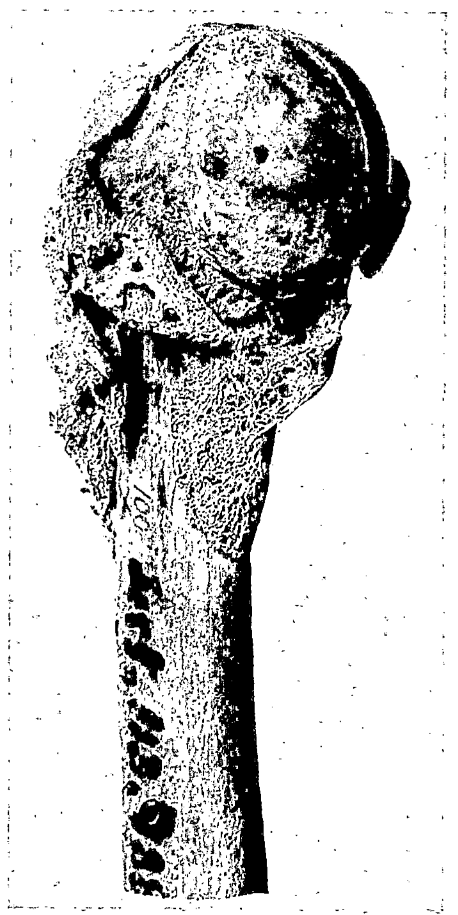

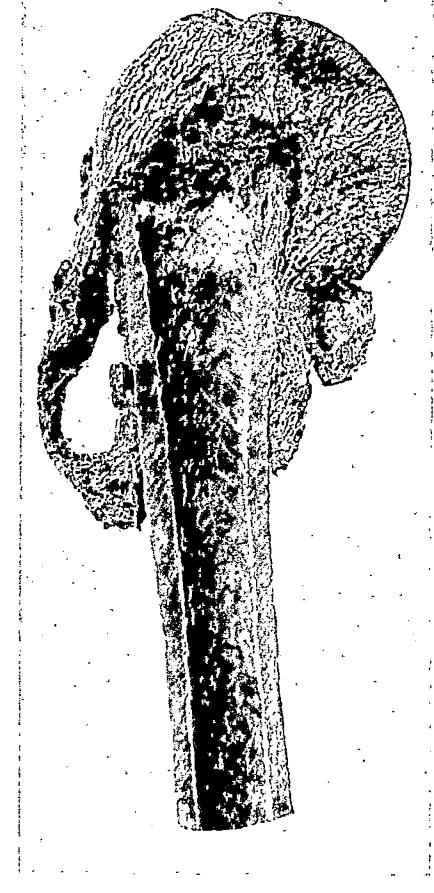

Abb. 1 a. Eingekeilte Humerusfraktur mit ausgedehnten periostalen Knochenauflagerungen. Präparat der pathol. anatomisch. Sammlung Basel.

Abb. 1 b. Längsschnitt durch das Präparat 1a; tiefes Eindringen der Diaphysenkortikalis in die Spongiosa des Kopfes. Sammlung der path. anat. Anstalt Basel.

bedeckende Periost in größtem Umfange mitzerrissen ist, zu bestimmten gesetzmäßigen oder zu regellosen Verschiebungen der Bruchenden (Fragmente), zur sogenannten Dislokation führt. Ist ein Fragment eine Strecke weit in das gegenüberliegende Fragment eingedrungen, so spricht man von eingekeiltem Knochenbruch (Fractura impacta) (Abb. 1, a und b); bei diesen Bruchformen kann eine nennenswerte Dislokation fehlen.

Durchsetzt die Frakturebene nicht die ganze Dicke des Knochens, so entstehen unvollständige Knochenbrüche (Abb. 2), bei denen nur geringe Dislokationen, wesentlich in Form von Achsenknickung und leichter Drehung zustande kommen.

Je nach dem Verlauf der Frakturebene, bzw. nach dem Verlauf ihrer Schnittlinie mit der Knochenoberfläche, unterscheiden wir Quer-, Schräg-, Längs- oder Schraubenfrakturen (Abb. 3). Diese Formen können sich in verschiedener Weise kombinieren, so eine Längs- und eine Querfraktur zum T-Bruch, zwei Schrägfrakturen und eine Längsfraktur zum Y-Bruch (Abb. 4 und 5). Ist der Knochen in verschiedenen Ebenen gebrochen, so haben wir Stückbrüche (Abb. 6) bzw. Splitterfrakturen (Abb. 7) vor uns, je nachdem nur eines oder mehrere Bruchstücke aus dem Zusammenhange gelöst wurden. Splitterfrakturen werden auch als Zertrümmerungs- oder Komminutivfrakturen bezeichnet (Abb. 8). Liegen die Frakturebenen so weit auseinander, daß man zwei oder mehrere Frakturzonen unterscheiden kann, so spricht man von Doppelfrakturen oder mehrfachen Knochenbrüchen (Abb. 9). Ferner werden gleichzeitige Brüche mehrerer Knochen, vor allem der parallelen Knochen am Vorderarm und Unterschenkel, sowie voneinander entfernt liegender Knochen beobachtet (Abb. 10).

Bei jugendlichen Individuen, deren Knochenhaut große Elastizität und Zugfestigkeit besitzt, beobachtet man häufig Knochenbrüche mit nur umschrieben oder gar nicht zerrissener Knochenhaut. Diese subperiostalen Knochenbrüche zeigen keine wesentliche Verschiebung der Bruchenden und stellen oft nur unvollständige Frakturen dar (Abb. 11).

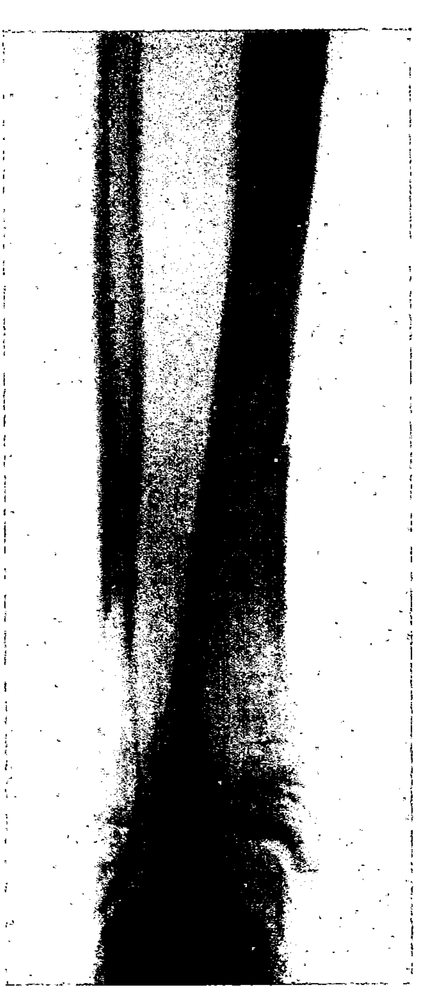

Abb. 2. Unvollständige Torsionsfraktur der Tibia.

Unvollständige Knochenbrüche mit einfacher Knickung der Längsachse, lokaler Eindrückung der Kortikalis oder umschriebener Kompression der Spongiosa, ohne daß dabei der Zusammenhang des Knochens im Querschnitt vollständig unterbrochen ist, bezeichnen wir als Infraktionen. Einknickungsfrakturen (Abb. 12) werden beinahe ausschließlich an den weichen und biegsamen Knochen der Kinder beobachtet, bei Erwachsenen besonders

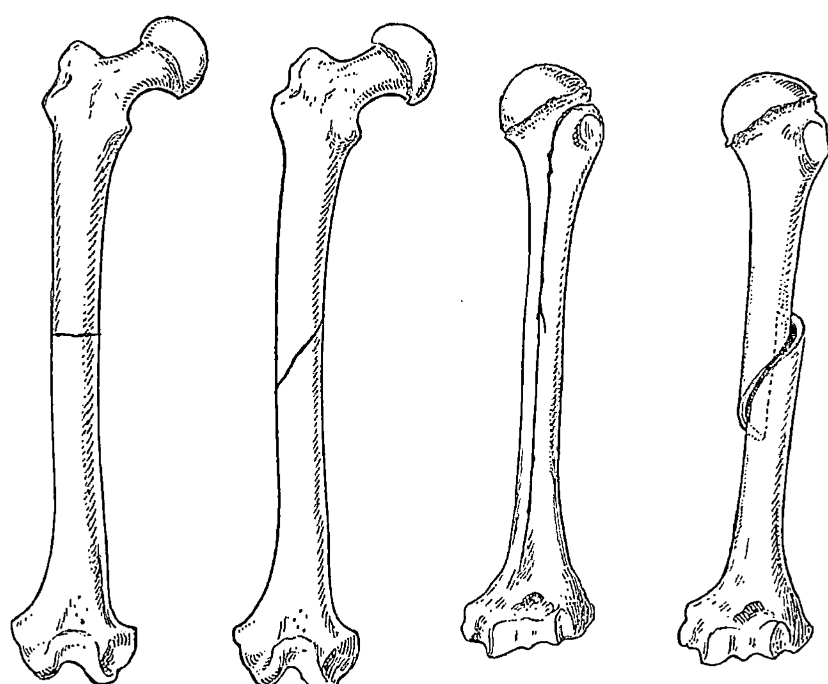

Abb. 3.   Quer-, Schräg-, Längs- und Schraubenfraktur.

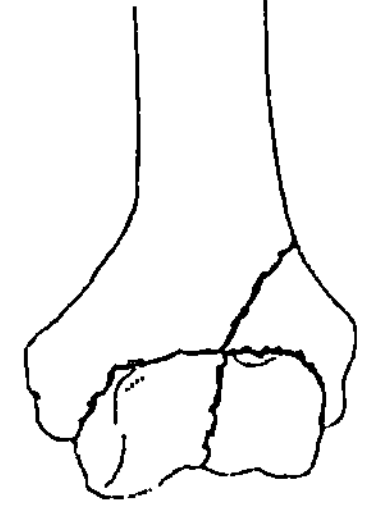

Abb. 4. T- oder Kreuz-
fraktur nach Kocher.

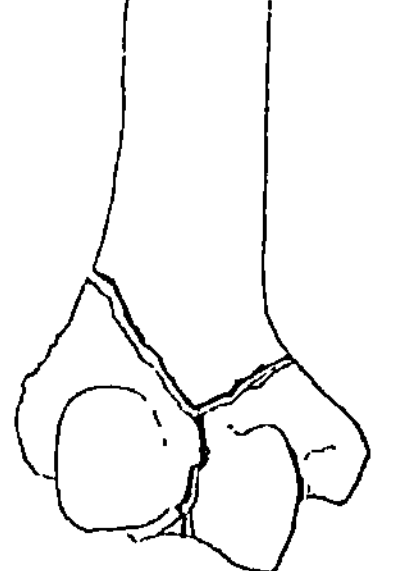

Abb. 5. Y-Fraktur nach
Kocher.

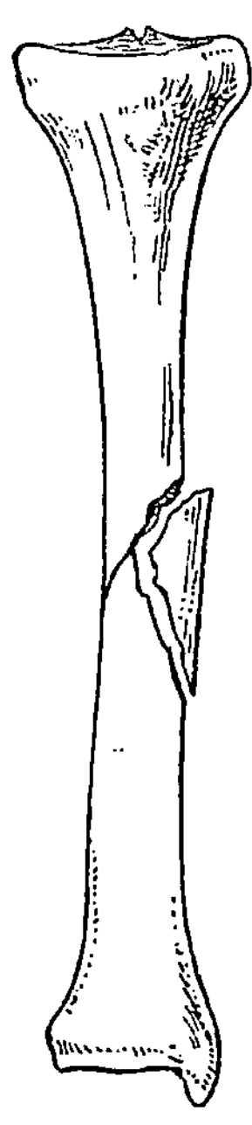

Abb. 6.   Stückbruch in
Form der Dreieckfraktur.

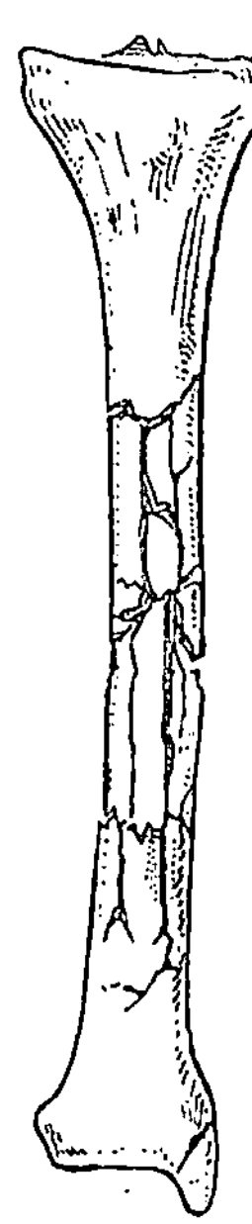

Abb. 7. Splitter- oder Ko-
munitivfraktur der Tibia.

an den Rippen, am Sternum und an der Klavikula, bei alten Leuten mit seniler Knochenatrophie gelegentlich auch im Bereich des Schenkelhalses; doch sind diese isolierten Infraktionen bei Erwachsenen recht selten. Gewisse pathologische Knochenveränderungen, die zu abnormer Weichheit des Skelettes führen (Rachitis, Lues congenita, Osteomalazie), disponieren zu Knickfrakturen. Infraktionen mit Eindruck (Impression) (Abb. 13) sieht man besonders an den platten Knochen des Schädels, Infraktionen mit Kompression der Spongiosa (Kompressionsfrakturen) an den Epiphysen und Metaphysen der langen Röhrenknochen, in reinster Form an den Wirbelkörpern und am Fersenbein (Abb. 14).

Unvollständige Frakturen in Form lineärer, nicht klaffender Spalten, bei denen somit die Fragmente dicht aneinander liegen und keine oder nur eine ganz geringe Beweglichkeit aufweisen, werden als Fissuren bezeichnet.

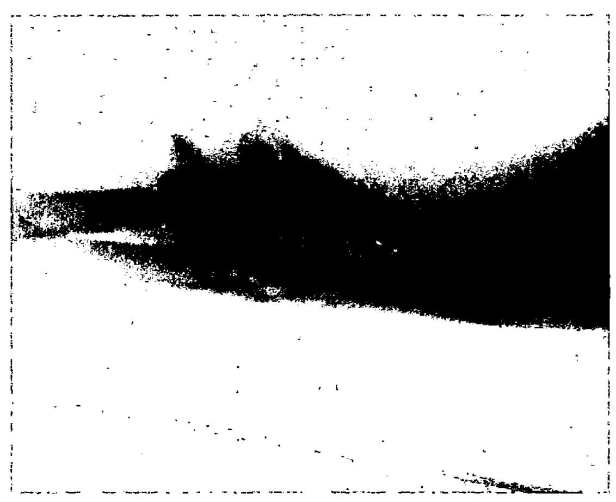

Abb. 8. Splitterfraktur beider Vorderarmknochen durch Spitzgeschoß auf kurze Distanz.

Fissuren oder Spaltbrüche treten am häufigsten an den platten Knochen des Schädels, jedoch auch an den Röhrenknochen in Erscheinung (vgl. Abb. 11).

Obgleich sich der Begriff der Fissur als einer unvollständigen, spaltförmigen Fraktur allgemein eingebürgert hat, empfiehlt es sich, mit dem Ausdruck Fissur nur einen feinen Bruchspalt zu bezeichnen und dabei völlig davon abzusehen, ob die ganze Dicke oder nur ein Teil des Knochens von der Bruchspalte durchsetzt wird; denn eine Fissur, d. h. eine schmale, lineäre Bruchspalte, kann auch bei vollständigen Knochenbrüchen vorhanden sein, wie besonders durch viele subperiostale Frakturen illustriert wird.

Eine fernere morphologisch charakterisierte Frakturform bilden die Lochbrüche, bei denen ein umschriebenes Stück aus der ganzen Dicke des Knochens gleichsam herausgestanzt ist. Lochbrüche kommen durch umschriebene Gewalteinwirkung auf relativ beschränkter Basis zustande. Hierher gehören besonders die Schädelbrüche infolge Verletzung mit stumpf-spitzen Werkzeugen und vor allem eine große Zahl von Schußfrakturen. Meistens sind diese Lochbrüche mit Spaltfrakturen verbunden (vgl. Abb. 96).

Kontinuitätstrennungen im Bereiche der Epiphysenknorpelscheibe werden als Epiphysenlösungen oder als Epiphysenfrakturen bezeichnet. Findet die Trennung an der Grenze zwischen Epiphysenknorpel und knöcherner Diaphyse statt, was im ersten Kindesalter die Regel ist, so handelt es sich um reine Epiphysenlösungen (Abb. 15); verläuft jedoch die Trennungsebene ganz oder zum größten Teile durch die Knochensubstanz der Diaphyse, wenn schon in nächster Nähe der Knorpel-Knochengrenze, so spricht man zutreffend von einer Epiphysenfraktur oder von paraepiphysärer Diaphysenfraktur. Letztere Form findet sich besonders im vorgeschrittenen Kindesalter, und zwar trifft man am häufigsten eine Kombination zwischen Epiphysenlösung genau in der Ossifikationslinie und dicht an der Knorpel-Knochengrenze verlaufender Fraktur. Kontinuitätstrennungen an der epiphysenwärts gerichteten Grenze des Wachstumsknorpels kommen nicht vor, weil hier eine teils knorplige, teils schon ossifizierte Übergangszone fehlt. Charakteristisch für Epiphysenlösungen ist Zerreißung des Periostes entfernt von der Trennungslinie, weil das Periost an der Epiphyse und besonders an der Knorpelscheibe fester haftet als an der Diaphyse, deshalb durch die Epiphyse mitgerissen und eine Strecke weit von der Diaphyse abgehoben wird, bevor es durchreißt. Das Epiphysenfragment trägt aus diesem Grunde oft eine mehr oder weniger vollständige Periostmanschette. Auch Epiphysenlösungen und Epiphysenfrakturen können vollständig oder unvollständig sein.

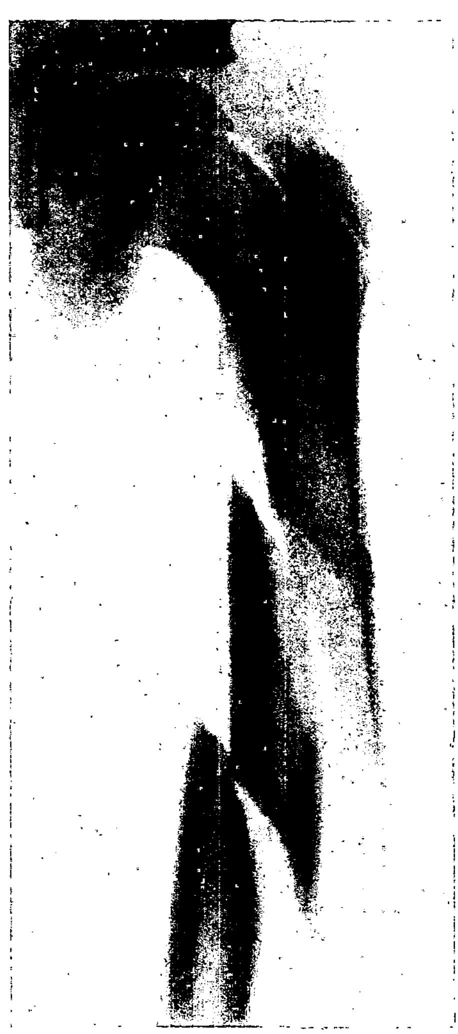

Abb. 9. Doppelfraktur des Femur durch Torsion und Biegung.

Obschon der Zeitpunkt der Verknöcherung des Epiphysenknorpels erheblich schwankt, kann man doch sagen, daß Epiphysenlösungen und Epiphysenfrakturen sich in sehr ungleicher Verteilung mit geringen Ausnahmen nur bis zum 20. Lebensjahre finden.

Knochenbrüche, die mit einer Trennung der äußeren Haut im Frakturgebiet einhergehen, werden nach altem Sprachgebrauch als komplizierte Frakturen bezeichnet, im Gegensatz zu den unkomplizierten Frakturen ohne offene Verletzung der bedeckenden Weichteile. Da nun aber Knochenbrüche

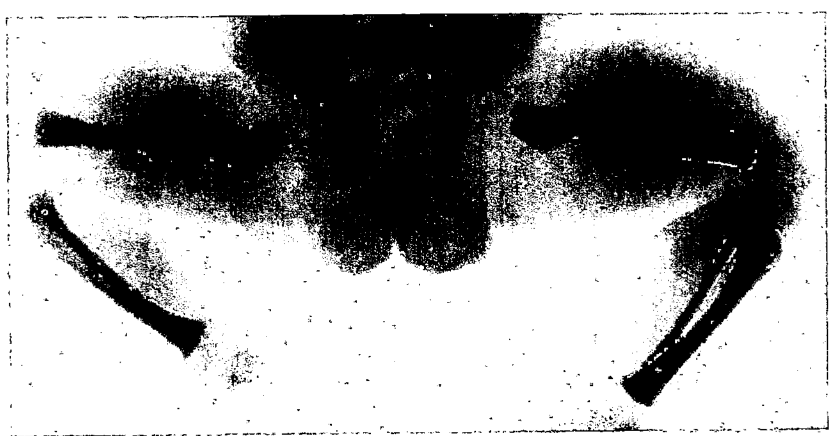

Abb. 10. Intrauterin entstandene Frakturen beider Femora bei einem Neugeborenen.

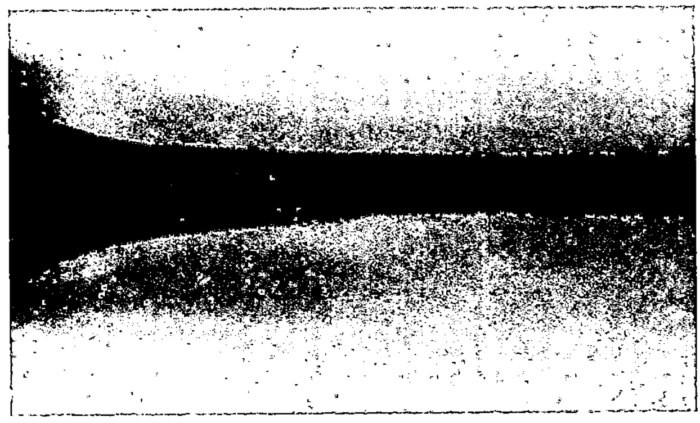

Abb. 11. Subperiostale Torsionsfraktur des Femur.
(Kniegelenk wegen Beugekontraktur nicht einbezogen.)

Abb. 12. Infraktion der Ulna.

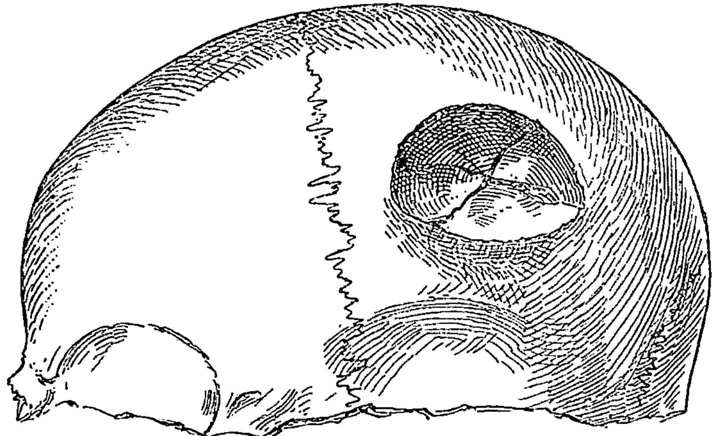

Abb. 13.   Impressionsfraktur des Schädels.

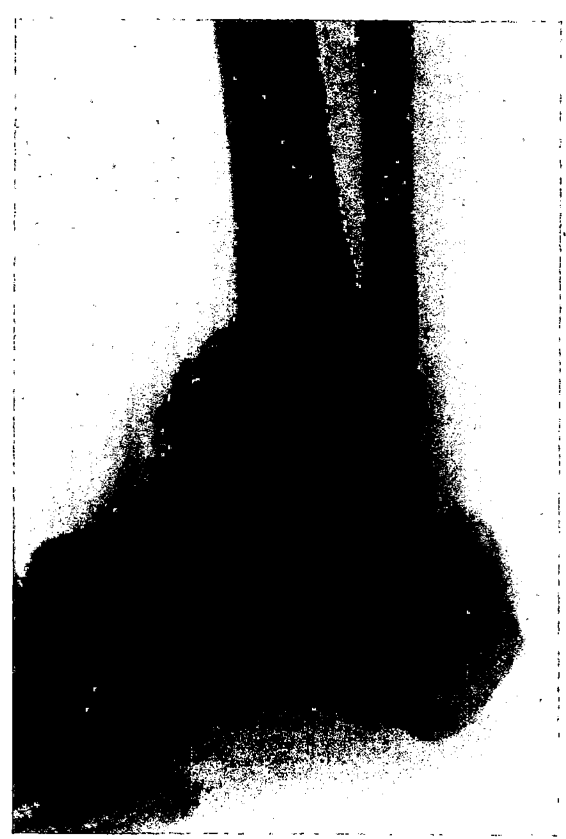

Abb. 14.   Kompressionsfraktur der unteren Tibiaepiphyse.

mit gleichzeitiger Verletzung wichtiger Nerven und Gefäße oder mit begleitender Luxation (Luxationsfrakturen) in einem viel entsprechenderen Sinne kompliziert sind als Frakturen mit nur lokaler Hautverletzung, ohne unter den Schulbegriff des komplizierten Knochenbruchs zu fallen, erscheint es zweckmäßiger, die Fraktur mit äußerer, bis in das Frakturgebiet reichender Wunde als offene Fraktur dem subkutanen Knochenbruch gegen-

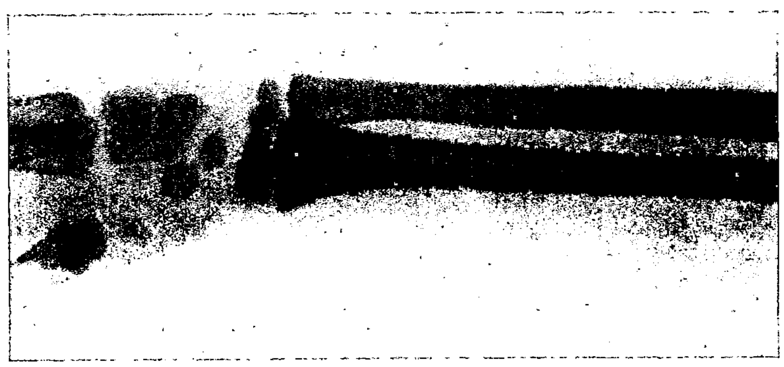

Abb. 15. Epiphyseolyse am vorderen Radiusende.

überzustellen und den Begriff der komplizierten Fraktur auf die Knochenbrüche mit komplizierender Nebenverletzung wichtiger Organe — Nerven, Gefäße, Harnwege — oder mit begleitender Gelenkluxation auszudehnen. Die offene Fraktur stellt dann nur eine Unterart der komplizierten Frakturen dar.

Dieses rein morphologische Einteilungsprinzip der Frakturen ist das einfachste, weil es keine weitergehende Kenntnis der Entstehungsmechanismen voraussetzt; die Zugehörigkeit eines Knochenbruches zu dieser oder jener Form kann ohne weiteres aus dem Röntgenogramm abgelesen werden.

Die Einteilung der Frakturen nach dem ursächlichen Prinzip werden wir im Abschnitt über die Bruchmechanismen kennen lernen.

Kapitel 2.

Häufigkeitsverhältnisse der Knochenbrüche.

Nach der Zusammenstellung, die Bruns aus den Berichten des London Hospital machte, kommen auf rund 300 000 Verletzungen durch äußere Gewalt 45 000 Frakturen, was annähernd $15^0/_0$ ausmacht. An einem Material von 40 000 Knochenbrüchen, die am gleichen Spital während eines Zeitraumes von 30 Jahren zur Beobachtung gelangten, ergeben sich hinsichtlich relativer Häufigkeit der Frakturen einzelner Skeletteile folgende Verhältnisse:

Schädelknochen . . . . $1,42^0/_0$
Gesichtsknochen . . . . $2,44^0/_0$
Kopf . . . . $3,86^0/_0$
Wirbelsäule . . . . $0,33^0/_0$
Becken . . . . $0,31^0/_0$

Rippen	16,07 %
Brustbein	0,09 %
Schulterblatt	0,86 %
Rumpf	17,66 %
Schlüsselbein	15,19 %
Oberarm	7,48 %
Vorderarm	18,88 %
Hand	11,05 %
Obere Extremität	52,60 %
Oberschenkel	6,39 %
Kniescheibe	1,30 %
Unterschenkel	15,53 %
Fuß	2,66 %
Untere Extremität	25,88 %

Die Frakturen der oberen Extremitäten zeigen also eine doppelt so hohe Frequenz als die Brüche der unteren Extremitäten; ferner machen die Extremitätenfrakturen mehr als drei Viertel aller Knochenbrüche aus, während die Frakturen der Rumpfknochen nur ein Sechstel, die der Gesichts- und Schädelknochen nur ein Fünfundzwanzigstel aller Frakturen betragen.

Über die Frequenz der Frakturen nach dem Lebensalter der Verletzten im Verhältnis zur Gesamtbevölkerung der einzelnen Dezennien gibt folgende ebenfalls von Bruns aufgestellte Tabelle Aufschluß:

	0—10	10—20	20—30	30—40	40—50	50—60	60—70	70—90 Jahre
Kopf	0,1	0,5	1,4	1,3	0,7	0,6	0,6	0,3 %
Rumpf	0,07	0,2	1,5	1,6	2,6	3,1	2,1	1,3 %
Obere Extremität	3,9	4,6	5,1	6,1	5,4	5,8	4,6	4,9 %
Untere „	1,8	2,8	3,9	6,3	4,7	5,2	4,8	10,5 %

Die Frequenzkurve steigt also vom 1. bis 4. Dezennium steil an, sinkt dann abgesehen von einer kleinen Erhebung im 6. Jahrzehnt, um im 8. und 9. Jahrzehnt ihre höchste Erhebung zu erreichen. Während man früher dem Kindesalter die größte Disposition zu Knochenbrüchen zuschrieb, fällt in die Zeit vom 1. bis 10. Lebensjahr nach Bruns gerade das Minimum. Das erklärt sich daraus, daß die Gesamtzahl aller Kinder unter 10 Jahren ungefähr siebenmal so groß ist, als die der Greise über 70 Jahre; um die absolute Frequenz der Frakturen zu beurteilen, muß man die Zahl der Knochenbrüche der einzelnen Dezennien mit der Gesamtzahl lebender Menschen der entsprechenden Dekade in Beziehung setzen, wie das in vorstehender Tabelle geschehen ist. Die Verteilung der Knochenbrüche auf die Skeletteile in den verschiedenen Lebensaltern ist ebenfalls aus vorstehender Tabelle ersichtlich.

Ergänzend sei noch erwähnt, daß im Kindesalter unter den Frakturen der oberen Extremität Brüche der Vorderarmknochen am häufigsten sind, demnächst die Frakturen des unteren Humerusendes und des Schlüsselbeins. An den unteren Extremitäten ist das Femur am häufigsten betroffen. Von Frakturen der Rumpfknochen, des Olekranon, der Patella, der Malleolen und des Schenkelhalses bleibt das kindliche Alter beinahe ganz verschont.

Im Mannesalter stehen an der Spitze der Frequenz am Kopfe die Brüche der Schädelkapsel; am Rumpf stehen die Rippenfrakturen im Vordergrund. An den unteren Extremitäten überwiegen die Frakturen beider Unterschenkelknochen; besonders häufig sind ferner Schaft- und Kondylenbrüche des Femur, Malleolenfrakturen und Kniescheibenbrüche. Entsprechend der überwiegenden Bedeutung der senilen Osteoporose für die statisch am meisten in Anspruch genommenen unteren Extremitäten stehen bei alten Leuten die Brüche der unteren Extremitäten im Vordergrund, und zwar sind die Schenkelhalsbrüche absolut genommen weitaus am häufigsten. Was die Verteilung der Frakturen auf die Geschlechter betrifft, so überwiegen entsprechend den Gefährdungen durch das Erwerbsleben die Knochenbrüche bei Männern bedeutend, nach der Statistik Bruns' um das $4^{1}/_{2}$fache. Näheres ist aus der folgenden Tabelle ersichtlich:

	Proportion	
Lebensalter	Männer	Weiber
0—10	2,1 :	1
10—20	5,7 :	1
20—30	7,2 :	1
30—40	12,7 :	1
40—50	6,9 :	1
50—60	2,9 :	1
60—70	1,7 :	1
70	1 :	1,9
Gesamtverhältnis	4,5 :	1

Nach dem 70. Jahre überwiegen die Frakturen bei den Frauen, offenbar weil die Überzahl der Frauen vom 70. Jahre an am größten ist, nämlich 114 : 100. Die zunehmende Betätigung der Frau am Erwerbsleben hat voraussichtlich in diesen Zahlen jetzt schon eine erhebliche Änderung hervorgerufen, die mit der Zeit eine deutliche Verschiebung der Frequenz zugunsten der Frakturen bei Frauen bedingen wird.

Über den Einfluß der Jahreszeit auf die Frequenz der Knochenbrüche liegen übereinstimmende Angaben nicht vor. In großen Städten überwiegen die Frakturen im allgemeinen während der Wintermonate, besonders bei alten Leuten, während die Frequenz der Kinderfrakturen in den Sommermonaten überwiegt, aus leicht ersichtlichen Gründen.

Am meisten ist natürlich die arbeitende Klasse von Knochenbrüchen betroffen. Die ungeheure Steigerung der Frakturen bei Männern durch Schußverletzungen im Kriege ist bei diesen statistischen Betrachtungen nicht berücksichtigt.

Kapitel 3.

Ätiologie.

1. Gewöhnliche traumatische Frakturen.

Knochenbrüche entstehen, wenn die Festigkeit des Knochens durch eine von außen einwirkende mechanische Gewalt überwunden wird. Die Knochenfestigkeit wechselt, wie wir später sehen werden, im Laufe des Lebens ganz erheblich; sie zeigt individuelle Schwankungen, und auch der grob-anatomische Knochenbau bedingt weitgehende Verschiedenheiten der Festigkeit. Deshalb besitzen die verschiedenen Skeletteile ungleiche Festigkeit, wie auch der einzelne

Knochen brechenden Gewalten nicht an allen Stellen gleichen Widerstand
entgegenzusetzen vermag. Der Einfluß der äußeren Knochenform auf die
Entstehung einer Fraktur ist daraus zu ersehen, daß ein langer Röhrenknochen
einwirkenden Gewalten eine ausgedehntere Angriffsmöglichkeit bietet als ein
kleiner kubischer Knochen; dazu kommt noch die Möglichkeit von Hebelwirkungen. Knochen mit gebogener Längsachse unterliegen eher einer in der
Längsrichtung komprimierenden Gewalt als gerade Knochen. Soweit es sich
bei den erwähnten Verhältnissen um Schwankungen innerhalb der physiologischen Norm handelt, stellen sie prädisponierende Ursachen für die
Entstehung der gewöhnlichen traumatischen Frakturen dar. Diesen prädisponierenden Momenten gegenüber spielen die äußeren Gewalten die Rolle
von Gelegenheitsursachen. Die Entstehung einer Fraktur ist somit von
einem Komplex von Bedingungen abhängig.

Durch äußere mechanische Einwirkung auf den Leib von graviden Frauen
können Knochenbrüche des Foetus in utero hervorgerufen werden, die
beinahe ausschließlich Extremitätenknochen, mit Vorliebe den Unterschenkel,
betreffen. Derartige „angeborene“ Frakturen kommen, wenn sie nicht
ganz kurz vor der Geburt gesetzt wurden, oft bereits im Zustand mehr oder
weniger vorgeschrittener Heilung zur Beobachtung. Außerordentlich viel
seltener sind Knochenbrüche, die durch den Geburtsakt selbst hervorgerufen
werden, indem durch kräftige Kontraktionen des Uterus fehlerhaft gelagerte
Extremitäten gebrochen werden. Derartige „automatische“ Geburts-
frakturen betreffen, soweit bisher bekannt, ausschließlich den Humerus und
das Femur.

Viel häufiger sind die unter der Geburt durch geburtshilfliche Eingriffe hervorgerufenen Knochenbrüche; diese kommen, soweit sie Extremitätenknochen betreffen, namentlich zustande bei Wendungen, Extraktionen,
Lösung der Arme (Klavikulabrüche) sowie bei Anwendung des stumpfen Hakens;
die Anwendung der Zange führt gelegentlich zu Infraktionen der Schädelknochen, besonders wenn ein Mißverhältnis zwischen Beckenweite und Schädel-
umfang vorliegt. Mit der Entwicklung der geburtshilflichen Technik sind
diese artefiziellen Frakturen seltener geworden.

2. Die pathologischen Frakturen.

Zur Frakturierung normaler Knochen bedarf es im allgemeinen ziemlich
erheblicher Kräfte; doch kommen auch Knochenbrüche vor nach ganz un-
bedeutenden Gewalteinwirkungen, so z. B. Schenkelhalsfrakturen infolge
rascher Drehung, Frakturen des Humerus bei plötzlichen, mäßig kräftigen
Bewegungen des Armes. Diesen Knochenbrüchen liegt meist eine pathologische
Veränderung des betroffenen Knochenteiles zugrunde. Wir haben es hier mit
sogenannten Spontanfrakturen zu tun. Da nun auch normale Knochen
ohne erhebliche äußere Gewalteinwirkung, einzig infolge unzweckmäßig dosierter
Muskelaktion, brechen können, was ebenfalls den Eindruck von Spontanfrakturen zu erwecken geeignet ist, besonders aber weil es sich genau genommen
nicht um spontan, sondern durch relativ geringe Gewalteinwirkung zustande
gekommene Frakturen handelt, spricht man anstatt von Spontanfrakturen
besser von pathologischen Frakturen — im Gegensatz zu den gewöhn-

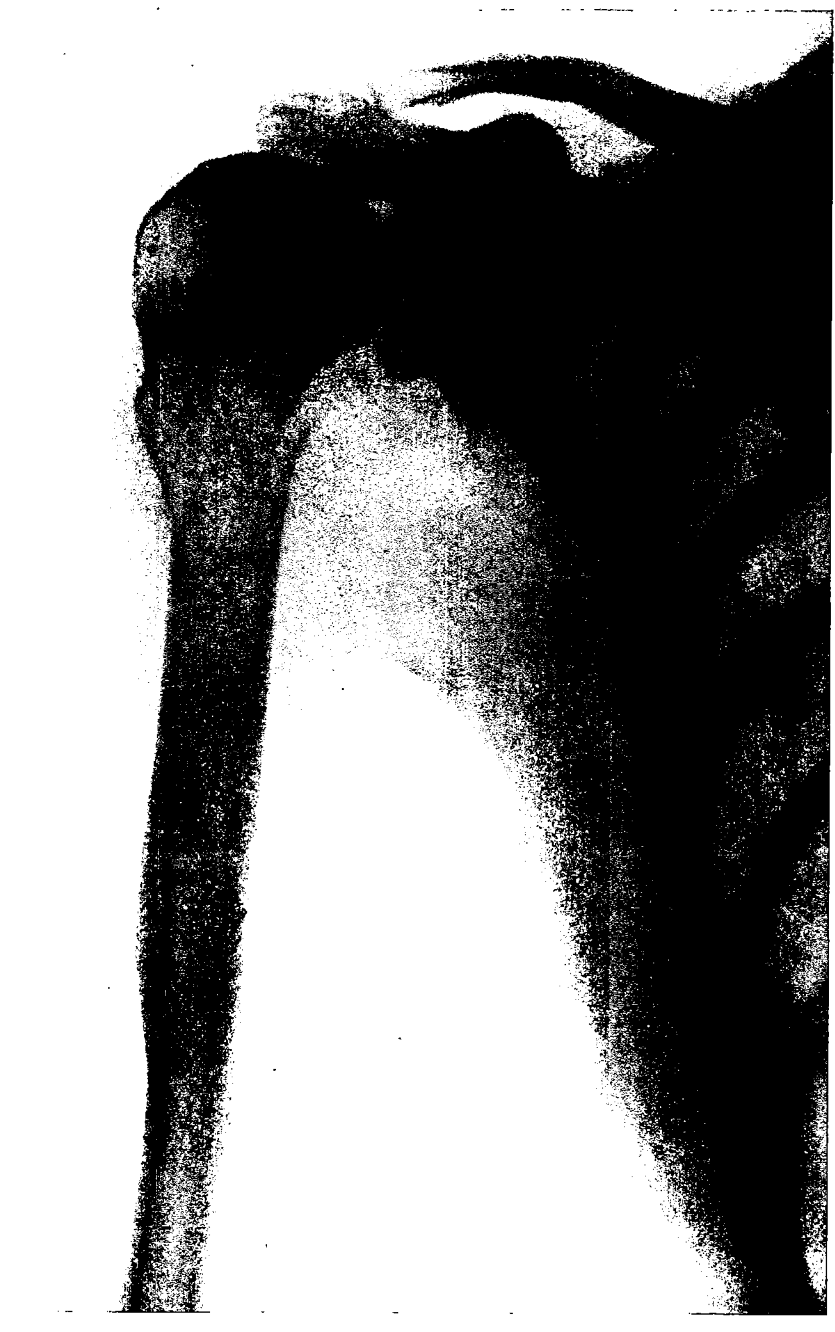

Abb. 16. Pathologische Fraktur des oberen Humerusendes infolge Metastase einer
wuchernden Struma verbunden mit Tuberkulose der Metaphyse.

lichen traumatischen Knochenbrüchen — entsprechend der üblichen Unterscheidung zwischen traumatischen und pathologischen Luxationen. Pathologische Frakturen diagnostizieren wir somit überall dort, wo eine wohl charakterisierte pathologische Veränderung des Knochens zur Entstehung eines Bruches schon auf unverhältnismäßig geringe Gewalteinwirkung hin Anlaß gegeben hat. Der unklare Begriff der Spontanfraktur wird auf diese Weise überflüssig.

Eine praktisch bedeutungsvolle Form pathologischer Frakturen wird zunächst dargestellt durch die Knochenbrüche an Stellen, wo bösartige Knochengeschwülste primärer oder metastatischer Natur zur Entwicklung gelangten (Abb. 16); oft bildet die überraschend auftretende Fraktur erst den eigentlichen Anlaß zur Entdeckung von primären und metastatischen malignen Tumoren. Ferner sieht man pathologische Frakturen bei den verschiedenen Formen der Knochen-Atrophie, bei der senilen, marantischen, sowie bei der gewöhnlichen Inaktivitätsatrophie, wie sie namentlich nach längerer Fixation von Extremitäten in starren Verbänden vorkommt (Abb. 17); weiterhin bei Druckatrophie oder Usur infolge von Geschwülsten, die dem Knochen dicht anliegen. Eine besondere Gruppe bilden die pathologischen Frakturen auf Grund neuro-paralytischer Atrophie, die als Inaktivitätsatrophie infolge nukleo-peripherer Nervenlähmungen aufzufassen ist, und auf Grund neurotischer Atrophie, worunter wir die bei zentralen Nervenleiden vorkommende, nicht mit Lähmungen verbundene Atrophie der Extremitätenknochen verstehen, die wesentlich als trophoneurotische Erscheinung aufzufassen ist. Hier fallen praktisch namentlich in Betracht die Frakturen im Bereiche der unteren Extremitäten bei Tabes dorsalis und Dementia paralytica, sowie die Frakturen besonders der oberen Extremitäten bei Syringomyelie.

Abb. 17. Femurfraktur infolge Inaktivitätsatrophie nach längerer Fixationsbehandlung einer Gonitis tuberculosa.

Zu pathologischen Frakturen disponieren auch die verschiedenen Formen der Osteomyelitis (Abb. 18), ferner die zu Osteoporose führende rarefizierende Ostitis, die Ostitis fibrosa, die Tuberkulose und ' Syphilis der Knochen. Bei der auf kongenitaler Basis beruhenden Knochenlues treten

Abb. 18. Humerusfraktur im Anschluß an chronische Osteomyeliti 5
und Ostitis infolge Schußfraktur.

besonders häufig Infraktionen und Epiphysenlösungen auf, letztere als Folge der Osteochondritis dissecans.

Wohl die größte praktische Bedeutung als prädisponierende Bedingung für pathologische Frakturen haben die Knochenveränderungen bei Rachitis (Abb. 19); auch die Osteomalazie, die ja histologisch, abgesehen von dem Verhalten der Wachstumsknorpel, weitgehende Übereinstimmung mit den rachitischen Veränderungen aufweist, führt zu abnormer Knochenbrüchigkeit.

Bei allen diesen Formen handelt es sich um pathologische Frakturen
infolge symptomatischer Knochenbrüchigkeit (Osteopsathyrosis).
Daneben beobachtet man noch pathologische Frakturen auf Grund idio-
pathischer Osteopsathyrosis, eines angeborenen oder doch in früher

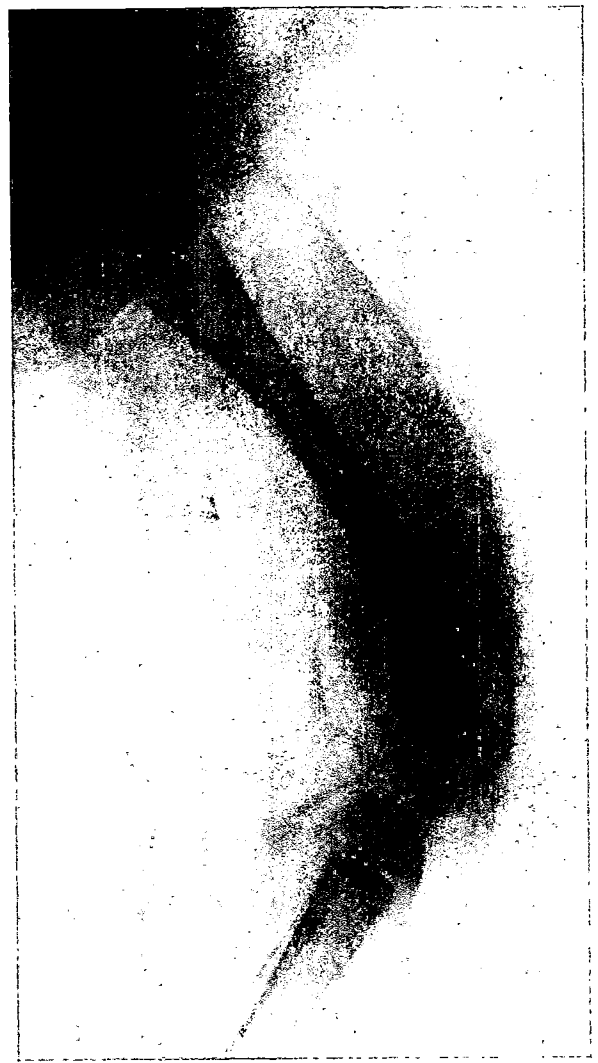

Abb. 19. Infraktion des unteren Femurendes infolge rachitischer Veränderung
des Knochens.

Kindheit auftretenden, gelegentlich familiären Leidens, das auch mit der Osteo-
genesis imperfecta identifiziert wird und zu multiplen, intrauterinen Frakturen führen kann. Als Ursachen pathologischer Frakturen sind der Voll-
ständigkeit halber noch zu erwähnen Enchondrome, Zysten, Echino-
kokken, sowie Knochenveränderungen bei Gicht und Skorbut.

Den Übergang von den pathologischen zu den gewöhnlichen traumatischen Frakturen vermitteln die Brüche infolge seniler Knochenatrophie, insofern als man die zu Osteoporose führenden senilen Knochenveränderungen als eine physiologische Erscheinung auffassen kann. Ein Schulbeispiel für solche Altersfrakturen sind die Schenkelhalsbrüche, deren Hauptursache in der Schwächung der statischen Zug- und Druckbalkensysteme durch senile Osteoporose und in der Reduktion des Schenkelhals-Diaphysenwinkels liegt.

Zu den pathologischen Frakturen gehört auch die Mehrzahl der sog. angeborenen Unterschenkelbrüche, die häufig zu prognostisch ungünstiger Pseudarthrosenbildung mit erheblicher Verkürzung führen. Es handelt sich um Biegungsfrakturen beider Unterschenkelknochen, seltener der Tibia allein, öfters begleitet von totalem oder partiellem Fibuladefekt, Zehendefekten und Mißbildungen des Fußes. Die Fraktur sitzt im unteren Drittel des Unterschenkels, zeigt eine charakteristische, hochgradige Knickung mit nach hinten offenem Winkel, für die der Zug der Wadenmuskulatur verantwortlich zu machen ist. In vielen, aber nicht in allen Fällen ist ein Trauma während der Gravidität nachweisbar. Der Grund für Entstehung und schlechte Heilungstendenz dieser Frakturen wurde in einem teilweisen Knorpligbleiben der Tibiadiaphyse gesucht (Hayashi und Matsuoka), während Stierlin eine ausgeprägte Ostitis fibrosa (v. Recklinghausen) fand. Büngner sah die gleiche, schlecht heilende Fraktur unter der Geburt entstehen durch ungeschickte Extraktion an den Füßen.

Zweiter Abschnitt.

Kapitel 1.

Knochenbau und funktionelle Anpassung der Architektur.

Entsprechend seiner Funktion als Stützorgan besitzt der Knochen eine Zusammensetzung und einen Bau, der ihn befähigt, der mechanischen, und zwar sowohl der statischen als der dynamischen Beanspruchung zu genügen. Es empfiehlt sich, der Analyse der Frakturmechanismen eine gedrängte Besprechung dieser Verhältnisse vorauszuschicken.

Die Grundsubstanz des Knochens ist bindegewebig-faserig; in und auf den Fasern findet sich die anorganische Substanz in Form von Kalksalzen abgelagert, während zwischen den verkalkten Bindegewebsfasern unverkalkte Zellen, die Knochenkörperchen, in den sog. Knochenhöhlen liegen. Am getrockneten Knochen machen die anorganischen Bestandteile 44—46% aus. Aus diesem Material sind nun die einzelnen Skeletteile in zweckmäßiger Weise aufgebaut, indem nicht nur durch die zur Verwendung gelangende harte anorganische Substanz, sondern auch durch die äußere Form sowie durch den gröberen und feineren Bau der Knochen möglichste Festigkeit erstrebt wird.

Überall, wo die Knochensubstanz an der Oberfläche nicht von Knorpel bedeckt ist, besteht eine zusammenhängende, verschieden mächtige Schicht, die als kompakte Substanz (Kompakta) bezeichnet wird, im Gegensatz zu der schwammartigen Substanz (Spongiosa), die sich im Innern der Knochen, in den Röhrenknochen besonders im Bereiche der Metaphysen und Epiphysen, vorfindet. Die Diaphysen der Röhrenknochen stellen mehr oder weniger regelmäßige Hohlzylinder dar. Es leuchtet ohne streng physikalischen Beweis ein, daß durch die periphere Massenverlegung im Querschnitt bei einem hohlen, säulenförmigen Träger gegenüber der massiven Säule mit gleichem Materialaufwand eine erheblich größere Biegungsfestigkeit erzielt wird; bei gleichem Materialquerschnitt trägt ein Hohlzylinder erheblich mehr als ein Vollzylinder. Wir verweisen auf die späteren Ausführungen über Biegungsfestigkeit und Biegungsmechanismus.

Der Bau der röhrenförmigen Diaphysenkompakta ist nun nicht etwa ein regelloser. Unter dem Periost findet sich ein verschieden breites System parallel zur Knochenoberfläche verlaufender, zirkulärer Lamellen.

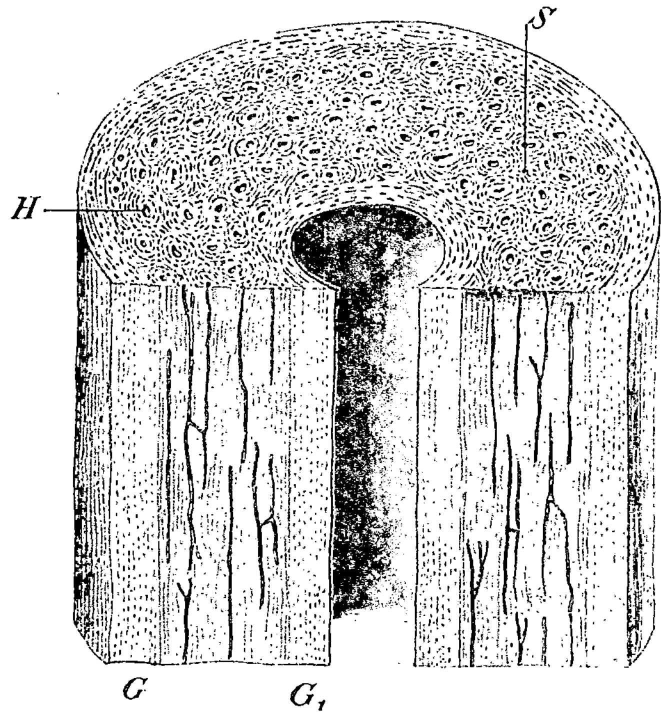

Abb. 20.   Bau der Diaphysenkompakta, halb schematisch.

Ein gleiches System konzentrischer Lamellen umkreist den zentralen Markraum. Zwischen diesen beiden Grundlamellensystemen liegen die konzentrisch um die längs verlaufenden Haversschen Kanäle geschichteten sogenannten primitiven Lamellensysteme. Die Haversschen Röhrensysteme sind unter sich und mit den äußeren und inneren umfassenden Grundlamellen durch besondere Züge von Schaltlamellen verbunden. Diese Schaltlamellen stellen zum Teil Reste unvollständig abgebauter Haversscher Systeme dar. Durch beigegebenes Querschnittschema (Abb. 20) wird dieser Aufbau der Kompakta erläutert. So sehen wir, daß die Diaphysenkompakta aus längs verlaufenden Haversschen Säulen aufgebaut ist, die zwischen zwei Grundlamellensystemen eingeschlossen sind. Dadurch wird den Haversschen Säulen eine Führung gegeben, welche Querausbiegungen verhindert, und derart eine große Strebefestigkeit erzielt. Der beschriebene Aufbau der Diaphysen langer Röhrenknochen, sowohl die äußere, einem Hohlzylinder nachgebildete Form als der geschilderte spezielle Aufbau der Kompakta, bedeutet eine außerordentlich günstige Ausnützung des Materials für die Festigkeit auf Druck in der Längsrichtung und auf Biegung. Die großen Streben, als welche wir die langen Röhrenknochen auffassen können, erhalten durch diesen Bau ein relativ geringes Gewicht unter Wahrung weitgehender Widerstandsfähigkeit.

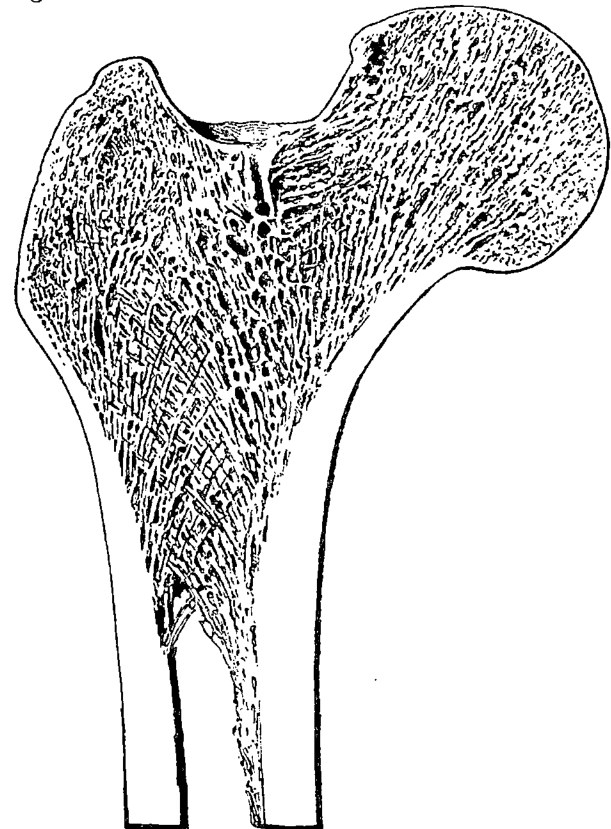

Abb. 21. Frontalschnitt durch das obere Femurende nach Toldt, Darstellung der Zug- und Druckbalkensysteme.

Auch das wabige Fachwerk der Knochenbalken in der Spongiosa ist nicht regellos angeordnet, wie es auf den ersten Blick erscheinen könnte, sondern läßt ebenfalls eine zweckmäßige, der mechanischen Beanspruchung — und zwar sowohl der gleichmäßigen statischen als der ungleichmäßigen, oft stoßweisen dynamischen Belastung — der einzelnen Skeletteile entsprechende Architektur erkennen.

Betrachten wir die Architektur des proximalen oder distalen Endes eines großen Röhrenknochens auf einem frontalen oder sagittalen Durchschnitt oder Schliff, so sehen wir stets eine sehr scharf ausgeprägte Architektur. Von der Innenfläche der Diaphysenkompakta ausgehend verlaufen parallele Systeme sich kreuzender Strebepfeiler zu der dünnen Kortikalis der Metaphyse und des Gelenkkopfes; wir können Systeme von Strebepfeilern und Spitzbogen, elliptischen Bogen und Kreisbogen unterscheiden, die unter sich und mit der Kompakta durch schräg und quer verlaufende Balkenzüge verbunden sind

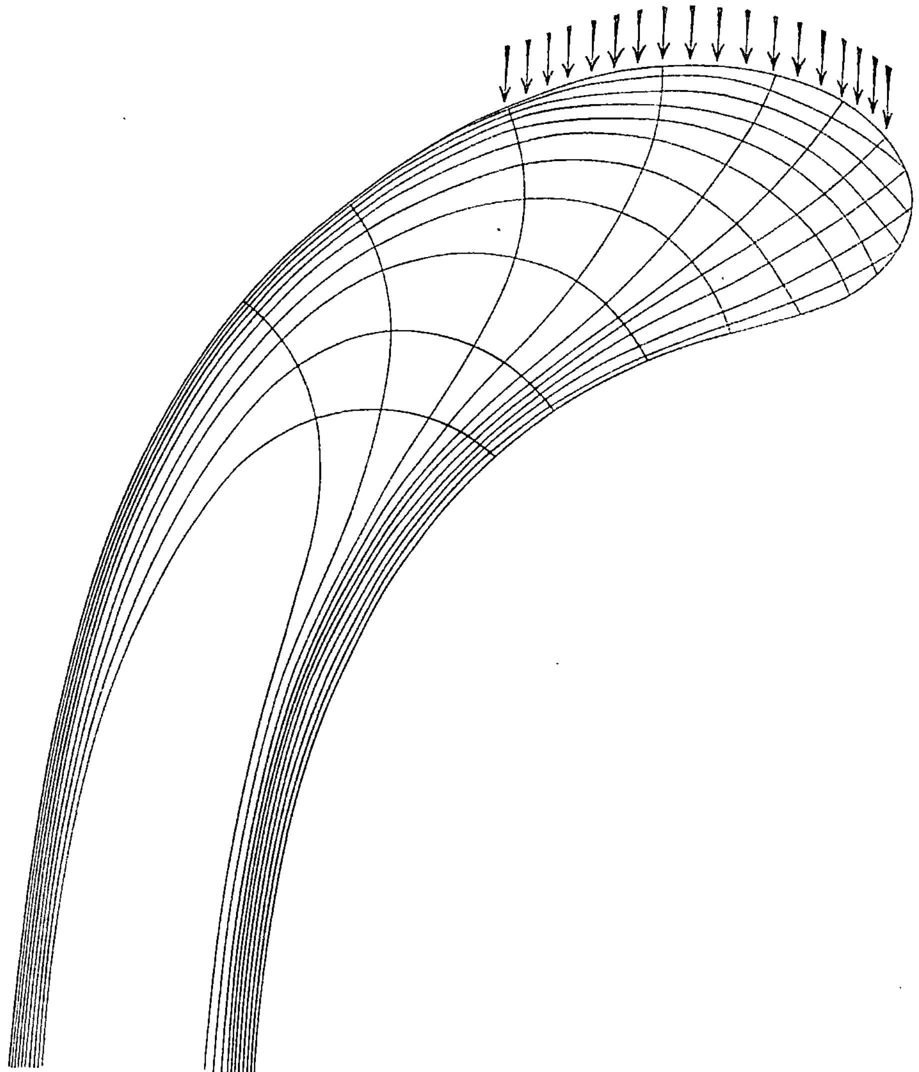

Abb. 22. Konstruktion der Zug- und Druckkurven für das obere Femurende
(nach Culmann).

(Abb. 21). Die Druckaufnahmefläche des Gelenkkopfes ist so durch ein wohl ausgebildetes System von Zug- und Druckbalken mit der Hohlsäule der Diaphysenkompakta verbunden. Untersuchungen von Hermann v. Meyer und Culmann zeigten nun zuerst, daß die Spongiosaarchitektur des menschlichen oberen Femurendes mit dem Plan der Maximaldruck- und Zugspannung eines analog konstruierten Kranes übereinstimmt. Als der Anatom v. Meyer in der Züricher naturforschenden Gesellschaft die Spongiosaarchitekturen demonstrierte, erkannte Culmann sofort die Übereinstimmung, die zwischen

der Anordnung der Lamellensysteme im oberen Femurende und dem Verlauf der Zug- und Druckkurven in einem gebogenen Krane besteht. Er ließ die Zug- und Druckkurven für das obere Femurende nach den Gesetzen der graphischen Statik konstruieren und erhielt nebenstehendes Ergebnis (Abb. 22). In der Abbildung sind je 10 Druck- und Zugkurven eingezeichnet. Man vergleiche dieses graphische Schema mit der Architektur eines menschlichen oberen Femurendes (Abb. 21). Der grobanatomische Bau der Spongiosa entspricht also, wie derjenige

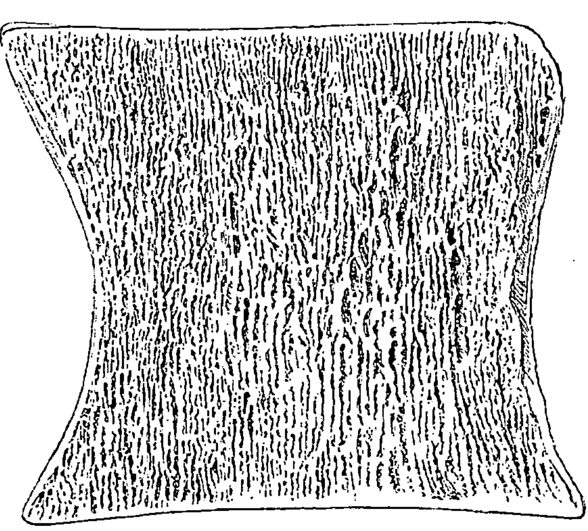

Abb. 23. Sagittalschnitt durch einen Wahlwirbel zur Darstellung der Spongiosa tubulosa (nach Gebhardt).

des ganzen Knochens, weitgehend den Gesetzen der graphischen Statik; so ist der Knochen in seinem makroskopischen Bau der normalen funktionellen Beanspruchung angepaßt. Julius Wolff, Koester, Roux u. a. zeigten dann ferner, daß die Knochen sich auch neuen, nicht normalen Funktionsweisen anzupassen

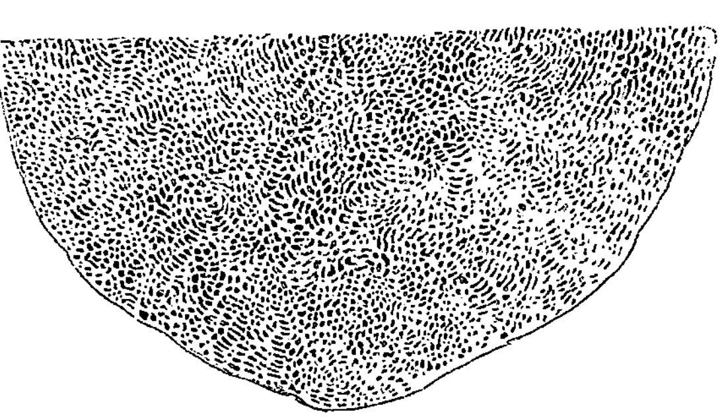

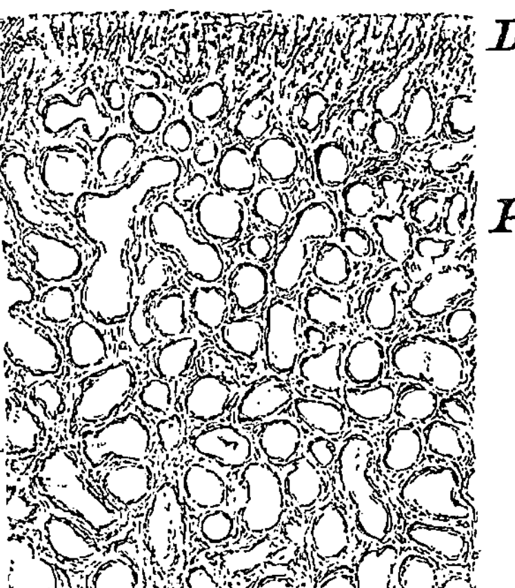

Abb. 24. Querschnitt durch einen Wahlwirbel (nach Roux-Gebhardt).

Abb. 25. Knochenschliff aus der Randpartie einer Talusrolle vom Pferd (nach Gebhardt). P spongiosa pilosa; D Druckaufnahmefläche.

vermögen. Ein instruktives Beispiel bietet die Spongiosaarchitektur der Kniegelenksankylosen (Roux) und besonders der statische Umbau, den mit erheblicher Verschiebung verheilte Fragmente und der verbindende, definitive Kallus erleiden. Auf diese Verhältnisse wird im Kapitel „Frakturheilung" noch einzugehen sein.

Aber auch die keineswegs aus homogenem Material bestehenden makroskopischen Einzelelemente der Architektur sind, wie in eingehenden Arbeiten besonders Gebhardt nachgewiesen hat, in ihrer Struktur der regelmäßigen Funktion angepaßt. Diese funktionelle Adaption der Mikrostruktur, bei der es sich wesentlich um den Fibrillenverlauf handelt, ist sogar konstanter als die Anpassung der makroskopischen Stützelemente, die gelegentlich nur unvollkommen erscheint. Der jeweilige makroskopische und mikroskopische Aufbau, die mechanische Konstruktion des Knochens, paßt sich somit weitgehend der funktionellen Inanspruchnahme an. Dabei ist allerdings zu berücksichtigen, daß die vorliegende Architektur nicht immer die einzig mögliche Lösung des mechanischen Problems darstellt; die Konstruktion wird offenbar auch durch gegebene Verhältnisse mitbedingt, die von der mechanischen Beanspruchung unabhängig sind (Gebhardt). In dieser Hinsicht ist auf die Schwankungen der Intervallengröße zwischen den einzelnen Stützelementen und ihrer Dicke zu verweisen. Wir finden bald starkbalkige weitmaschige, bald feinbalkige engmaschige Spongiosen, die anscheinend den gleichen Anforderungen zu genügen haben. Im allgemeinen kann man feststellen, daß auch beim Spongiosabau die Erzielung größter Widerstandsfähigkeit mit geringstem Materialaufwand erstrebt wird. Dieses Minimum an Materialaufwand muß auch hier nicht nur den regelmäßigen statischen, sondern in gewissen Grenzen auch gelegentlichen plötzlichen, ab-

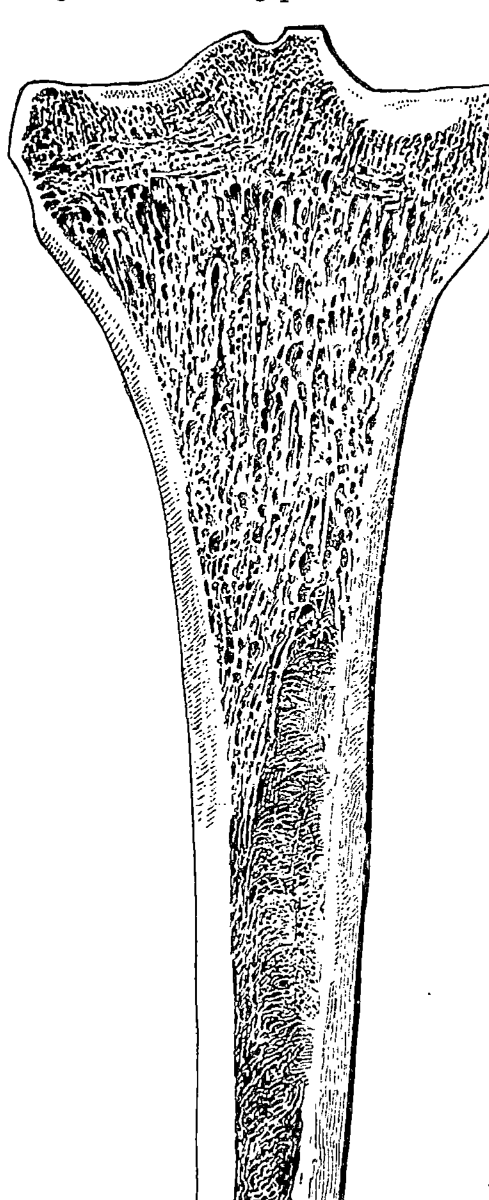

Abb. 26. Verdichtungsgebiet im Bereich des Condylus medialis tibiae; grobe Spongiosaarchitektur der oberen Tibiaepiphyse (nach Toldt).

norm starken Beanspruchungen genügen. Eine relative dynamische Insuffizienz aller Knochen, auch der gegenüber gleichmäßiger Belastung sehr widerstandsfähigen, ist eine Hauptbedingung für die Entstehung von Frakturen. Die statischen Elementarteile der Spongiosa lassen sich nach Roux folgendermaßen einteilen:

1. Das Knochenröhrchen, Tubulus osseus, besonders für Beanspruchung in einer Richtung, nämlich in der Richtung der Längsachse, geschaffen.
2. Die knöcherne Kugelschale, Pila ossea, durch Umbildung aus dem Knochenröhrchen hervorgegangen, für Beanspruchung in allseitig erheblich wechselnden Richtungen bestimmt.
3. Das Knochenplättchen, die Lamella statica, zum Unterschied von der mikroskopischen Haversschen Knochenlamelle.
4. Das Knochenbälkchen, Trabecula, solide annähernd zylindrische Gebilde.

Aus diesen Elementarteilen setzt sich die Spongiosa zusammen; ihr Hauptzweck ist die Verteilung des Widerstandes auf einen größeren Raum, als aus gleich viel Material bestehenden, kompakten Knochenstücken entsprechen würde, sowie die Erzeugung elastischen Widerstandes. Die Spongiosa tubulosa (Abb. 23, 24) besteht aus runden, polygonalen oder unregelmäßigen Röhrchen, deren Wand Haversschen Systemen analog gebaut ist, mit dem Unterschied, daß die Tubuli erheblich weitere Lumina besitzen. Zwischen den parallel verlaufenden benachbarten Röhrchen bestehen zahlreiche Anastomosen in Form von Verzweigungen, die besonders gegen die Gelenkenden hin zunehmen. Die Spongiosa tubulosa wird hauptsächlich auf Druck- und Strebefestigkeit in Anspruch genommen. Für die Übertragung der Gewalten auf das

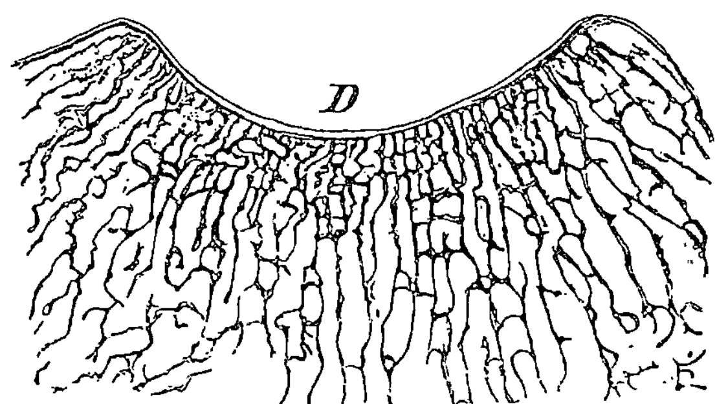

Abb. 27. Frontalschliff durch das untere Femurende vom Panther; statische Lamellen im Längsschnitt. D Druckaufnahmefläche (nach Gebhardt).

tragfähige Röhrensystem sind meistens besondere Druckaufnahmeflächen geschaffen, indem die erwähnten Verzweigungen und Verflechtungen der Tubuli gegen die Oberfläche hin zunehmen, wobei sich in immer kürzeren Distanzen Querscheidewände einschieben; unter blasiger Erweiterung zahlreicher Röhrenabschnitte, die ebenfalls konzentrisch lamellös umschichtet sind, kommt es zu der mehr kompakten Bildung der Spongiosa pilosa (Abb. 25). Den Abschluß nach der Aufnahmefläche zu bildet ein verschieden mächtiger Saum von fester Knochensubstanz ohne alle größeren Hohlräume. Es ist leicht ersichtlich, daß viele Druck- und Stoßaufnahmeflächen menschlicher Knochen der geschilderten Konstruktion, die auch meist den Abschluß anderer Spongiosatypen bildet, ihre hohe Widerstandsfähigkeit verdanken, weil die elastisch deformierbaren Hohlraumwandungen verteilend und gegenüber heftigen Insulten dämpfend wirken. Eine elastisch dämpfende Wirkung kommt auch den Knorpelüberzügen zu. Als Beispiel einer klassischen Spongiosa tubulosa mit abschließender Pilosa kann das Caput femoris der Mehrzahl nicht über 30jähriger menschlicher Individuen gelten.

Besonders heftigen Insulten ausgesetzte Stellen des Knochens, so die Anschlagstelle der Olekranongelenkfläche, die Kondylen der Tibia und die zentralen Partien der Talusrolle zeigen lokale Verstärkungen in Gestalt von Verdichtungsgebieten, die oft weit ins Knocheninnere reichen (Abb. 26).

Die Spongiosa lamellosa und laminosa (Abb. 27) entsteht aus der Spongiosa tubulosa durch häufige Wanddurchbrüche in einer Richtung. Die einander gegenüberstehenden Lamellenflächen sind verbunden durch Bälkchen und Leisten, die der Versteifung der Lamellen gegen Biegung über die Fläche dienen. Diese Architektur wird am besten mit einem System von T- oder H-Balken verglichen. Der lamellöse Aufbau verbindet hohe Elastizität gegen Biegung über die Fläche mit Steifigkeit und Festigkeit gegenüber Beanspruchung parallel der Fläche. Das bekannteste Vorkommen der Lamellen zeigen die Femurkondylen des Menschen mit ihren parallel zur Beugungsebene des Kniegelenks liegenden Blättern. Nach·Roux ist die Spongiosa laminosa für hohen Widerstand bei stark wechselnder Beanspruchung innerhalb der Fläche der Platte und starker Einwirkung lebendiger Kraft (Stoß) bestimmt. Dieser Beanspruchung unterliegen vor allem die Kondylen der Winkelgelenke. Auch die typische Biegungsarchitektur zeigt einen Aufbau aus zweckmäßig zusammengesetzten Lamellensystemen.

Die Spongiosa trabeculosa dient nach Roux nur der Beanspruchung in ganz konstanter Richtung, nämlich in der Längsachse der Balken, während die ebenfalls für Längsbeanspruchung eingerichteten Tubuli kleinen Abweichungen der Beanspruchung nach allen Seiten gewachsen sind und in ihrer Kombination der Ersparnis von besonderem Material für Beanspruchung senkrecht zur Hauptrichtung dienen. Die Spongiosa trabeculosa findet sich daher entfernt von den Druckaufnahmeflächen, so oberhalb des Lamellengebietes der Femurkondylen, d. h. in den unteren Bezirken der Diaphysenhöhle des Oberschenkels, sowie in der oberen Tibiahälfte (Abb. 26), anschließend an die tubulöse Struktur des Kopfes. Die Spongiosa trabeculosa findet sich häufig in Kombination mit Spongiosa lamellosa und pilosa und bildet zudem den Hauptbestandteil der auffälligsten Architekturbilder. Ein gutes Beispiel für die Bälkchenarchitektur ist die menschliche Patella. In den oberflächlichsten Partien, die auf Längszug beansprucht werden, finden sich vorwiegend längs gestellte Bälkchen, gegen die Mitte hin nehmen senkrecht orientierte zu, und in der dem Gelenk zugekehrten Partie treffen wir ausschließlich senkrechte Elemente, entsprechend der sagittalen Beanspruchung auf Druck bei Beugung des Kniegelenks (Abb. 28).

Besonderes Interesse mit Rücksicht auf die Abrißfrakturen hat auch der feinere Bau der Sehnenansätze (Abb. 29). Der lamellöse Knochen findet sich hier überlagert von einer sehr dicht und parallelfaserig gebauten Knochensubstanz, die sich in gröbere und feinere Bündel sondert, zwischen die nun die Sehnenbündel eingreifen. Die Ansatzpartien der Sehne sind verknöchert. Die Verbindungsfläche zwischen Sehne und Knochen ist oft tief buchtig und unregelmäßig gestaltet, indem Ausläufer des lamellösen Knochens zwischen die verkalkten Sehnenvorsprünge eingreifen. Dadurch entsteht eine sehr feste Verbindung zwischen Sehne und Knochen. Zu beachten ist ferner, daß die dem Ansatz benachbarten Lagen der Lamellensysteme Aufweitung der Gefäßräume unter vielfacher Querverbindung zeigen, so daß eine Auflockerung des Knochens zustande kommt. Wir verstehen auf diese Weise, daß bei Sehnen- und Bandabreißungen stets Knochensubstanz mit· losgerissen wird, und daß die Rißebene teilweise parallel zur Sehne bzw. zum Band verläuft.

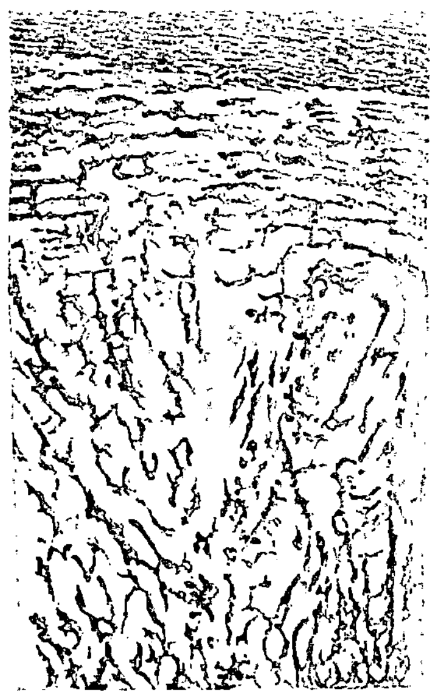

Abb. 28. Sagittalschliff durch die menschliche Patella; Spongiosa trabeculosa. L längsgerichtete Elemente der Vorderseite; S senkrecht zur Oberfläche gerichtete Elemente nach der Gelenkseite hin (nach Gebhardt).

Die mechanische Bedeutung der Knochenstruktur wird durch die großen Unterschiede in der Architektur verschiedener Skeletteile überzeugend illustriert, indem diese Unterschiede sich ohne Schwierigkeit auf die verschiedenen mechanischen Aufgaben der einzelnen Knochen zurückführen lassen. Wir haben schon auf die Bedeutung der Konstruktion langer Röhrenknochendiaphysen hingewiesen. Als weitere Beispiele funktionell bedingter Architektur seien

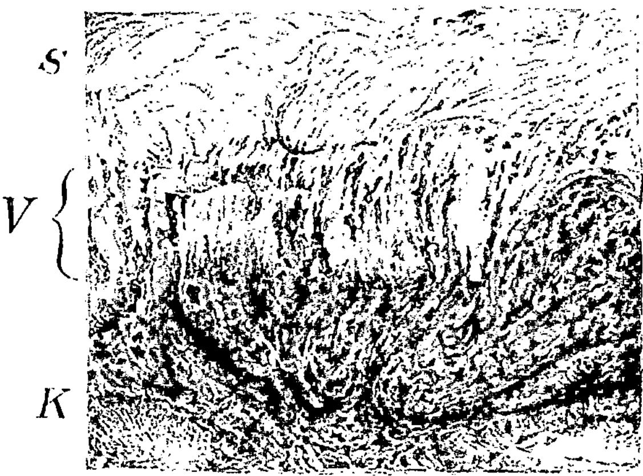

Abb. 29.　Längsschliff durch den Ansatz der Achillessehne am Kalkaneus des Panthers, S unverkalkte Sehnenfasern; V Verbindungszone teilweise verkalkter Sehnenfasern mit dem Knochen; K Randpartie des Fersenbeins (nach Gebhardt).

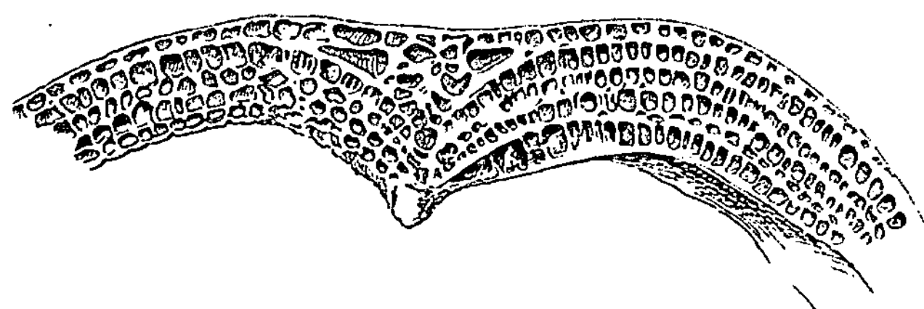

Abb. 30.　Frontalschnitt durch das Schädeldach einer Eule: lamellöse Architektur des Schädelgewölbes (nach Gebhardt).

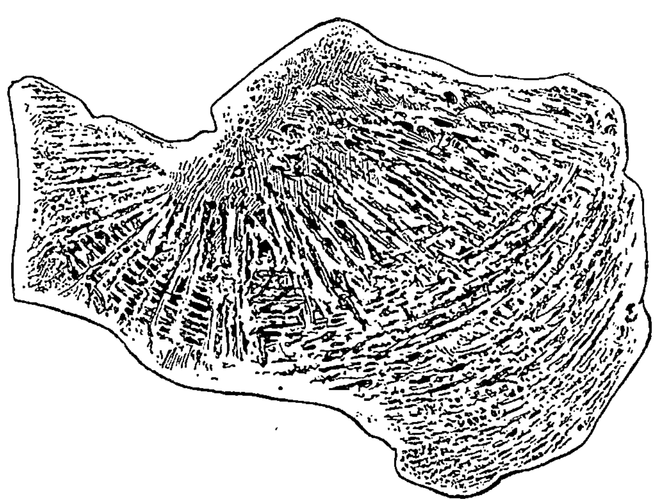

Abb. 31.　Sagittalschnitt durch den Kalkaneus; von der Druckaufnahmefläche radiär ausstrahlendes Strebensystem (nach Toldt).

angeführt: die Knochen des Schädeldaches, die das Gehirn gegen Verletzungen von außen schützen sollen, bilden ein druckfestes, biegungssicheres Gewölbe (Abb. 30); der besonders auf Biegung beanspruchte Schenkelhals hat im Adam - schen Bogen und im sogenannten Schenkelsporn (Bigelowsches Septum) zwei starke bogenförmige unter sich wiederum verbundene Streben, welche die hauptsächlichste Verbindung der Diaphysenkompakta mit dem Schenkelhals vermitteln (vgl. Abb. 21). Die Beckenschaufel, die in ihren flachen Partien wesentlich auf Zug beansprucht wird, gestattet eine zweckmäßige Verteilung der Zugwirkungen durch die flächenhafte Ausbreitung der Muskelansätze. Der Kalkaneus zeigt ein von der verdichteten Druckaufnahmefläche im Bereiche der Facies articularis posterior radiär nach der Vorder-, Unter- und Rückfläche ausstrahlendes Strebensystem (Abb. 31). Bei den Wirbelkörpern, die mit Rücksicht auf die allseitige Inanspruchnahme einen gleichmäßigen Bau der Spongiosa aufweisen, ist für die besondere Beanspruchung auf Druck in der Längsachse durch eine stärkere zylindrische Kortikalis vorgesorgt. Dabei stellen die Zwischenwirbelscheiben im wesentlichen Organe für elastischen Ausgleich und Dämpfung des Stoßes in der Längsrichtung dar.

Kapitel 2.

Die physikalischen (mechanischen) Eigenschaften des Knochens.

Der Aufbau der Skeletteile aus bindegewebiger, faseriger oder knorpeliger Grundsubstanz und eingelagerten anorganischen Salzen sichert auch dem fertigen Knochen eine gewisse Elastizität. Da der Knochen bis ins höhere Alter in konstantem Umbau begriffen ist, wobei beständig anorganische Salze resorbiert und neuerdings an gleicher oder anderer Stelle abgelagert werden, findet sich im Knochen neben den verkalkten Partien stets unverkalkte Grundsubstanz in wechselndem Maße, woraus sich die noch zu besprechenden Schwankungen der Elastizität erklären. Zur Elastizität des Knochens trägt auch das zwischen dem eigentlichen Stützgewebe verteilte Knochenmark bei, welches u. a. die feinere Verteilung der Gefäße vermittelt.

Entsprechend seiner Elastizität kann die Gestalt des Knochens durch Einwirkung äußerer Kräfte verändert werden. Dabei entstehen im Innern des Knochens Spannungen, welche bestrebt sind, die Moleküle voneinander zu reißen — Zugspannung (Abb. 32 B) —, gegeneinander zu drücken — Druckspannung (Abb. 32 A) — oder übereinander hinwegzuschieben — Schubspannung (Abb. 32 C) —. Die Moleküle erleiden dabei Änderungen in ihrer gegenseitigen Lagerung. Geht die deformierende Wirkung nicht über die sogenannte Elastizitätsgrenze hinaus, so kehren die Moleküle nach Aufhören der Krafteinwirkung ganz oder teilweise wieder in ihre ursprüngliche Stellung zurück und der Knochen nimmt wieder seine ursprüngliche Form an. Innerhalb der Elastizitätsgrenze gilt das Hooksche Gesetz, daß die Größe der bewirkten Formveränderung im gleichen Verhältnis wie die Größe der deformierenden Kraft wächst. Auch die Lageänderungen der Moleküle sind innerhalb der Elastizitätsgrenze den auftretenden Spannungen annähernd proportional.

Schon in der Ruhe, in gesteigertem Maße bei den gewöhnlichen körperlichen Anstrengungen bestehen im Knochen bestimmte Spannungen, hervorgerufen durch die Belastung und durch die Einwirkung der Muskulatur. Je nach Körperlage und jeweiliger funktioneller Leistung eines Gliedes sind diese Spannungen einem ständigen Wechsel unterworfen. Röhrenknochen, Wirbel und alle Gelenkflächen stehen hauptsächlich unter Druckspannung in der Längsachse, Muskelansätze wesentlich unter Zugspannung. Unter Schubspannung steht z. B. der Kalkaneus in der senkrechten Verlängerung der hinteren Talusfläche, sowie der Schenkelhals in der Azetabularebene. Hier suchen zwei entgegengesetzte gleiche Kräfte, die in parallelen, dicht nebeneinanderliegenden Ebenen zur Einwirkung gelangen, die Knochenmoleküle aneinander vorbeizuschieben bzw. übereinander zu schieben. Wird der Knochen über seine Elastizitätsgrenze hinaus belastet, bis eine Kontinuitätstrennung eintritt, so ist seine Festigkeitsgrenze erreicht und überschritten worden.

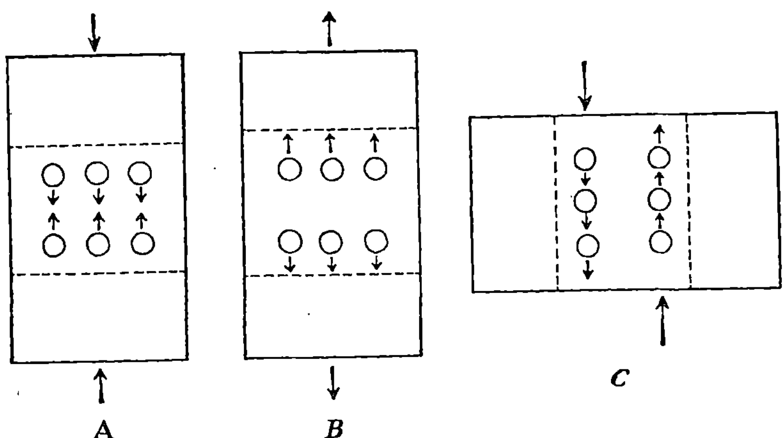

Abb. 32. A Molekularverschiebung bei Druckspannung; B Molekularverschiebung bei Zugspannung; C Molekularverschiebung bei Schubspannung.
(Mod. nach Christen.)

Unter Festigkeit verstehen wir den Widerstand, welchen ein Material, also auch der Knochen, der gänzlichen Trennung seiner Moleküle, d. h. der Aufhebung seiner Kohäsion, entgegenzusetzen vermag. Nach der verschiedenen Wirkungsweise der äußeren Kräfte, die den Zusammenhang eines Knochens in praxi zu trennen suchen, unterscheiden wir folgende Festigkeitsformen:

1. Die Zugfestigkeit oder absolute Festigkeit = Widerstand gegen das Zerreißen.

2. Die Druckfestigkeit oder rückwirkende Festigkeit = Widerstand gegen das Zerdrücken.

3. Die Schub- oder Abscherfestigkeit = Widerstand gegen Trennung in seitlicher Richtung. (Durch parallel entgegengesetzte, dicht nebeneinander wirkende Kräfte, transversale Seitenkräfte.)

Auf Kombinationen dieser Festigkeitsformen lassen sich zurückführen:

4. Die Bruch- oder Biegungsfestigkeit oder relative Festigkeit = Widerstand gegen das Zerbrechen.

5. Die Dreh- oder Torsionsfestigkeit = Widerstand gegen das Zerdrehen.

6. Die Strebefestigkeit oder Knickfestigkeit. Darunter verstehen wir den Widerstand in der Längsrichtung auf Druck beanspruchter Stäbe, deren Länge den Querdurchmesser mehr als fünfmal übertrifft. Solche Stäbe erfahren bald einmal seitliche Ausbiegungen, wodurch die Querschnitte gegenüber den Angriffspunkten der Längskraft verschoben und auf Biegung beansprucht werden.

Unter normalen Verhältnissen ist die Festigkeit der einzelnen Skelettteile eine derartige, daß sie der physiologisch in Betracht fallenden Inanspruchnahme nach einer oder mehreren dieser Richtungen genügend Widerstand entgegenzusetzen vermögen. Sehr oft wiegt die Festigkeit für eine besondere physiologische Beanspruchung erheblich vor.

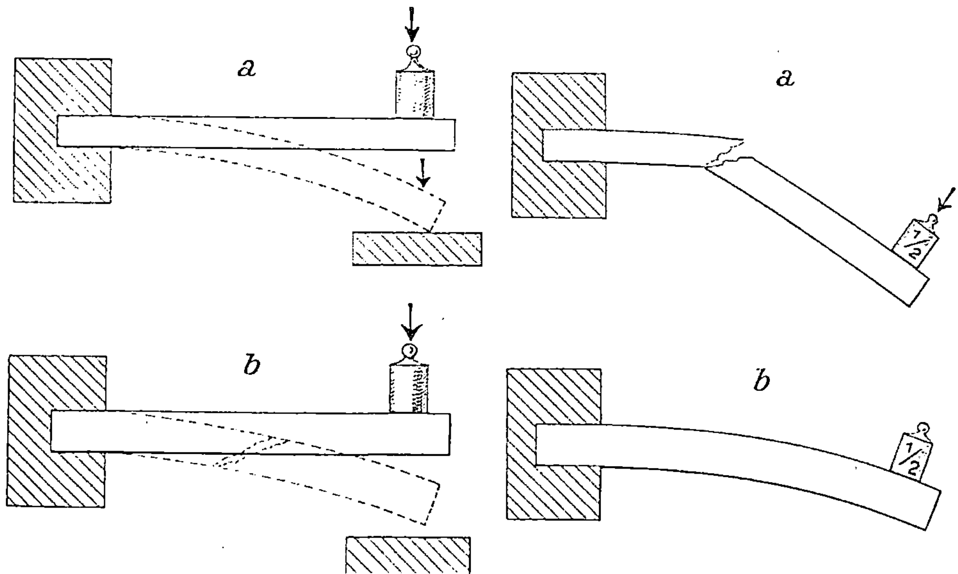

Abb. 33. a Jugendlicher Knochen; b alter Knochen. Erklärung s. Text.

Von der Größe der besprochenen Festigkeitsarten geben folgende Zahlen einen Begriff: Die Zugfestigkeit des Humerus beträgt 533 kg, diejenige des Femur 674 kg pro qcm. Die Druckfestigkeit in der Längsachse wechselt ebenfalls erheblich nach den einzelnen Knochen. So wird ein normales männliches Femur bei einem reinen Längsdruck von 756 kg gebrochen, ein männlicher Radius bei einem Druck von 634 kg. Die Biegungsfestigkeit der Knochen schwankt je nach dem Lebensalter zwischen 1040 und 1980 kg, die Torsionsfestigkeit eines ausgewachsenen Femur zwischen 570 und 580 kg pro qcm.

Eine weitere für die praktische Frakturlehre in Betracht kommende physikalische Eigenschaft des Knochens ist seine Härte, d. h. der Grad des Widerstandes, den er dem Eindringen fremder Körper an seiner Oberfläche entgegensetzt. Unter Umständen ist der Knochen im physikalischen Sinne spröde, besonders im Alter und bei gewissen pathologischen Veränderungen; solche spröde Knochen erleiden unter äußeren Gewalteinwirkungen plötzlich Zusammenhangstrennungen, ohne daß vorher eine nennenswerte elastische Deformierung erfolgt wäre, also schon bei geringen und umschriebenen Molekülverschiebungen.

Unter physiologischen wie unter pathologischen Verhältnissen wechseln Elastizität, Festigkeit, Härte und Sprödigkeit des Knochensystems in ziemlich erheblichen Grenzen. Junge wachsende Knochen sind infolge des reichlicheren unverkalkten osteoiden Gewebes elastischer als Knochen eines Erwachsenen. Zur größeren Elastizität jugendlicher Knochen trägt auch bei, daß ausgedehnte Skeletteile aus Knorpel bestehen und auch ihr Periost mächtiger und dehnbarer ist. Entsprechend dem geringeren Anteil der verkalkten Substanz sind jugendliche Knochen weniger fest als Knochen eines Erwachsenen.

Wenn sich Resorption und Apposition im Knochen nicht in physiologischer Weise die Wage halten, entstehen abnorme Verhältnisse, durch welche Elastizität und Festigkeit wesentlich beeinflußt werden. Schon im Alter nehmen Elastizität und Festigkeit ziemlich parallel ab, weil Abbau und Entkalkung nicht durch entsprechende Neubildung von osteoidem Gewebe und neue Kalkablagerung ausgeglichen werden. Unter pathologischen Verhältnissen erlangt besonders bei Rachitis und Osteomalazie das kalklose osteoide Gewebe auf Kosten der normalen kalkhaltigen Knochensubstanz das Übergewicht, was zu einer Erhöhung der Elastizität, wegen der absoluten Abnahme der kalkhaltigen Substanz jedoch auch zu einer Abnahme der Festigkeit führt. Eine bestimmte gesetzmäßige Relation zwischen Elastizität und Festigkeit des Knochens läßt sich nicht in allgemein gültiger Weise aufstellen, wie aus folgenden Überlegungen hervorgeht:

Überwiegt das unverkalkte osteoide Gewebe oder nimmt es auf Kosten der verkalkten Substanz zu, so wird der Knochen elastischer, weicher, seine Festigkeit wird dabei herabgesetzt (jugendliche Knochen, Rachitis und Osteomalazie). Derartige Knochen lassen sich entsprechend der weiteren Elastizitätsgrenze hochgradiger deformieren ohne zu brechen, sie erleiden aber durch absolut geringere Kräfte Kontinuitätstrennungen. Nebenstehende Skizze (Abb. 33) zeigt, wie ein sehr elastischer jugendlicher Knochen sich unter der Einwirkung äußerer Kräfte hochgradiger deformieren kann, bevor es zum Bruche kommt als der weniger elastische Knochen eines erwachsenen Menschen, daß jedoch bei unbegrenztem Weg der Kraft, d. h. wenn nicht vor Erreichung der Elastizitätsgrenze Hemmung der Deformierung eintritt, der elastischere Knochen durch relativ und absolut geringere Kräfte gebrochen wird.

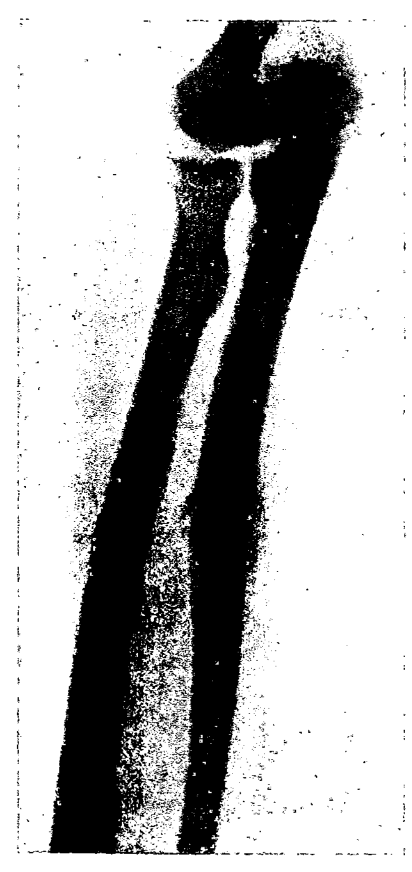

Abb. 34. Refraktur in sprödem Knochen (Kallus).

Tritt einseitige Zunahme des verkalkten Teiles auf Kosten des unverkalkten ein, so wird der Knochen weniger elastisch, zugleich härter, seine Festigkeit größer; gleichzeitig kann aber infolge Aufhebung der normalen Architektur die Sprödigkeit zunehmen, so daß auf verhältnismäßig geringe deformierende Einwirkungen hin Zusammenhangstrennungen eintreten. Es entstehen dann scharf begrenzte, oft blitzfigurenartige, meistens ziemlich quer verlaufende, breite Frakturspalten, die wie Sprünge in sprödem Glase aussehen; recht häufig fehlt in solchen Fällen eine wesentliche Verschiebung der Fragmente (Abb. 34). Derartige Frakturen sieht man besonders bei Knochensklerose infolge von Lues, chronischer Ostitis nach Osteomyelitis (vgl. Abb. 18) und besonders bei ausheilender Rachitis, wo die Verkalkung des im Überschuß gebildeten osteoiden Gewebes zu Sklerose führt.

Nimmt, wie im Alter, durch sukzessiven Schwund der kalkhaltigen Partien in Spongiosa und Kortikalis der verkalkte Anteil des Knochens ab, ohne daß gleichzeitig das osteoide Gewebe zunimmt, so erfährt die Elastizität, in erheblicherem Maße die Härte und vor allem die Festigkeit des Knochens eine Herabsetzung.

Kapitel 3.

Bruchmechanismen.

I. Allgemeines.

Werden die innerhalb der Elastizitätsgrenzen gelegenen Spannungen unter der Einwirkung äußerer Kräfte überschritten, so treten zwischen den Knochenmolekülen Zusammenhangstrennungen ein; es entsteht, was wir als Fraktur bezeichnen. Da durch zunehmende Kompression die Moleküle einander nur bis zur Berührung genähert werden können, kann theoretisch ein Knochenbruch durch Druckspannung allein nicht erzeugt werden, sondern nur durch Zugspannung oder Schubspannung. Wenn wir gleichwohl praktisch von Kompressionsfrakturen sprechen, so ist erstens zu berücksichtigen, daß wir in den Knochen poröse Körper vor uns haben, die im gewöhnlichen Sinne kompressibel, zusammendrückbar sind. Man kann deshalb den Begriff der Kompressionsfraktur beibehalten, obschon die Molekulartrennungen selbstverständlich nur durch übermäßige Zugspannungen und auch durch Schubspannungen zustande kommen.

Ferner ist zu beachten, daß ein elastischer Körper, der in einer Richtung komprimiert wird, sich in dieser Achse verschmälert, während er sich in den hierzu senkrecht stehenden Achsen verbreitert; hierbei treten natürlich Zugspannungen auf, die schließlich Zusammenhangstrennungen nach sich ziehen. Wird umgekehrt an einem Knochen in zwei entgegengesetzten Richtungen Zug und Gegenzug ausgeübt, so treten unter Verlängerung in der Zugrichtung Zugspannungen auf, in den hierzu senkrechten Ebenen unter Verminderung der Querdurchmesser Druckspannungen. Zu Kontinuitätstrennungen führen jedoch auch hier nur die Zugspannungen.

Die Bruchmechanismen sind nach den Gesichtspunkten der Statik oder Lehre vom Gleichgewicht und der Dynamik oder Lehre von der Bewegung zu betrachten. Ein Knochenbruch kann zustande kommen, indem die Belastung des betreffenden Skeletteiles ganz langsam und gleichmäßig zunimmt, durch einfachen Druck und Gegendruck. So gelingt es, einen in der Längsrichtung eingespannten Röhrenknochen dadurch zu frakturieren, daß man ihn unter gleichmäßig steigenden Längsdruck setzt. Der gleiche Druck, in querer Richtung ausgeübt, wird gewöhnlich nicht genügen, den Knochen zu brechen. Lassen wir aber ein dem Querdruck entsprechendes Gewicht aus bestimmter Höhe auf den flach aufliegenden Röhrenknochen, senkrecht zur Längsachse, auffallen, so tritt eine Querfraktur ein. Das sind zwei Elementarbeispiele, das erstere für statische, das letztere für dynamische Entstehung eines Knochenbruchs. Bei den dynamischen Frakturmechanismen spielt die Zeit, während der die Kraft einwirkt (Stoß), eine wesentliche Rolle, ferner die Geschwindigkeit bzw. Beschleunigung der bewegten Massen. Der Knochen wird frakturiert, auch wenn er nicht unterstützt ist; als Gegenkraft wirkt hier die Trägheit. Streng genommen reicht die rein statische Betrachtungsweise für die Analyse der praktisch in Frage kommenden Bruchmechanismen nur unvollständig aus, weil im Momente, wo die Fraktur beginnt, einem oder beiden Fragmenten eine bestimmte Geschwindigkeit mitgeteilt wird. Zudem sind Frakturen, die nicht durch plötzliche, mit bestimmter Energie (Wucht) einwirkende Gewalten, sondern durch ganz allmählich steigende Belastung zustande kommen, relativ selten. Doch empfiehlt es sich aus didaktischen Gründen die häufigsten Frakturmechanismen zunächst unter Außerachtlassung des dynamischen Moments nach den Gesichtspunkten der Statik zu analysieren.

Die nachstehenden Ausführungen über statische und dynamische Frakturentstehung stützen sich weitgehend auf experimentelle Untersuchungen, die von einer Reihe von Autoren angestellt worden sind, und nicht im einzelnen berücksichtigt werden können. Soweit sie zur Klarstellung der Ätiologie bestimmter Bruchformen dienen, finden diese Experimente im zweiten Band Berücksichtigung.

II. Statik.

1. Rißfrakturen.

Die Druckfestigkeit eines Knochens ist im allgemeinen größer als seine Zugfestigkeit; deshalb entsteht die Großzahl aller Frakturen vorwiegend durch Zugwirkung, d. h. durch Zerreißung. So beträgt die Zugfestigkeit der Kompakta in frischem Zustande und mittlerem Lebensalter ungefähr 9—12 kg pro qmm, die Druckfestigkeit 12—16 kg pro qmm. Bei homogenem Material verläuft die Bruchebene senkrecht zur Richtung der Zugwirkung (Abb. 35).

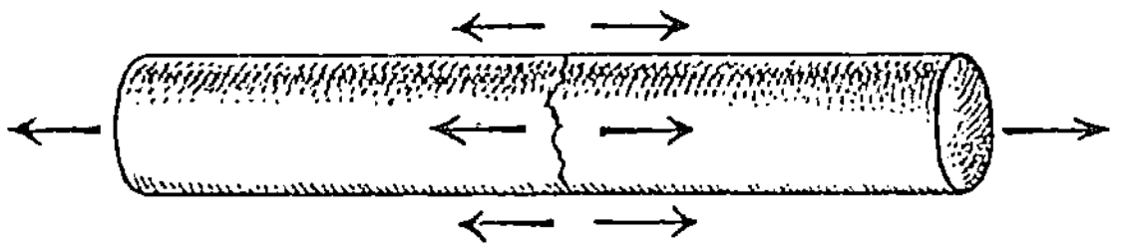

Abb. 35. Schematische Darstellung eines Rißbruches.

Wo ein kleineres Fragment aus der Kontinuität eines größeren Skeletteiles losgerissen wird, sprechen wir von Abrißfraktur. Bei der Abreißung kleinerer Kortikalissegmente am Ansatz von Bändern oder Sehnen, so an der Spina tibiae, am Tuberculum majus, Epicondylus internus humeri, sowie an den Femurepikondylen verläuft die Bruchebene häufig parallel zur Richtung der kraftübertragenden Ligamente oder Sehnen. Das beruht wesentlich auf der früher besprochenen Struktur der Knochen an der Übergangsstelle dieser Apophysen zur Metaphyse. Gewöhnlich verläuft nur der erste Teil der Abrißebene senkrecht zur Zugrichtung (Abb. 36). Bei einigen, gewöhnlich zu den Abrißfrakturen gezählten Bruchformen handelt

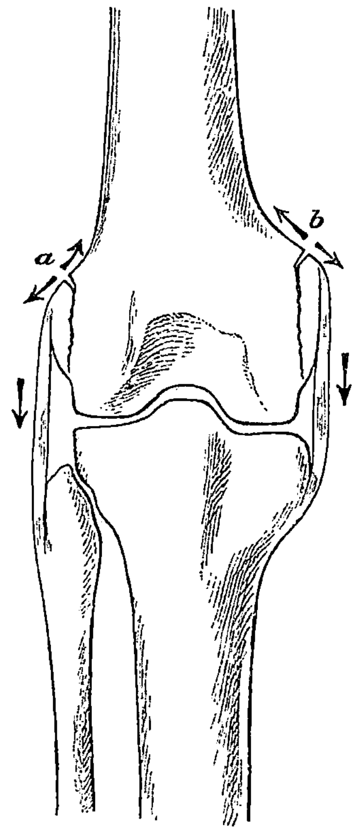

Abb. 36.   Schematische Darstellung einer Abrißfraktur.

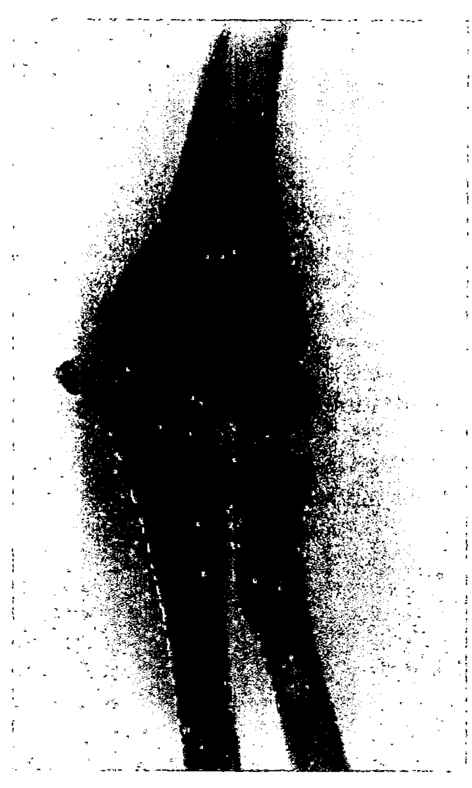

Abb. 37.   Abrißfraktur des Epicondylus internus humeri.

es sich nicht um reine Zugfrakturen, sondern um eine Kombination von Riß- und Biegungsfraktur. Hierher gehören die indirekten Kniescheibenbrüche, die indirekten Frakturen des Olekranon und die Abduktionsfraktur des Malleolus internus.

Wir können hinsichtlich des Entstehungsmechanismus verschiedene Gruppen von Rißfrakturen unterscheiden:

a) Rißbrüche durch unwillkürlichen oder willkürlichen, aktiven Muskelzug — Rißbruch des Fersenhöckers, der Spina tibiae, der Patella (mit vorstehender Einschränkung), des Processus coracoides scapulae, des Processus coronoideus des Unterkiefers und der Ulna; unwillkürliche Muskelkontraktionen führen in epileptischen, tetanischen oder eklamptischen Anfällen zu derartigen Abrißfrakturen.

b) **Rißbrüche durch passiven Muskelzug**, d. h. durch passive Anspannung der Muskeln — Rißbrüche des Tuberculum majus humeri sowie des Tuberculum minus humeri.

c) **Rißbrüche durch gewaltsame Zerrung von Gelenkbändern** — wohl die häufigste Form — Rißbruch des Malleolus internus tibiae,

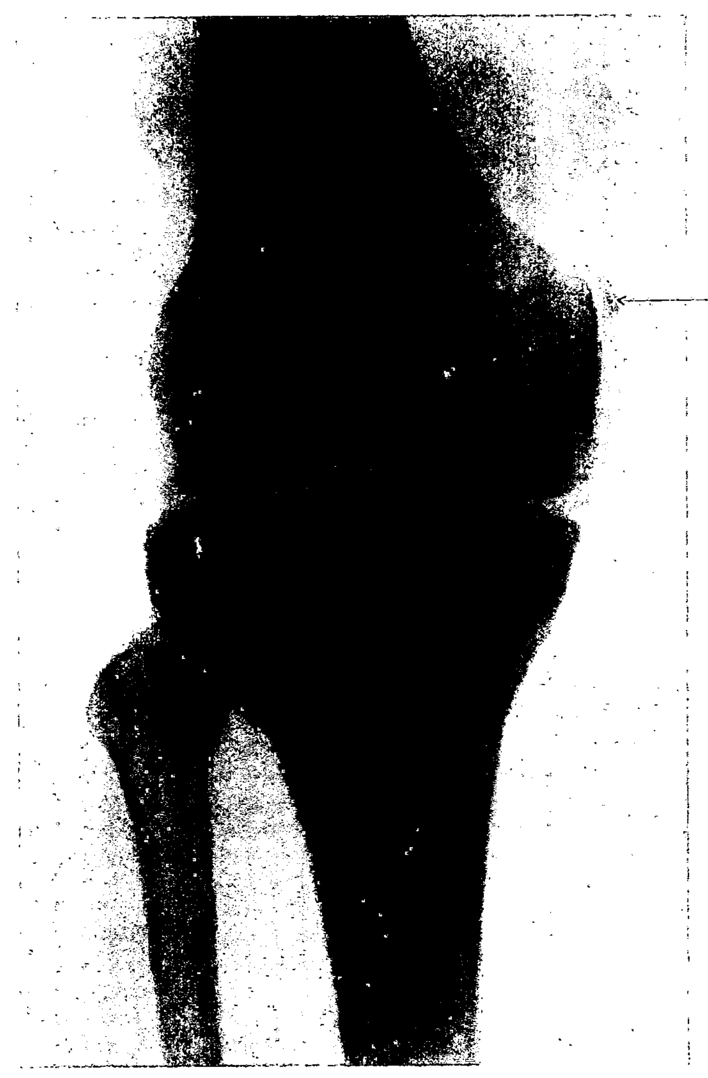

Abb. 38. Abrißfraktur am oberen Ansatz des medialen Knielängsbandes.

de Epicondylus internus humeri (Abb. 37), der Femurepikondylen am Ansatz der Seitenbänder (Abb. 38), Abreißung der Eminentia intercondyloidea und des Tuberculum intercondyloideum mediale durch das vordere Kreuzband.

2. Biegungsbrüche.

Die große Mehrzahl aller Frakturen sind Biegungsbrüche. Das einfachste Beispiel der Entstehung eines Biegungsbruches wird gegeben durch das Bild des über dem Knie gebrochenen Stockes (Abb. 39). An der Stelle maximaler Biegung, also gegenüber der Basis der in der Mitte einwirkenden Kraft A (Abb. 40), suchen die einzelnen Knochenteilchen voneinander ab-

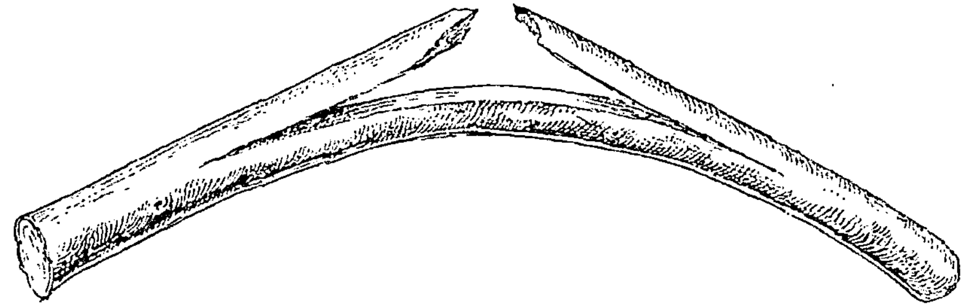

Abb. 39. Über dem Knie gebrochener Stock.

zurücken; es entstehen dort maximale Zugspannungen. Gegenüber, wo sich durch zunehmende Biegung der Bogen verkleinert, suchen sich die einzelnen Knochenteilchen näher aneinander zu schieben; hier entstehen maximale Druckspannungen. Wir können uns dieses Verhalten am anschaulichsten klar machen, wenn wir in der Mitte des Stabes zwei zur Längsachse senkrecht stehende

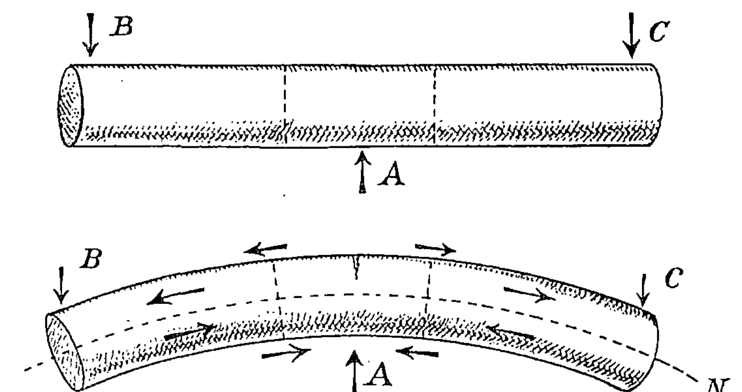

Abb. 40. Schematische Darstellung der Entstehung einer Humerusfraktur.
A Kraft, B und C Gegenkräfte, N neutrale Schicht; Erklärung s. Text.

parallele Ebenen konstruieren; biegen wir den Stab, so nähern sich an der Konkavität die Ebenen, während sie sich an der Konvexität voneinander entfernen (vgl. Abb. 40). An der konvexen Seite des Stabes treten somit Zugspannungen auf, an der konkaven Seite Druckspannungen; gegen die Mitte des Stabes zu nehmen sowohl Zug- als Druckspannungen sukzessive ab. In der Mitte liegt somit eine Längsebene, von der aus nach der Konvexität hin nur Zug-, nach der Konkavität hin nur Druckbeanspruchung stattfindet. Da in dieser mittleren Ebene weder Längszug- noch Längsdruckspannungen vorhanden sind, wird sie als neutrale Schicht bezeichnet (Abb. 40). Aus dieser Betrachtung folgt, daß die an der Konvexität und an der Konkavität gelegenen

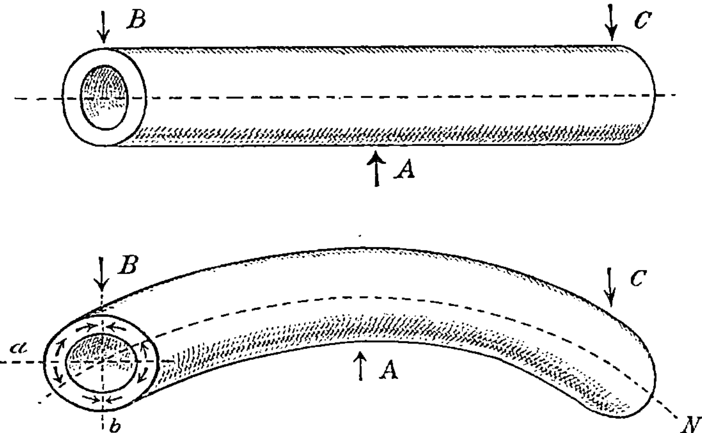

Abb. 41. Schematische Darstellung der Biegungsfraktur; Querschnittsverhältnisse. Erklärung s. Text.

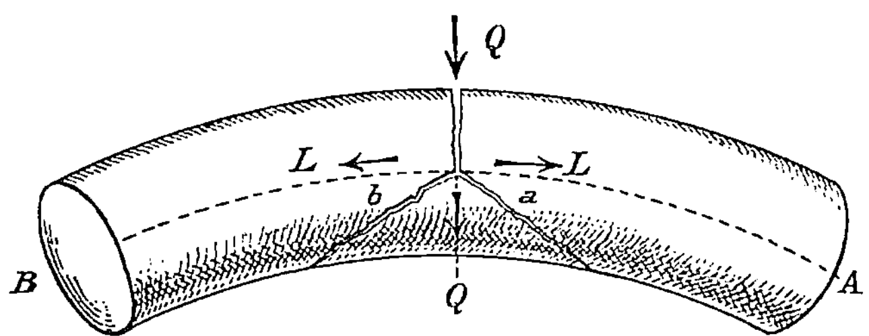

Abb. 42. Schematische Darstellung der Dreieckfraktur. Erklärung s. Text.

Schichten maximaler Spannung sich nach der neutralen Zone hin zu verschieben trachten, woraus Abplattung des Stabes in der Richtung der Kraft A (Achse b in Abb. 41) und Verbreiterung in einer senkrecht darauf stehenden Achse a resultiert (Abb. 41). Diese Abflachung des Stabes, der in unserem Beispiel einen runden Querschnitt hat, führt zur Entstehung zirkulärer Spannungen, und zwar in der Weise, daß an den Stellen maximaler Abplattung zirkuläre Druckspannung (Abb. 41 bei b), an den Endpunkten der Verbreiterungsachse, also im Bereich der neutralen Zone, zirkuläre Zugspannungen auftreten (Abb. 41 bei a).

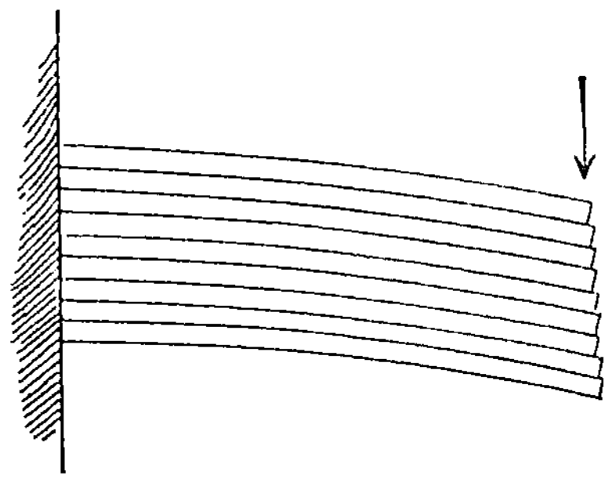

Überschreiten die Spannungen die Festigkeit des Stabes, so kommt nach

Abb. 43. Lagenweise Längsverschiebung der Längselemente eines Balkens bei Belastung des freien Endes (nach Gebhardt).

der Beschaffenheit des Materials in verschiedener Weise ein Bruch zustande, je nachdem die Zugfestigkeit überwiegt oder umgekehrt. Am Knochen entsteht

zuerst auf der konvexen Seite im Bereich der maximalen Zugspannungen ein
Einriß, der auf der Richtung der Zugspannungen, d. h. auf der Längsachse
des Stabes, senkrecht steht (Abb. 40, 42). Zerlegen wir den Stab in einzelne
Längselemente, so sehen wir ein, daß die Längenveränderung dieser Elemente
— Verlängerung der gezogenen Verkürzung der gedrückten Längselemente — ein Bestreben derselben hervorbringt, sich unter Längsspaltung des Stabes lagenweise in der Längsrichtung gegeneinander zu verschieben (Abb. 43). Vor allem führt bei entsprechender Struktur die zirkuläre Zugspannung an den Enden der neutralen Schicht zu einem Längsriß, dessen Ebene durch die Längsachse des Stabes geht. Wir sehen diesen Längsriß besonders schön entstehen, wenn wir einen grünen Stock über dem Knie brechen, weil am grünen Holz diese Längsspaltrichtung strukturell vorgebildet ist (s. Abb. 39). Am Knochen, dessen Aufbau das Auftreten von Längsspalten auf Biegung nicht besonders begünstigt (Abb. 44), biegt die Frakturlinie bei der vorausgesetzten Kraftanordnung — zwei gleich gerichtete biegende Kräfte an beiden Enden des Stabes, Gegenkraft in der Mitte — gewöhnlich nach beiden Seiten gegen die Konkavität hin schräg ab, so daß ein Dreieck mit Basis an der Biegungskonkavität entsteht (Abb. 45). Die Entstehung dieser schrägen Frakturlinie ist am einfachsten als Resultierende des rein queren Frakturspaltes — Komponente Q — und des Längsrisses in der neutralen Schicht — Komponente L — zu betrachten (Abb. 42). Durch das Fortwirken nur der Längszugspannungen würde ein durchgehender rein querer Frakturspalt in der Fortsetzung des ersten queren Einrisses entstehen; die Querzugspannungen in der neutralen Zone würden für sich beiderseitig zu einer Frakturebene in der Längsachse führen. Eine Tendenz zur Spaltung in der Längsrichtung resultiert, wie wir

Abb. 44. Querfraktur mit beginnendem Längsriß in der neutralen Schicht.

gesehen haben, auch aus dem Bestreben der Längselemente, sich gegeneinander in der Längsrichtung zu verschieben (s. Abb. 43). Nun ist ferner zu berücksichtigen, daß die neutrale Zone mit dem Fortschreiten des queren Einrisses nach der Konkavität zu wandert, woraus sich die steilere Abbiegung der Schenkel des Frakturdreiecks nach der Konkavität hin erklärt; denn das Wandern der neutralen Zone entspricht einer Verstärkung der Komponente Q. Der besprochene Frakturmechanismus ist auch gegeben, wenn auf eine an beiden Enden unterstützte, hohl liegende Diaphyse eine umschrieben angreifende, biegende Gewalt einwirkt, so z. B. bei Überfahren eines Unterschenkels. Wir

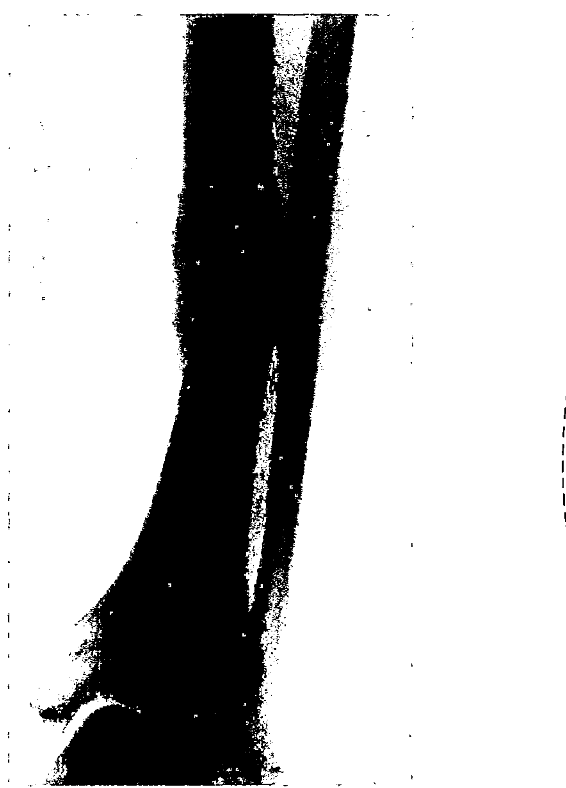

Abb. 45. Dreieckfraktur der Tibia in Heilung.

Abb. 46. Biegungsfraktur des Femur durch Längsbelastung, schematisch.

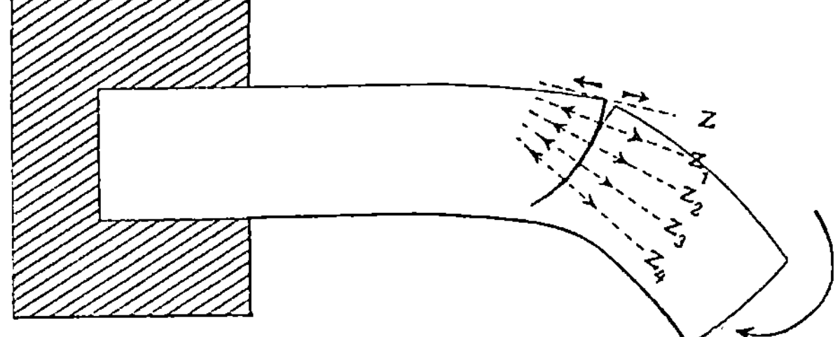

Abb. 47. Entstehung einer Biegungsfraktur am einseitig fixierten Knochen. Erklärung s. Text.

verstehen aus obiger Ableitung, warum die Basis des Frakturdreiecks in derartigen Fällen an der Seite der umschriebenen Gewalteinwirkung liegen muß, und wir können aus der Lage des Dreiecks die Richtung und den Angriffspunkt der frakturierenden Gewalt ablesen. Das gewählte Beispiel entspricht einer direkten Biegungsfraktur. Bei Knochen, deren physiologische Biegung derart verläuft, daß die Kuppe der Biegung ungefähr in der Mitte liegt,

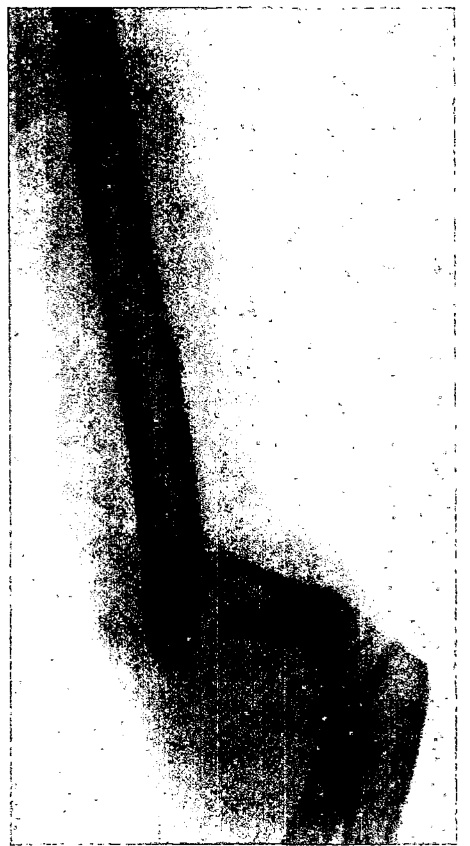

so namentlich am Femur, können durch Kompression in der Längsrichtung typische Biegungsfrakturen mit Dreieck auf der konkaven Seite hervorgerufen werden (Abb. 46). Durch Fixation des einen und sukzessive Verschiebung des anderen Knochenendes im Laufe der Frakturierung kommt es zu unvollständigen Dreieckfrakturen oder zu schräg verlaufenden Biegungsfrakturen. Besonders häufig sehen wir, daß sich in solchen Fällen die Biegung in einer gewissen Phase der Frakturierung mit Torsion kombiniert; häufiger ist allerdings das umgekehrte Verhalten, d. h. die Beendigung einer Rotationsfraktur durch Biegung.

Suchen wir einen einseitig fixierten Knochen durch Einwirkung auf sein freies Ende zu biegen, so entstehen auch hier an der konvexen Seite längsgerichtete Zugspannungen, und es erfolgt bei Überschreiten der Elastizitätsgrenze an der Kuppe der Konvexität ein Einriß senkrecht zur Richtung der Zugspannungen, also senkrecht zur Tangente durch den Scheitelpunkt der Kuppe. Dadurch gelangt das nicht fixierte Ende des Knochens, auf welches die biegende Kraft einwirkt, in leichte Flexionsstellung zum fixierten Knochenteil (Abb. 47). Wirkt nun die

Abb. 48. Biegungsfraktur am unteren Ende des einseitig fixierten Humerus. (Extensionsfraktur.)

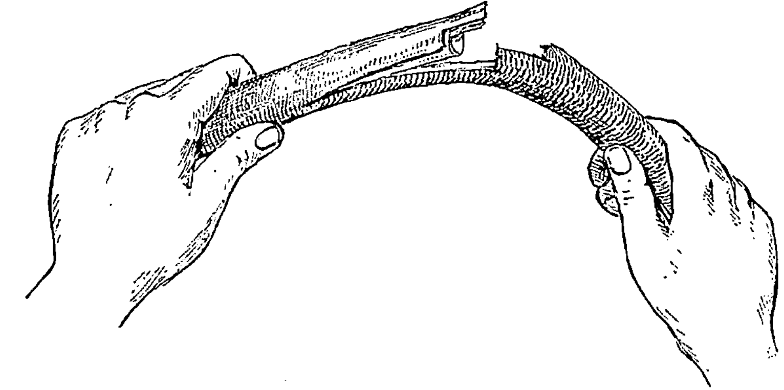

Abb. 49. Losbrechen eines Stückes von einem grünen Stock; linke Hand fixierend, rechte in Bewegung; an der konkaven Seite wird ein Stück Rinde mitgerissen.

flektierende Gewalt weiter ein, so steht die neue Richtung der Längszugspannungen schräg zur früheren; die Fortsetzung des Einrisses verläuft senkrecht zu dieser neuen Zugspannungsrichtung, so daß die Rißlinie nach dem fixierten Knochenende hin abbiegt.

Bei weiter wirkender Gewalt ergibt sich auf diese Weise eine schräg nach der konkaven (Biegungs-) Seite des Knochens hin verlaufende Frakturebene (Abb. 48). Wir haben hier ähnliche Verhältnisse, wie wir sie beim Abbrechen eines Stückes von einem grünen Zweige beobachten; mit dem abgebrochenen Stück wird immer eine Partie der grünen Rinde vom fixierten Stück losgerissen (Abb. 49).

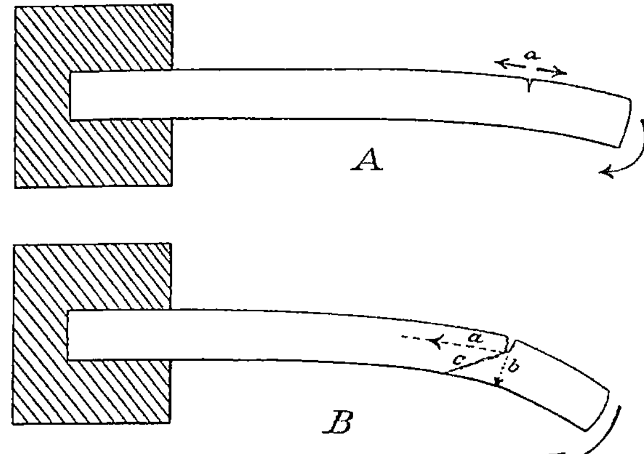

Abb. 50. Entstehung einer Biegungsfraktur am einseitig fixierten Knochen unter Annahme einer Quer- und Längsrißkomponente.

Diese schräg verlaufende Frakturebene bei einseitig wirkender flektierender Kraft können wir wieder als Resultierende der Kräftegruppe betrachten, die eine reine Quertrennung hervorzubringen strebt und der zweiten Kräftegruppe, die für sich allein zu einem Längsriß führen würde (Abb. 50). Auch hier verstärkt das Wandern der neutralen Schicht nach der Konkavität die Querrißkomponente. Infolge der einseitig wirkenden biegenden Gewalt kommt im Gegensatz zum vorigen Beispiel nur eine Längsrißkomponente in Betracht; entsprechend verläuft die Frakturebene schräg nach dem fixierten Ende zu. Aus dieser Ableitung geht hervor, daß man eine Dreieckfraktur auch als Kombination zweier Flexionsfrakturen auffassen kann; der Schenkel a des Dreiecks würde entstehen bei Einwirkung der flektierenden Kraft auf das Ende B und Fixation des Endes A, der Dreieckschenkel b durch Einwirkung der flektierenden Kraft auf das Ende A bei Fixation des Endes B (Abb. 42).

An dem in seinem peripherischen Abschnitt physiologisch nach der Flexionsseite abgebogenen Humerus wirkt Stoß in der Längsrichtung als biegende Gewalt; praktisch liegen die Verhältnisse meist so, daß wir den längeren, proximalen Teil des Humerus als fixiert betrachten dürfen. Nach Auftreten des ersten Einrisses an der konvexen Seite gerät das distale Humerusende in zunehmende Flexionsstellung, und es entsteht entsprechend vorstehender Ableitung eine einseitige Flexionsfraktur, deren Ebene distal von der konvexen Streckfläche proximalwärts schräg nach der konkaven Beugefläche verläuft (Abb. 51). Bei entsprechend geänderter Krafteinwirkung resultiert die seltenere Extensionsfraktur des unteren Humerusendes, bei der die Frakturebene umgekehrt verläuft, d. h. distal von der

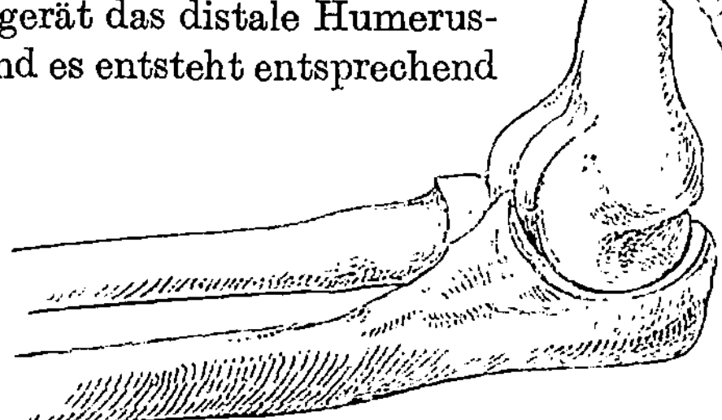

Abb. 51. Biegungsfraktur des unteren Humerusendes schematisch.

Vorderfläche proximalwärts nach der Rückfläche (Abb. 52). Flexionsfrakturen durch Druck oder Stoß in der Längsrichtung oder durch Biegung des einseitig fixierten Knochens sind Beispiele von indirekten Frakturen.

Bei alten Knochen sind infolge der geringeren Elastizität die Veränderungen der Querschnitte äußerst gering. Entsprechend spielen die zirkulären Zugspannungen an dem Ende der neutralen Schicht eine untergeordnete Rolle. Daraus erklärt sich die geringe Neigung der Biegungsfrakturen alter Leute zu seitlicher Abbiegung. Alte Knochen brechen deshalb unter Biegung häufig

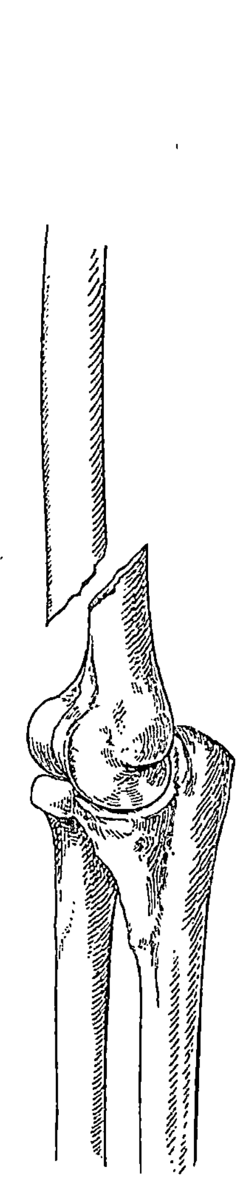

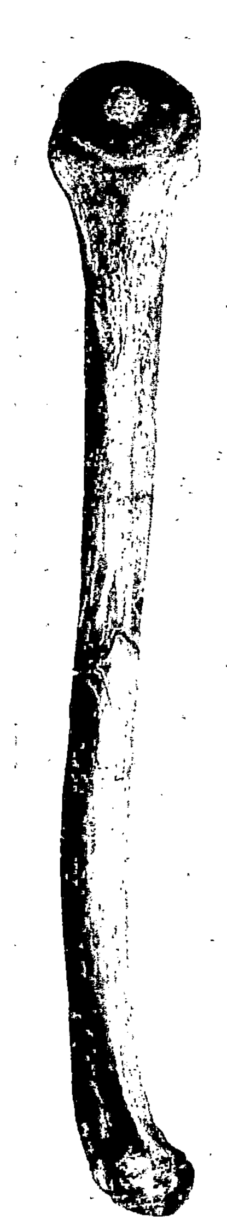

Abb. 52. Extensionsfraktur des unteren Humerusendes schematisch.

Abb. 53. Vorwiegend quer verlaufende Biegungsfraktur mit charakteristischen Längsspalten. Sammlung der pathol. anat. Anstalt Basel.

rein quer, wobei die Wirkung der zirkulären Spannungen und der Verschiebungstendenz zuweilen durch Längsfissuren angedeutet wird (Abb. 53).

Biegungsbrüche kommen nicht nur an Röhrenknochen, sondern auch an platten Knochen vor. So ist die Kniescheibenfraktur zum Teile eine Biegungsfraktur. Wenn die Bruchebenen bei ihr nicht seitlich abweichen, so hat das seinen Grund darin, daß die Form der Kniescheibe eine erhebliche Querschnittsveränderung nicht zuläßt, und daß bei der Patellarfraktur auch eine Zugkomponente mitwirkt. (Christen.)

Biegungsfrakturen durch Kompression in der Längsachse bezeichnet man auch als Ausknickungen.

Für die Biegungsfestigkeit der Knochen ist nach vorstehender Ausführung von besonderer Bedeutung, daß die Materialteilchen mit zunehmender senkrechter Entfernung von der neutralen Schicht in wachsendem Maße beansprucht werden. Daraus ergibt sich, daß eine Anhäufung von Material entfernt von der neutralen Schicht unter entsprechender Verminderung im Bereich der neutralen Schicht eine bedeutend bessere Ausnützung der Materialfestigkeit ermöglicht.

Deshalb wird durch Röhrenknochen mit dem gleichen Materialaufwand eine höhere Biegungsfestigkeit erzielt, als bei gleichmäßiger Verteilung des Materials im Querschnitt.

3. Kompressionsfrakturen.

Die Kompressionsfrakturen verlaufen im allgemeinen nicht so gesetzmäßig wie die Biegungsfrakturen; immerhin lassen sich auch hier einige regelmäßig vorkommende Bruchtypen auseinanderhalten.

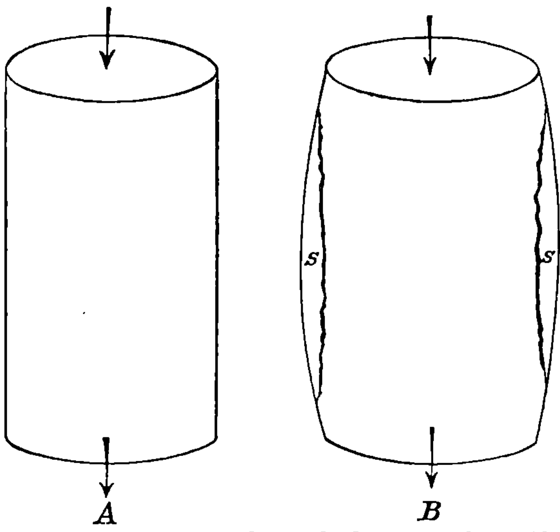

Abb. 54. Längskompression eines spröden Zylinders; periphere Absprengungen. (S.)

Wird ein gerader Zylinder, dessen Länge geringer ist als der fünffache kleinste Querschnitt, in der Längsrichtung eingespannt und zusammengedrückt, so liegt reine Druckbeanspruchung in der Längsachse vor. Durch die Kompression in der Längsrichtung wird der Zylinder verkürzt, seine Querausdehnung nimmt zu. Elastische Körper bauchen sich deshalb aus, wobei die Längskontur

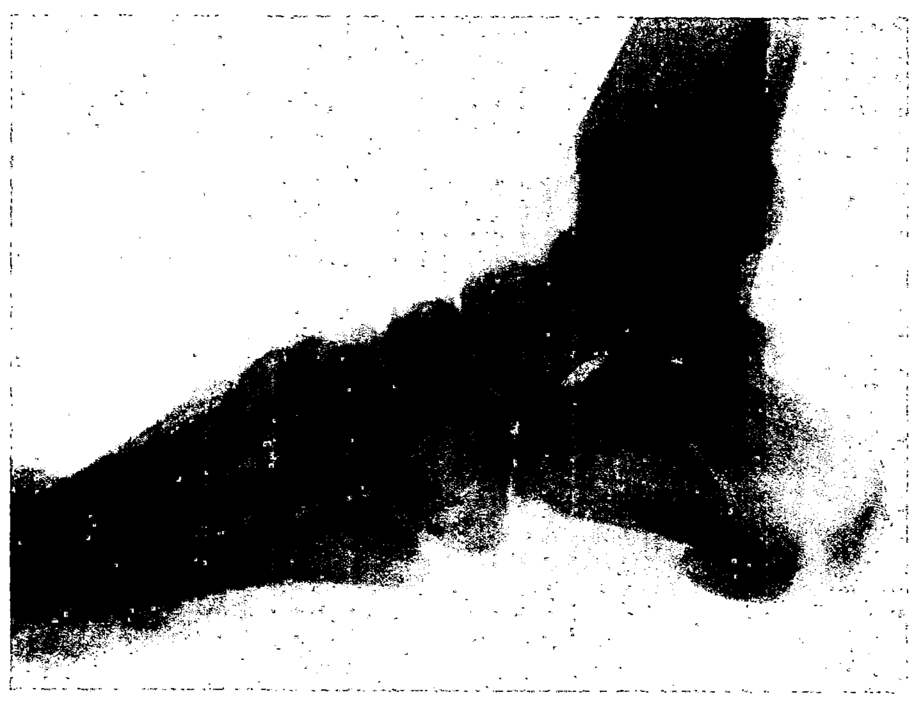

Abb. 55. Kompressionsbruch des Fersenbeins in Form der schrägen Abschiebung.

nach außen konvex wird. Bei spröden Körpern, zu denen unter Umständen auch der Knochen gehört, finden bei dieser Formveränderung in der Mitte Absprengungen peripherer Teile statt, deren Dicke nach den Enden des Zylinders hin abnimmt (Abb. 54). Unter reiner Druckbelastung erfolgt der Bruch schließlich bei gleichartigem, nicht zu sprödem Material als schräge Abschiebung, deren Ebene um etwa 45° zur Achse geneigt ist, wie gewisse Formen von Fersenbeinbrüchen (Abb. 55) und Wirbelfrakturen zeigen (Abb. 56).

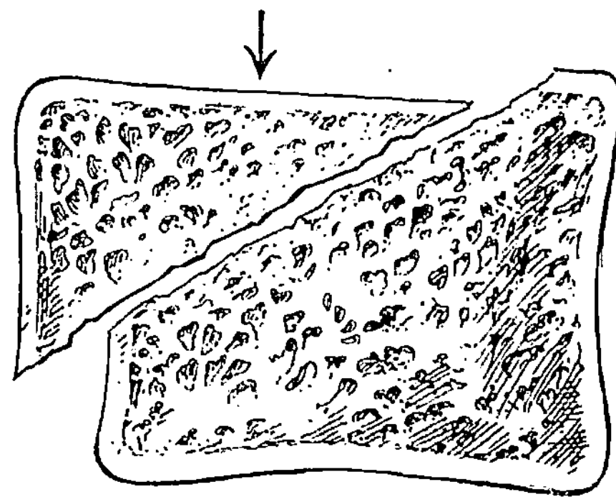

Abb. 56. Schräge Abschiebung bei Längskompression eines Wirbelkörpers, schematisch.

Wenn der in der Richtung seiner Längsachse auf Druck beanspruchte Zylinder den Querdurchmesser mehr als fünfmal an Länge übertrifft, so spricht man praktisch nicht mehr von reiner Druckbelastung, sondern von Beanspruchung auf Strebe- oder Knickfestigkeit. Es ist praktisch unmöglich, einen nicht völlig homogenen, erheblich längeren als breiten Körper völlig parallel zu seiner Längsachse stark zu beanspruchen. Auch wo das gelingen würde, zerstört der leichteste Einfluß den unter der parallelen Druckbelastung entstehenden labilen Gleichgewichtszustand, es tritt eine Krümmung der Achse ein, wodurch in den Querschnitten neben Druckspannungen auch Biegungsspannungen eintreten. **Bei den Kompressionsfrakturen langer Röhrenknochen ist somit streng genommen stets die Beanspruchung auf Druckfestigkeit und auf Biegungsfestigkeit auseinanderzuhalten, was bei den folgenden Ausführungen zu berücksichtigen ist.**

Baucht sich ein längs komprimierter Zylinder erheblich aus, so entstehen infolge Vergrößerung der Durchmesser und Umfänge neben Radiärspannungen

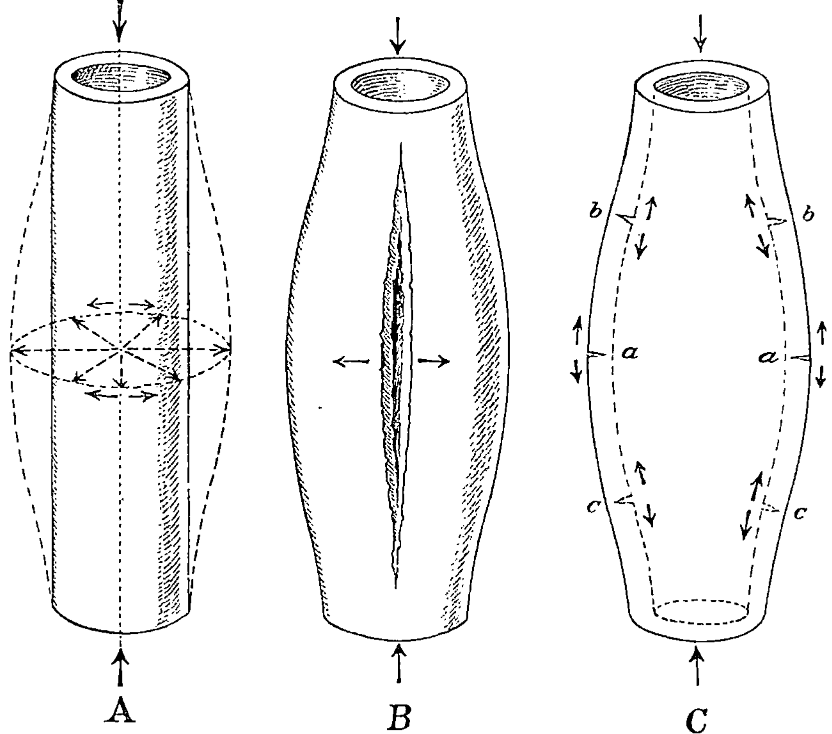

Abb. 57. Entstehung der Längs- und Querrisse bei Längskompression eines Zylinders, schematisch.

zirkuläre Zugspannungen, die senkrecht zu den durch die Längsachse des Zylinders gelegten Radien verlaufen (Abb. 57 A). Bei nicht zu sprödem Material führen diese zirkulären Zugspannungen zu Längsrissen, die an der Stelle der maximalen zirkulären Spannung beginnen, d. h. dort, wo sich der Zylinder am stärksten ausbaucht, also bei symmetrischem Bau in der Mitte (Abb. 57 B). Solche Längsspalten werden an den langen Diaphysen, besonders an der Tibia (Abb. 58) und am Humerus, beobachtet, und ferner an den Phalangen und Metakarpalknochen. Geht nun die Kompression in der Längsachse weiter, so baucht sich der Zylinder noch mehr aus, und es entstehen in der Mitte und an beiden Enden der ausgebuchteten Partie maximale Biegungen, die zu Biegungsfrakturen führen (Abb. 57 C). Bei b und c erfolgt eine Biegungsfraktur von

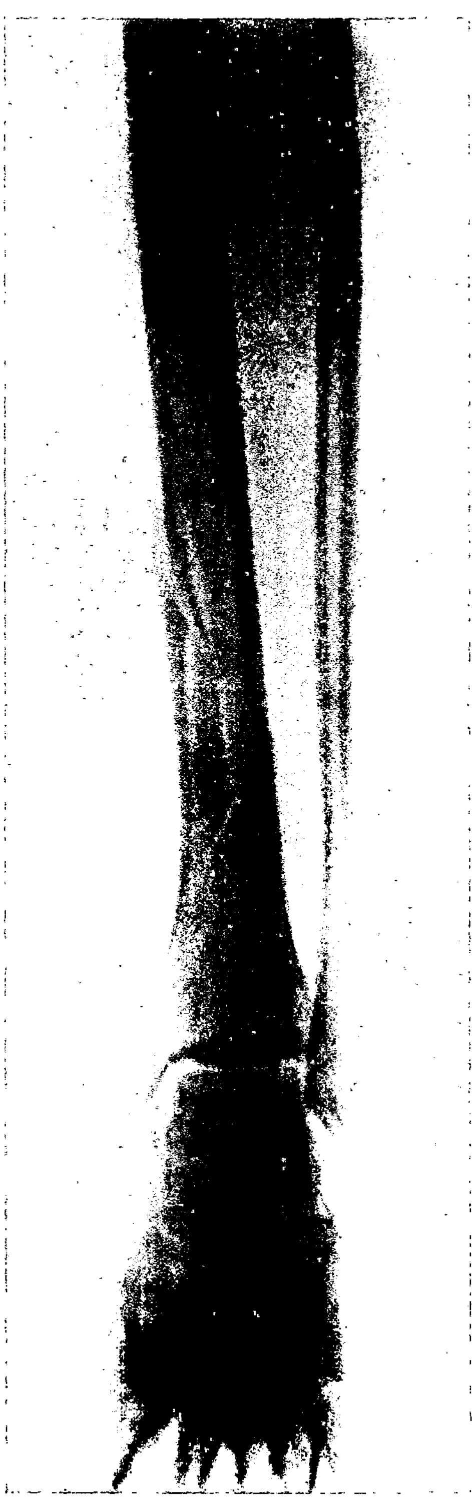

Abb. 58. Längsriß der Tibia infolge Kompression in der Längsachse. Kombinierte Längskompressions-Rotationsfraktur.

innen nach außen, bei a von außen nach innen. Derartige Frakturen mit Herausbrechen eines rautenförmigen Fragments sehen wir namentlich an der Tibia (Abb. 59 und 60). Die Frakturen, welche durch Längskompression von langen Röhrenknochen mit physiologischer Krümmung entstehen, wurden bereits bei den Biegungsfrakturen besprochen. Streng genommen handelt es sich bei ihnen ebenfalls um Beanspruchung auf Strebefestigkeit, d. h. um kombinierte Kompressions-Biegungsfrakturen.

Bei jugendlichen, sehr biegsamen Knochen tritt infolge Längskompression besonders in der Gegend der Epiphysen eine ringförmige Ausbuchtung des Knochens auf, wobei der Einriß gewöhnlich auf der Höhe des vorgebuchteten Wulstes zustande kommt. Dies ist der Typus der Stauchungs- oder Wulstfrakturen (Kohl, de

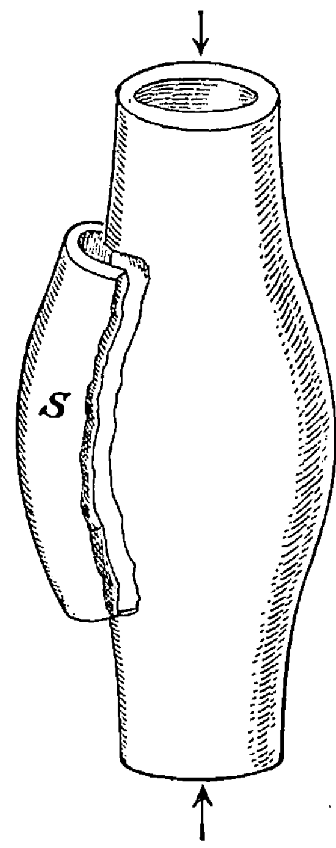

Abb. 59. Herausbrechen eines rautenförmigen Fragmentes bei Längskompression eines Zylinders, schematisch.

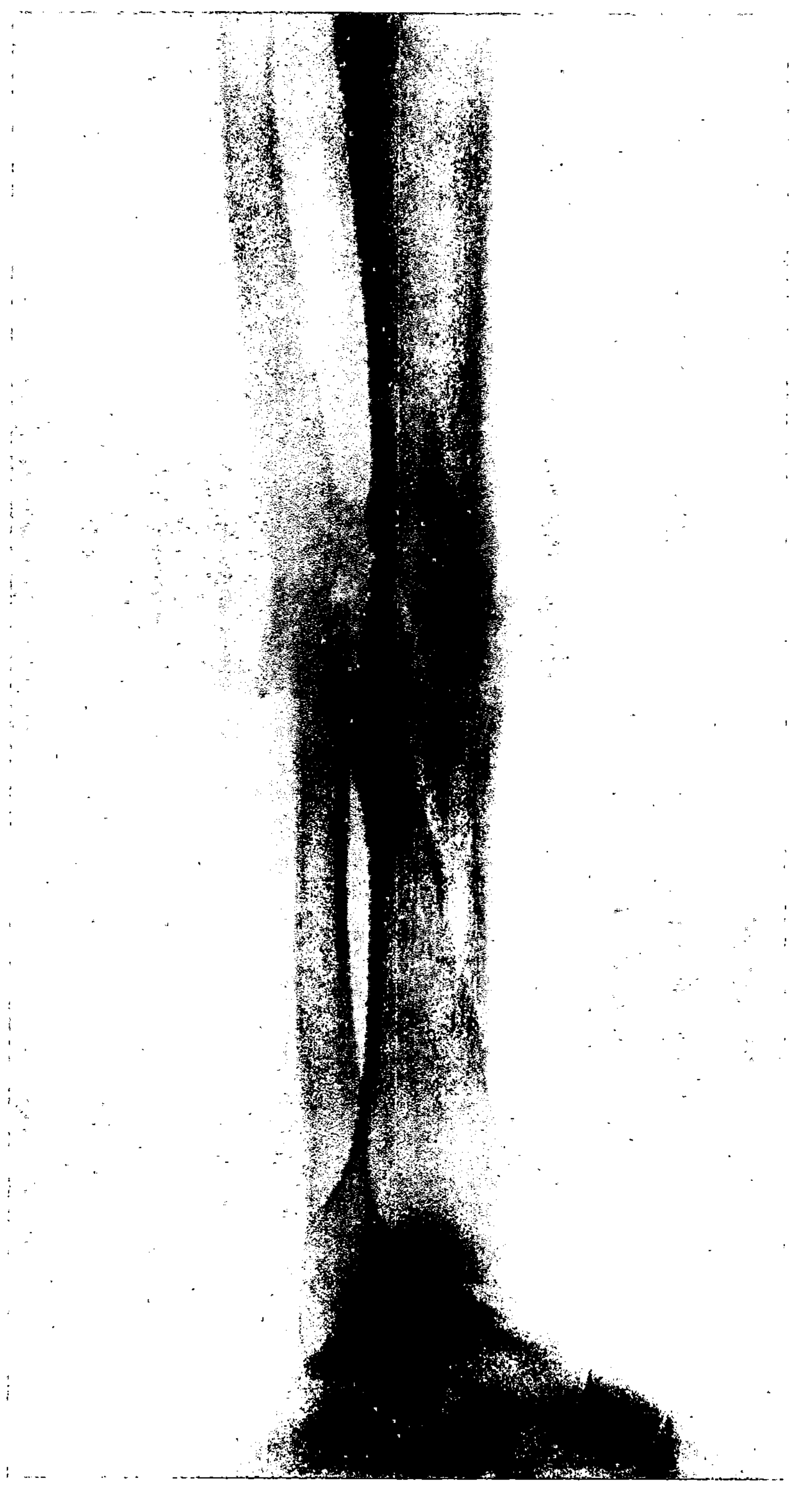

Abb. 60. Rautenförmiges Fragment der Tibia durch vorwiegende Längskompression
entstanden.

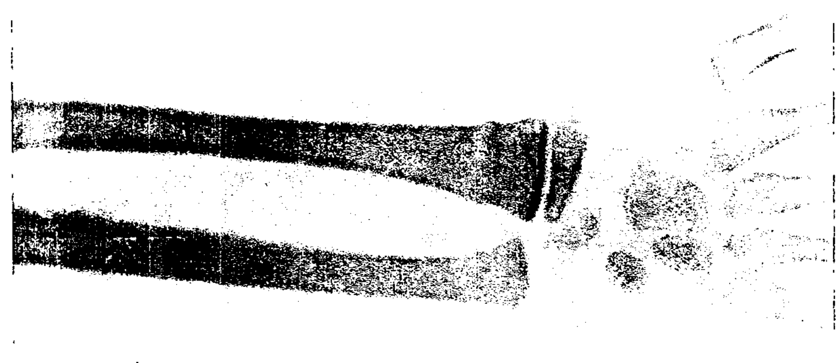

Abb. 61. Stauchungsfraktur am unteren Ende eines jugendlichen Radius.

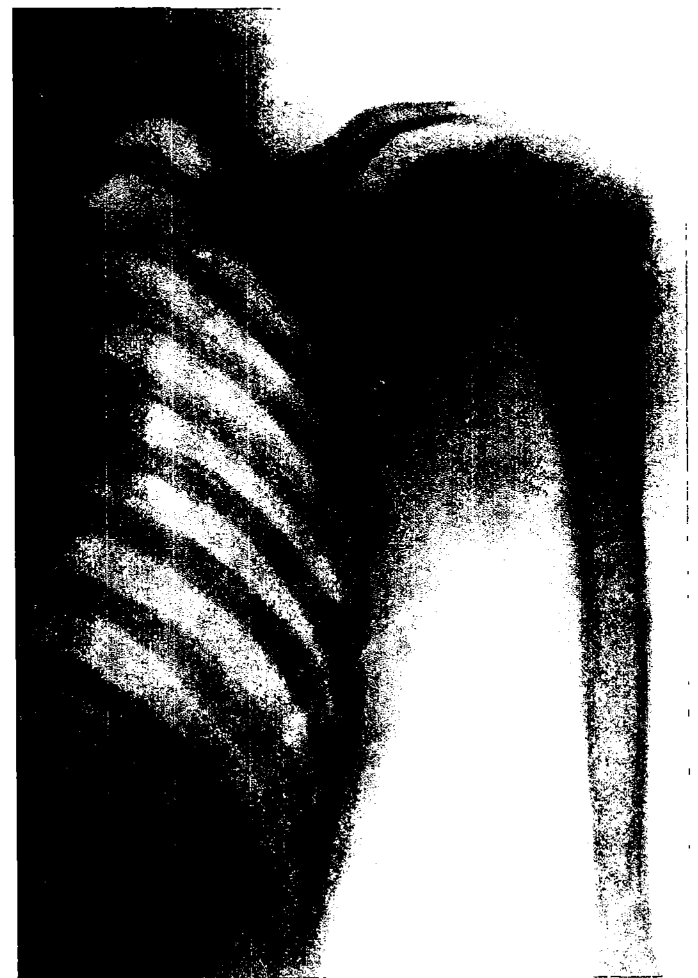

Abb. 62. Stauchungs- oder Wulstfraktur des oberen Humerusendes durch Fall auf den gebeugten Ellbogen.

Quervain, Iselin) jugendlicher Knochen, deren Entstehung man wohl darauf zurückführen muß, daß diaphysenwärts von der Epiphysenlinie ein neu gebildeter Knochen liegt, der noch weicher ist, und sich deshalb leicht nach außen vordrängen läßt (Abb. 61 und 62). An den Knochen Erwachsener entstehen bei Stauchung gewöhnlich zuerst die Längsspalten.

In der Spongiosa, also im Bereich der Metaphysen und Epiphysen langer Röhrenknochen und in vorwiegend spongiösen Knochen wie Skapula, Kalkaneus, Talus und Wirbelkörpern werden die einzelnen Lamellen unter Biegung und Abscherung (Abb. 63) gebrochen. Neben regelloser Zusammendrückung (Abb. 64 und 65) (Zertrümmerungsbrüche) sieht man jedoch auch hier gesetzmäßige Bruchformen. Am Tibiakopf, am unteren und oberen Femurende und am unteren Humerusende entstehen typische T- und Y-Frakturen (Abb. 66), bei denen der Längsspalt wohl auf Längskompression, die queren und schrägen Linien auf Biegung oder Abscherung zu beziehen sind. Doch wirken zweifellos bei diesen Frakturformen noch die gröberen und feineren Verhältnisse des anatomischen Baues mit, wie wir im speziellen Teile sehen werden. Hierher gehören auch die Kompressionsbrüche des Fersenbeins und die Einkeilungsfrakturen (Abb. 67). Die sog. Meißelfraktur (Abb. 68) des Radiusköpfchens ist ebenfalls eine Stauchungsfraktur, die aber häufig teilweise durch Abscherung und nicht durch reine Längskompression zustande kommt (Abb. 69).

Bei der Querkompression findet eine Abflachung des Knochens

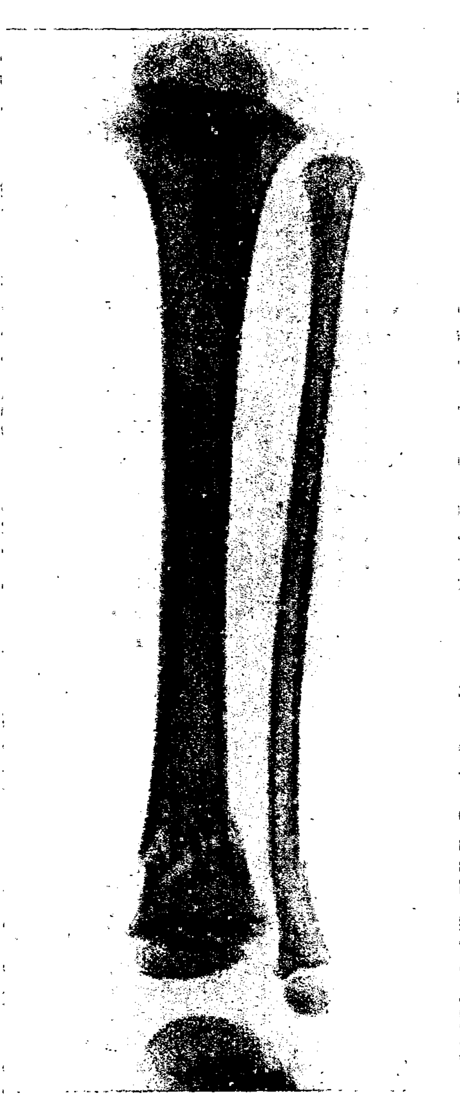

Abb. 63. Fraktur beider Unterschenkelknochen infolge Längskompression; erkennbare Biegung und Abscherung.

in der Druckrichtung, eine Verbreiterung in der senkrecht darauf stehenden Richtung statt. Handelt es sich um einen zylindrischen Knochen, so wird seine Krümmung an den Polen der komprimierenden Kraft abgeflacht, in der senkrecht daraufstehenden Achse vermehrt. Dabei treten die ersten, wieder senkrecht auf der Oberfläche stehenden Längsrisse dort auf, wo die Krümmung vermehrt wird, also in nebenstehendem Querschnittschema (Abb. 70) eines Röhrenknochens bei C und D; geht die Kompression weiter, so treten auch bei A und B Längsrisse auf, die entsprechend der Lokalisation maximaler Zugspannungen von der Innenfläche der Kortikalis ihren Ausgang nehmen. Derartige senkrecht auf der Oberfläche stehende Frakturlinien sieht man bei

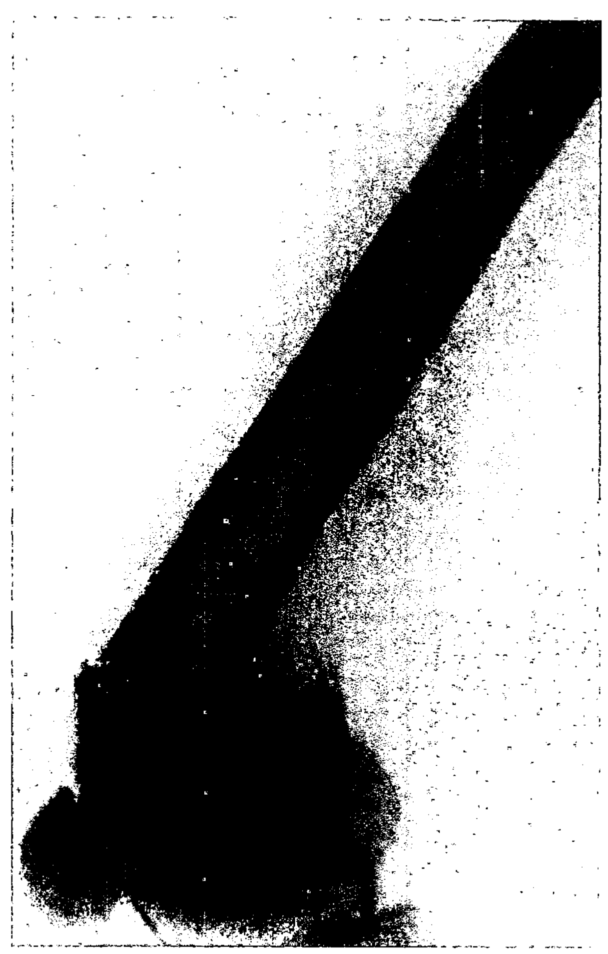

Abb. 64. Zertrümmerungsfraktur des unteren Femurendes durch Längskompression.

Torsionsfrakturen der langen Diaphysen (Abb. 71) sowie bei Kompressionsfrakturen des Fersenbeins (Abb. 72).

An dieser Stelle ist auch der statische Mechanismus der Schädelfrakturen zu besprechen. Es handelt sich hier um Kompression einer Hohlkugel durch zwei entgegengesetzte gleiche Kräfte. Bei der Analyse der Schädelfrakturen müssen wir die lokale Wirkung der frakturierenden Gewalt und die Folgen der elastischen Gesamtdeformation der Schädelkapsel auseinanderhalten. Bei einem Druck auf die Schädelkuppe werden die Druckstelle und die angrenzenden Partien hauptsächlich auf

Biegung beansprucht; seitlich geht diese Biegungsbeanspruchung allmählich in Kompression parallel zur Knochenoberfläche, d. h. in Längskompression, über, wie bei einem Brückengewölbe. Wird der Schädel in einer Achse komprimiert, so flacht sich die Schädelkapsel in der Druckrichtung ab; dabei treten im äußeren Teil des betreffenden Schädelsegmentes Druckspannungen, im inneren konkaven Teil Zugspannungen auf. Es kommt deshalb zunächst zu einem Einriß an der inneren Schädellamelle. Wirkt umgekehrt die Gewalt von innen nach außen, wodurch eine Vermehrung der Schädelwölbung erstrebt wird, so treten die Zugspannungen zunächst an der äußeren Schädellamelle auf, und es kommt zuerst zu einem Einriß an der Außenfläche des Schädels. Letzteres Vorkommnis ist einwandfrei durch Schädelschüsse bewiesen, bei denen die Kugel nicht genügend Energie zum Verlassen des Schädels hatte und nur zu momentäner, umschriebener

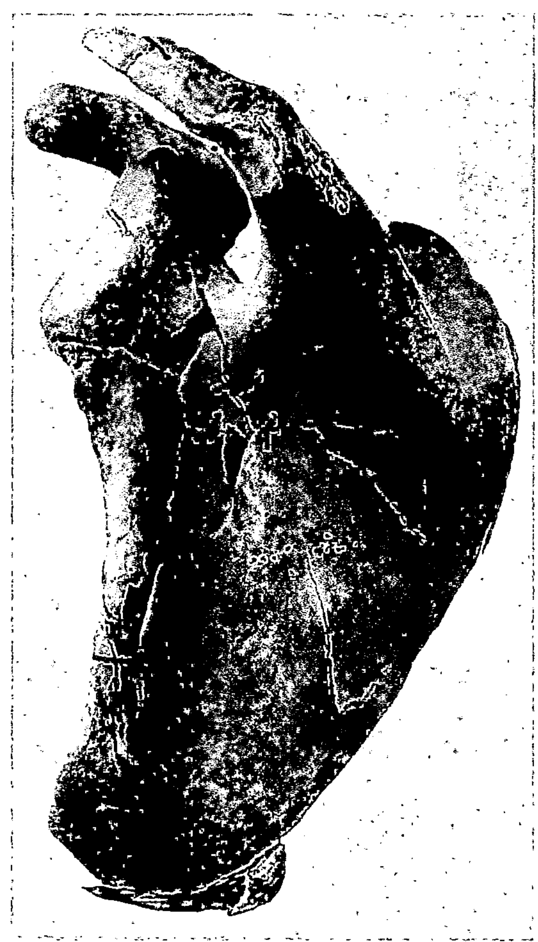

Abb. 65. Zertrümmerungsfraktur der Scapula. Sammlung der path. anat. Anstalt Basel.

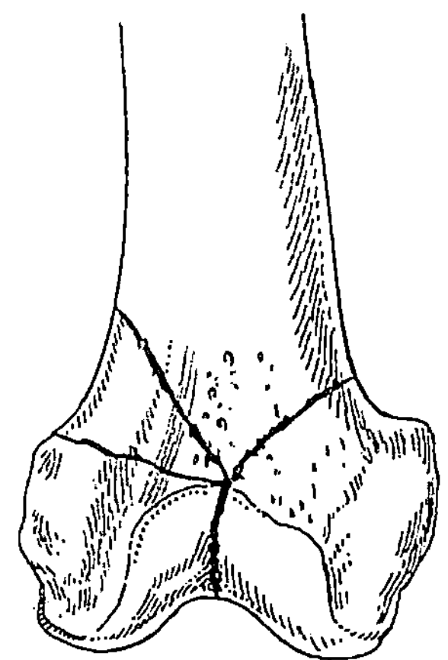

Abb. 66. Mehrfache Y-Fraktur am unteren Femurende.

Vorbuchtung des Schädeldaches und isolierter Frakturierung der Lamina externa führte (Teevan, v. Bergmann). Die allgemeine Angabe, daß die innere Kompaktalamelle des Schädeldaches brüchiger sei als die äußere, was in der Bezeichnung Glastafel oder Lamina vitrea seinen Ausdruck findet, besteht deshalb nicht zu Recht. Die innere Tafel ist häufiger isoliert gebrochen, weil eben die Mehrzahl der Schädeltraumen von außen auf die Schädelkapsel einwirkt. Den Verlauf der

Fissuren an der Stelle der lokalen Krafteinwirkung ersehen wir aus den schematischen Zeichnungen (Abb. 73 und 74). Maximale Zugspannungen entstehen
direkt gegenüber der Stelle der Gewalteinwirkung an der Innenlamelle bei a
(Abb. 73), sowie an dem Ende der Einbiegungszone bei b und c an der äußeren
Lamelle. Somit entsteht ein Riß bei a von innen nach außen fortschreitend,

Abb. 67. Intertrochantere Schenkelhalsfraktur mit Einkeilung des Schenkelhalsfragmentes
in die Trochantermasse und Kompressionsfraktur des Trochanter minor.

sowie Einrisse bei b und c von außen nach innen fortschreitend. Der Riß an
der Einbuchtungsstelle verläuft gewöhnlich lineär, die Risse bei b und c sind
mehr oder weniger konzentrisch angeordnet (s. Abb. 13). Bei Einwirkung der
Kraft von innen nach außen liegen die Verhältnisse gerade umgekehrt (Abb. 74).
    Wir müssen nun berücksichtigen, daß bei Kompression einer Hohlkugel
sich nicht nur die in der Kompressionsrichtung gelegene Achse verkürzt, sondern
daß alle senkrecht auf ihr stehenden Kreisachsen sich verlängern. Äquator

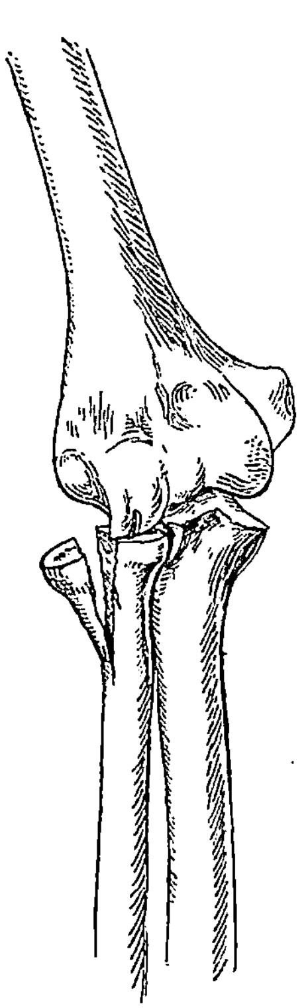

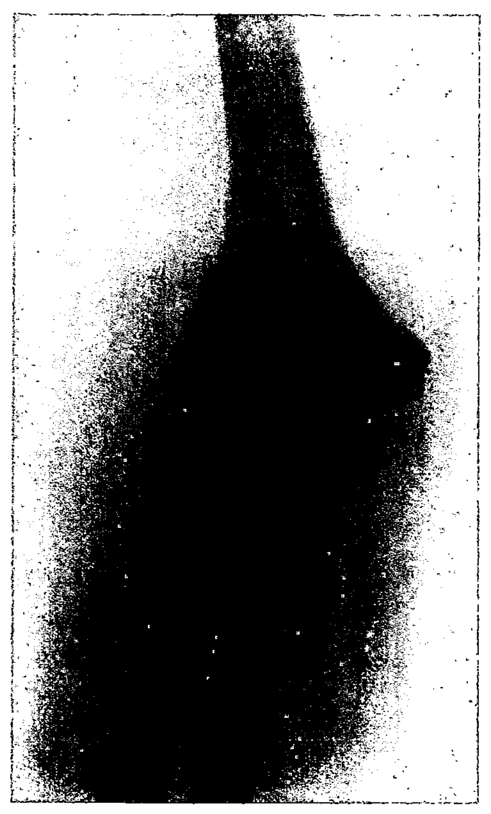

Abb. 68. Sogen. Meißelfraktur des Radiusköpfchens.

Abb. 69. Kompressionsfraktur des Radiusköpfchens.

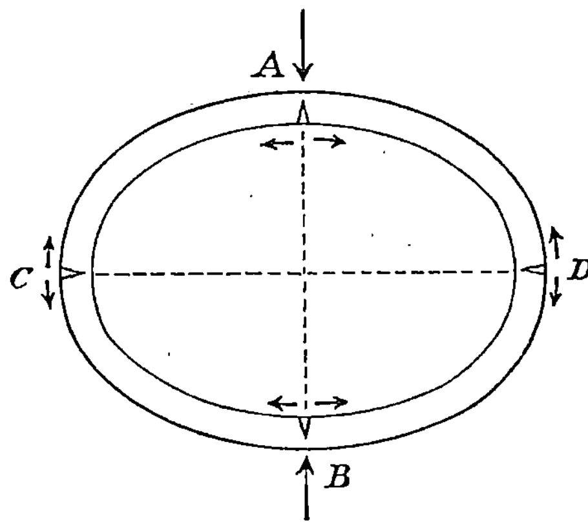

Abb. 70. Entstehung von Längsspalten bei Querkompression eines Zylinders, schematisch (nach Christen).

Abb. 71. Doppelte Längsfraktur eines herausgebrochenen Fragmentes bei Torsionsbruch des Femur. Die Längsfrakturen sind möglicherweise durch gleichzeitige Querkompression der Diaphyse bedingt. Zeichnung nach einem Röntgogramm Brunners.

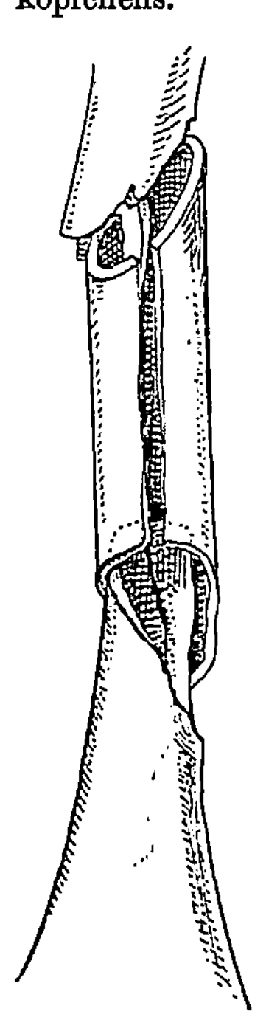

Abb. 71.

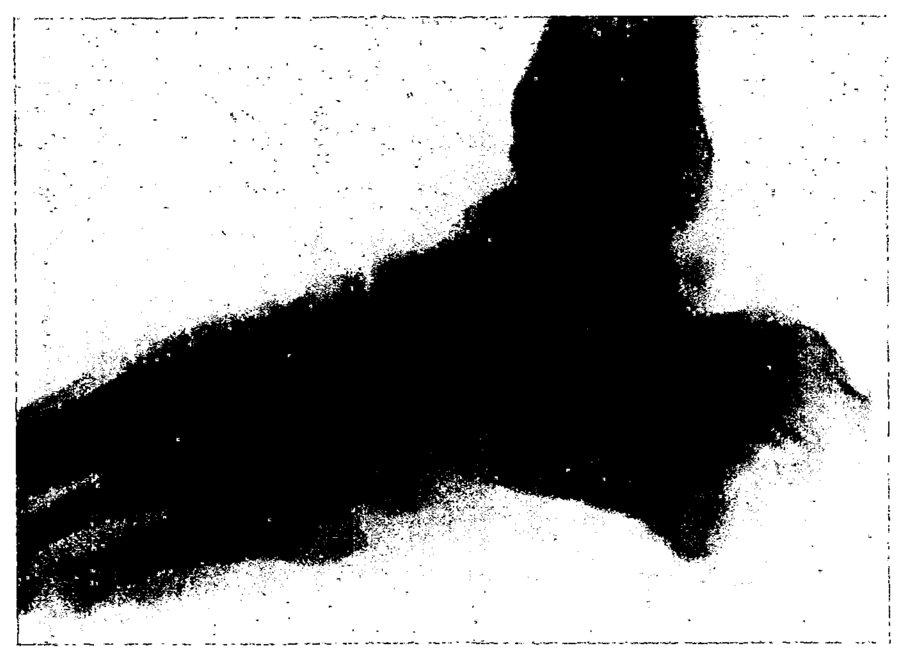

Abb. 72. Senkrecht zur Oberfläche verlaufende Bruchebene bei kombinierter Kompressions-
abrißfraktur des Fersenbeins.

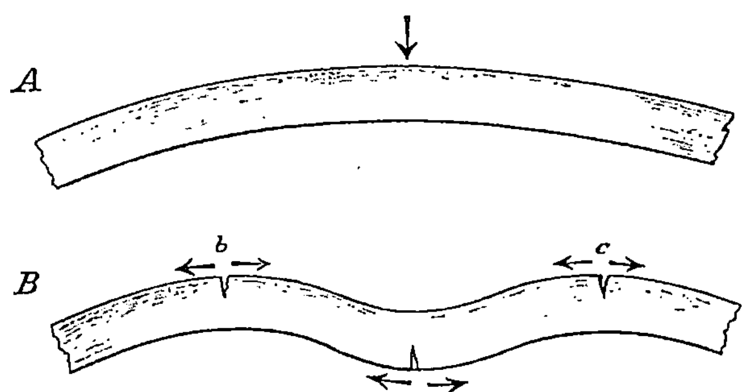

Abb. 73. Entstehung einer Schädelfraktur durch lokale Einbiegung des Schädeldaches
von außen her, schematisch.

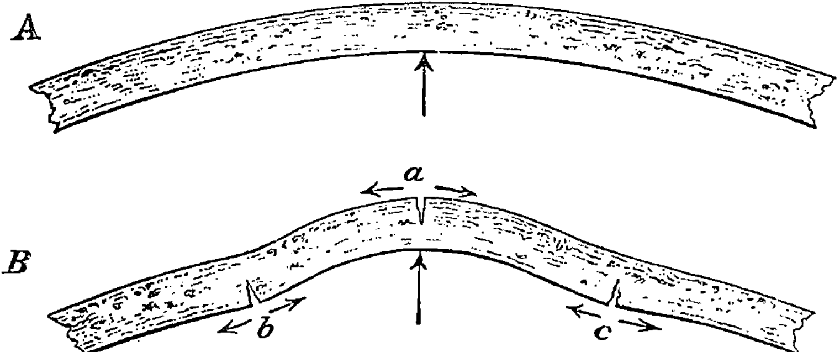

Abb. 74. Entstehung einer Schädelfraktur durch Ausbuchtung des Schädeldaches von
innen her, schematisch.

und Meridiane bauchen sich aus. So entstehen unter elastischer Gesamtdeformation der Schädelkapsel äquatoriale und meridionale Zugspannungen, die bei Überschreiten der Elastizitätsgrenze zu meridionalen und äquatorialen Einrissen führen. Äquatorialspannungen führen zu Meridionalrissen, Meridionalspannungen zu Äquatorialrissen. Wir verweisen auf die Besprechung der dynamischen Schädelbrüche.

4. Schubfrakturen.

Schubfrakturen entstehen unter der Einwirkung entgegengesetzter gleicher Kräfte, die in dicht nebeneinander liegenden, parallelen Ebenen angreifen. Als einfaches Beispiel denke man sich zwei aufeinander liegende Eisenplatten, die durch eine zylindrische, durchgehende Niete verbunden sind (Abb. 75). Versuchen wir die Platten parallel zu ihrer Berührungsfläche auseinander zu ziehen, so ist die Niete auf Abscherung beansprucht; bricht die Niete schließlich durch, so liegt eine Zusammenhangstrennung durch Abscherung

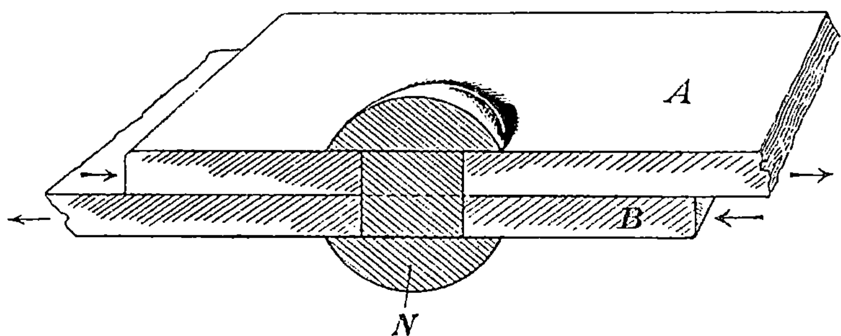

Abb. 75. Beanspruchung einer Niete auf Abscherfestigkeit, schematisch (nach Gebhardt).

vor. Beispiele für die Abscherung bilden auch sämtliche mit der Schere gesetzten Gewebstrennungen. In praxi treten Abscherungsfrakturen am häufigsten auf, wenn eine äußere Gewalt an der Grenze zwischen einem unterstützten und einem nicht unterstützten Knochenteil einwirkt. Während der unterstützte Teil durch das Widerlager festgehalten wird, schert die von der gegenüber liegenden Seite her einwirkende Gewalt den nicht unterstützten Anteil vom unterstützten ab. Im Gegensatz zu den Biegungsfrakturen beginnt der Einriß bei den Abscherungsfrakturen an der Stelle der Gewalteinwirkung, nicht gegenüber, wie Röntgenaufnahmen von unvollständigen Abscherungsbrüchen beweisen. Meistens kommt es, wenn die Abscherung bis zu einem gewissen Grade gediehen ist, zu einer Fortsetzung der Frakturebene durch Biegung oder Torsion. Eine schematische Darstellung einer Abscherungsfraktur mit Vollendung durch Biegung gibt Abb. 76. Die schräge Biegungslinie scheint entgegengesetzt unseren früheren Ableitungen zu verlaufen. Sobald wir jedoch das längere, proximale Fragment als bewegt betrachten, so haben wir einen durchaus gesetzmäßigen Verlauf der Biegungsfrakturebene vor uns.

Die meisten Abscherungsfrakturen sehen wir, allerdings auf Grund dynamischer Einwirkungen, am Unterschenkel (Abb. 77), ferner im subkapitalen Bezirke des Schenkelhalses und am Fersenbein. Zu den Abscherungsfrakturen

gehören auch die Knorpel-
abschälungen, wie sie an
der Rotula des Humerus
und an den Femurkondylen
beobachtet werden. Hier
wirkt die abscherende Ge-
walt nicht in einer einfachen
queren, sondern in einer gebogenen Ebene ein.

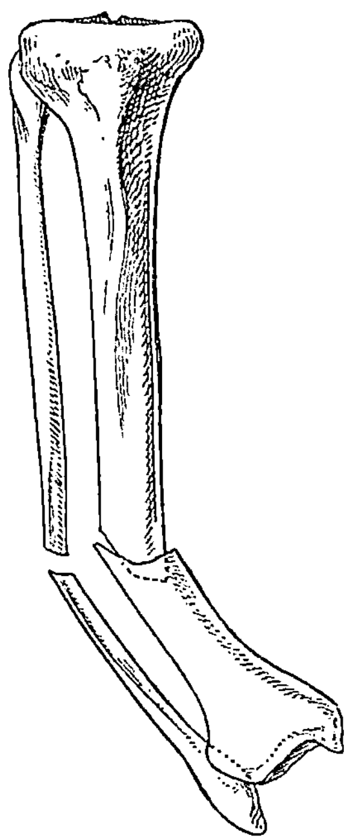

Abb. 76. Abscherungsfraktur
beider Unterschenkelknochen
mit Vollendung des Bruches
durch Biegung.

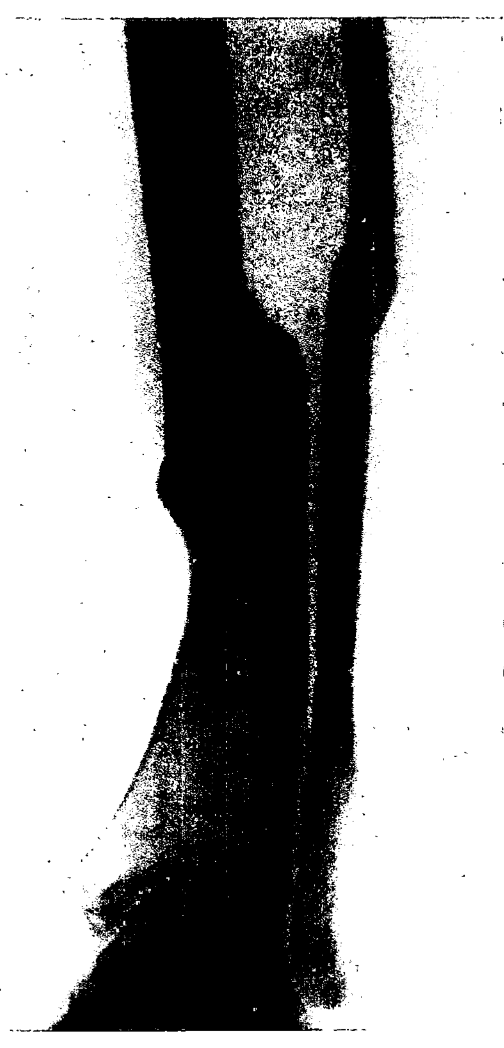

Abb. 77. Abscherungsfraktur beider Unterschenkelknochen.

5. Torsionsfrakturen.

Ein letzter Bruchmechanismus wird durch die Torsion dargestellt.
Torsions- oder Zerdrehungsfrakturen treten auf, wenn ein Knochen an zwei
verschiedenen Stellen entgegengesetzter Drehung ausgesetzt wird (Abb. 78).
Das geschieht am Lebenden meist so, daß das eine Ende des Knochens fixiert
ist, während das andere in Drehung um die Längsachse versetzt wird. Unter
der Einwirkung der Torsion entstehen in den Querschnitten elastischer Stäbe
Zug- und Druckspannungen, zwischen den einzelnen Querschnitten Schubspannungen, deren Größe ungefähr dem radialen Abstande der Teilchen von der

Achse des Stabes proportional ist. Die Richtung größter Zugspannungen, die hauptsächlich in Betracht fallen, verläuft in einem Winkel von 45° zur Längsachse des torquierten Körpers. In nebenstehender Zeichnung (Abb. 79) wird die Richtung maximaler Zugspannungen durch die schräg nach links aufsteigenden parallelen Linien dargestellt. Die Bruchfläche muß auf der Richtung größter Spannung, zu Beginn wenigstens, senkrecht stehen und ist somit ebenfalls um 45° gegen die Längsachse geneigt, aber in entgegengesetztem Sinne. Die Frakturlinie zeigt deshalb bei Torsionsfrakturen, wie aus der Zeichnung ersichtlich, die Form einer Schraubenlinie; genauer ausgedrückt stellt die Schnittlinie der Frakturebene mit der Knochenoberfläche eine Schrauben-

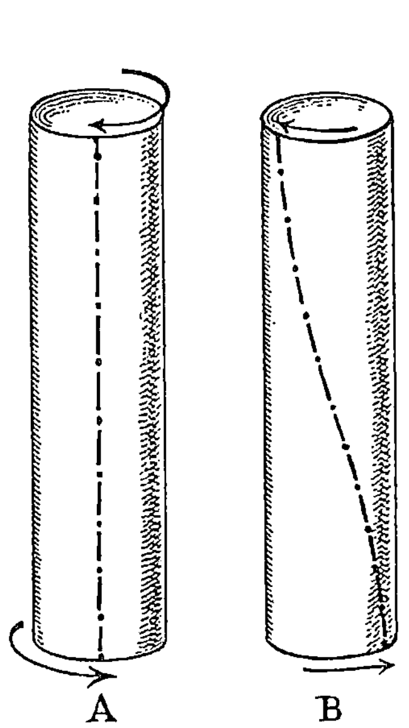

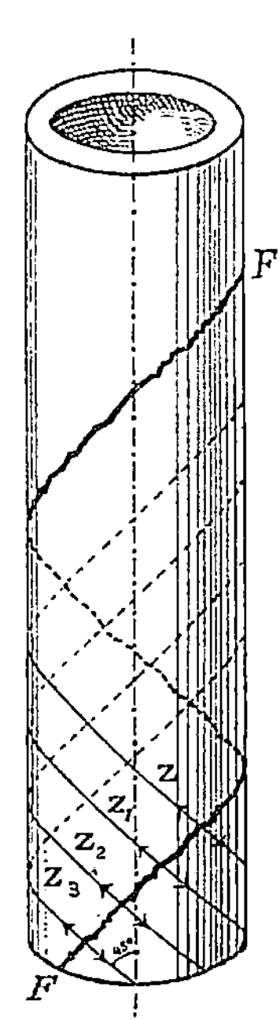

Abb. 78. Torsion eines elastischen Zylinders; Verschiebung der auf einer Linie liegenden Punkte.

Abb. 79. Schematische Darstellung der Entstehung einer Torsionsfraktur. Z—Z_3 Richtung der Zugspannung; F Verlauf der Frakturlinie. (Drehung im gleichen Sinne wie auf Abb. 78.)

linie dar. Man kann sich praktisch den Verlauf dieser Schraubenlinie am besten klarmachen, wenn man sich vorstellt, daß bei diesem Frakturmechanismus das eine Ende des Knochens fixiert ist, während die torquierende Kraft das andere Ende abzudrehen, d. h. aus der Kontinuität des fixierten Knochens zu lösen versucht. Wird z. B. bei fixiertem Kniegelenk der untere Teil des Unterschenkels nach außen gedreht, so verläuft die Frakturlinie aufsteigend von unten innen nach vorne oben außen um den Knochen (Abb. 80), und wir verstehen, warum in einem solchen Falle die Bruchebene in der Fibula höher liegt als der Bruchspalt in der Tibia (Abb. 81). Denken wir uns umgekehrt den Fuß fixiert, während der obere Teil des Unterschenkels nach innen gedreht wird, so verläuft die gleiche Bruchlinie von oben außen nach vorne unten

Abb. 80. Torsionsfraktur der Tibia entstanden durch Drehung des Fußes von innen nach außen, bei fixiertem Knie.

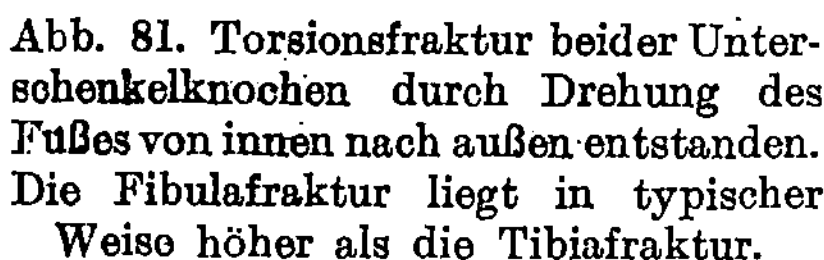

Abb. 81. Torsionsfraktur beider Unterschenkelknochen durch Drehung des Fußes von innen nach außen entstanden. Die Fibulafraktur liegt in typischer Weise höher als die Tibiafraktur.

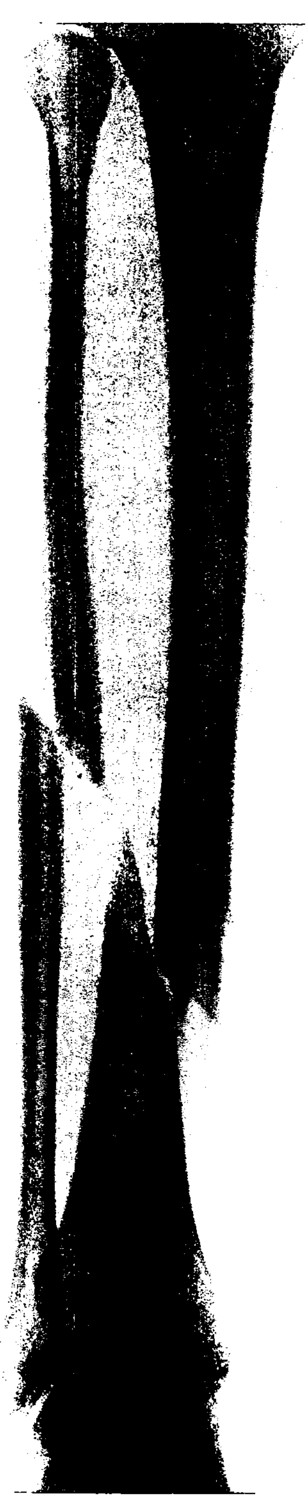

Abb. 81.

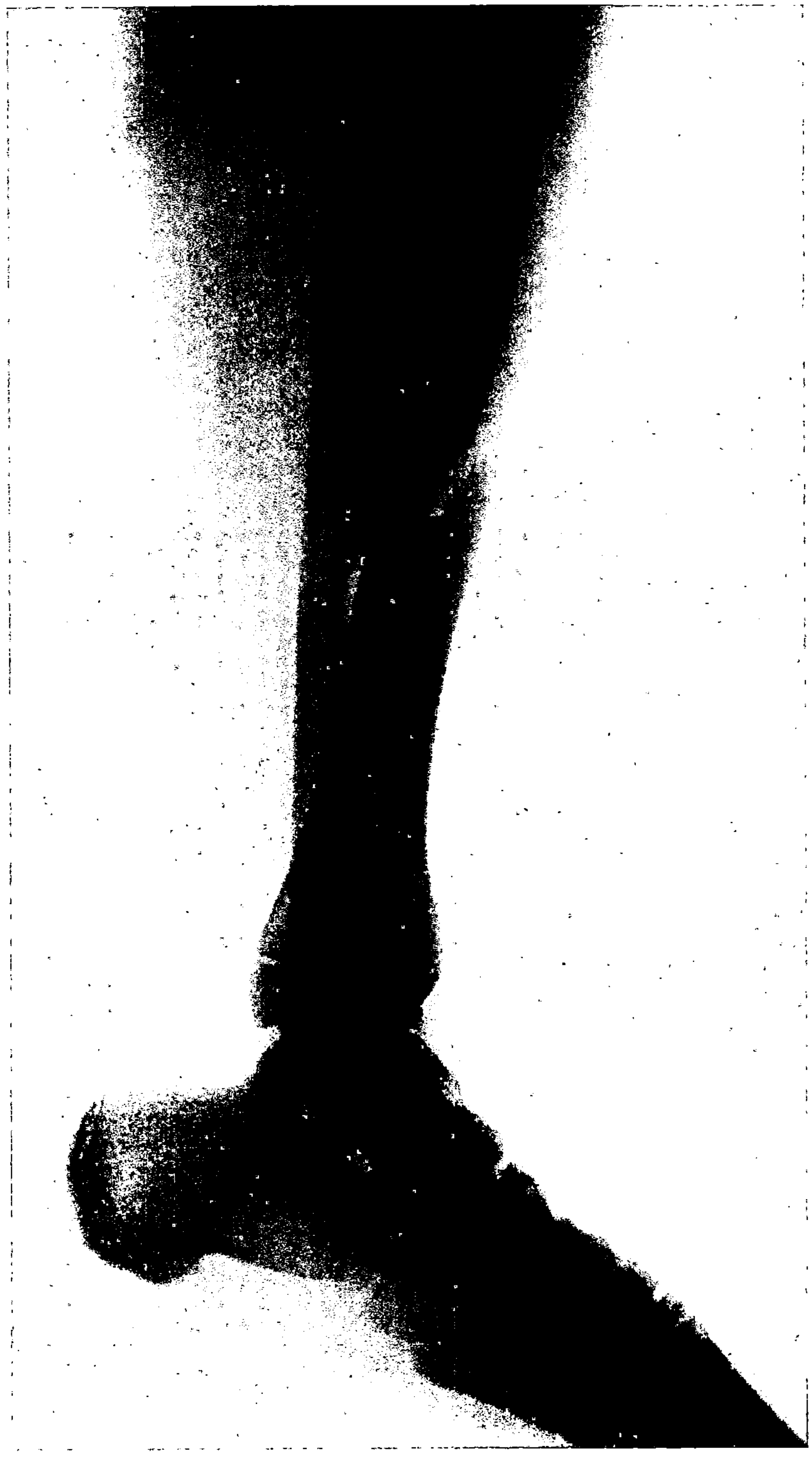

Abb. 82. Flach verlaufende Rotationsfraktur der Tibia.

innen, also wieder im Sinne der Drehung. Die Schraubenwindungen der Torsionsfraktur verlaufen somit immer gleichsinnig der Drehungsrichtung.

Je rascher die Torsion erfolgt, desto weniger steil verläuft im allgemeinen die Schraubenlinie der Torsionsfraktur (dynamisches Moment) (Abb. 82). Natürlich haben auch Struktur und Elastizität des betroffenen Knochens Einfluß auf den Verlauf der Frakturlinie. In praxi haben wir nicht einfache Torsionsfrakturen vor uns; die Drehung ist wohl ausnahmslos mit Biegung und meist auch mit Längsdruck, also mit Stauchung verbunden (vgl. Abb. 58), sei es, daß die Längskompression durch das Trauma, durch Muskeldruck oder durch beide zusammen bewirkt wird.

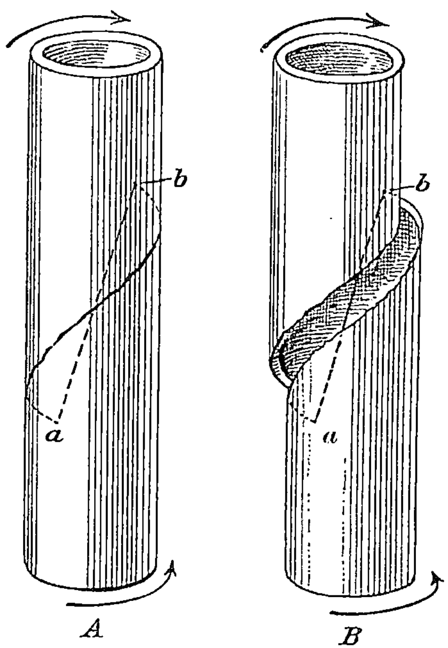

Abb. 83. Vollendung der Torsionsfraktur durch Biegung um die Achse a b in der hinteren Kortikalis.

Hat infolge der Torsion bereits eine gewisse Verschiebung zwischen fixiertem und in Abdrehung begriffenem Knochenteil stattgefunden, so wirkt auch der Längsdruck im Sinne der Biegung. Auch bei reiner Torsion wird in dem Augenblicke, wo die Bruchlinie den halben Umfang des Knochenzylinders überschritten hat, durch weitere Einwirkung der torquierenden Gewalt die Trennung beider Fragmente durch Biegung vollzogen; die Biegungsachse verläuft hierbei in der Längsrichtung des Knochens durch die Diaphysenkortikalis (Abb. 83). Wirkt die Biegung von Anfang an, so muß der erste Einriß, der unter dem Einfluß der Biegung allein senkrecht zur Oberfläche verlaufen würde, um mehr als 45° gegen die Achse geneigt sein, und zwar um so mehr, je stärker die Biegung über die Torsion überwiegt.

Im weiteren Verlauf bedingt die Biegung allein gemäß der Längskomponente steilverlaufende Bruchlinien; ihre Mitwirkung hat deshalb zur Folge, daß die Bruchlinie in ihrem weiteren Verlauf steiler ausfällt als dies unter reiner Torsion der Fall sein würde. Da die Längskompression allein Längsspaltung bewirkt, resultiert auch hieraus ein steilerer Verlauf der Schraubenlinie als der Rotation allein entsprechen würde. Kommt es neben der gewöhnlichen, der Längsachse parallel verlaufenden, durch Biegung am Schlusse der Torsion entstehenden Frakturlinie (Abb. 83) zu einer zweiten Längsfraktur durch Stauchung, die ebenfalls zwei Stellen der Schraubenlinie verbindet, so wird ein rautenförmiges Stück aus der Kortikalis herausgebrochen, wie Abb. 84 zeigt. Die schmalen Seiten dieses mehr oder weniger vollständig herausgesprochenen Fragmentes entsprechen Abschnitten der Torsionsbruchlinie (Abb. 71 und 84). Auch wo es nicht zu dieser Aussprengung kommt, bedingen die Längskomponenten scharfe Zuspitzung der Fragmente, die leicht die Haut durchstechen und in das gegenüberliegende Fragment eindringen, unter Zertrümmerung der Spongiosa und sekundärer Frakturierung der Metaphysen und Epiphysen. Die Fraktur kann sich in Form von schmäleren oder breiteren Fissuren in benachbarte

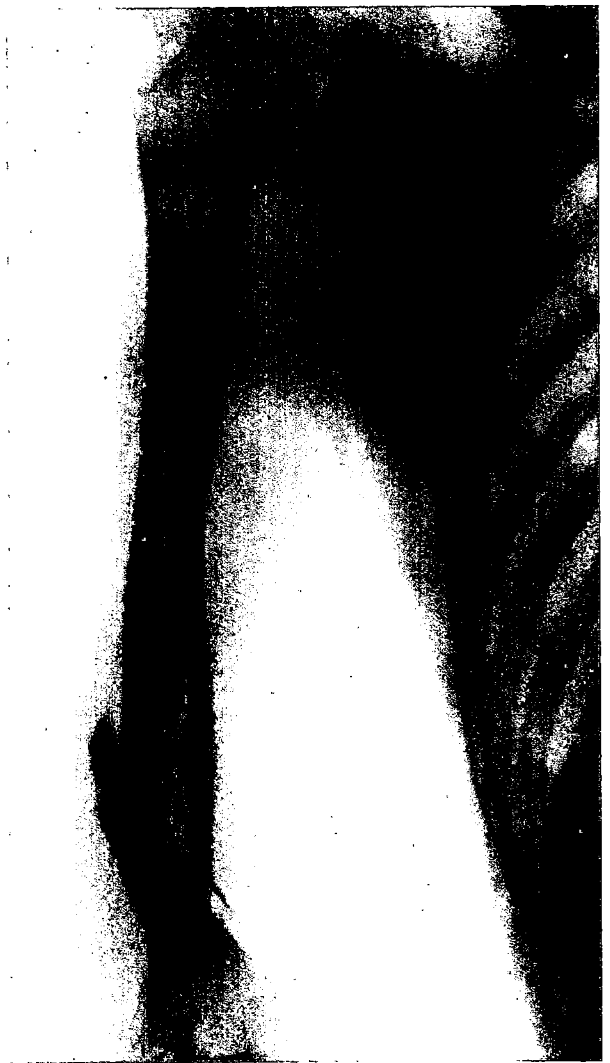

Abb. 84. Herausbrechen eines rautenförmigen Fragmentes durch Torsion, Biegung und Stauchung.

Gelenke hinein fortsetzen; häufig erstreckt sie sich über mehr als zwei ganze Umfänge des Knochens. Die Torsionsfraktur beschränkt sich auf Röhrenknochen (Abb. 85). Von der Bedeutung des Muskeldruckes für die Längskompression bei Torsionsfrakturen und überhaupt für die kombinierte Frakturgenese geben die Berechnungen Christens einen Begriff. Nach Christen ist die Belastung der Tibia durch Körpergewicht und Muskelzug gleich dem dreifachen Körpergewicht, und bei horizontalem Heben eines Gewichtes von 10 kg wird der obere Teil des Humerus durch den Muskelzug in seiner Längsachse mit einer Kraft von 125 kg komprimiert.

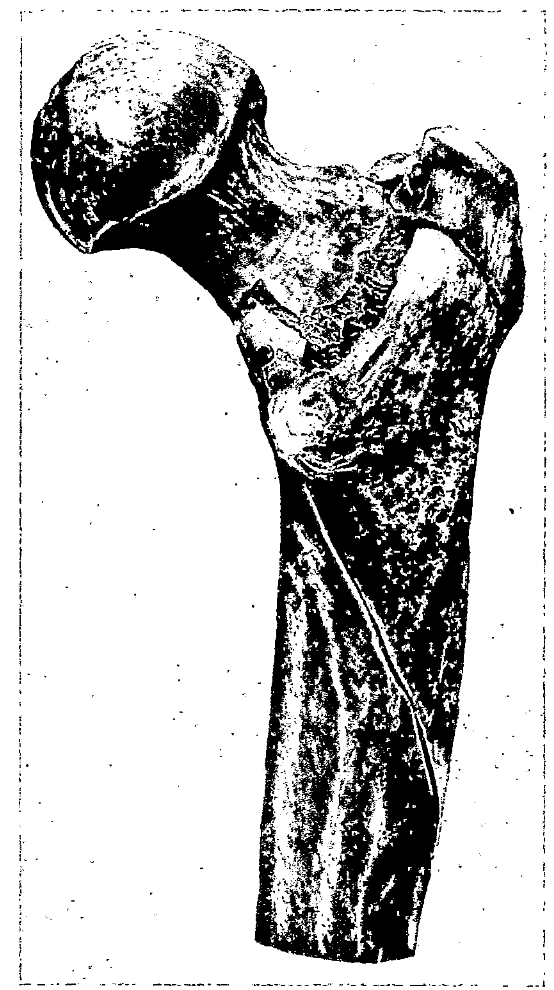

Abb. 85. Torsionsfraktur des oberen Femurendes. Präp. d. path. anat. Anstalt Basel.

III. Dynamik.

1. Der Begriff der dynamischen Frakturgenese. Physikalische Ableitungen.

Bei den vorstehend besprochenen statischen Frakturmechanismen haben wir Belastung des Knochens in bestimmten Richtungen vorausgesetzt, und zwar durch ruhende, ganz langsam und gleichmäßig zunehmende Kräfte und Gegenkräfte. Die große Mehrzahl der Frakturen kommt jedoch durch kurz dauernde Gewalteinwirkungen zustande, die sich namentlich in Form eines plötzlichen Stoßes geltend machen, d. h. durch bewegte Kräfte, die man mit einem nicht ganz zutreffenden Ausdruck als momentane Kräfte bezeichnet. Ihre Einwirkung ist streng genommen keine momentane, jedoch wirken sie nur während einer unmeßbar kleinen Zeit und erreichen außerordentlich rasch ihr Maximum. Ein einfaches Beispiel mag den Unterschied beleuchten: Legen wir auf die Mitte der Diaphyse eines an beiden Enden unterstützten, in der Mitte hohl liegenden Knochens ganz langsam und sorgfältig ein schweres Gewicht, das, einmal vollständig der Schwerkraft überlassen, zu einer Biegung des Knochens über seine Elastizitätsgrenze hinaus und damit zu einer Fraktur führt, oder belasten wir den Knochen durch sukzessives Auflegen von Gewichten bis zum Eintreten eines Bruches, so haben wir einen statischen Frakturmechanismus vor uns. Lassen wir jedoch ein Gewicht aus bestimmter Höhe auf die gleiche Diaphyse fallen, so entsteht unter der Einwirkung des den Knochen treffenden Gewichtes, also einer in Bewegung befindlichen Masse, ebenfalls eine Fraktur; der Mechanismus ist in diesem Falle ein dynamischer. Zu Handen der Leser, die sich für physikalisch exakte Darstellung der dynamischen Frakturmechanismen interessieren, seien im folgenden einige grundlegende Formeln beigefügt.

Die in Frage kommenden Größen lassen sich zusammensetzen aus den Begriffen:

$$s = \text{Weg (cm)} \tag{1}$$

$$t = \text{Zeit (sec)} \tag{2}$$

$$m = \text{Masse (Massengramm)} \tag{3}$$

Man definiert:

$$\text{Geschwindigkeit} = \frac{\text{Weg}}{\text{Zeit}} \text{ oder } v = \frac{s}{t} \tag{4}$$

$$\text{Beschleunigung} = \frac{\text{Geschwindigkeit}}{\text{Zeit}} \text{ oder } a = \frac{s}{t^2} \tag{5}$$

$$\text{Kraft} = \text{Masse} \times \text{Beschleunigung} \qquad P = m \cdot a \tag{6}$$

$$(\text{Spezialfall der Kraft:} \qquad \text{Gewicht} = m \cdot g \tag{6a}$$

$$\text{wobei } g = 981 \frac{\text{cm}}{\text{sec}^2} = \text{Gravitationsbeschleunigung})$$

$$\text{Arbeit} = \text{Kraft} \times \text{Weg} \qquad L = P \cdot s. \tag{7}$$

Wirkt eine Kraft P mit konstanter Beschleunigung a auf eine Masse m, so erlangt letztere in t Sekunden die Geschwindigkeit

$$v = a \cdot t \tag{8}$$

und der in t Sekunden von der Masse m zurückgelegte Weg ist

$$s = \frac{a}{2} \cdot t^2 \tag{9}$$

Aus (6) folgt: $\qquad\qquad P \cdot t = m \cdot a \cdot t$

und wegen (8) $\qquad\qquad P \cdot t = m \cdot v \tag{10}$

d. h.: Der Antrieb (P . t) oder Impuls einer Kraft ist gleich der Bewegungsgröße (m . v) der bewegten Masse.

Hier denkt man sich die Zeit t unmeßbar klein (bei einem Stoß oder bei einer Explosion) und es dient das meßbare Produkt m . v als Maß für den unmeßbaren Impuls P . t.

Aus (6) folgt auch:

$$P \cdot s = m \cdot a \cdot s$$

für s den Wert aus (9)

$$P \cdot s = m \cdot a \cdot \frac{a \cdot t^2}{2} = \frac{m}{2} \cdot a^2 \cdot t^2$$

für at den Wert (8)

$$P \cdot s = \frac{m \cdot v^2}{2} \tag{11}$$

d. h.: Die Arbeit (P . s) einer Kraft ist gleich der Bewegungsenergie oder Wucht $\frac{(m \cdot v^2)}{2}$.

Hier hat eine bewegte Masse m eine Geschwindigkeit v erlangt und kann dadurch eine Kraft P durch einen Weg s hindurch überwinden, d. h. Arbeit leisten (z. B. ein bewegter Stein kann die Festigkeit eines Knochens überwinden, ihn zerbrechen).

Auf Grund dieser Ableitung sei zunächst der Unterschied zwischen dynamischer und statischer Wirkung einer frakturierenden Kraft an einem zahlenmäßigen Beispiel erläutert: Ein Gewicht von 1 kg falle aus einer Höhe von etwas über 2 m auf eine Diaphyse und bedinge eine Verbiegung, unter Verschiebung der Diaphysenmitte in der Stoßrichtung um 1 cm. Dann ist dieses Gewicht P = 1 kg. Die Beschleunigung (v) beim Auftreffen auf den Knochen beträgt dann ca. 20 m. Die Masse (m) dieses Gewichtes ist $\frac{1}{g}$ = ca. $^1/_{10}$. Dann ist die Wucht bzw. die Arbeit, welche von dem auffallenden Gewicht geleistet wird, $= \frac{m \cdot v^2}{2} = 20$ m/kg (Meterkilogramm).

Wollen wir nun die gleiche Ausbiegung des Knochens nicht durch ein frei fallendes, sondern durch ein auf den Knochen aufgelegtes Gewicht erzielen, wobei wir dieses zweite Gewicht mit P_2 bezeichnen, so ist $P_2 \times s = 20$ m/kg; da s = 1 cm beträgt, so wird $P_2 \times 0,01 = 20$ m/kg oder $P_2 = 2000$ kg betragen. Wir bedürfen somit, um die gleiche Biegung des Knochens auf statischem Wege zu erreichen, eines Gewichtes, das 2000 mal größer ist.

Aus den angegebenen Formeln erklären sich nun auch eine Reihe von Verhältnissen der dynamischen Frakturgenese in zwangloser Weise. Führen wir z. B. mit einem Hammer von bestimmtem Gewicht einen langsamen, wenig kräftigen Stoß quer auf die Diaphyse eines frei hängenden Knochens, so wird der Knochen einfach zur Seite geschoben und gerät ins Pendeln. Hier hat sich sozusagen die ganze Energie des Stoßes in Beschleunigung umgesetzt, die dem ganzen Knochen mitgeteilt wird. Führen wir dagegen mit dem gleichen Hammer, d. h. mit der gleichen Masse, einen raschen kräftigen Schlag auf den Knochen aus, so gelingt es uns, eine quere Fraktur zu erzeugen. Es ist leicht ersichtlich, daß der maßgebende Unterschied gegenüber dem vorigen Falle durch die erhebliche Steigerung der dem Hammer mitgeteilten Beschleunigung, also durch die größere Geschwindigkeit des Stoßes bedingt wird. Mit der Beschleunigung wächst nach Formel (6) die absolute Größe der einwirkenden Kraft. Durch den plötzlich einwirkenden raschen Stoß erhalten die zunächst getroffenen Moleküle eine ganz bestimmte Beschleunigung in der Stoßrichtung, die sich auf alle in der Stoßrichtung gelegenen Moleküle überträgt. Diese Übertragung erfolgt so rasch, daß die an die Zone der Stoßwirkung angrenzenden Moleküle nicht mitzukommen vermögen, sondern kraft ihrer Trägheit zurückbleiben. Es entstehen also zwischen den bewegten und den in Ruhe verharrenden Molekülen Zugspannungen, die bei Überschreiten der Elastizitätsgrenze zur Aufhebung des Zusammenhanges führen. Im Gegensatz zum erst erwähnten Fall hat sich hier beinahe die gesamte Energie des Stoßes in Zugspannungen umgesetzt (coup sec). Es ist leicht ersichtlich, daß, je größer die Wucht des auftreffenden Stoßes, je größer also bei gleich bleibender Geschwindigkeit die Masse oder umgekehrt (m . v²), um so größer auch die entstehenden Zugspannungen sein müssen. Eine geringe Wucht erschöpft sich, bevor die Elastizitätsgrenze erreicht ist; je größer die Wucht des Stoßes, um so eher kommt es also zur Fraktur. Je größer ferner der Anteil der Wucht (eines Stoßes), der sich in Zugspannung umsetzt, desto eher entsteht eine Fraktur; da nun dieser Anteil mit der Geschwindigkeit des Stoßes wächst, entsteht eine Fraktur um so eher, je rascher ein Stoß geführt wird. Die Wucht des Stoßes erschöpft sich also innerhalb der Elastizitätsgrenze oder führt nach Überschreitung derselben zur Fraktur. Hat nach Leistung dieser Arbeit die einwirkende kinetische Energie sich noch nicht erschöpft, so bewirkt ihr Überschuß nach der Frakturierung weiterhin eine Verschiebung der Fragmente.

Von Bedeutung ist auch die Angriffsfläche des Stoßes; im allgemeinen tritt eine Fraktur um so eher ein, je kleiner die Angriffsfläche ist, weil sich die gesamte Energie auf wenige Moleküle konzentriert, so daß die elastischen Spannungen erheblich größer werden als bei breiterer Angriffsfläche und Verteilung der Stoßkraft auf eine entsprechend größere Anzahl Moleküle.

2. Quere Schubfrakturen und Biegungsbrüche.

Je nach der Wucht, Geschwindigkeit und Angriffsfläche des Stoßes entstehen quere Schubfrakturen (Abb. 86), oder teilweise schräg verlaufende Biegungsfrakturen. Ist bei entsprechender Wucht die Geschwindigkeit des Stoßes so groß, daß sich die in der Stoßrichtung gelegenen Moleküle mit großer Beschleunigung in der Stoßrichtung verschieben, ohne daß die dicht daneben liegenden Moleküle mitzukommen vermögen, so entsteht eine Schubfraktur (Abb. 87 A). Bei weniger hoher Geschwindigkeit verschieben sich nicht nur die in der Stoßrichtung gelegenen Teilchen, sondern auch die beiderseitig anschließenden, wenn auch in entsprechend geringerem Maße, und hier muß es deshalb zur Biegungsfraktur kommen (Abb. 87 B).

Da die Geschwindigkeit des Stoßes mit dem Vordringen der Schubfraktur abnimmt, gehen die meisten Schubfrakturen in Biegungsfrakturen über, indem die quere Linie schräg ausmündet (Abb. 88); dabei ist die Ausdehnung des Biegungsfrakturbezirkes desto geringer, je rascher der Stoß erfolgt, und desto größer, je langsamer er einwirkt. Kombination zwischen Biegungs- und reiner Querfraktur sieht man bei sogenannten Paradefrakturen, bei denen das Biegungsdreieck noch quer gespalten erscheint.

Die Festigkeit des Knochens gegenüber Stoß ist nicht nur von der Elastizität des Knochens, sondern auch von seiner Sprödigkeit abhängig. Je größer die Druckfestigkeit im Vergleich zu der Stoßfestigkeit ist, desto spröder ist ein Knochen, desto leichter bricht er auf Stoß.

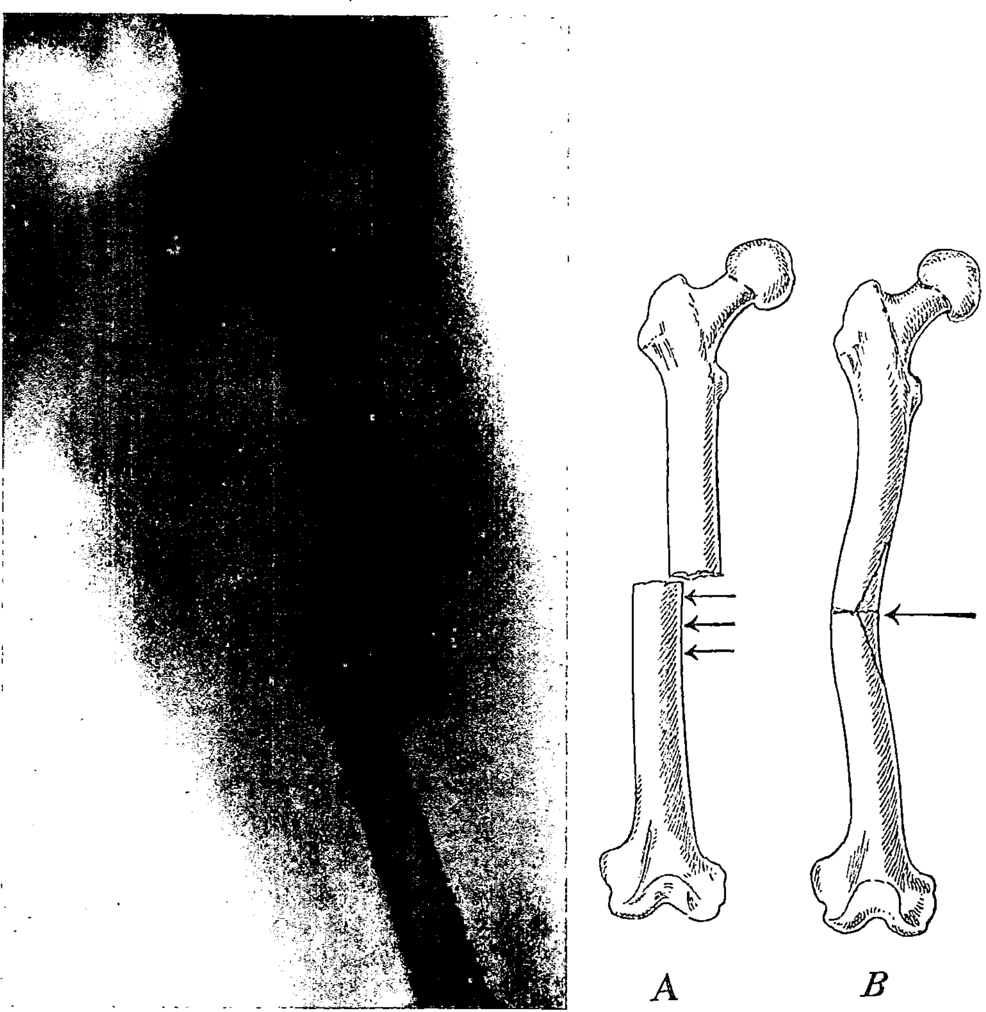

Abb. 86. Quere Schubfraktur der Femurdiaphyse infolge direkter Gewalteinwirkung.

Abb. 87. A Entstehung der reinen queren Schubfraktur. B Entstehung der queren Biegungsfraktur, schematisch.

Die besprochenen dynamischen Momente spielen sowohl bei den Biegungs- als auch bei den Torsions-, Abscherungs-, Kompressions- und Rißfrakturen eine erhebliche, meistens maßgebende Rolle; ein wesentlicher, dynamisch wirkender Faktor ist auch besonders der muskuläre Längsdruck.

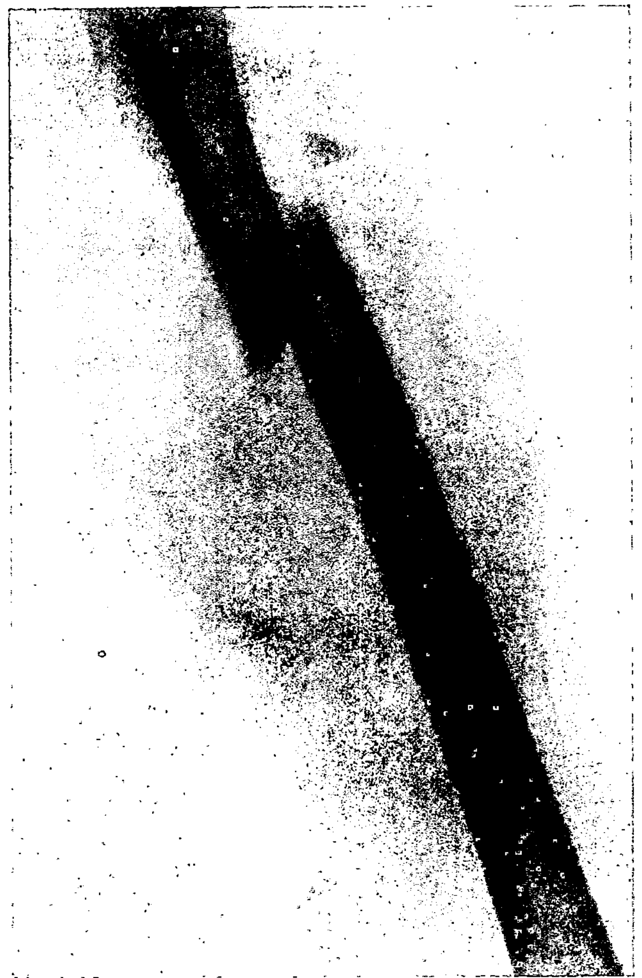

Abb. 88. Querfraktur des Femur durch direktes Trauma, mit herausgebrochenem Biegungskeil.

3. Knochenbrüche durch Muskelwirkung.

Von rein dynamischen Gesichtspunkten zu beurteilen sind in erster Linie die Abreißungen von Knochenfortsätzen, an denen sich Bänder, Sehnen kräftiger Muskeln oder ganzer Muskelgruppen ansetzen (Abb. 89). Voraussetzung für die Entstehung dieser Brüche ist, daß die Bänder und Sehnen eine größere Zugfestigkeit haben als der Knochen, denn sonst würde es zu einer Sehnenzerreißung kommen. Das dynamische Moment tritt besonders hervor bei den Abrißfrakturen, die durch plötzlichen, unzweckmäßig dosierten Muskelzug hervorgerufen werden. Da die Zugfestigkeit des Knochens ungefähr 9—12 kg pro qmm beträgt, wären ganz gewaltige Zuggewichte notwendig, um unter gleichmäßig zunehmender Steigerung des Zuges Abreißungsfrakturen zu bewirken. Die frakturierende Gewalt des Muskelzuges beruht auf seiner plötzlichen, rasch ihr Maximum erreichenden Einwirkung.

Doch auch eigentliche Kontinuitätsfrakturen entstehen durch Muskelzug. Am bekanntesten sind die sogenannten Schleuderfrakturen, die beim Schleudern eines schweren Gegenstandes, so beim Diskuswerfen, beim Schleudern von Handgranaten, beim Austeilen eines Schlages, der sein Ziel verfehlt — bei sog. Lufthieben —, zustande kommen. Die Entstehung einer Anzahl dieser Frakturen wird zweckmäßig mit dem Abbrechen eines kräftig und rasch geschwungenen Stockes verglichen. Wie bei diesen kurzen Hieben die Bewegung plötzlich unterbrochen wird, und der Stock dicht an der fassenden Hand abbricht, wird bei den erwähnten Schleuderbewegungen ebenfalls die Bewegung des Armes plötzlich gehemmt. Bevor die Schleuder- oder Wurfbewegung des Armes zum Abschluß gekommen ist, greift eine hemmende Kraft ein, an deren Angriffsstelle dann eine Biegungsfraktur entsteht. Gewöhnlich sind es unkoordinierte Kontraktionen des Deltoides, die bei den in Frage stehenden Bewegungen plötzlich hemmend einwirken; der Arm wird so in einen ungleicharmigen Hebel verwandelt, dessen langer, von der Hand bis zur Ansatzstelle des Deltoides reichender Teil in der Nähe des Deltoides ansatzes abbricht. Es handelt sich somit bei diesen Schleuderfrakturen um Biegungsfrakturen infolge unvollkommener Koordination der Muskelaktion. Ähnlich liegen die Verhältnisse beim Lufthieb; im Momente, wo die genau berechnete Bewegung nicht, wie erwartet, infolge Auftreffen des Schlages gehemmt wird, tritt reflektorisch unzweckmäßig dosierte, aktive Muskelhemmung ein, die zur Fraktur führt.

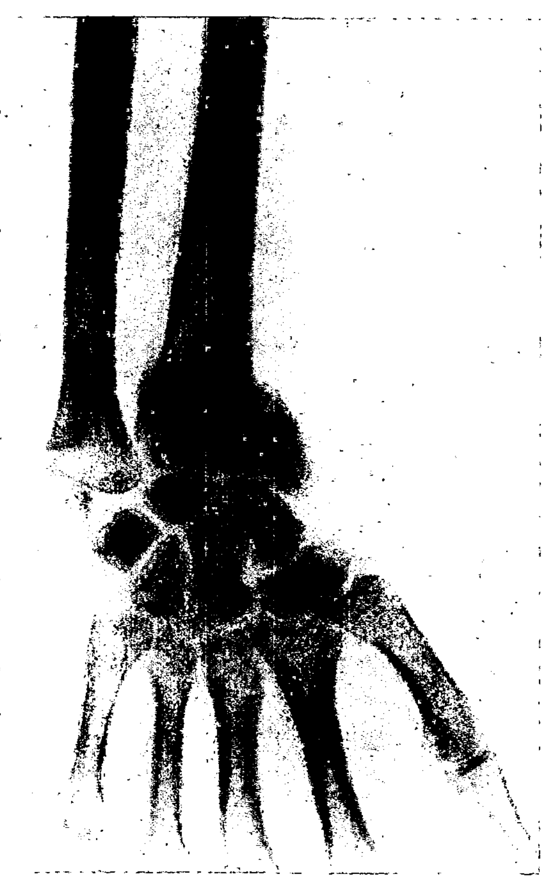

Abb. 89. Radiusfraktur mit Abrißfraktur des Prozessus styloides ulnae.

Diese Erklärung trifft jedoch nur zu für die Fälle, bei denen der Bruch des Humerus in der Nähe der Ansatzstelle des Deltoides erfolgt. Nun sitzt aber die Wurffraktur des Humerus häufiger im unteren Drittel, und zeigt in vielen Fällen den charakteristischen Verlauf einer Torsions-Biegungsfraktur. Da jeder Wurf mit einer Einwärtsrotation im Schultergelenk einhergeht, ist die Rotationskomponente oder die reine Torsionsfraktur ohne weiteres verständlich. Der Bruch erfolgt in der anatomisch prädisponierten Region, wo der zur Artikulation mit den Vorderarmknochen stark verbreiterte Humerus in die schmälere Diaphyse übergeht. Vorderarm und halber Durchmesser des unteren Humerusendes stellen den Hebelarm der Kraft dar. Die Beugungskomponente kann durch den Längsdruck des Bizeps und Brachialis internus hervorgerufen werden. Der Annahme Seidels, daß bei den Handgranaten-Wurffrakturen die unzweckmäßige Kontraktion des Trizeps die maßgebende Rolle spiele, steht die physiologische Biegung des unteren Humerusdrittels nach der Beugeseite entgegen, ein Verhalten, das dem Entstehen einer Biegungsfraktur nach der Streckseite entgegenwirkt. Immerhin ist es denkbar, daß derartige Biegungsfrakturen zustande kommen, wenn die maximale Streckkontraktion des Trizeps durch das Gewicht eines schweren Wurfgeschosses unterstützt wird; in derartigen Fällen bricht jedoch der Humerus dann schon beim Ausholen, nicht erst beim Werfen. Die Entscheidung, welcher Bruchmechanismus vorliegt, wird durch den Verlauf der Bruchebene gegeben. Im allgemeinen sind bei Sportverletzungen des Humerus die Rotationsfrakturen jedenfalls am häufigsten.

Erheblich seltener als der Humerus bricht das Femur durch reinen Muskelzug, so bei Austeilen eines Fußtrittes, der sein Ziel verfehlt, weil dann die erwartete, bei der Dosierung der kräftigen Kniegelenkstreckung und Hüftgelenkbeugung „in Rechnung gestellte" Hemmung nicht erfolgt, so daß unkoordinierte antagonistische Muskelhemmung reflektorisch in Aktion tritt. Auf diese Weise entstehen vorwiegend Schrägbrüche.

Beim Kegelschieben entstehen am Standbein ebenfalls Frakturen des Femur, bei denen die kräftige Muskelaktion mitwirkt; hier handelt es sich jedoch stets um eine wesentliche Torsionskomponente, wie bei den Femurfrakturen, die beim Ausführen des Telemarkschwunges bei Skifahrern entstehen. Die auslösende Kraft wird hier allerdings von der Muskulatur des Patienten geliefert, doch spielt die Hebelwirkung des Standfußes, bei Skiläufern die bedeutende Verlängerung dieses Hebels durch den Ski, und häufig auch in gewissem Ausmaße die Fallbewegung des Körpers, eine wesentliche Rolle. Nach der alten Statistik Gurlts kommen von 85 Knochenbrüchen durch Muskelzug 57 auf den Humerus, 25 auf den Oberschenkel, 8 auf den Unterschenkel und 5 auf den Vorderarm. Diese Zusammenstellung bedarf natürlich einer Ergänzung: die neuzeitliche Sportbetätigung hat zweifellos eine erhebliche Steigerung dieser vorwiegend durch Muskelzug erzeugten Frakturen gebracht, und es ist wahrscheinlich, daß durch das Skilaufen der Prozentsatz der Oberschenkeltorsionsbrüche ganz besonders zugenommen hat.

Frakturen des Femur beim Heben schwerer Lasten sind nur teilweise auf Längsmuskeldruck zu beziehen.

Verhältnismäßig häufig sind noch am Schlüsselbein Brüche durch Muskelaktion beobachtet. Es handelt sich stets um Frakturen im Anschluß an kräftige, ruckweise Bewegungen des gleichseitigen Armes bei Austeilen eines Schlages, beim Peitschenhieb, bei turnerischen Leistungen, bei schweren Arbeitsverrichtungen. Diese Frakturen werden durch unzweckmäßige Aktion des Sternokleido, der Pektoralmuskeln und des Deltoides in verschiedener Gegenwirkung hervorgerufen; auch ist bei starker Rückwärtssenkung des Armes eine Knickung der Klavikula über der ersten Rippe als Hypomochlion denkbar. Gegenüber diesen Frakturen durch Muskelaktion spielen entsprechende Brüche der Vorderarm- und Unterschenkelknochen eine untergeordnete Rolle. Noch seltener sind Brüche am Rumpfskelett durch Muskelzug. Zu erwähnen sind Rippenbrüche infolge starker Hustenanfälle, Sternalfraktur unter der Geburt, Halswirbelbrüche durch forcierte Extension der Halswirbelsäule beim Kopfsprung ins Wasser (Schede), Abriß von Quer- und Dornfortsätzen durch Muskelzug.

4. Paradefraktur der Ulna und klassische Radiusfraktur.

Ein besonders gutes Beispiel für die dynamische Frakturgenese bietet die sog. Paradefraktur der Ulna. Wir können bei jugendlichen Individuen Radius und Ulna in der Mitte des Vorderarms durch langsamen und stetigen Druck beinahe bis zur Berührung zusammenpressen, ohne daß es zu einer Fraktur kommt. Dagegen gelingt es, durch einen raschen, heftig geführten Stockschlag auf den in Paradestellung vorgestreckten Vorderarm die Ulna zu brechen, weil sich die Biegung unter dem rasch geführten Schlag auf eine schmale Zone beschränkt. Es kommt zur Ausbildung einer erheblichen lokalen Konvexität und entsprechender Zugspannungen, und so entsteht eine Biegungsfraktur.

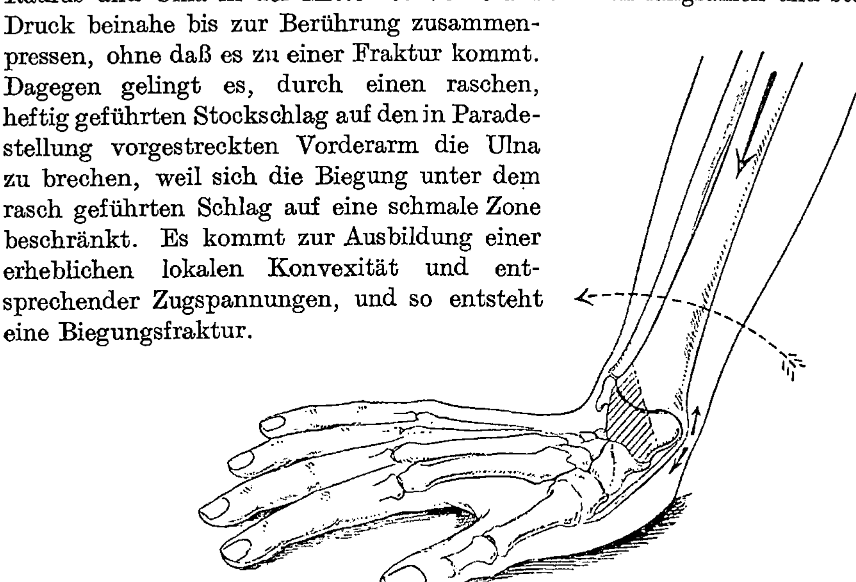

Abb. 90. Schematische Darstellung der Entstehung einer klassischen Radiusfraktur durch Biegung und Schubwirkung.

Auch die Genese der gewöhnlichen Radiusfraktur läßt sich nur unter Zuhilfenahme dynamischer Überlegungen verstehen. Diese Fraktur entsteht meist durch Fall auf die nach vorne zur Abwehr ausgestreckte Hand. Im Moment, wo die Handfläche am Boden aufschlägt, wird die weitere Fallbewegung gehemmt und die von der Handwurzel aufgefangene Wucht des Stoßes überträgt sich auf den peripheren Abschnitt des Radius. Dieser Längskompression entsprechen oft charakteristische, in das Gelenk reichende Längsspalten. Beim Hinfallen wird die Hand gewöhnlich leicht dorsal flektiert, und im Momente des Aufstoßens nimmt diese Dorsalextension noch zu (Abb. 90). Die starken ligamentösen Verbindungen zwischen Handwurzelknochen und peripherem Radiusende, die sich an der Volarseite finden, bedingen eine Hemmung dieser Dorsalextension, und es kann deshalb neben der Längskompression des Radius volar zu einer Biegungsbeanspruchung kommen; in solchen Fällen entsteht zuerst ein volarer Einriß. Die Stoßwirkung auf das untere Radiusende erfolgt nicht genau in der Richtung der Längsachse, sondern entsprechend der schrägen Stellung des Radius wird der Stoß von der Handwurzel her auf das in der Skizze (Abb. 90) schraffierte, schräg begrenzte Segment der Radiusepiphyse übertragen, welches durch Abscherung von der Metaphyse abgetrennt und dorsalwärts verschoben wird. Für die Fälle, bei denen die Frakturebene rein quer

Abb. 91. Quere Radiusfraktur durch Abscherung in der Epiphysenlinie zustande gekommen. Vollendung der Fraktur durch Biegung, wodurch ein dreieckiges Fragment aus dem dorsalen Bezirk der Radiusmetaphyse mitgerissen wurde. Dieses Fragment ist in Form einer Überlagerung von Ulna und Radius deutlich zu sehen.

oder nur wenig schräg verläuft, kann man mit Christen annehmen, daß die zum Schutz vorgehaltene Hand im Bogen gegen die Erde schlägt; wird der distalste Abschnitt des Radius beim Aufschlagen plötzlich in seiner Bewegung gehemmt, so findet Abscherung in querer Richtung statt (Abb. 91). Bei der schrägen sowohl wie bei der queren Abscherung nimmt die Wucht des Stoßes während der Brucharbeit ab, und die Fraktur kann durch Biegung vervollständigt werden. Die Fraktur kann auch mit Biegung beginnen und durch Abscherung vollendet werden.

5. Dynamischer Mechanismus der Schädelfrakturen.

Eine gesonderte Besprechung erfordert der dynamische Mechanismus der Schädelfrakturen. Wenn wir mit einem stumpf-spitzen Instrument einen kräftigen Schlag auf das Schädeldach ausüben, so wird ein Stück aus der Schädelkapsel herausgestanzt, welches ungefähr dem auftreffenden Querschnitt des verletzenden Instrumentes entspricht. In diesem Falle liegt eine reine Schubfraktur vor. Voraussetzung für die Entstehung derartiger Lochdefekte ist eine ganz bestimmte Geschwindigkeit der auf den Schädel einwirkenden Masse, z. B. eines Gewehrgeschosses. Die den getroffenen Knochenteilchen mitgeteilte Beschleunigung muß so groß sein, daß die benachbarten Teilchen nicht zu folgen vermögen. Die lebendige Kraft des Geschosses nimmt bei

Durchdringen des Schädeldaches etwas ab, so daß bei einem weiteren Vordringen auch den nächst benachbarten Knochenteilchen eine gewisse Beschleunigung mitgeteilt wird, und zwar nimmt die Breite dieser beeinflußten Zone nach der Innenfläche des Schädels etwas zu. Daraus resultieren, wie aus beiliegender Zeichnung (Abb. 92) ersichtlich, leicht trichterförmige Einschußöffnungen im Schädel. Die Öffnung in der Außenfläche ist dabei kleiner als die Öffnung in der Innenfläche. An der gegenüberliegenden Schädelwand ist umgekehrt die gehirnwärtsgelegene Öffnung kleiner als die Öffnung an der Außenfläche, dabei der Ausschuß im ganzen größer als der Einschuß. Ist die Geschwindigkeit des auftreffenden Geschosses etwas weniger groß, als im besprochenen Falle, so nimmt die reine Schubwirkung ab und dafür tritt eine größere Biegungsbeanspruchung des Schädeldaches ein. Infolge der Vor-

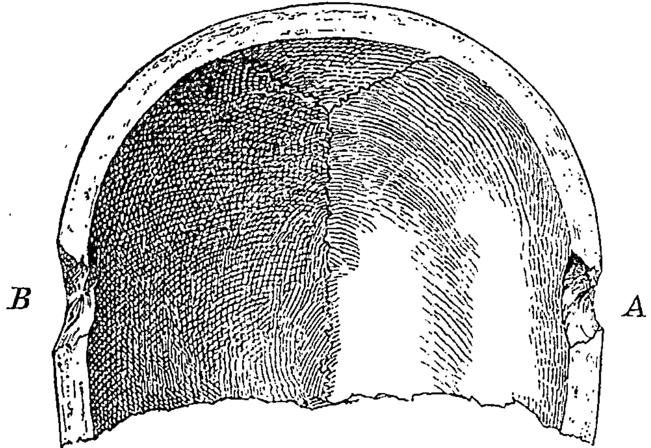

Abb. 92. Lochdefekte im Schädel durch Gewehrgeschoß.
A Einschuß, B Ausschuß.

wölbung des Schädeldaches nach innen entstehen radiäre Zugspannungen, die zu konzentrisch um den Einschuß gelegenen Fissuren führen. Trotz geringerer Geschwindigkeit des einwirkenden Geschosses ist deshalb die lokale Zerstörung am Schädel größer, was den neueren Kriegserfahrungen an den Gehirnsteckschüssen entspricht. Je weniger groß „innerhalb gewisser Grenzen" die Geschwindigkeit des Geschosses, desto erheblicher ist die elastische Gesamtdeformation der Schädelkapsel.

Durch die Abplattung in der Schuß- oder Stoßrichtung wird eine Ausbuchtung der Schädelkapsel in der Äquatorialebene bewirkt und gleichzeitig buchten sich natürlich auch die sämtlichen Meridiane aus (Abb. 93). Die Ausbuchtung im Äquator und in den Parallelkreisen führt zu äquatorialen Zugspannungen und entsprechend zu meridionalen Einrissen. Dehnung der Schädelkapsel in den Meridionalebenen führt zu meridionalen Zugspannungen und entsprechend zu äquatorialen Rissen. Diese meridionalen und äquatorialen Fissuren, welche als Folge der Gesamtdeformation des Schädels über seine Elastizitätsgrenze hinaus zu betrachten sind, können wir bei dynamisch entstandenen Schädelfrakturen in verschiedener Ausbildung beobachten.

Bei Schußfrakturen des Schädels am Lebenden kommt nun neben den besprochenen Verhältnissen noch die Wirkung des Geschosses auf den fest-flüssigen Schädelinhalt in Betracht; je größer im allgemeinen die Geschoß-geschwindigkeit, desto erheblicher ist auch die hydrodynamische und hydrau-lische Wirkung durch Vermittlung des Schädelinhaltes. Durch das Eintreten des Projektils in das Innere der Schädelkapsel wird das Volumen des Schädel-inhaltes plötzlich vermehrt und es kommt zu einer allseitig gleichmäßigen Druckvermehrung im Schädelinnern. Darin liegt die hydraulische Wirkung des Geschosses begründet. Zugleich wird jedoch den vor dem Geschoß liegenden Teilen des Schädelinhaltes, in vermindertem Maße den seitlich angrenzenden, eine Geschwindigkeit mitgeteilt, die sich namentlich in der Geschoßrichtung geltend macht — hydrodynamische Wirkung. Die Volumenvermehrung

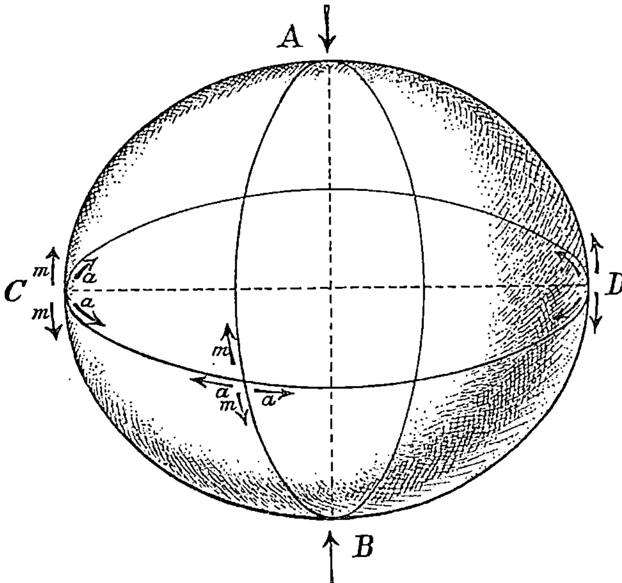

Abb. 93. Entstehung meridionaler und äquatorialer Zugspannung bei Kompression der Schädelkapsel in der Richtung A B. m äquatoriale, a meridionale Zugspannungen.

des Schädelinhaltes durch das Projektil erfolgt so rasch, daß durch die Kom-pensationsmechanismen nicht genügend rasch Platz geschafft werden kann, und es kommt deshalb zu kombinierter hydrodynamischer und hydrau-lischer Sprengwirkung. Das erklärt uns, warum bei Geschoßgeschwindig-keiten, die am leeren Schädel allein nur zur Lochfakturen (Schubfrakturen) führen, am gefüllten Schädel ausgedehnte Zerstörungen zustande kommen.

Von dynamischen Gesichtspunkten aus sind auch die sog. Contrecoup-frakturen zu erklären, worunter wir vor allem isolierte Frakturen der Orbital-dächer bei Stoß auf die Schädelhöhe oder Scheitelgegend verstehen. Kocher und einige seiner Schüler glauben, daß diese Frakturen der Orbitaldächer durch das Anstoßen der in der Stoßrichtung fortgeschleuderten Gehirnmasse an den dünnen Orbitaldächern entstehen, weil sich auch in Fällen, wo keine Orbital-frakturen zustande kommen, an den entsprechenden Gehirnpartien grobe

Quetschungsherde mit Blutungen finden. Dabei wäre auch zu berücksichtigen, daß infolge Abplattung der Schädelkapsel in der Stoßrichtung das Orbitaldach dem Gehirn entgegenschwingt. Wenn man diese Entstehungsweise der Contrecoupfrakturen auch nicht durchaus in Abrede stellen kann, so empfiehlt es sich doch, den Begriff der Contrecoupverletzung nur für die Schädigungen der basalen Hirnsubstanz zu gebrauchen; denn es ist bedeutend wahrscheinlicher, daß diese Orbitaldachfrakturen nicht auf das Anprallen des Gehirns, sondern auf die elastische Gesamtdeformation des Schädels und die entsprechenden Spannungen im Knochen zurückzuführen sind.

Eine besondere Form der Schädelfraktur bilden die Ringbrüche der Basis, die entstehen, wenn ein Mensch aus großer Höhe auf beide Füße fällt. Dabei stülpt sich der Schädel gleichsam über die im weiteren Fall gehemmte Wirbelsäule hinüber; bei Fall auf die Scheitelfläche kann es umgekehrt durch Einbohren der Wirbelsäule in die Schädelkapsel zu Ringbrüchen kommen.

6. Schußbrüche der Extremitätenknochen.

Was schließlich das Paradigma dynamischer Frakturgenese, die Schußbrüche der Extremitätenknochen, anbetrifft, muß zwischen Diaphysen- und Epiphysen- bzw. Metaphysenschüssen unterschieden werden. Denn neben der lebendigen Kraft des Geschosses und der Form des auftreffenden Geschoß-

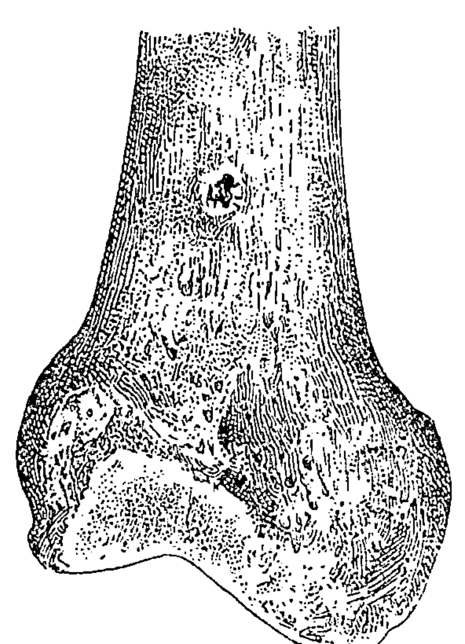

Abb. 94 a. Einschuß in der unteren Femurmetaphyse, (getrockneter Knochen) durch schweizer. Spitzgeschoß auf 700 Meter Distanz (nach Bircher).

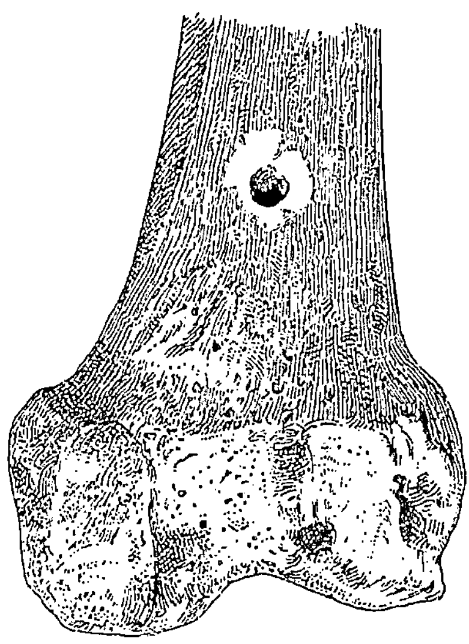

Abb. 94 b. Ausschuß von 94 a (nach Bircher).

querschnittes hat der Widerstand des Zielobjektes einen wesentlichen Einfluß auf die Geschoßwirkung. Je größer die Festigkeit und damit der Widerstand eines Knochenbezirkes, desto größer der Anteil lebendiger Geschoßkraft, der zur Zerstörung des Zielobjektes verwendet wird. Deshalb zeigen Diaphysenschüsse unter gleichen Bedingungen erheblich stärkere Splitterung als Epi-

physenschüsse. Man vergleiche den glatten Lochschuß im Bereiche der Femurmetaphyse, hervorgerufen durch ein schweizerisches Spitzgeschoß auf 700 m
(Abb. 94, a und b) mit den Splitterfrakturen im Bereiche der Diaphysen, hervorgerufen durch deutsche Mantelgeschosse auf 1000 bis 2000 m Distanz (Abb. 95b).

Von maßgebendem Einfluß auf den dynamischen Effekt der Geschoß-
einwirkung sind ferner Bau, Auftreffgeschwindigkeit, lebendige Kraft beim
Auftreffen und auftreffender Querschnitt des Geschosses. Die alten Bleigeschosse wurden häufig an der Knochenoberfläche deformiert und setzten

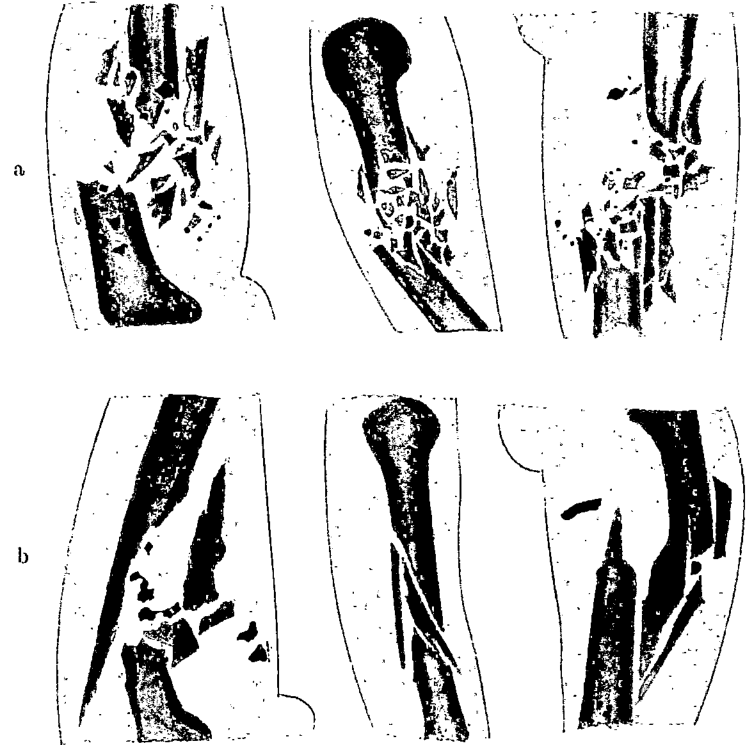

Abb. 95. Schußfrakturen der Diaphyse durch deutsches Mantelgeschoß; a Nahschüsse
bis 180 Meter, b Fernschüsse von 1000—2000 Meter (nach Küttner).

auch an den Epiphysen selten reine Lochschüsse, sondern verursachten auch
hier Splitterung und blieben in der Spongiosa stecken. Das beruht neben
dem großen Kaliber und der erheblichen Deformierbarkeit der Bleigeschosse
auf ihrer geringen Geschwindigkeit, die bewirkt, daß auch die benachbarten
Moleküle eine Bewegung mitgeteilt bekommen, und nicht nur die in der Geschoßbahn liegenden. Bei gleichen Widerstandsverhältnissen tritt das moderne
Spitzgeschoß ziemlich glatt durch den Epiphysenknochen, nicht sowohl
wegen der kleineren Angriffsfläche, als infolge der großen Geschwindigkeit,
die eine Übertragung der lebendigen Kraft nur auf die direkt vor dem Geschoßquerschnitt gelegenen Moleküle gestattet. Diese Überlegung läßt uns auch
verstehen, warum innerhalb einer gewissen Grenze mit geringerer Geschwindig-

keit auftreffende Spitzgeschosse größere Zerstörungen setzen, als aus größerer
Nähe abgegebene, wie bei Besprechung der Schußfrakturen des Schädels bereits
ausgeführt wurde. An den Diaphysen bewirken wegen der größeren Widerstandskraft des Knochens sowohl die alten Bleigeschosse wie die modernen
Spitzgeschosse vorwiegend Splitterung (Abb. 95 und 96). Je kürzer die Schußdistanz, je größer also Auftreffgeschwindigkeit und lebendige Kraft, desto klein-
splitteriger die Fraktur, je größer die Schußdistanz, desto grobsplitteriger die
Schußfraktur (Abb. 95). Die charakteristische Form des Diaphysenbruches
ist der sog. Schmetterlingsbruch (Abb. 96); von der Durchtrittsstelle des
Projektils aus strahlen beiderseitig schräg nach oben und unten je zwei Frakturlinien aus, durch die zwei seitliche Kortikalisfragmente, eben die Schmetterlings-
flügel, herausgebrochen werden. Der Ausschuß (Abb. 96b) ist auch hier größer
als der Einschuß (Abb. 96a), was sich aus der Ver-
breiterung der dynamischen Einwirkungszone des
Geschosses mit abnehmender Geschoßgeschwindig-
keit erklärt, sowie daraus, daß durch die vor der

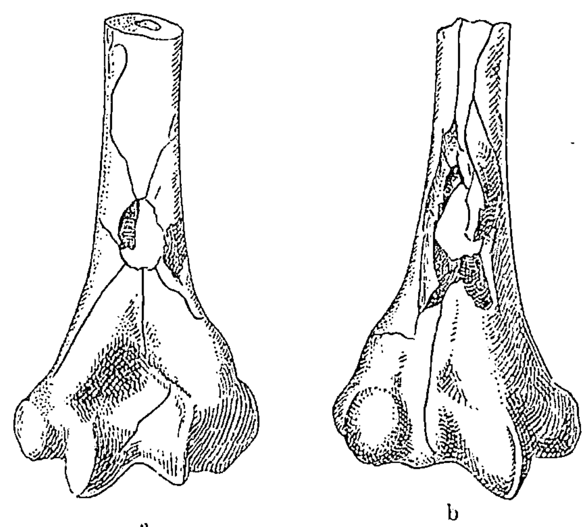

Abb. 96. Schußfraktur des unteren Humerusendes in
Form der Schmetterlingsfraktur; a Einschuß, b Ausschuß (nach v. Langenbeck).

Abb. 97. Schußfraktur beider Unterschenkelknochen
durch Schrapnellkugeln verursacht.

Geschoßspitze einhergetriebenen Knochenpartikel der Geschoßquerschnitt verbreitert wird. Doch findet sich nicht so selten auch Wirkung gegen den
Schützen zu, also Absplitterung und damit Verbreiterung des Schußkanals
am Einschuß, wie bei Schüssen auf Eisenplatten. Das erklärt sich daraus,
daß bei dicken und harten Zielobjekten die in der Flugbahn liegenden Teilchen
nicht rasch genug ausweichen können, so daß ein Teil der Kraft rückwärts zur
Wirkung kommt. Je härter der Knochen, je größer in gewissen Grenzen die
lebendige Kraft des Geschosses, desto zahlreichere und weitere Längs- und
Schrägsprünge finden sich neben den vier Hauptbruchlinien. Auch wenn der
Knochen nicht genau in seinem größten Durchmesser getroffen wurde, fällt
die Schmetterlingsfigur unsymmetrisch aus.

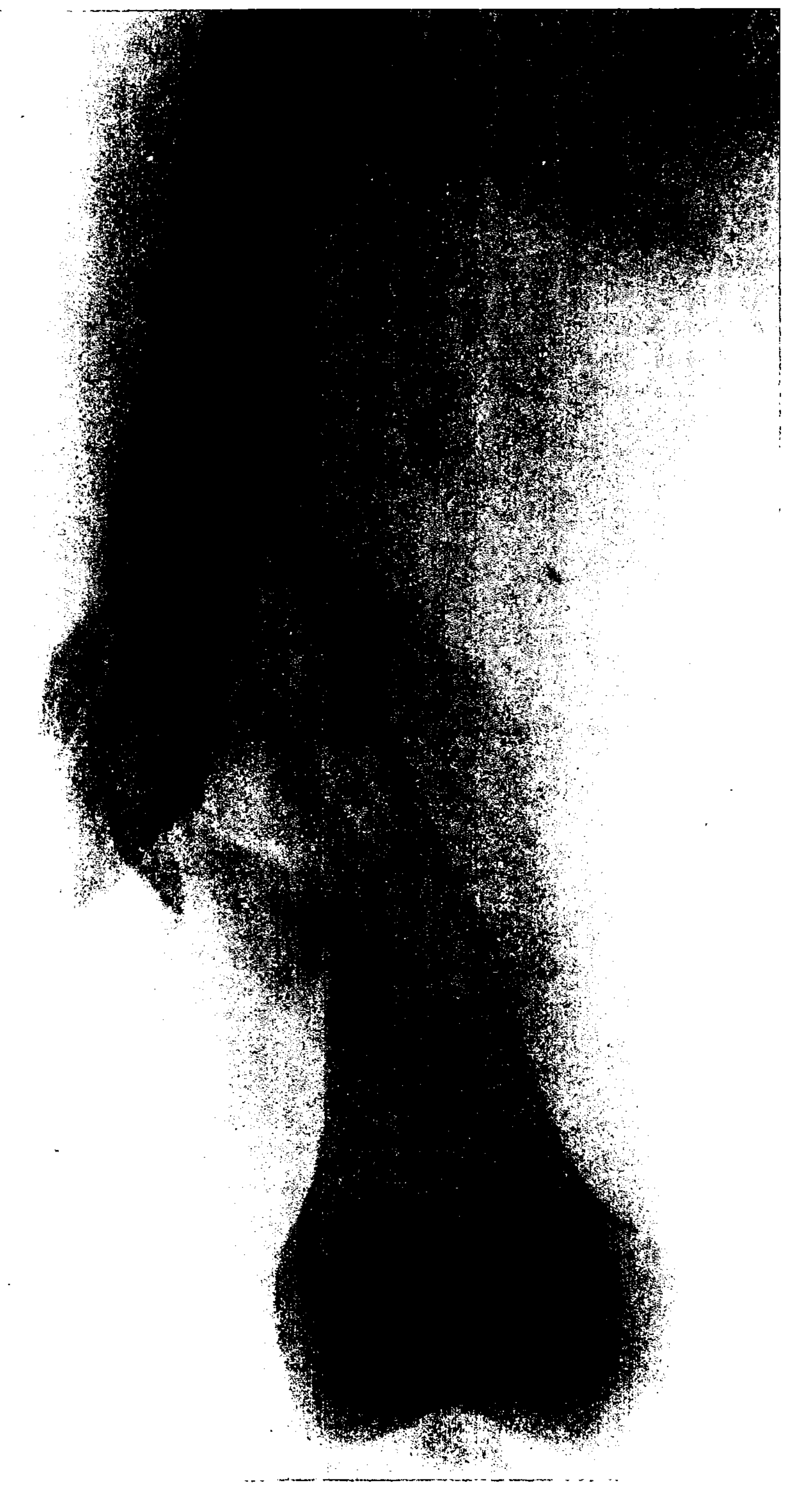

Abb. 98. Zertrümmerungsfraktur der Oberschenkeldiaphyse durch Granatsplitter.

Die Erfahrungen des Weltkrieges haben im großen die Resultate der experimentellen Schießversuche bestätigt. Bei den durch Spitzgeschosse verursachten Diaphysenfrakturen finden wir auf mittlere Schußdistanz — 500 bis 1000 m — eine kleinsplitterige Zertrümmerungszone, die sich über 3—4 cm ausdehnt, daneben Längsspaltung, häufig bis in die Gelenke reichend, unter Umständen mit Absplitterung größerer Fragmente auf Distanzen von 10 und mehr Zentimeter hin. Je größer die Schußdistanz, desto größer die Bruchsplitter; Nahschüsse bis 200 m können maximale, wie durch Explosivkraft gesetzte Zertrümmerung setzen. Hier ist nun die lebendige Kraft des auftreffenden Geschosses so groß, daß ganz gewaltige Seitenwirkungen auftreten, wahrscheinlich unter gleichzeitiger hydrodynamischer und hydraulischer Sprengwirkung von seiten des Knochenmarks. Epiphysenschüsse zeigen bei mittleren und weiteren Distanzen Frakturformen, die sich dem Typus des glatten Lochschusses nähern, falls der Knochen nicht zu spröde ist. Bei kurzer Schußdistanz (unter 200 m) und hartem, sprödem Knochen finden wir dagegen Bruchformen, die sich von den Diaphysenschüssen nicht wesentlich unterscheiden. Je größer der auftreffende Geschoßquerschnitt — Querschläger, schräg und umgekehrt auftreffende Geschosse —, desto größer ist natürlich die Zerstörung des Knochens.

Frakturen durch Schrapnellfüllkugeln und Granatsplitter lassen sich nicht so schematisch klassifizieren. Zwar finden sich bei Schrapnellverletzungen (Abb. 97) häufig, wie bei den alten Bleigeschossen, einfache Schräg- und Querbrüche sowie Lochbrüche mit relativ geringer Splitterung, und entsprechend der geringen Rasanz der Schrapnellkugel bleibt diese häufiger im Knochen stecken. Granatsplitterverletzungen dagegen führen zu so ungesetzmäßig und verschieden verlaufenden Brüchen, daß bestimmte Schultypen nicht aufgestellt werden können (Abb. 98).

7. Über die Wirkung der modernen Spitzgeschosse.

Gegenüber den Verletzungen, die durch die früheren ogivalen Mantelgeschosse gesetzt wurden, verursachen die neueren Spitzgeschosse kleinere Hautwunden am Einschuß (Abb. 99), weil sie die Elastizität der Haut besser ausnutzen. Infolge der großen Geschwindigkeit und der erheblichen lebendigen Kraft, mit der die Spitzgeschosse den Körper treffen, kommt es aber im Zielobjekt zu gewaltigen Verschiebungen zwischen den verschiedenen elastischen Geweben. Die Seitenwirkung der Spitzgeschosse ist bedeutend größer, sowohl wegen der rund $30^0/_0$ betragenden Geschwindigkeitszunahme, als wegen der Steigerung der Rotationszahl um etwa $40^0/_0$ (Abb. 100). Bezüglich der Geschoßgeschwindigkeiten verweisen wir auf nachstehende Tabellen; was die Rotationszahlen betrifft, sei nur erwähnt, daß das alte deutsche Mantelgeschoß (1888) 2667 Umdrehungen in der Sekunde machte, ein Punkt der Geschoßoberfläche 66,1 m Geschwindigkeit pro Sekunde hatte, während beim neuen deutschen Spitzgeschoß die Rotationszahl auf 3367, die Geschwindigkeit der Rotation auf 90,9 m gestiegen ist. Das konische, mit gewaltiger Geschwindigkeit eindringende Geschoß treibt nicht nur Teile vor sich her, sondern treibt solche auch seitlich und preßt sie in die Nachbarsubstanz hinein, wobei sicher auch die Rotation mitwirkt. Daraus erklären sich die gewaltigen ausgedehnten Zerreißungen, die man an beschossenen Eisen- und besonders Glasplatten sieht.

Eine weitere Eigenschaft der Spitzgeschosse ist die große Neigung zum Pendeln, weil der Schwerpunkt weiter nach hinten vom Geschoßmittelpunkt liegt, so daß bei unsymmetrischer Einwirkung eines äußeren Widerstandes die Gleichgewichtslage sofort gestört wird. Man sieht somit mehr Querschläger und relativ mehr Steckschüsse. Das neue schweizerische Geschoß, obschon es sich in seiner Form der längeren französischen „balle D" nähert, hat eine weniger ausgesprochene Neigung zum Pendeln, weil seine Führung im Laufe eine straffere ist.

Feßler ist der Ansicht, daß die Wirkung des Spitzgeschosses nach der Seite, senkrecht zur Geschoßbahn, nicht größer sei als beim ogivalen Geschoß, sondern nur die Tiefenwirkung. Diese Anschauung ist jedoch durch die Kriegserfahrungen widerlegt.

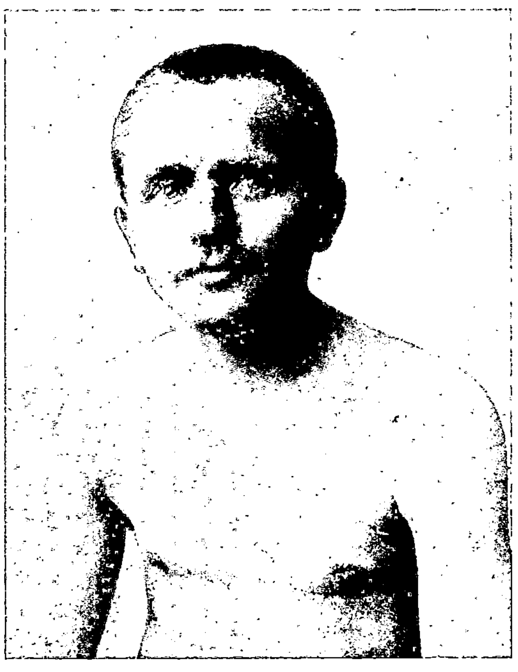

Abb. 99. Einschuß an der Vorderseite der Schulter, von franz. Spitzgeschoß herrührend.

Praktisch ergibt sich jedenfalls, daß die Spitzgeschosse eine erheblich größere dynamische Wirkung im Zielobjekt entfalten, daß am Knochen die

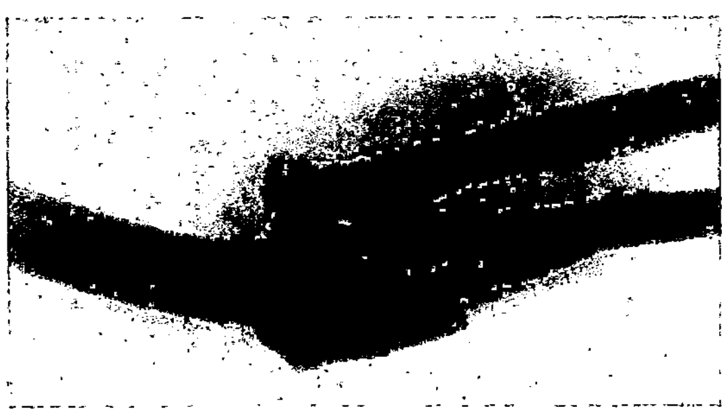

Abb. 100. Fraktur der Ulna verursacht durch Spitzgeschoß senkrecht zur Sagittalebene auftreffend. Durch die Seitenwirkung des Geschosses wurde der Radius nach vorne luxiert.

Splitterungszonen ausgedehnter sind, daß auf erheblich weitere Schußdistanzen noch Splitterung des Knochens hervorgerufen wird, und daß die Infektionsgefahr wegen der größeren mechanischen Läsion der Gewebe, nicht zuletzt infolge der häufigeren Schräg- und Querschläger, erheblich gesteigert ist. Spitzgeschoßquerschläger stehen in ihrer Wirkung auf den Knochen derjenigen der Dum-Dum-Geschosse nicht nach.

Die Ausschüsse sind auch bei reinen Weichteilschüssen meist etwas größer als die Einschüsse, häufig in der Spaltrichtung der Haut verlaufend (Abb. 101);

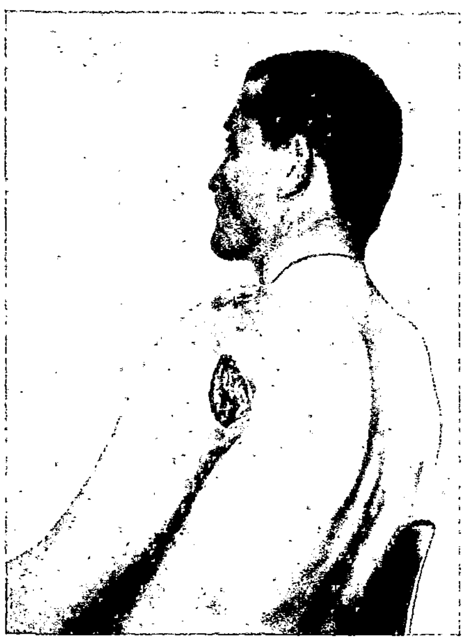

Abb. 101. Ausschuß in der Spaltrichtung der Haut verursacht durch franz. Spitzgeschoß (nach Brun).

liegt dicht unter der Haut ein Knochen in der Geschoßbahn, so wirken die Splitter teilweise als Sekundärprojektile und es kommt zu großen, wie Platzwunden aussehenden Anschüssen, aus denen die Weichteile herausquellen (Abb. 102). Auch bei reinen Weichteilschüssen sieht man infolge der hydro-

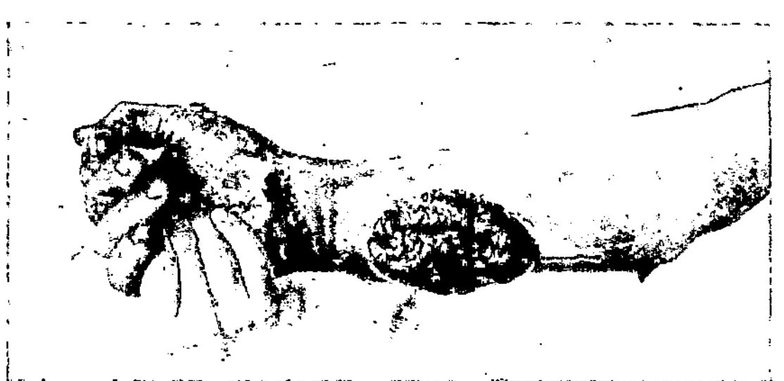

Abb. 102. Ausschuß über der Beugefläche des Vorderarms in Form einer Platzwunde verursacht durch Spitzgeschoß (nach Brun).

dynamischen und hydraulischen Geschoßwirkung, besonders wenn das Geschoß nicht achsengerecht durchtritt, große Ausschußwunden.

Über die Geschwindigkeiten des deutschen, französischen und schweizerischen Spitzgeschosses in verschiedenen Distanzen und über die entsprechende

lebendige Kraft, im Vergleich zum alten schweizerischen, ogivalen Mantelgeschoß gibt folgende Zusammenstellung nach Bircher Auskunft:

Distanz	Deutsches S-Geschoß	Franz. balle D	Neues schweiz. Spitzgeschoß	Altes schweiz. Kappengeschoß
0 m	875	715	805	615
300 „	673	573	679	417
500 „	538	494	600	386
700 „	403	425	523	293
1000 „	301	349	412	246
1500 „	222	285	296	189
2000 „	166	242	253	142

Die entsprechende lebendige Kraft beträgt bei diesen Distanzen:

0 m	390 m/kg	334 m/kg	372 m/kg	266 m/kg
300 „	231 „	215 „	266 „	120 „
500 „	148 „	159 „	208 „	80 „
700 „	83 „	118 „	158 „	60 „
1000 „	46 „	80 „	98 „	42 „
1500 „	25 „	53 „	51 „	45 „
2000 „	14 „	38 „	37 „	14 „

Demgegenüber betragen die Geschwindigkeiten der Granatsplitter 400 bis
1000 m in der Sekunde, die der Schrapnellkugeln etwa 300 bis 500 m (schweizerisches Feldgeschütz, Distanz 1000 bis 6000 m).

Dritter Abschnitt.

Kapitel 1.

Pathologische Anatomie und pathologische Physiologie der frischen Frakturen.

1. Form der Fragmentenden und Beschaffenheit der Bruchflächen.

Aus dem in vorstehendem Abschnitt dargelegten verschiedenartigen
Verlauf der Frakturebene resultieren ganz bestimmte Fragmentformen, so
die Flötenschnabelform (Klarinettenmundstück) des oberen Tibiafragments
bei sehr steilen Rotations-Biegungsfrakturen (Abb. 103), die zugespitzten
Fragmente bei Torsionsfrakturen des Humerus und des Femur. Quere Brüche
im Bereiche der Metaphysen und Epiphysen führen zu breiten, zackigen, zur
Verzahnung geneigten Bruchflächen; quere und schräge Frakturen im Bereiche
der Diaphysen zu glatten, das Abgleiten begünstigenden Bruchflächen. Stück-
und Splitterbrüche bedingen ganz regellose Fragmentbildungen, besonders bei
Schußfrakturen.

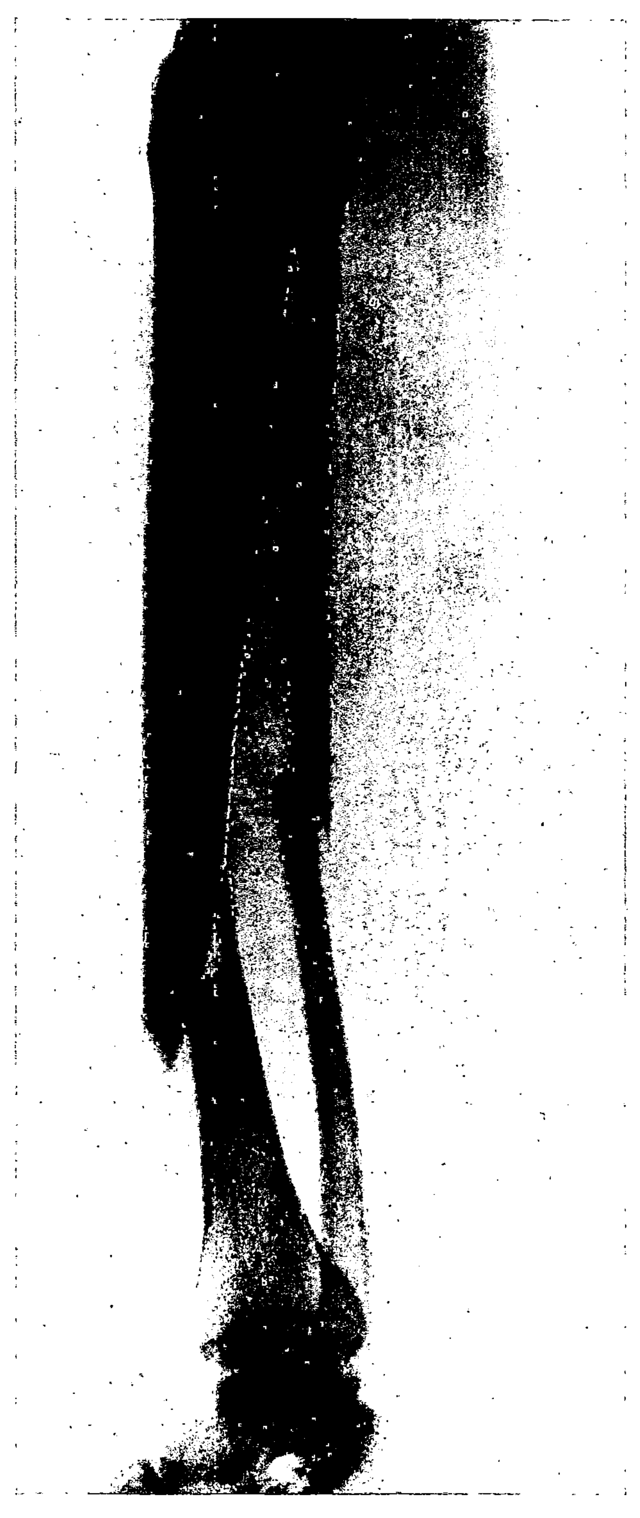

Abb. 103.   Flöten-Schnabelfraktur der Tibia durch Rotation und Biegung entstanden.

2. Dislokation der Fragmente.

Sobald die Kontinuität eines Knochens vollständig unterbrochen ist, tritt meist eine Verschiebung zwischen den Bruchenden auf, die man als Dislokation bezeichnet. Ist das Periost in größtem Umfange erhalten, was bei den subperiostalen Frakturen der Fall ist, so fehlt, abgesehen von geringen Achsenknickungen, eine eigentliche Fragmentverschiebung; ebenso bei gewissen eingekeilten Frakturen. Doch zeigt die Mehrzahl der eingekeilten Frakturen ebenfalls deutliche, wenn auch oft nur geringe Fragmentverschiebungen.

Ist die brechende Gewalt nach Vollendung der Brucharbeit nicht völlig erschöpft, so wird durch den Rest der Energie eine Verschiebung der Bruch-

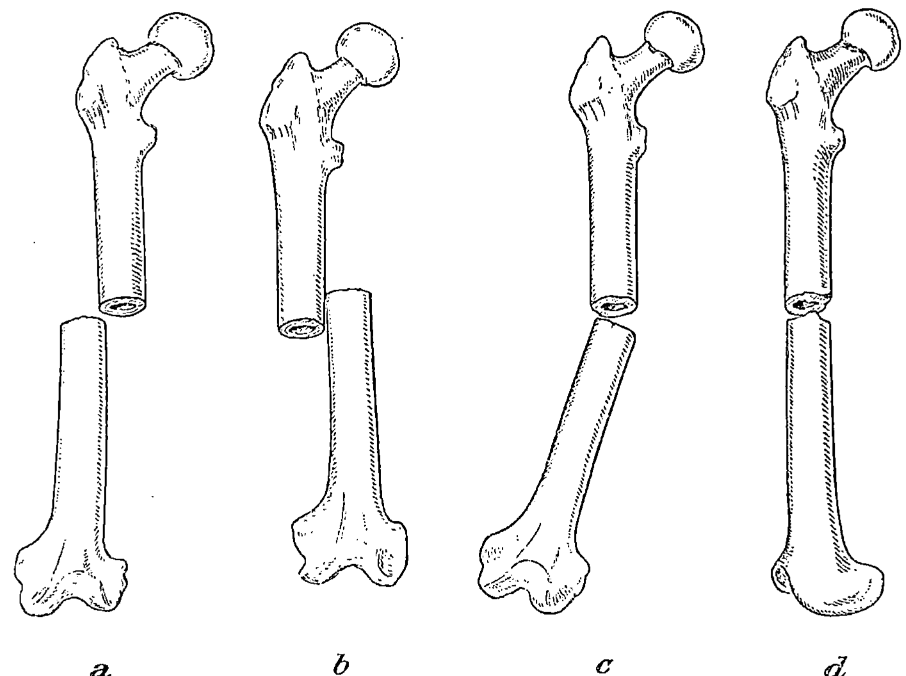

Abb. 104. Schematische Darstellung der Fragmentverschiebungen; a seitliche Verschiebung, b Längsverschiebung, c winklige Verschiebung, d Rotationsverschiebung.

enden bewirkt, deren Richtung und Art sich aus dem Frakturmechanismus ergibt. Diese Fragmentsverschiebung wird als primäre Dislokation bezeichnet. Soweit sich auch Muskeldruck am Zustandekommen des Knochenbruches mitbeteiligt, ist die Ursache der primären Dislokation eine kombinierte.

Demgegenüber versteht man unter sekundärer Dislokation alle Verschiebungen, die eines oder mehrere Fragmente kürzere oder längere Zeit anch der eigentlichen Frakturierung erleiden. Die Ursachen dieser sekundären Dislokationen sind verschiedene. In erster Linie kommen in Betracht neue, äußere mechanische Einwirkungen, die das gebrochene Glied treffen, so beim Aufheben, beim Transport und bei der Lagerung der Patienten; ferner bei Versuchen, die gebrochene Extremität zu belasten. Die bekannte Adduktionsknickung der Schenkelhalsfraktur entsteht z. B. sehr oft erst dann, wenn der Patient auf das gebrochene Bein zu stehen versucht. In zweiter Linie kann die Schwere des Gliedes, dessen peripherischer Abschnitt der Einwirkung der Muskulatur teilweise entzogen ist, bei unzweckmäßiger Lagerung zu sekundärer Verschiebung führen; hierher gehört die Auswärtsrotation des Fußes nach Oberschenkelfrakturen. Drittens sind willkürliche und unwillkürliche Muskelkontraktionen, sowie die elastische Retraktion der Muskeln und Weichteile in hervorragendem Maße an der Entstehung sekundärer Fragmentverschiebungen beteiligt. Schließlich können noch fehlerhafte Verbände zu unerwünschten nachträglichen Dislokationen Anlaß geben.

Die regulären Fragmentverschiebungen werden üblicherweise folgendermaßen eingeteilt (Abb. 104):

a) Seitliche Verschiebung — dislocatio ad latus.

b) Verschiebung in der Längsrichtung — dislocatio ad longitudinem;

  a) mit Übereinanderschiebung — cum contractione;

  b) mit Auseinanderweichen in der Längsrichtung — cum distractione;

  c) mit Einkeilung — cum implantatione.

c) Winklige Verschiebung, Knickung der Achse — dislocatio ad axin.

d) Verschiebung durch Drehung beider oder nur eines Fragmentes um die Längsachse, Rotation — dislocatio ad peripheriam.

Komplizierte Dislokationsformen wie die völlige Umdrehung, Heraussprengen eines Fragments, Depression oder Impression lassen sich auf diese Elementarformen der Verschiebung zurückführen. Gewöhnlich kommen die verschiedenen Verschiebungstypen nicht isoliert vor, sondern in verschiedenster Kombination; am häufigsten findet sich noch reine Seitenverschiebung

Abb. 105. Doppelfraktur beider Unterschenkelknochen, mit Seiten- und Längsverschiebung geheilt.

oder Achsenknickung. Beträgt die seitliche Verschiebung mehr als die ganze Breite des Knochens, so kommt es gleichzeitig zur Verkürzung durch Verschiebung in der Längsrichtung (Abb. 105). Bei schräg verlaufenden Frakturen tritt Verkürzung ein, auch wenn die seitliche Verschiebung geringer als der Knochendurchmesser ist, und zwar um so eher, je steiler die Bruchfläche verläuft.

Die Verschiebung ad longitudinem (Abb. 106) erfolgt praktisch beinahe ausschließlich im Sinne der Verkürzung; Längenverschiebungen mit

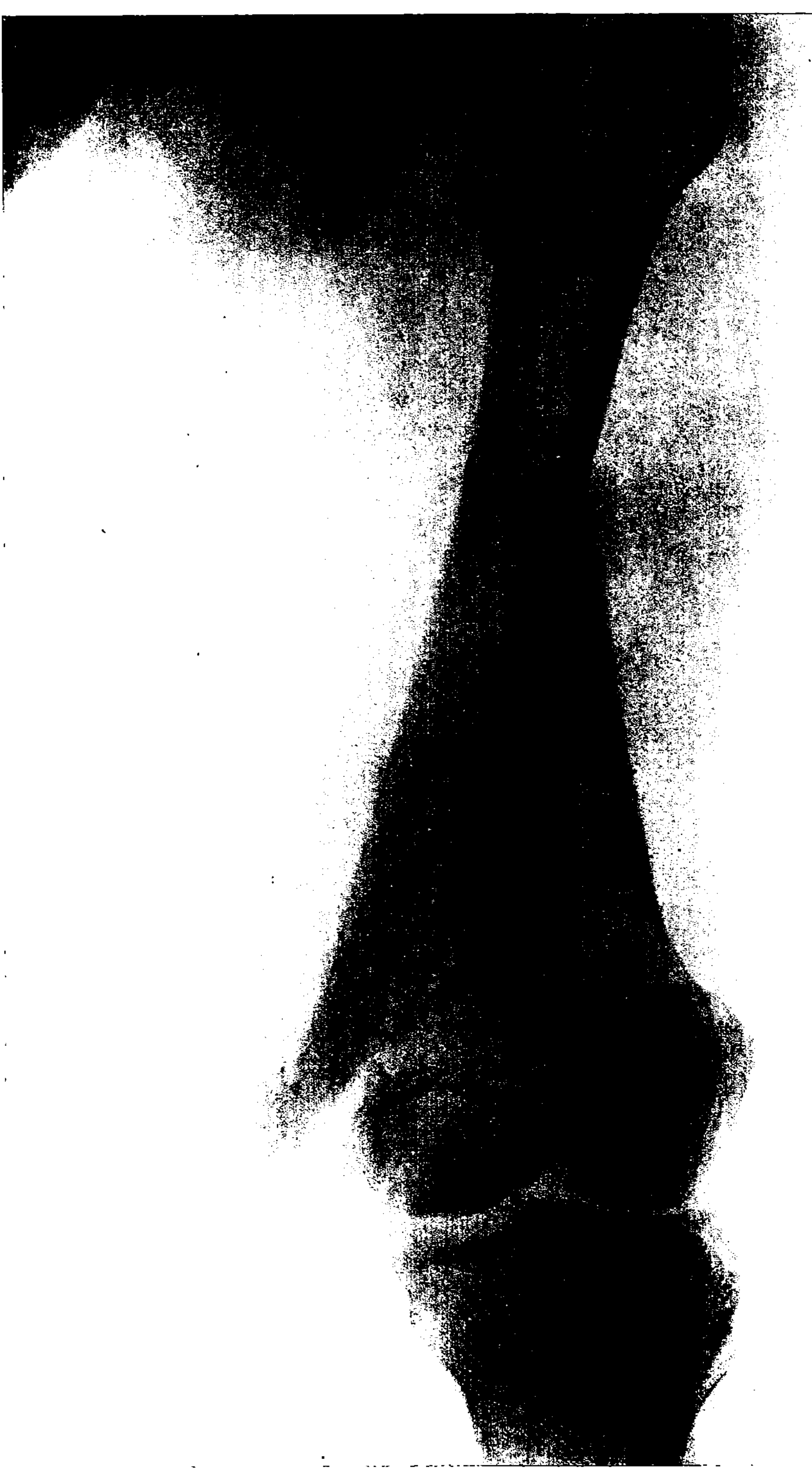

Abb. 106. Femurfraktur mit hochgradiger Längsverschiebung geheilt. (Durch Granatsplitter verursacht.)

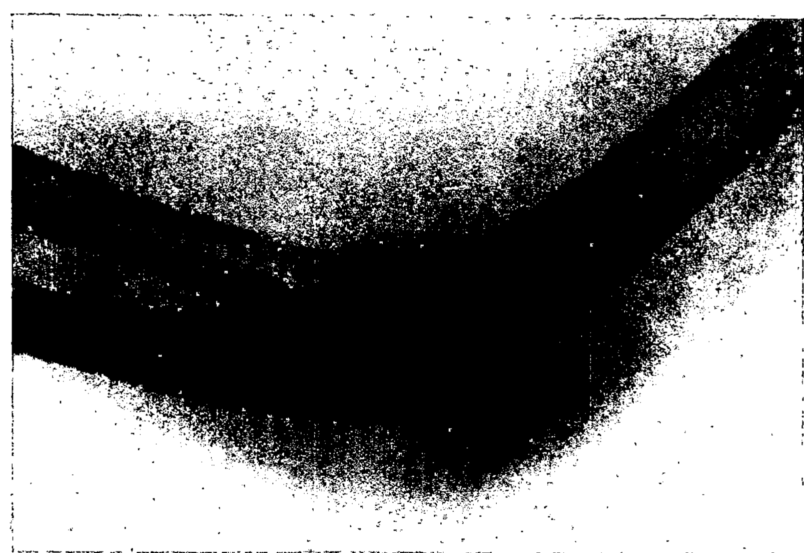

Abb. 107. Diastase zwischen den Bruchstücken, durch Muskelzug verursacht, bei
Olekranonfraktur.

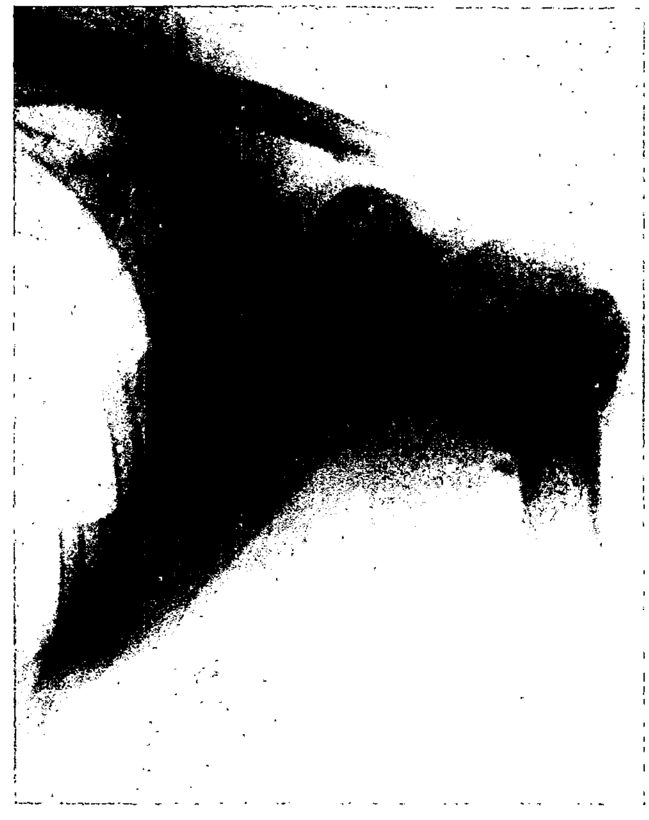

Abb. 108. Fraktur des oberen Humerusendes mit Einkeilung.

gleichzeitiger Verlängerung (Distraktion) werden bei Diaphysenbrüchen nur ganz ausnahmsweise beobachtet, am ehesten noch bei gewissen Frakturen des Humerus, bei denen die Schwere des distalen Extremitätenabschnittes die Fragmente auseinanderzieht; ferner als Überkorrektur bei Extensionsbehandlung

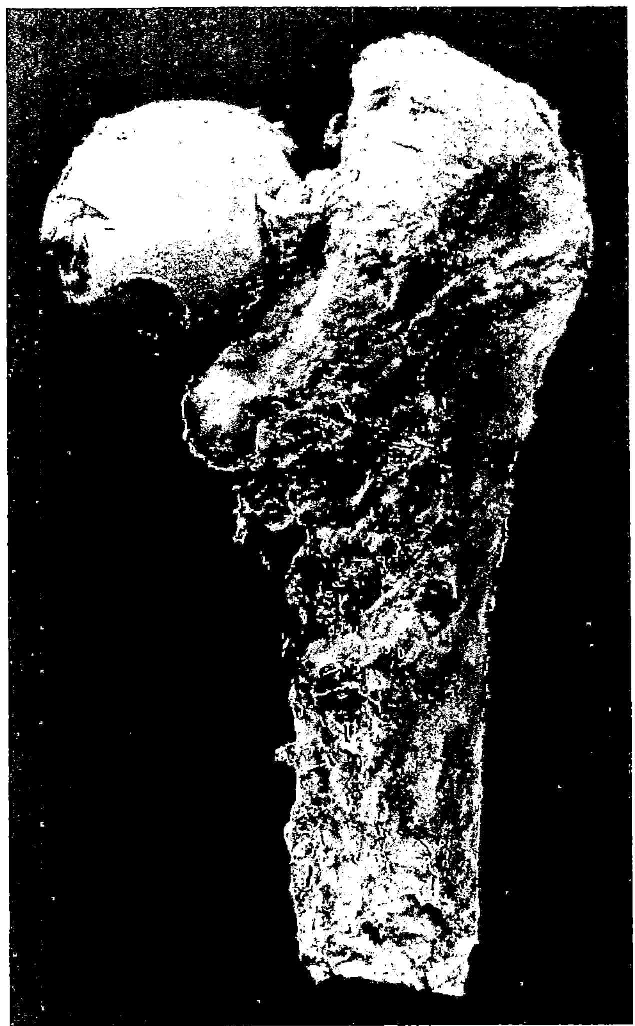

Abb. 109 a. Eingekeilte Schenkelhalsfraktur mit vollkommener Aufhebung des Schenkelhalses.

(Nagelextension), aber auch hier höchst selten. Dagegen treten Diastasen zwischen den Fragmenten überall dort in Erscheinung, wo eines oder beide Fragmente der Wirkung des distrahierenden Muskelzuges ausgesetzt sind, wie bei Frakturen der Kniescheibe, des Olekranon (Abb. 107), des Tuberculum majus humeri und der Trochanteren.

Die **Einkeilung** wird beinahe ausschließlich an den Gelenkenden beobachtet und kommt gewöhnlich so zustande, daß die Diaphysenkortikalis in die spongiöse Epiphyse eindringt, unter entsprechender Zertrümmerung des betroffenen Knochengewebes. Diesen Vorgang sieht man am häufigsten

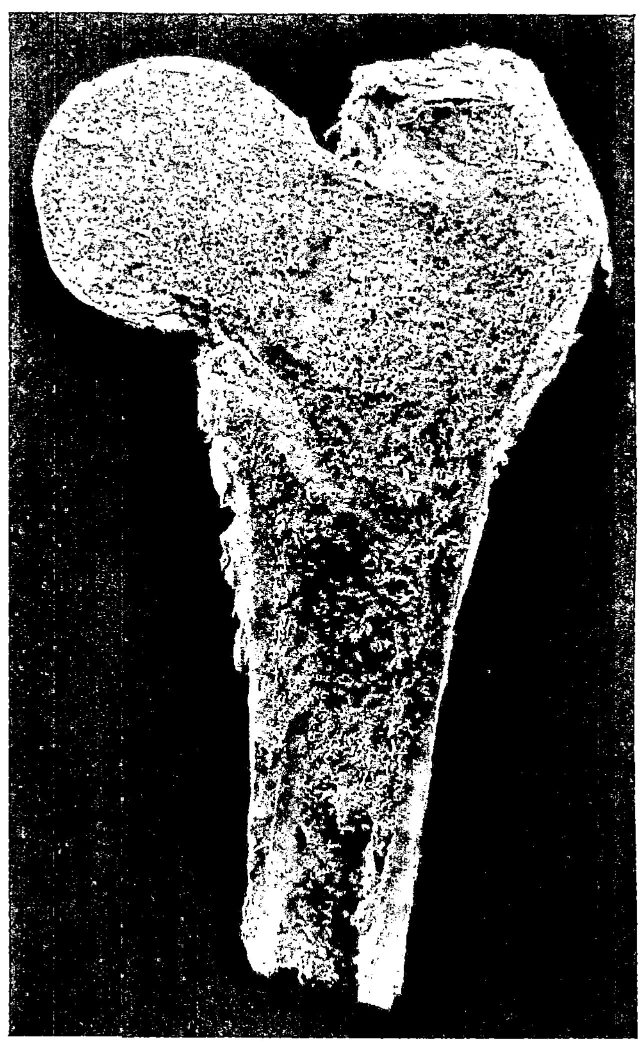

Abb. 109 b. Längsschnitt durch Präparat 109 a. Man sieht, daß die Fraktur im Bereich der intertrochanteren Ebene erfolgte, und daß die Kortikalis des Schenkelhalses sich tief in die Spongiosa des trochanteren Massivs einbohrte.

am oberen Humerusende (Abb. 108, 1a und b), am oberen Femurende sowie an der unteren Radiusepiphyse, seltener am oberen Ende der Tibia. Eingekeilte Frakturen des Schenkelhalses im Bereiche der Linea intertrochanterica zeigen umgekehrt Eindringen der Kortikalis des Epiphysenfragments in die Spongiosa der Trochantermasse (Abb. 109). Analog kann die Kortikalis des Humeruskopfes sich in die tuberkuläre Spongiosa einkeilen.

Liegt ein Fragment mit der Spitze seiner Bruchfläche der Kortikalis des anderen Fragments seitlich an, so spricht man von „Reiten der Frag-

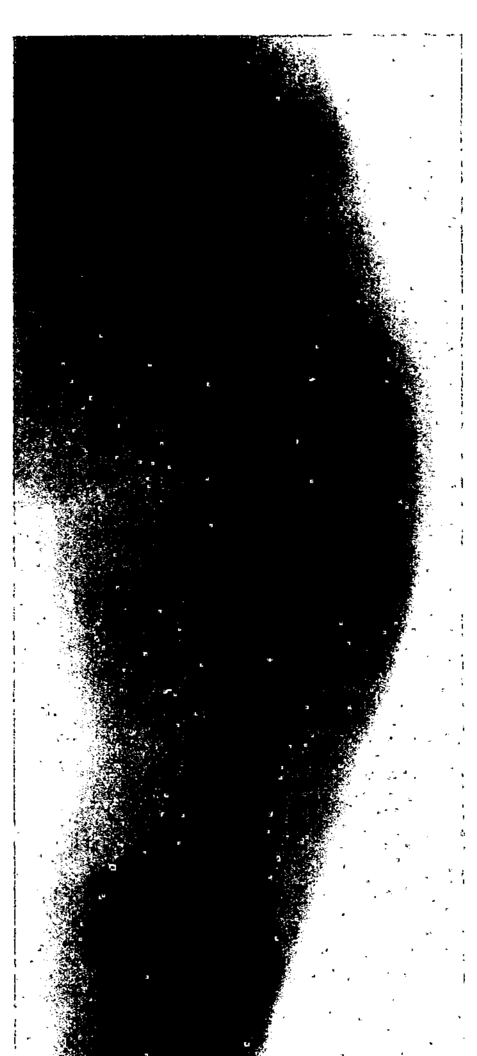

Abb. 110. Diaphysenfraktur des Femur; sog. Reiten der Fragmente.

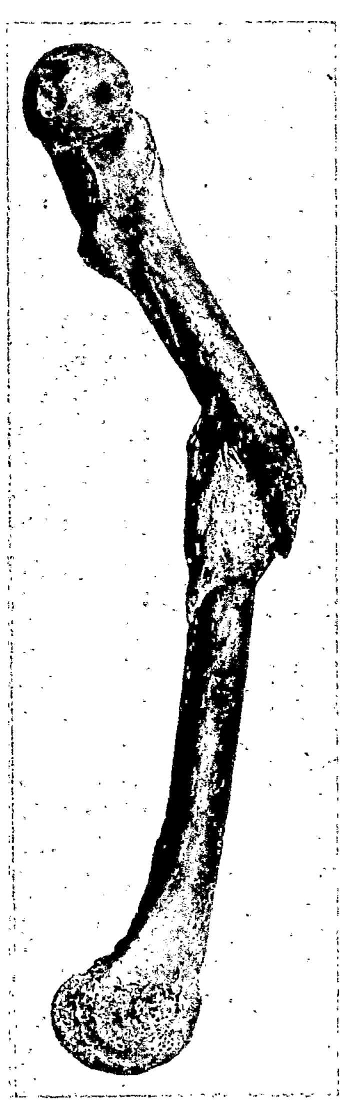

Abb. 111. Mit winkliger Verschiebung geheilte Femurfraktur. Präparat der patholog. anatom. Anstalt Basel.

mente"; es handelt sich hier um eine Kombination von Längsverschiebung und winkeliger Knickung (Abb. 110).

Die winkelige Verschiebung ist eine der häufigsten, entsprechend der großen Frequenz der Biegungsfrakturen. Frakturierende äußere Gewalt und Längsmuskeldruck führen zur primären, letzterer häufig zu sekundärer Winkelbildung zwischen den Fragmenten (Abb. 111 und 112).

Verschiebungen der Fragmente im Sinne der Drehung um die Längs-achse treten ebenfalls bei der Großzahl der Extremitätenfrakturen in Erscheinung. Gewöhnlich betrifft die Rotation wesentlich das periphere Fragment,

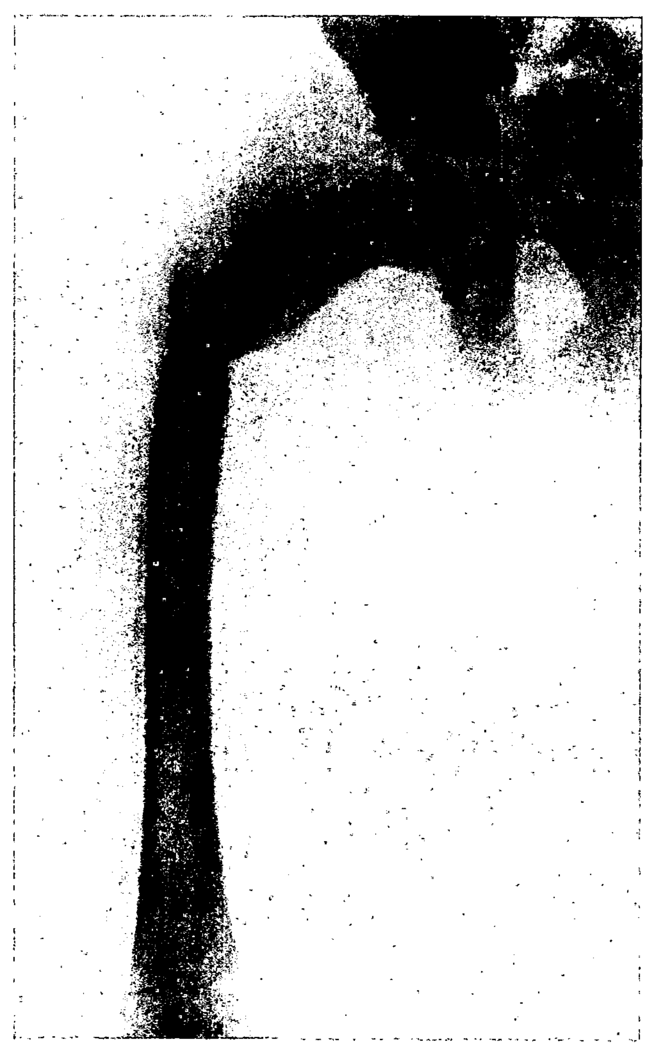

Abb. 112. [Subtrochantere Diaphysenfraktur des Femur mit sekundärer winkliger Verschiebung durch Belastung von unten her.

welches dem Einfluß der Schwere unterliegt, während das proximale Fragment durch die vom Becken oder Schultergürtel zum proximalen Extremitäten-knochen verlaufenden Muskeln in seiner Lage festgehalten wird (Abb. 113). Ein Schulbeispiel hierfür sind die Femurfrakturen. Sobald das peripherische Fragment der Einwirkung der Einwärtsrotatoren entzogen ist, sinkt der schon normalerweise in leichter Auswärtsrotation stehende Fuß, der Schwere folgend, nach außen, oft bis zur vollständigen Berührung des äußeren Fußrandes mit der Unterlage (Abb. 114). Weniger häufig ist eine ungleich starke, gleichsinnige oder entgegengesetzte Drehung beider Fragmente; letzteres tritt ein, wenn die Auswärtsrotatoren vorwiegend an einem, die Einwärtsrotatoren am anderen Fragment inserieren.

Eine gesonderte Betrachtung erfordert noch die Rolle, welche die Muskulatur beim Zustandekommen namentlich der sekundären Dislokationen spielt. Wo eine Mittelstellung eines Gliedes durch entgegengesetzt-gleichen Muskelzug unterhalten wird, folgt nach der Frakturierung jedes Fragment dem Zuge der an ihm sich ansetzenden Muskulatur. Beispiele für dieses Verhalten sind die Flexion und Abduktion des oberen Femurfragments bei Frakturen unterhalb des Trochanter minor (Abb. 115), die Adduktion des oberen Femurfragments bei Diaphysenfrakturen unterhalb des Ansatzes der Adduktoren, die Abduktion und Auswärtsrotation des Humeruskopffragments und gleichzeitige Einwärtsrotation des peripheren Fragments bei Epiphysenfrakturen des kindlichen Humerus, und bei gewissen pertuberkulären Frakturen des oberen Humerusendes Erwachsener (Abb. 116).

Zur Beurteilung des Einflusses, den die Muskelaktion auf die Fragmentverschiebung ausübt, ist jedoch — wie namentlich Henschen betont — zu berücksichtigen, daß die Muskeln nicht mathematisch parallel der Knochenlängsachse oder genau gegen die Längsachse zu verlaufen. Sie gehen vielmehr seitlich an der Knochenlängsachse vorbei, umschlingen den Knochen schraubenförmig und treten in verschiedenem Winkel an die Ansatzstellen heran. Daraus ergeben sich neben dem eigentlichen Längsdruck noch drehende und rollende Komponenten. Ferner wird analog der Wirkung zweigelenkiger Muskeln das zentrale Fragment in seiner Stellung auch durch Muskeln beeinflußt, die sich am peripherischen Bruchstück

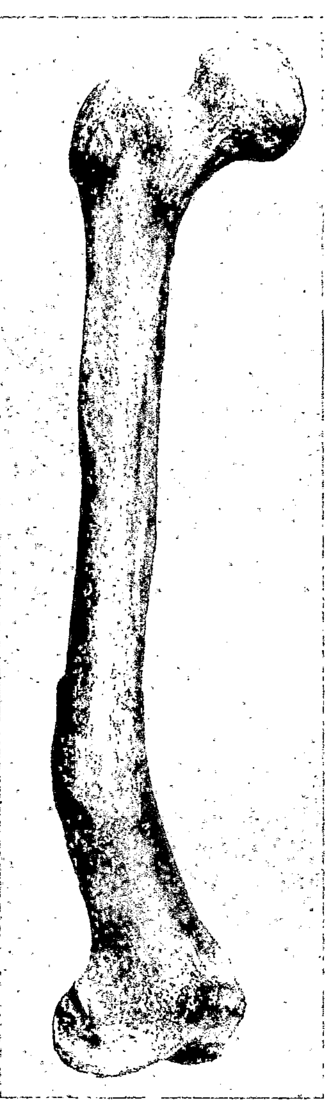

Abb. 113. In Rotationsstellung des unteren Fragmentes verheilte Femurfraktur. Präp. d. patholog. anatom. Anstalt Basel.

ansetzen. Sodann entspricht die physiologische Wirkung irgendeines Muskels nicht der groben Bewegung, die wir am anatomischen Präparat durch Zug an der Sehne auslösen; vielmehr werden bei den willkürlichen Bewegungen oft nur Teile eines Muskelindividuums aktiviert, während meistens verschiedene

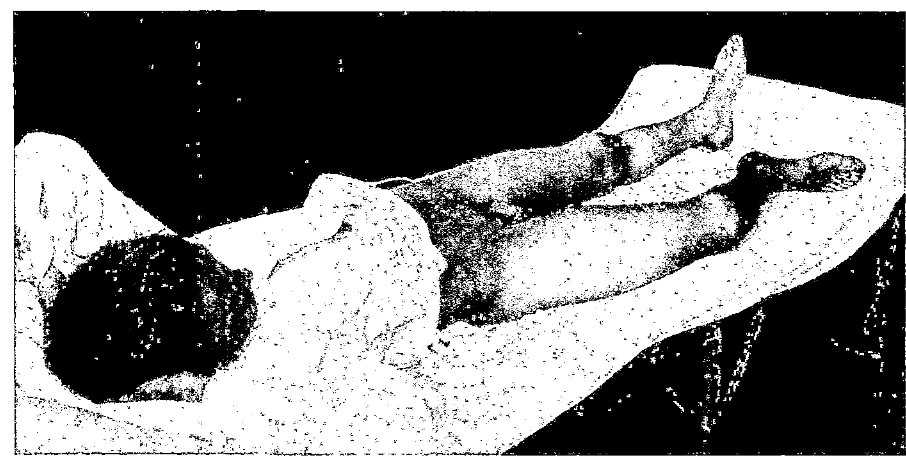

Abb. 114. Auswärtsrotation des Fußes bei Fraktur im oberen Drittel des Femur.

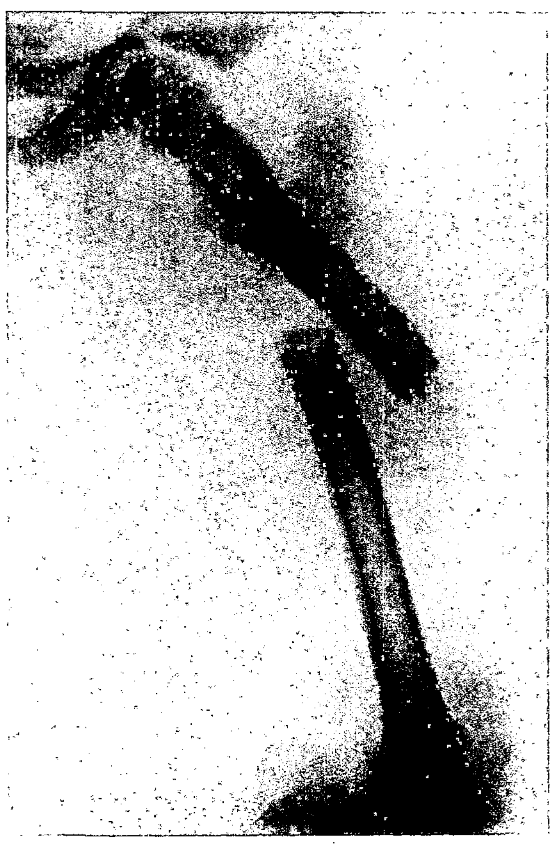

Abb. 115. Flexion und Abduktion des oberen Fragmentes, verbunden mit leichter Auswärtsrotation, bei Fraktur im oberen Drittel der Femurdiaphyse.

Muskeln oder Muskelgruppen in zweckmäßig koordinierter Innervation gleichzeitig zur Erzielung bestimmter Bewegungen in Funktion gesetzt werden.
Besonders häufig ist die gleichzeitige Aktivierung von Koergeten und Antagonisten. Es ist deshalb im allgemeinen nicht möglich, die Fragmentverschiebung
in schematischer, einfacher Weise aus der Muskelanordnung herzuleiten, wie
es bei obigen einfachen Beispielen geschehen ist. Die Fragmentstellung,
soweit sie Folge der Muskelretraktion oder Kontraktion ist, entspricht vielmehr kombinierter Muskelwirkung und ist namentlich
auch in hohem Maße von der Gelenkstellung abhängig, da die Wirkung verschiedener Muskeln und Muskelgruppen unter verschiedenen Gelenkstellungen wechselt.

3. Bluterguß.

Bei Entstehung einer Fraktur werden zahlreiche Gefäße im Knochen,
besonders im Mark und im Bereich des Periostes, zerrissen. Ferner findet
häufig eine Verletzung benachbarter Gefäße durch die scharfen Fragmente
statt. Die Folge ist ein verschieden
großer Bluterguß, den man als
Frakturhämatom bezeichnet.
Dieser Bluterguß breitet sich zwischen den Fragmentenden, unter
dem abgelösten Periost, zwischen
Knochen und abgehobener Muskulatur in den Bindegewebsräumen
aus; gleichzeitig findet eine blutige
Infiltration des Markes, des Periostes und der benachbarten Weichteile statt. Wo eine Fraktur durch
direkte Gewalt zustande kam,
findet sich als Folge der lokalen
Quetschung ein verschieden erheblicher Bluterguß in der Haut und
im Unterhautzellgewebe, oft neben
umschriebenen Hautabschürfungen.
Bei indirekten Frakturen loka-
lisiert sich dieser primäre oberflächliche Bluterguß entfernt von
der Frakturstelle. Das eigentliche

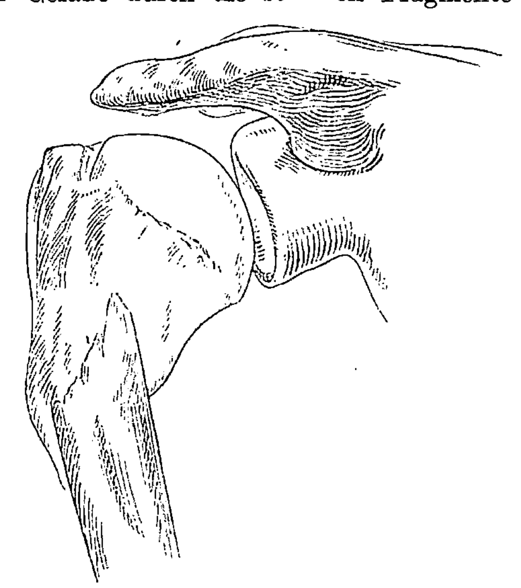

Abb. 116. Fraktur des oberen Humerusendes
mit starker Abduktion des oberen Fragmentes
geheilt. Skizze nach Röntgogramm.

Frakturhämatom wird häufig erst nach mehreren Tagen an der Oberfläche
ausgedehnt sichtbar, nachdem der Blutfarbstoff — bzw. seine Derivate — den
ganzen Weichteilmantel von der Frakturstelle bis zur Haut durchwandert
hat. Bei offenen Frakturen findet eine verschieden starke, häufig vorwiegend
venöse Blutung nach außen statt; ein eigentliches Frakturhämatom kommt
dann gar nicht oder nur in mäßigem Grade zustande.

Dringt bei einer Fraktur ein Bruchende bis unter die Haut vor, so entsteht an entsprechender Stelle eine charakteristische, umschriebene Hautblutung, die dem Kundigen oft ohne weiteres die Diagnose der vorliegenden

Frakturform vermittelt. Auch bei Abrißfrakturen entspricht das sichtbare Frakturhämatom dem Frakturbereich, und bietet einen wichtigen diagnostischen Anhaltspunkt. Beispiele sind das quere oder rundliche Hauthämatom an der Vorderfläche des Oberarms bei Fractura humeri per- oder subtubercularis (Abb. 117), das lokale Hämatom innen am Ellbogen bei Fractura epicondyli humeri. Frakturen, die in das benachbarte Gelenk reichen, führen zu intra-artikulären Blutergüssen. Das Frakturhämatom bedingt mehr oder

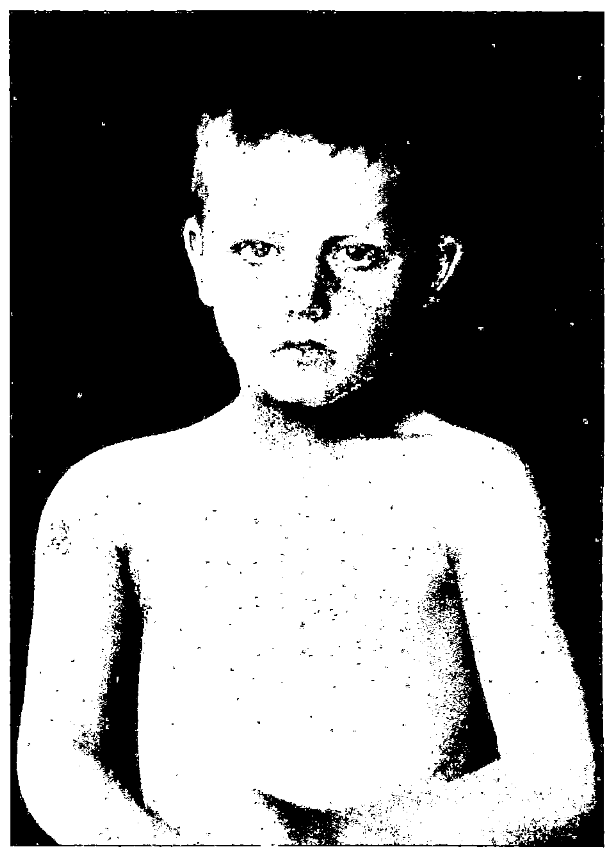

Abb. 117. Charakteristischer Bluterguß in der Haut bei hoch sitzender subtuberkulärer Humerusfraktur.

weniger erhebliche lokale Schwellung und Auftreibung der Extremität. Neben dem Bluterguß ist besonders die Seitendislokation der Fragmente Ur-sache umschriebener Schwellung (Abb. 118). Durch das Hämatom wird im Bereich der Frakturstelle die Zirkulation in verschieden erheblicher Weise gestört. Das führt zunächst zu lokaler und peripherischer Stauung, zu venöser Hyperämie, zu Ödem und schließlich zu entzündlicher Exsudation in die Ge-webe. Stehen die Hämatome unter hoher Spannung, so kann diese Zirkulations-störung zu dauernder Schädigung der Muskulatur führen. Doch treten diese sog. ischämischen Muskelveränderungen gewöhnlich nur auf, wenn der Druck durch äußere Einwirkungen (Verbände) auch noch gesteigert wird, oder wenn eine gleichzeitige Arterienverletzung vorliegt.

4. Verhalten der Muskulatur.

Die praktisch wichtigste Weichteilveränderung bei Frakturen betrifft die Muskulatur. Den Extremitätenmuskeln wird, wie allen übrigen Skelettmuskeln, nach üblichen physiologischen Anschauungen ein gewisser Tonus zugeschrieben. Dieser Muskeltonus beruht, wie durch eine Reihe von Versuchen dargelegt wurde, auf Reflex, während eine wirkliche automatische, durch rein zentrale Erregungen unterhaltene Aktivierung nicht einwandfrei nachgewiesen ist, wenn auch neuere Beobachtungen der Physiologen am deafferentierten Präparat die Annahme vom Rückenmark ausgehender, koordinierter „automatischer" Bewegungen nahelegen (T. Graham Brown). Was wir gewöhnlich mit dem Begriff des Tonus bezeichnen, beruht zu einem großen Teil wohl darauf, daß im lebenden Körper die Muskeln beständig etwas über ihre natürliche Länge gedehnt sind, so daß sie bei jeder Stellung der Gelenke einen gewissen Grad von Spannung besitzen. Diese rein elastische Spannung ist auch am tief narkotisierten Menschen nachweisbar, sowie am Muskel, der seiner Verbindungen mit den Vorderhornganglienzellen beraubt ist (nach Nervendurchschneidung). Es handelt sich hier also um eine rein elastische Spannungsquote. Bei Lostrennung von ihren Befestigungspunkten schnellen die Muskeln deshalb etwas zurück. Die Länge, die sie in diesem Zustand besitzen, kann man als Nullänge bezeichnen; die Muskeln sind somit am Lebenden stets etwas über ihre Nullänge gedehnt. Nach Hermann hat diese Anordnung den Vorteil, „daß bei eintretender Zusammenziehung die Befestigungspunkte einander genähert werden, ohne daß erst Zeit und Kraft zur Anspannung des schlaffen Muskels verloren gehen".

Je mehr ein Muskel überdehnt wird, d. h. je weiter seine Endpunkte voneinander entfernt sind, um so größer wird nicht nur die elastische Spannung und der entsprechende Zugwert, sondern um so größer werden auch Kontraktionsfeld und Kontraktionskraft (aktive Zugkraft) des Muskels. Anspannung des ruhenden Muskels um wenige Prozent seiner Länge kann seine Verkürzungskraft um das $1\frac{1}{2}$fache steigern. Aus diesen Tatsachen erklärt sich die sog. relative Längeninsuffizienz der Muskeln (Henke). Die Verkürzungsgröße jedes Muskels hat eine durch seine Faserlänge und die ihm anhängenden Widerstände bestimmte Grenze; ferner sinkt nach dem Schwannschen Gesetz die elastische Zugkraft des Muskels mit fortschreitender Verkürzung sehr rasch. Die Verkürzungs- oder Leistungsfähigkeit jedes Muskels ist somit abhängig von der Länge, die er bei einer gewissen Stellung der Gelenke hat, über die er hinwegzieht. Bei Zweigelenkern kann deshalb bei einer gewissen Stellung des einen Gelenks ein Muskel schon so bedeutend verkürzt und dadurch entspannt sein, daß der Rest der elastischen Verkürzungsmöglichkeit oder des noch offenen Teils des Kontraktionsfeldes (der noch möglichen aktiven Verkürzung) nicht mehr genügt, die Stellung des anderen Gelenkes noch zu beeinflussen. In dieser Stellung liegt somit eine relative Längeninsuffizienz des Muskels vor. So können wir bei stark gebeugtem Hüftgelenk den Unterschenkel im Kniegelenk nicht mehr vollständig strecken, bei stark volar ge-

beugtem Handgelenk die Finger nicht kräftig zur Faust schließen. Bekannt
ist auch, um ein Beispiel zu wählen, das einen eingelenkigen Muskel betrifft,
die Abhängigkeit der Ileopsoaswirkung von der Haltung der Wirbelsäule.

Von einer absoluten Längeninsuffizienz würde man nach Henschen
dann sprechen können, wenn ein Muskel bei einer gewissen Gelenkstellung
total abgespannt und damit zu kurz würde, auch bei maximaler Kontraktions-
anstrengung ein Minimum von Zugkraft zu entwickeln. Eine so weitgehende
Verkürzung des Muskels kommt jedoch am Lebenden physiologischerweise
nicht vor.

Solange nun der zwischen zwei Ansatzpunkten eines Muskels liegende
Knochen als intakte Strebe steht, bedingen die beschriebene physiologische
Überdehnung des Muskels und der reflektorische, durch verschiedenste periphere Reize unterhaltene Muskeltonus eine gewisse, als physiologisch zu be-
zeichnende Spannung. Die Knochen stehen unter muskulärem Längsdruck,
Auflage-Druck und verschieden gerichteter Zugspannung. Im Momente, wo
die Knochenstrebe bricht, verkürzen sich die entsprechenden Muskeln zunächst
kraft ihres Tonus und der Überdehnung, unter Verschiebung der Knochenfragmente vor allem im Sinne der Verkürzung.

Nach Ansicht einiger Autoren soll unmittelbar auf das Trauma ein verschieden lang dauerndes Stadium der Ruhe folgen, welches je nach der Schwere
der Gewalteinwirkung und auch individuell verschieden lange andauert; dieses
Stadium wird als Stadium des Muskel- oder Gewebestupors bezeichnet.
Doch liegen überzeugende Anhaltspunkte für die Annahme eines derartigen
Muskelstupors nicht vor; die Fragmente unterliegen vielmehr sofort der Einwirkung der Muskelkräfte (s. bei Schock). Die Fraktur mit ihren lokalen Veränderungen bildet nun einen mächtigen peripherischen Reiz, der zu Steigerung
des reflektorischen „Muskeltonus" führt. Durch die Schädigung der Muskeln
an der Verletzungsstelle — Quetschung, Zerreißung, Einklemmung von Muskelfasern zwischen den Fragmenten, Reizung durch spitze Fragmentteile, blutige
und entzündliche Infiltration des ganzen Weichteilquerschnittes — werden
die regionären sensiblen Nervenendigungen und besonders der sensible Apparat der Muskeln erheblich gereizt und dieser zentripetale Reiz setzt sich im
Rückenmark reflektorisch in Muskelaktivierung um. Dazu kommt auch
eine direkte mechanische Reizung der Muskulatur. Diese reflektorisch
und durch lokale Reizung bedingte Steigerung der Muskelkontraktion addiert
sich zu der elastischen Komponente als wesentliches dislozierendes und besonders retrahierendes Moment. Es ist durchaus nicht unerläßlich, die Entstehung eines pathologischen Hypertonus anzunehmen, um zu verstehen, daß
nun jeder lokale Reiz, besonders schmerzauslösende Manipulationen, eine
gegenüber der Norm wesentlich verstärkte Muskelaktion auslöst; denn jede
kleinste, reflektorisch ausgelöste Muskelzusammenziehung addiert sich eben
zu dem bereits bestehenden reflektorisch bedingten, meist recht erheblichen
Kontraktionszustand des Muskels. Allerdings ist es nicht ausgeschlossen, daß
eine gesteigerte Erregbarkeit der spinalen nervösen Zentren vorliegt, zu deren
Erklärung die ständig zentripetal zufließenden, von der Frakturstelle ausgehenden sensiblen Reize herangezogen werden können. Es ist zu berücksichtigen,
daß jede schmerzhafte Affektion, besonders bei empfindlichen Patienten, zu
einem Erregungszustand führen kann, woraus sich der größere motorische Aus-

schlag zentripetaler Reize ebenfalls erklärt; offenbar handelt es sich hierbei um Wegfall von zentralen Hemmungen. Dazu kommt noch das intensive Bestreben eines jeden Frakturpatienten, schmerzhaften Manipulationen durch vermehrte aktive Anspannung der Muskulatur zu begegnen, trotz der Schädlichkeit des Effektes. Es handelt sich hier um Erscheinungen, die man unter dem Begriff des Schmerzreflexes zusammenfassen kann.

Die Muskeln sind somit bei Frakturen verkürzt; die von der Frakturstelle ständig ausgehenden zentripetalen Reize bedingen eine vermehrte Aktivierung, so daß die Muskeln, obschon sie eine geringere Länge besitzen, sich in einem vermehrten Spannungszustand befinden. Die Verkürzung der Muskeln bis zur eventuellen Aufhebung der erwähnten physiologischen Dehnungsspannung wird reichlich überkompensiert durch die vermehrte reflektorische Aktivierung. Bleibt der Muskel unbeeinflußt seinem verkürzten Zustand überlassen, so paßt er sich organisch dieser neuen Länge sehr rasch an. Das Muskelhämatom gibt, falls es nicht vollständig resorbiert wird, zu reaktiver, entzündlicher Bindegewebswucherung Anlaß. Gleichzeitig können unter der Druckwirkung des Hämatoms und des entzündlichen Exsudates spezifisch kontraktile Elemente des Muskels zugrunde gehen und ebenfalls durch Bindegewebe ersetzt werden. Grob mechanische Zerstörungen des Muskels durch die Fragmente, Zerreißung der Faszien, Bindegewebssepten und der Muskelansätze führt ebenfalls zur Bildung bindegewebiger Narben. Eine Regeneration zugrunde gegangener Muskelelemente findet nur unvollkommen statt, wenn nicht besondere Maßnahmen ergriffen werden. An Stelle elastisch dehnbarer, kontraktiler Muskelzüge finden sich dann derbe, bindegewebige, wenig dehnbare Züge, die unter sich, mit dem Knochenkallus, sowie mit den intermuskulären Bindegewebssepten und mit den Deckfaszien zu einer Narbenmasse vereinigt werden können.

5. Allgemeinerscheinungen.

Eine Anzahl von Frakturpatienten werden mit mehr oder weniger ausgeprägten Schockerscheinungen eingeliefert, die als Folge der Reizung sensibler Nervengebiete durch das Trauma, besonders durch die mit dem Unfall verbundene Erschütterung, aufzufassen sind. Objektiv sind nachweisbar eine gewisse Blässe und Kälte der Haut, apathisches Verhalten, Herabsetzung der Haut- und Sehnenreflexe, Verlangsamung oder geringe Steigerung der Pulsfrequenz, Herabsetzung des Blutdruckes, oberflächliche Atmung. Handelt es sich um sehr schwere traumatische Einwirkungen, so finden wir als Folge der reflektorischen Gefäßnervenlähmung Zyanose, kalten Schweiß, hochgradige Verschlechterung der Pulsqualität, ferner reagieren die Pupillen kaum mehr, es tritt Aufstoßen und Erbrechen ein. Bei derartigen Erscheinungen ist an eine Commotio cerebri zu denken, die unwahrscheinlich wird, wenn das Bewußtsein nie getrübt war. Auch heftige Schmerzen im Bereiche der Frakturstelle können an der reflektorischen Entstehung des Schocks mitbeteiligt sein. Die Schockerscheinungen gehen längstens im Verlaufe von einigen Stunden vorüber. Verschlechtert sich dagegen der Allgemeinzustand zusehends, und bildet sich ein deutlicher Kollapszustand aus, der namentlich durch Steigerung der Pulsfrequenz und Sinken des Blutdruckes sowie durch zunehmende Bewußtseinsstörungen charakterisiert wird, so liegt eine komplizierende schwere innere Verletzung vor, in welchem Falle in erster Linie nach Gehirnschädigung, intraabdomineller Blutung oder Perforativperitonitis zu fahnden ist.

Der sogenannte Muskelstupor, der nach Frakturen beobachtet wurde, ist als eine Teilerscheinung des Schocks aufzufassen.

Ein häufiges Allgemeinsymptom bei Frakturpatienten ist Fieber. Auch ohne daß eine begleitende, infizierte Hautverletzung vorliegt, kann die Temperatur auf über 38° steigen. Die Ursache ist wohl in Resorption von Blut an der Frakturstelle zu suchen. Derartiges Resorptionsfieber geht gewöhnlich in wenigen Tagen zurück.

Kapitel 2.

Primäre Komplikationen.

Durch die Fragmente können nicht nur die umgebenden Muskeln, sondern auch die benachbarten Gefäße und Nerven, sowie die bedeckende Haut verletzt werden.

1. Hautverletzungen und Infektion der Frakturstelle.

Nach verschiedenen Zusammenstellungen sind durchschnittlich 20 von 100 Knochenbrüchen mit durchgehenden Hautwunden kompliziert, und zwar wechselt der Prozentsatz der offenen Knochenbrüche sehr nach den verschiedenen Skeletteilen. Die Berechnungen Gurlts ergaben auf etwas über 1200 Fälle für die Zehenphalangen $88^0/_0$, für die Fingerphalangen $73^0/_0$ offene Frakturen, was sich aus der vorwiegend direkten Entstehung dieser Frakturen erklärt; dann folgen die Metatarsalbrüche mit $52^0/_0$, die Metakarpalbrüche mit $44^0/_0$, sodann in weitem Abstand die Unterschenkelbrüche mit $17,9^0/_0$, Vorderarmbrüche mit $11,6^0/_0$, die Oberschenkelfrakturen mit $7^0/_0$, die Humerusfrakturen mit $6,6^0/_0$ offener Verletzungen. Mit der Zunahme der indirekten Frakturentstehung nehmen somit die offenen Knochenbrüche erheblich ab.

Zunächst kommt es vor, daß ein Fragment, welches bis unter die Haut getreten ist, die Haut anspießt und dann bei sekundärem Zurücktreten die Haut nach sich zieht. So entstehen charakteristische Hauteinziehungen (Abb. 119).

Eine weitere Art der Hautverletzung ist die sogenannte Durchstechung, die sich besonders an Stellen findet, wo die Haut dem Knochen normalerweise schon dicht anliegt. Solche Durchstechungen sieht man namentlich bei Tibiafrakturen über der Vorderinnenfläche des Schienbeines. Während hier die Hautverletzung durch eines der Fragmente bedingt wird, gibt es offene Frakturen, bei denen die äußere Gewalt, welche zur Fraktur führt, auch die Hautverletzung bewirkt. Je nach der ursächlichen Gewalt handelt es sich um unregelmäßige Quetschrißwunden oder umschriebene, scharfrandige Zusammenhangstrennung der Haut.

Die häufigste Form der offenen Knochenbrüche wird durch die Schußfrakturen dargestellt. Bei diesen findet sich meistens ein kleiner, höchstens dem Kaliber entsprechender Einschuß mit gequetschten Rändern (Abb. 120) und ein gewöhnlich etwas größerer, oft in der Spaltrichtung der Haut gelegener Ausschuß (vgl. Abb. 101). Der Einschuß kann kleiner sein als der Geschoßquerschnitt, weil das auftreffende Geschoß zunächst die Haut dehnt; nach Durchtritt des Geschosses zieht sich die gedehnte Haut wieder auf ihre ursprüngliche Fläche zusammen. Dieses Verhalten sieht man namentlich bei Schußverletzungen durch Spitzgeschosse. Wo zwischen Knochen und bedeckender Haut nicht eine dicke Muskelmasse liegt, sondern die Ausschußfläche des Knochens nur von Haut bedeckt wird, verursachen die mitgerissenen Knochenfragmente ausgedehnte Platzwunden. Ein typisches Beispiel hierfür sind Ausschüsse über der Tibiainnenfläche und am Handrücken (Abb. 121). Vergleiche auch S. 78.

Granatsplitter verursachen unregelmäßig geformte Einschußöffnungen mit nekrotischen, gequetschten Wundrändern der Haut, aus denen die Weichteile hervorquellen. Oft sehen die Wunden wie gekocht aus, und belegen sich bald mit grau-grünen Belägen. Die Ausschußöffnungen sind ebenfalls unregelmäßig gestaltet, oft multipel und von ähnlicher Beschaffenheit (Abb. 122). Ist der Knochen von einem allseitigen Weichteilmantel umgeben, wie am Oberschenkel, so findet man in den Weichteilen zwischen Knochen und Ausschußwunde eine große Zertrümmerungszone, dargestellt durch zahlreiche aus dem Zusammenhange gelöste Fragmente, zerrissene Muskulatur und ausgedehnten Bluterguß. In kleinerem Ausmaße findet sich eine solche Zertrümmerungszone auch vor dem Knochen. Je kürzer die Schußdistanz, desto größer

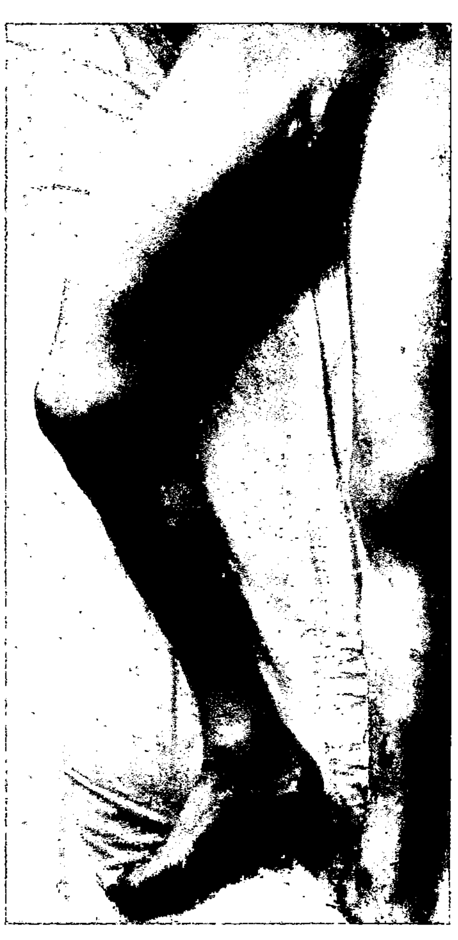

Abb. 118. Lokale Schwellung infolge Bluterguß und Seitenverschiebung der Fragmente bei Femurfraktur.

sind diese Zertrümmerungshöhlen. Von großer Bedeutung für die Fortleitung der Infektion ist auch die weitgehende Eröffnung der Bindegewebsräume durch die Seitenwirkung des Geschosses, falls dieses mit großer Geschwindigkeit auftrifft. Bei Schüssen aus großer Ferne — 1500 bis 2000 m — verschwinden die Zertrümmerungszonen in den Weichteilen und die einzelnen Knochensplitter werden dann meist noch durch Periostbrücken zusammengehalten.

Neben direkter Trennung der bedeckenden Haut bei der Frakturierung kommen Hautschädigungen vor, welche verschieden rasch zu Gangrän und damit zu sekundärer Eröffnung der Frakturstelle führen. Am häufigsten tritt Nekrose der unmittelbar die Bruchstelle bedeckenden Haut ein, als Folge starker lokaler Quetschung, ausgedehnter Abhebung der Haut von der Unterlage mit Zerreißung der ernährenden Gefäße und Dehnung durch

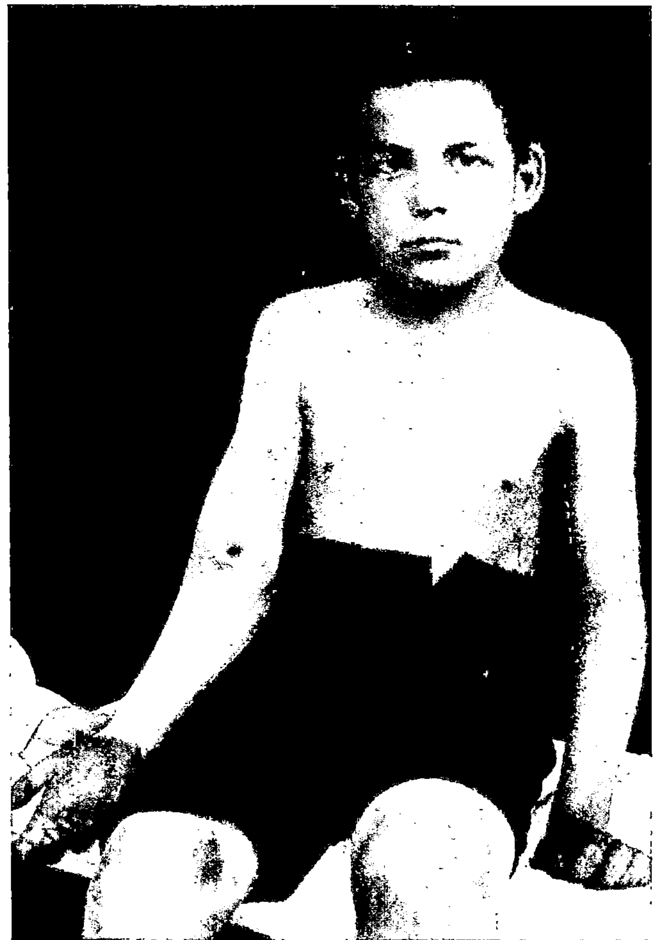

Abb. 119.   Anspießung und Einziehung der Haut durch das obere Fragment bei
suprakondylärer Fraktur des unteren Humerusendes.

subkutane Hämatome, oder kontinuierlichen Druckes verschobener Fragmente. Diese lokale Gangrän kann verschieden weit in die Tiefe reichen. Druck starrer Verbände unterstützt natürlich das Zustandekommen derartiger Hautschädigungen und führt gelegentlich zu ausgedehnter Nekrose darunter liegender Sehnen und Muskeln. Schon die starke Dehnung der Haut durch die Schwellung infolge blutiger und entzündlicher Infiltration der tiefen Gewebe kann zu Hautschädigungen führen, die sich durch umschriebene oder ausgedehnte Blasen-

bildung, eventuell mit sekundärem Zugrundegehen der oberflächlichsten Haut-
schicht, der Epidermis, äußern. Die Blasen enthalten seröse, oft verschieden
stark blutig verfärbte Flüssigkeit. Oft werden auch die tieferen Hautschichten,
das Corium, sowie das subkutane Zellgewebe von dieser Nekrose betroffen.
Individuell bedingte schlechte Ernährungsverhältnisse spielen hier gelegentlich
eine begünstigende Rolle. Auch diese Veränderungen können durch
Druck eines zu fest angelegten, infolge der Schwellung der
Extremität zu eng werdenden Verbandes gesteigert werden.

Die hauptsächlichste Bedeutung der begleitenden Hautverletzungen liegt in der Möglichkeit primärer oder sekundärer In-

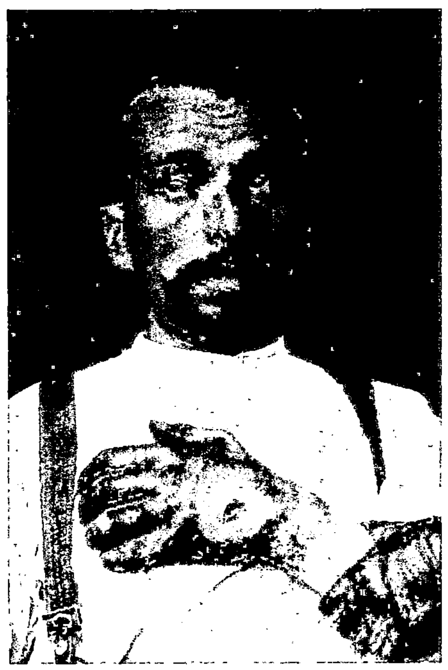

Abb. 120. Einschuß auf dem Handrücken
mit Quetschung der Wundränder, verursacht durch Spitzgeschoß.

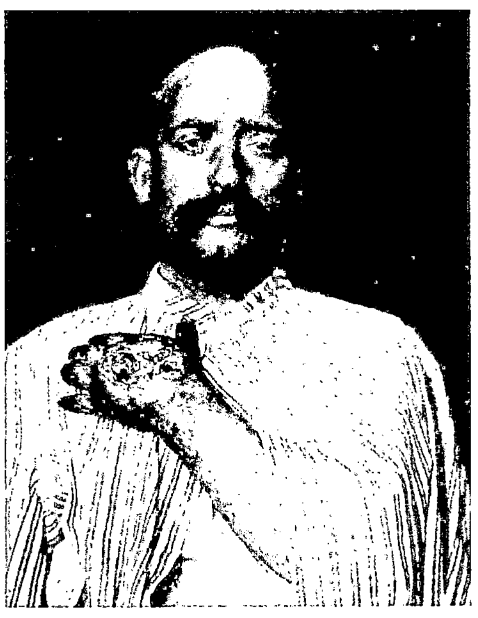

Abb. 121. Ausschuß aus dem Handrücken
in Form einer Platzwunde, verursacht durch
Spitzgeschoß (nach Brun).

fektion der Frakturstelle. Das Eindringen von Infektionserregern in
das Frakturhämatom und in die eröffneten venösen Gefäße und Lymphspalten
kann zu foudroyanter, septischer Allgemeininfektion führen, die man oft auch
durch frühzeitige Absetzung des Gliedes nicht mehr zu beherrschen vermag.
Die ungünstigen lokalen Wundverhältnisse — Hämatom, teilweise schlecht
ernährte Knochensplitter, zerrissene Muskelpartien, unregelmäßige, buchtige
Wundhöhlen mit Taschen und Nischen — begünstigen besonders das Wachstum
von anaeroben Infektionserregern, vor allem des Tetanusbazillus,
sowie der Erreger verschiedener Entzündungen, die mit Gasbildung einhergehen, wie malignes Ödem und Gasbrand. Neben den unübersichtlichen,
komplizierten Wundverhältnissen, welche der Entwicklung der Anaerobier

7*

unter Luftabschluß Vorschub leisten, begünstigt auch gleichzeitige Mischinfektion mit den gewöhnlichen aeroben Eitererregern, wie sie ja normalerweise auf der Körperoberfläche vorkommen, die Entwicklung der anaeroben
Bakterien, weil die mischinfizierenden Staphylo- und Streptokokken den spärlich
vorhandenen Sauerstoff noch absorbieren. Die schlimmsten Formen der septischen Infektion sind charakterisiert durch perakuten Verlauf, rasches Fortschreiten und Hinzutreten von progredienter Gangrän. Die zu ausgedehnter
Nekrose führenden Infektionen sind namentlich berüchtigt geworden als Be-
gleit- und Folgeerscheinung
von Schußfrakturen im
Kriege.

Beim Gasbrand kann
man eine oberflächliche,
epifasziale und eine
subfasziale, bedeutend
bösartigere Form unter-
scheiden, die durch raschen
Zerfall der Muskulatur zu
einer schmierigen, miß-
farbenen, zundrigen Masse
charakterisiert ist und in
kürzester Zeit zum Tode
führen kann. Neben diesen
von Payr aufgestellten Formen unterscheidet Kausch
noch eine foudroyante
Form, die sich nur im
Unterhautzellgewebe und
in der Haut abspielt und
in höchstens 2 Tagen zum
Tode führt. Fehlt eigent-
liche Nekrose, so spricht
man von gasbildender
Phlegmone. Diese gas-
bildenden Entzündungen
lassen sich nicht immer
auf einen einheitlichen Er-

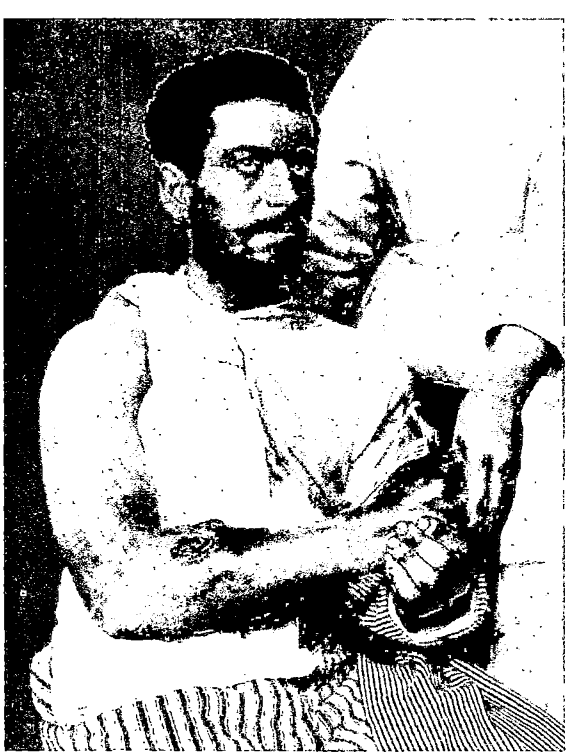

Abb. 122. Granatsplitterausschuß mit vorquellenden
Weichteilen.

reger zurückführen, vielmehr handelt es sich meist um Mischinfektionen.
Neben dem Fränkelschen Bacillus phlegmones emphysematosae finden
sich Bazillen, die mit dem Typus humanus des Rauschbrandbazillus
identifiziert wurden, ferner Kolibazillen, der Bazillus des malignen
Ödems, Proteusarten[1]). Es liegt nahe, anzunehmen, daß hochgradige
mechanische Schädigung der Gewebe, thermische Störungen und Nässe neben

Anmerkung b. d. Korr.
[1]) Nach neuesten Mitteilungen kommen für alle Formen des Gasbrandes wesentlich
drei Bakterienarten in Betracht, die unterschieden werden können in einen beweglichen
Putrificusstamm, in einen beweglichen und einen unbeweglichen Buttersäurestamm.
Die hauptsächlich wirksamen Toxine werden von den beiden erstgenannten Stämmen

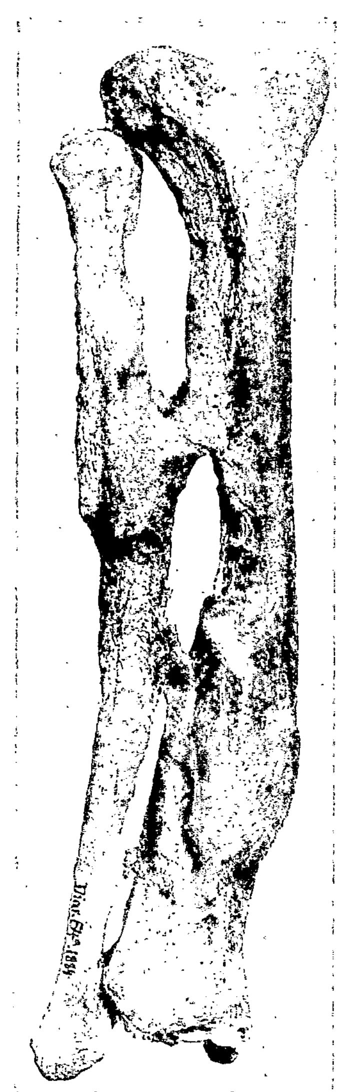

Abb. 123. Chronische Osteomyelitis und Ostitis mit ausgedehnter periostaler Knochenneubildung im Anschluß an komplizierte Unterschenkelfraktur.
Präp. d. path. anat. Anst. Basel.

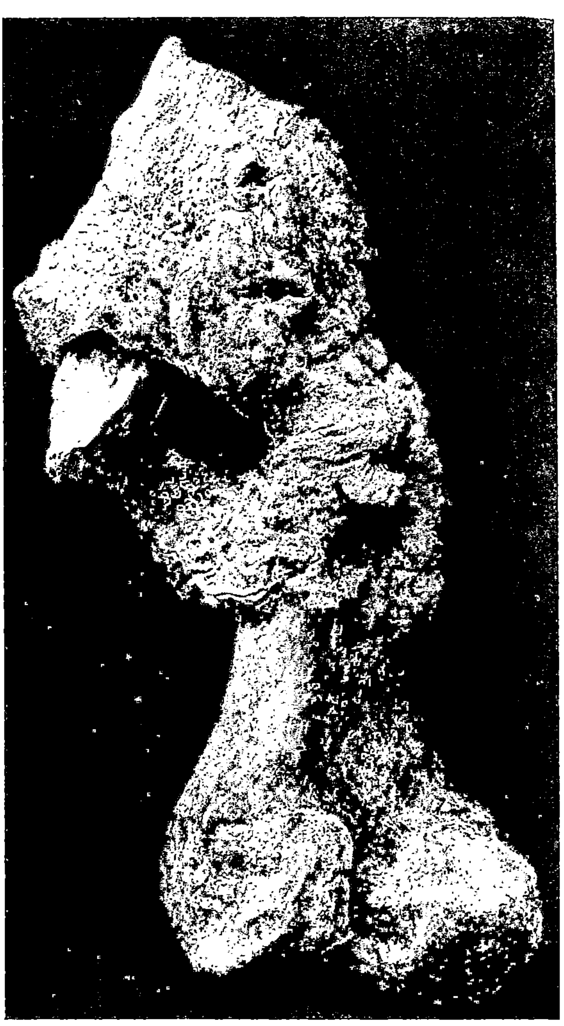

Abb. 124. Hochgradige periostitische Knochenwucherung
mit Sequestrierung des oberen Fragmentes nach Granat-
splitterfraktur des Femur. Amputationspräparat.

den anaeroben Bedingungen wesentliche Ursachen für die Entwicklung der zu
Gasbildung führenden Infektion sind.

gebildet, während der Toxingehalt des dritten Stammes, der dem eigentlichen Fränkel-
bazillus entspricht, relativ gering ist. Die gutartigen Formen des Gasbrandes, die etwa
$50^0/_0$ ausmachen, werden nach Wassermann von diesem letzteren Stamme verursacht.
Ein wirksames Serum muß die Antitoxine der beiden ersten Stämme enthalten.

Das klinische Bild ist ein charakteristisches. Unter heftigen Schmerzen entwickelt sich eine starke, zunächst in der Wundumgebung lokalisierte, jedoch rasch zentralwärts sich ausbreitende Schwellung, kupferbraune, später graubraune Verfärbung der Haut mit Diffusion von Blutfarbstoffderivaten längs der thrombosierten, subkutanen und kutanen Venen, Auftreten von Gasknistern und tympanitischem Perkussionsschall; dann treten Hautnekrosen auf, die bei der tiefen Form auf die Muskulatur übergreifen und zu einem fauligen Zerfall der gesamten Weichteile führen. Das beim Einschneiden hervorquellende schmierige Wundsekret ist von Luftblasen durchsetzt. Das Allgemeinbefinden verschlechtert sich rasch, der Puls wird frequent und leicht unterdrückbar, die Temperatur steigt, namentlich bei Mischinfektionen, rasch an, es kann Ikterus auftreten und unter ständigem Fortschreiten des Gasbrandes zentralwärts verfallen die Patienten zusehends. Bei der foudroyanten Form tritt der Exitus letalis trotz radikalster Maßnahmen ein. Differentialdiagnostisch kann die Abgrenzung der Gasphlegmone von mischinfizierten Hämatomen in Frage kommen, aber nur in Anfangsstadien. Das relativ gute Allgemeinbefinden bewahrt bei guter Beobachtung vor folgenschweren Verwechslungen.

Wo nicht lebensbedrohende Allgemeininfektion eintritt, führt das Eindringen der gewöhnlichen Eitererreger zu Osteomyelitis und Ostitis (Abb. 123); erheblich verzögerte Frakturheilung, langwierige Eiterungen mit periostalen Knochenwucherungen und Sequestrierung verschieden ausgedehnter Knochenteile sind die Folgen (Abb. 124). Oft ist diese lokale Infektion mit Jauchung verbunden, die meist auf Mischinfektion mit anaeroben Bakterien und umschriebene Gewebsnekrose zurückzuführen ist. In seltenen Fällen vereitern auch vollständig subkutane, geschlossene Frakturen, sei es daß die Infektion der Hämatome von benachbarten oberflächlichen Hautverletzungen aus erfolgt, von einem zufälligerweise im Körper vorhandenen Eiterherd, oder von einer normalerweise bakterienhaltigen Körperhöhle aus, auf dem Blut- oder Lymphwege.

2. Verletzung der Arterien und Venen.

Ausgedehnte Gangrän, die nicht nur die Haut, sondern den ganzen, peripher von der Frakturstelle gelegenen Gliedabschnitt betrifft, ist, abgesehen von den erwähnten Fällen septischer Gangrän, stets auf eine Schädigung des arteriellen Hauptgefäßes an der Bruchstelle zurückzuführen. Diese Arterienverletzungen betreffen weitaus am häufigsten die untere Extremität und hier vor allem die Poplitea bei Frakturen des unteren Femurendes.

Derartige Gangrän kommt vor erstens infolge von Kontusion der Arterie, wobei die Intima zerreißt, sich einrollt, so daß eine lokale Thrombose des Arterienlumens erfolgt. In einer zweiten Gruppe von Fällen beruht die Gangrän auf teilweiser oder vollständiger Kontinuitätstrennung der Arterie mit oder ohne Verletzung der Hauptvene. Bei diesen beiden Formen tritt die Gangrän meistens direkt im Anschluß an die Verletzung auf. Drittens kann die Arterienverletzung zunächst zur Entwicklung eines falschen Aneurysma (Abb. 125) führen, und obschon hier die Zirkulation nicht sofort vollständig unterbrochen wird und sich sukzessive ein Kollateralkreislauf ausbildet, bewirkt das wachsende pulsierende Hämatom doch eine zunehmende Kompression der übrigen Gefäße im Verletzungsquerschnitt, so daß sekundäre Ernährungsstörungen eintreten. Viertens kann die einfache Kompression des Arterienstammes durch verschobene Bruchenden oder Splitter zu Verschluß und Thrombose der Arterie und zu rasch in Erscheinung tretender Gangrän Anlaß geben. Diesen schwerwiegenden Verletzungen sind vor allem ausgesetzt die Poplitea, die Brachialis, die Femoralis, die Aa. tibiales und die Axiliaris. Die Arterien werden an Stellen geschädigt, wo sie dem Knochen dicht anliegen, und da dies zum großen Teil Stellen betrifft, die auch von den Unterbindungen her berüchtigt sind — weil die Möglichkeit zur Herstellung kurzer und ausreichender Kollateralverbindungen fehlt —, ist die Häufigkeit der Gangrän im Anschluß an diese

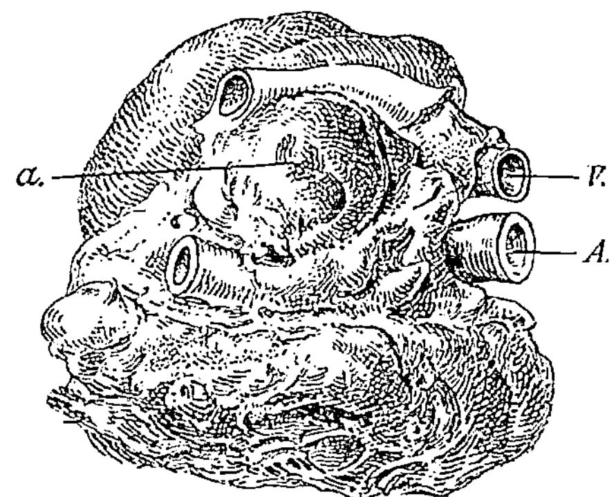

Abb. 125a. Falsches Aneurysma bei Schußfraktur des Femur. Ansicht des exstirpierten Sackes von außen. A Arteria femoralis, V Vena femoralis, a von einem Thrombus ausgefüllte Ausbuchtung des Aneurysmasackes zwischen den großen Gefäßen.

Verletzungen leicht zu verstehen. Auch fehlerhafte Behandlungstechnik kann zu Gangrän durch Arterienschädigung führen. Weniger Bedeutung hat die Verletzung größerer Venen bei Frakturen.

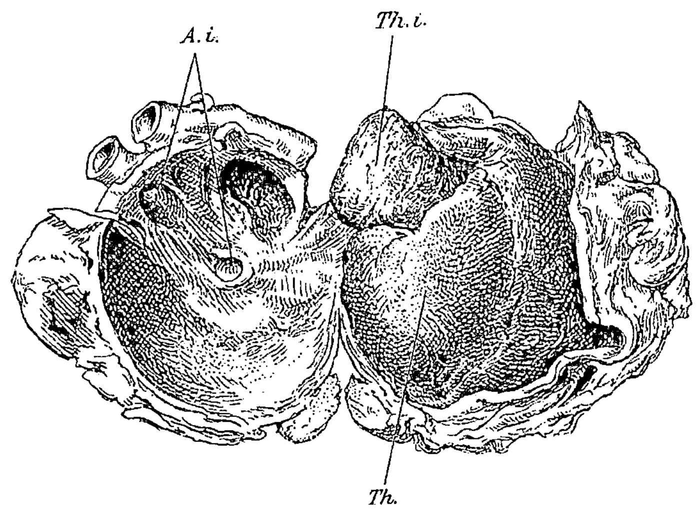

Abb. 125b. Ansicht des aufgeschnittenen Aneurysmasackes von innen. A. i. Ein- und Ausmündung der Arterie in den Aneurysmasack, Th. Thrombus, den Aneurysmasack beinahe vollständig ausfüllend, Th. i. Thrombuszapfen, der die Ausbuchtung des Aneurysmasackes zwischen den großen Gefäßen ausfüllte.

Als Folgen der Gefäßverletzungen bei Frakturen kommen noch in Betracht die Entstehung großer Blutergüsse und die Blutung nach außen.

Ausgedehnte Blutergüsse liegen teils subfaszial, teils epifaszial oder
subkutan.. Auch bei ganz aseptischem Verlauf führen große Hämatome, namentlich wenn sie unter gewissem Druck stehen, zu Temperatursteigerungen. Erhebliche Ernährungsstörungen werden durch mäßige subfasziale Blutergüsse

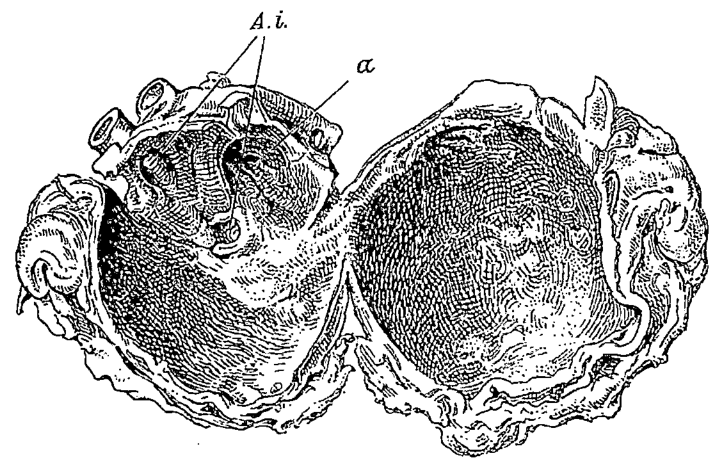

Abb. 125 c.   Aneurysmasack von innen nach Entfernung des Thrombus.
Bezeichnung wie oben.

kaum je verursacht, so daß man die tiefen Hämatome meistens spontaner
Resorption überlassen kann.   Dagegen spielen große, unter erheblicher Spannung
stehende subfasziale Hämatome eine begünstigende Rolle bei der Entstehung
der ischämischen Muskelveränderungen, so daß eine Entleerung unter aseptischen

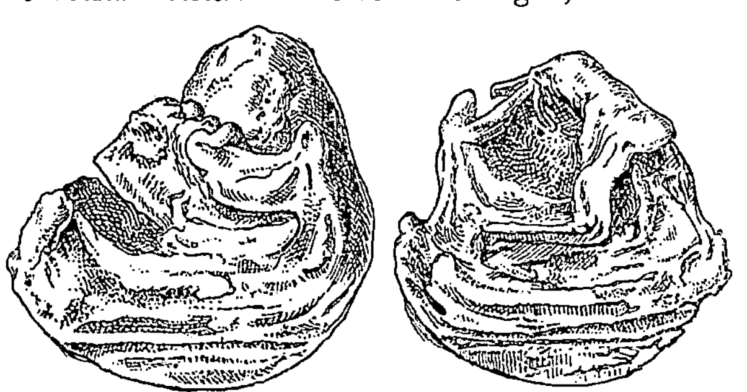

Abb. 125 d.   Schnitt durch den Thrombus, die ausgesprochene Schichtung darstellend.

Kautelen gelegentlich in-
diziert sein kann, ebenso
bei subkutanen Bluter-
güssen dort, wo Haut-
nekrose zu befürchten ist.
Bei offenen Frakturen
liegt die Bedeutung großer
Blutergüsse in der Schaf-
fung eines außerordentlich
günstigen Nährbodens für
eindringende Infektionser-
reger. Tritt deshalb In-
fektion ein, so kann aus-
gedehnte Spaltung der Weichteile und Ausräumung der Koagula notwendig
werden.

Pulsierende Blutergüsse in Form falscher Aneurysmen wurden
bereits als Ursache von Ernährungsstörungen im distalen Gliedabschnitt erwähnt. Sie können ferner bei raschem Wachstum zu Blutungsgefahr Anlaß geben.

Blutungen nach außen aus großen Arterien kommen als Frakturkomplikation im Frieden selten vor; es handelt sich meistens um Blutungen
aus kleinen Arterien des Vorderarms und des Unterschenkels. Neben den

primären Blutungen werden auch sekundäre beobachtet, hauptsächlich in der 2.—3. Woche auftretend. Ihre Ursache liegt häufig in Lösung eines Thrombus auf mechanischem Wege oder infolge septischer Infektion; ferner kann ein Blutgefäß noch sekundär durch eine scharfe Fragmentkante verletzt werden.

3. Venenthrombose und Embolie.

Für die Venenthrombose zeigen die Frakturen der unteren Extremität, speziell des Unterschenkels, eine unverkennbare Prädisposition, besonders bei älteren Leuten. Kleinere Venenthrombosen kommen in beschränkter Aus-

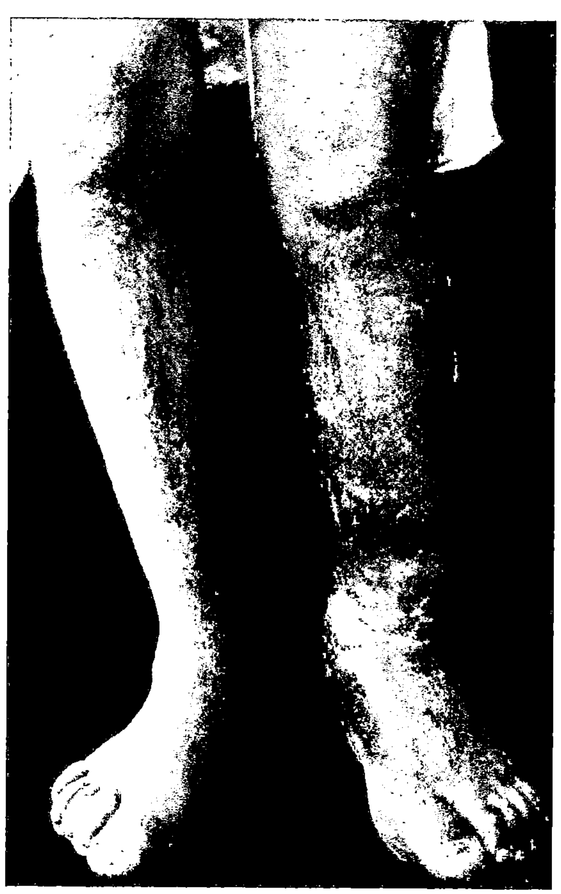

Abb. 126 a. Hochgradiges Ödem am Unterschenkel nach Venenthrombose im Anschluß an offene Unterschenkelfraktur.

dehnung im Bereich der Bruchstelle wohl bei den meisten Frakturen vor, ohne daß manifeste klinische Erscheinungen aufzutreten brauchen. Finden sich Verhältnisse, welche die Entstehung von fortschreitenden Thrombosen begünstigen, wie allgemeine und lokale Zirkulationsstörungen, variköse Veränderungen der Venen, vermehrte Gerinnungsfähigkeit des Blutes, oder wird durch

die Art der Behandlung die Zirkulation beeinträchtigt, so kommt
es zu fortschreitender, aufsteigender Thrombose mit ihren klinischen Symptomen.
Als auslösende Ursache der Thrombose sind lokale Schädigungen und
Kompression der Venen im Bereiche der Bruchstelle anzusprechen. Bei
älteren Frakturen mit infizierten Hautwunden und bei Patienten mit varikösen
Unterschenkelgeschwüren kommt es gelegentlich zu einer entzündlichen
Thrombose, einer eigentlichen Thrombophlebitis, die zu eiteriger Ein-
schmelzung der Thromben und zu Pyämie führt. In erster Linie sind die tiefen
Unterschenkelvenen, die Venae tibialis ant. und post. sowie die Peronealvenen

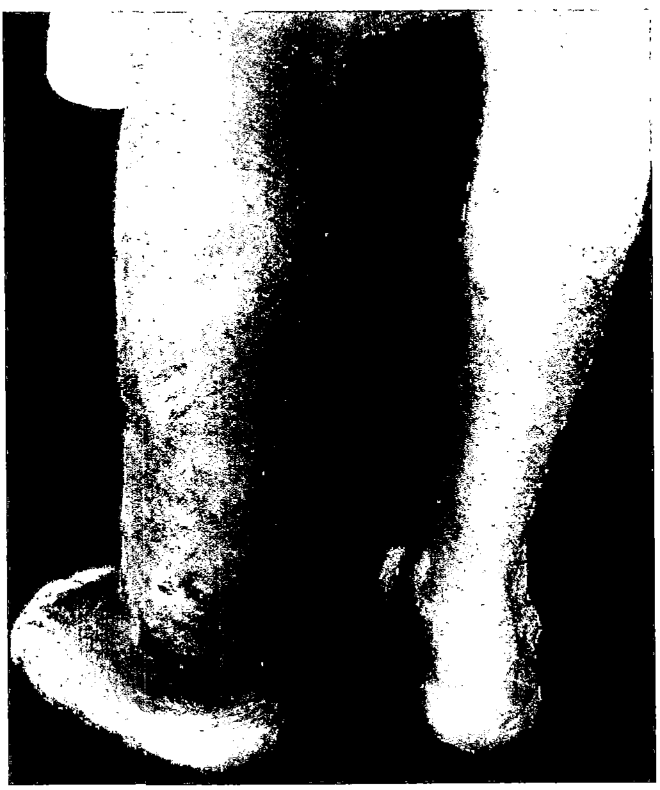

Abb. 126 b.   Hochgradiges Ödem am Unterschenkel nach Venenthrombose im Anschluß
an offene Unterschenkelfraktur.

von der Thrombose betroffen. Von dort kann sich die Thrombose in die Vena
femoralis, iliaca und cava inferior fortsetzen. Die Venae saphenae thrombo-
sieren gewöhnlich nur bei Patienten, die schon vor dem Unfall an ausgeprägten
oberflächlichen Varizen litten. Bei dieser Form ist die Gefahr aufsteigender
Thrombose der Femoralis und Iliaca wesentlich geringer als bei Thrombose
der tiefen Venen. Die gewöhnliche Folge ausgedehnter Venenthrombose ist
eine ödematöse Anschwellung (Abb. 126a und b) des Gliedes, die schon
während der Behandlung auftritt, nicht erst nach Wegnahme des Verbandes. Dieses Ödem führt zu derber, wenig eindrückbarer Schwellung, die

sich durch große Hartnäckigkeit auszeichnet und oft nach der Konsolidation noch während Monaten fortbesteht. Eine weitere Folge der Venenthrombose ist Varizenbildung, wie man auch erhebliche Verschlimmerung bereits vor dem Unfall vorhandener Krampfaderbildung sieht.

Da auch Venenkompression durch ein unter Spannung stehendes Frakturhämatom zu Störung des venösen Rückflusses führt, kann man aus dem Hautödem und der bläulichen Verfärbung der peripheren Extremitätenabschnitte allein die Diagnose auf Venenthrombose nicht stellen. Beweisend ist erst der Nachweis des derben, meist druckempfindlichen thrombosierten Venenstammes.

Wo es sich nicht um infektiöse Thrombose handelt, hat die Venenthrombose prognostisch im allgemeinen keine schlimme Bedeutung, da sekundäre Embolie im Anschluß an Frakturen glücklicherweise ein relativ seltenes Ereignis darstellt. Treten Embolien auf, so kommt es am häufigsten, wie auch sonst, zu rasch tödlich endender Lungenembolie, selten zu der ebenfalls tödlich endenden Embolie in das rechte Herz ohne Verstopfung der Lungenarterie. Der Exitus erfolgt in diesen Fällen entweder synkopisch, oder unter den Zeichen schwerster, in kurzer Zeit zu Herzlähmung führender Asphyxie. Der Tod kann auch erst nach einigen Tagen eintreten infolge ausgedehnter embolischer, gelegentlich gangränöser Lungeninfarkte. Kleinere verschleppte Venenthromben führen zu Lungeninfarkten mit anfangs stürmischen Symptomen von Asphyxie, heftigen pleuritischen Schmerzen, Hustenreiz und blutigem Auswurf, Erscheinungen, die jedoch bald zurückgehen. Die Mehrzahl dieser Fälle geht in Heilung über.

4. Verletzung der Nerven.

Seltener als zu den besprochenen Gefäßverletzungen kommt es bei Knochenbrüchen zu Läsion der Nervenstämme. Immerhin spielen diese Nervenkomplikationen praktisch eine wichtige Rolle.

Die Großzahl von Nervenläsionen bei Frakturen betrifft die obere Extremität, und hier vor allem den Nervus radialis, was sich aus seinen nahen und ausgedehnten Beziehungen zum Humerusschaft ergibt (Abb. 127). Dann folgen nach der Zusammenstellung von Bruns in der Häufigkeitsskala der N. peronaeus, der Plexus brachialis, der N. ulnaris und schließlich der N. medianus. Die häufige Verletzung des Nervus peronaeus erklärt sich zum Teil aus seinem exponierten Verlauf um das Fibulaköpfchen herum. Die bekannte größere Lädierbarkeit soll nach Untersuchungen von Hofmann in einer schlechteren Gefäßversorgung des Nervus peronaeus gegenüber dem N. tibialis ihren Grund haben. Wahrscheinlicher ist die Annahme, daß die vom N. peronaeus versorgten Muskeln unter ungünstigeren mechanischen Bedingungen arbeiten müssen, so daß sich eine Schädigung der Nervenleitung eher geltend macht, als an der Tibialisgruppe. Recht häufig sind auch die Verletzungen des Nervus alveolaris inferior bei Unterkieferfrakturen.

Die häufigste primäre Nervenverletzung ist die Quetschung eines Nervenstammes; sie entsteht in der Weise, daß der Nervenstamm durch die äußere Gewalt direkt gegen den Knochen angedrückt, bei indirekten Frakturen durch den Druck des dislozierten Fragmentes geschädigt wird. Von der einfachen Kontusion mit umschriebener Quetschung der Nervenfasern und

Bluterguß im Nervenquerschnitt finden sich alle Übergänge bis zur vollständigen Zerreißung eines Nervenstammes. Der Nerv kann auch durch einen eingedrungenen Bruchsplitter verletzt werden, was gewöhnlich nur zu unvollständigen Querschnittstrennungen führt. Eine weitere Art der Nervenschädigung beruht auf Interposition des Nerven zwischen die Bruchenden, die beinahe ausschließlich am Radialis und Peronaeus beobachtet wird, und ferner gibt die stetige Kompression der Nerven durch anhaltenden Druck dislozierter Bruchenden zu Störungen Anlaß. Diese Kompressionen betreffen namentlich den Radialis, den Medianus bei der typischen distalen Radiusfraktur und den Plexus brachialis bei Schlüsselbeinfrakturen.

Die Nervenkontusion hat meistens nur unvollständige und rasch vorübergehende Lähmungen im Gefolge, doch kann sie auch zu schweren und dauernden Schädigungen mit kompletter Entartungsreaktion Anlaß geben.

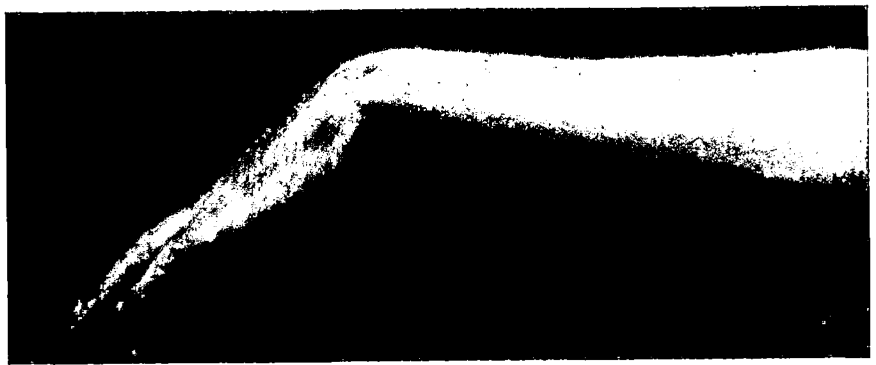

Abb. 127. Radialislähmung bei Humerusfraktur.

Der Verlauf hängt ab von dem Grad der Schädigung. Auch wenn zunächst nur wenige Bahnen getrennt sind, kann eine starke endoneurale Narbenbildung sekundär zu ausgedehnter Leitungsunterbrechung führen. Für die Diagnose und Prognose der Nervenläsion ist die elektrische Untersuchung insofern von Bedeutung, als das Fehlen deutlicher Entartungsreaktion gegen eine völlige Querschnittsunterbrechung spricht. Dagegen kann Entartungsreaktion vorhanden sein, ohne daß die entsprechenden Nervenbahnen anatomisch in irreparabler Weise unterbrochen sind. Die vollständige Zerreißung des Nerven führt zu vollständiger motorischer und entsprechender sensibler Lähmung mit kompletter Entartungsreaktion. Die Entartungsreaktion tritt gewöhnlich nach 3 bis 6 Wochen auf, kann aber auch Monate bis zu ihrer völligen Ausbildung brauchen. Bei Nerveninterposition zwischen die Fragmente hängen die Symptome davon ab, ob der interponierte Nerv eingeklemmt ist oder nicht. Im ersten Falle tritt gewöhnlich sofort eine vollständige Lähmung des Nerven ein, die gelegentlich mit heftigen neuralgischen Schmerzen verbunden ist. In einigen Fällen von Nerveneinklemmung sind auch tetanische Muskelkontraktionen beschrieben. Ist der Nerv nicht eingeklemmt, und wurde er bei der Verletzung auch nicht gequetscht, so treten die Reiz- und Lähmungserscheinungen erst während der Kallusbildung auf. Bei Kompression des Nerven durch ein verschobenes Fragment führt — wenn es sich um reine Kompression ohne Kontusion handelt — meist erst der kontinuierliche Druck zu klinisch manifester Schädigung. Es handelt sich um eine Erschwerung oder Unterbrechung der motorischen und sensiblen Leitung, und zwar leidet, wie gewöhnlich, die Motilität früher und ausgedehnter. Nicht selten treten auch sensible Reizerscheinungen in Form neuralgischer Schmerzen im Versorgungsgebiet des komprimierten Nerven auf, als Ausdruck einer mechanisch bedingten Neuritis.

5. Fettembolie.

Eine ziemlich häufige, nicht immer belanglose Komplikation der Knochenbrüche ist die Fettembolie. Bei Zerstörung fettreicher Gewebe gelangt flüssiges Fett in die Venen, entweder direkt oder durch Vermittlung des Ductus thoracicus. Nach Passage des rechten Herzens wird der größte Teil dieses Fettes in den Lungen aufgefangen, wo es die Kapillaren und kleinen Arterien ausgedehnt verstopfen kann. Am häufigsten geben Verletzungen des Knochenmarks bei Frakturen und eingreifende, besonders orthopädische Operationen am Knochen zu Fettembolien Anlaß. Auch durch Erschütterung nach der Frakturierung, besonders bei unzweckmäßigem Transport, kann diese Abschwemmung von Fett aus dem Verletzungsgebiet gefördert werden.

Ein tödlicher Ausgang bei Fettembolie der Lungen tritt ein, wenn sehr große Mengen Fett in die Lungengefäße gelangen, und zwar erfolgt der Tod gewöhnlich nicht plötzlich, sondern erst infolge wiederholter Nachschübe. Anlaß zu solchen Nachschüben gibt unzweckmäßiges Manipulieren an den Patienten, vor allem bei multiplen Frakturen. Zu tödlichem Ausgang bei Lungenfettembolien ist Verstopfung etwa eines Drittels der Lungenarterienverzweigungen notwendig. Exitus letalis kann auch eintreten, wenn das embolisierte Fett die Lungengefäße passiert und dann in die Gefäße des Herzens und besonders des Gehirns verschleppt wird. Neben grober Schädigung des Knochenmarks ist in vielen Fällen offenbar auch die Zertrümmerung subkutanen Fettgewebes Ursache der Fettembolie.

Die anatomischen Typen der Gehirnembolie und der Lungenembolie lassen sich auch klinisch auseinanderhalten. Payr unterscheidet denn auch einen zerebralen und respiratorischen Tod infolge Fettembolie. Nach Gröndahl läßt die zerebrale Fettembolie, nachdem sich der Patient vom ersten Schock, verursacht durch das Einsetzen der Zirkulationsstörungen im Gehirn, erholt hat, ein verschieden langes freies Intervall und daran anschließend ein soporöses und ein komatöses Stadium unterscheiden. Das freie Intervall kann einige Stunden bis eine Woche dauern. Das soporöse Stadium ist durch Schläfrigkeit, Gedächtnisschwäche und Desorientierung charakterisiert, wozu sich Unruhe und Angstgefühl gesellen können, so daß man oft an ein beginnendes Delirium tremens denkt. Dann verfallen die Patienten in einen ruhigen Schlaf. Gelegentlich tritt Erbrechen auf, häufig Erscheinungen einer Hirnrindenreizung in Form von Muskelstarre, klonischen Zuckungen, epileptiformen Krampfanfällen, und dann entwickelt sich unter Herabsetzung oder Erlöschen der Reflexe das komatöse Stadium, welches gewöhnlich schon nach 24 Stunden voll ausgeprägt ist. Unter Störungen der Atmung und der Herztätigkeit — Cheyne-Stokes'sche Atmung — tritt gewöhnlich nach 3—4 Tagen der Tod ein. Natürlich sind bei den häufigen, die Extremitätenfrakturen begleitenden Kopfverletzungen Commotio, Contusio und Compressio cerebri stets differential-diagnostisch auszuschließen, bevor man die Diagnose auf zerebrale Fettembolie stellt. Pathologisch-anatomisch finden sich am Gehirn Hyperämie, Ödem, zahllose Fettembolien kleinster Gefäße und Blutungen, die sich gewöhnlich kranzförmig um zentrale, durch Fettmassen verstopfte Gefäße gruppieren. In der weißen Substanz findet man zerstreut miliare Erweichungen.

Die pulmonale Fettembolie ist gegenüber der zerebralen im allgemeinen durch rascheres Einsetzen der Symptome und akuten Verlauf charakterisiert. Bei apoplektiformen Lungenembolien sterben die Patienten sehr rasch unter dem Bilde eines Herzkollapses, bevor eine genaue klinische Diagnose möglich ist. Unter den langsam verlaufenden Fällen kann man solche mit ausgesprochenen Lungensymptomen und solche mit wenig hervortretenden Lungensymptomen unterscheiden. Sofort nach der Verletzung, nach einem schädigenden Transport, nach unzweckmäßigen Maßnahmen oder auch ohne ersichtliche äußere Ursache treten Dyspnoe, Husten, blutiger Auswurf auf, so daß man an Entstehung einer Pneumonie denken könnte. Reicht die Herzkraft aus, die Einschränkung des Lungenstromgebietes genügend zu kompensieren, so können die Symptome schwinden; anderenfalls nehmen sie sehr rasch zu, wobei Zeichen von Lungenödem, schwere Herzstörungen mit Präkordialangst, epigastrische Schmerzen, Beschleunigung des Pulses und Blutdrucksenkung auftreten. In tödlichen Fällen werden oft erhebliche Temperatursteigerungen beobachtet. Pathologisch-anatomisch finden sich in den Lungen ausgedehnte Verstopfung der Kapillaren durch Fettemboli, Blutungen, Ödem, Emphysem, verhältnismäßig selten größere Infarkte. Das Herz zeigt Dilatation des rechten Ventrikels, kleine Blutungen und fettige Degeneration der Muskelfasern. Wichtig für die Erkennung der Fettembolie ist der Nachweis durch die Nieren ausgeschiedener Fetttröpfchen im Urin.

6. Traumatisches Emphysem.

Als fernere Komplikation bei Frakturen ist das traumatische Emphysem zu erwähnen. Dieses tritt auf bei Eröffnung lufthaltiger Organe und Höhlen, so bei Rippenbrüchen mit Lungenverletzung und bei Brüchen der Gesichts- und Schädelknochen mit Eröffnung benachbarter Knochenhöhlen — Sinus frontalis, Antrum Highmori, Processus mastoideus —; ferner entsteht subkutanes Emphysem, wenn bei offenen Frakturen durch Bewegungen Luft in die Wunde gepumpt wird. Das Emphysem, welches durch gasbildende Bakterien bei Infektionen offener Frakturen entsteht, ist schon erwähnt worden.

7. Pneumonie und Delirium tremens.

Hervorragende praktische Bedeutung als Frakturkomplikation bei alten Leuten hat die hypostatische Pneumonie, deren Entstehung und Verlauf bei Frakturen keine Besonderheiten aufweist. Wahrscheinlich begünstigen Fettembolien, kleine Infarkte und Bakterienembolien gelegentlich die Entstehung dieser hypostatischen Lungenentzündungen.

Bei Gewohnheitstrinkern schließt sich, wie überhaupt nach Unfallverletzungen, auch bei Frakturen nicht so selten Delirium tremens an. Das Delirium tremens hat nicht nur Bedeutung für die vitale Prognose, welche im allgemeinen sehr schlecht ist, sondern auch für die anatomische und funktionelle Frakturheilung. Die korrekte Ruhigstellung kann durch das Verhalten der Deliranten verunmöglicht oder außerordentlich erschwert werden, und es sind namentlich auch schwere sekundäre Schädigungen durch Abreißen der Verbände, heftige Bewegungen und sogar durch Herumgehen auf gebrochenen Extremitäten beobachtet worden.

8. Frakturen mit gleichzeitiger Luxation.

Schließlich ist als praktisch wichtige Komplikation der Knochenbrüche noch die gleichzeitige Luxation zu nennen. Entweder handelt es sich

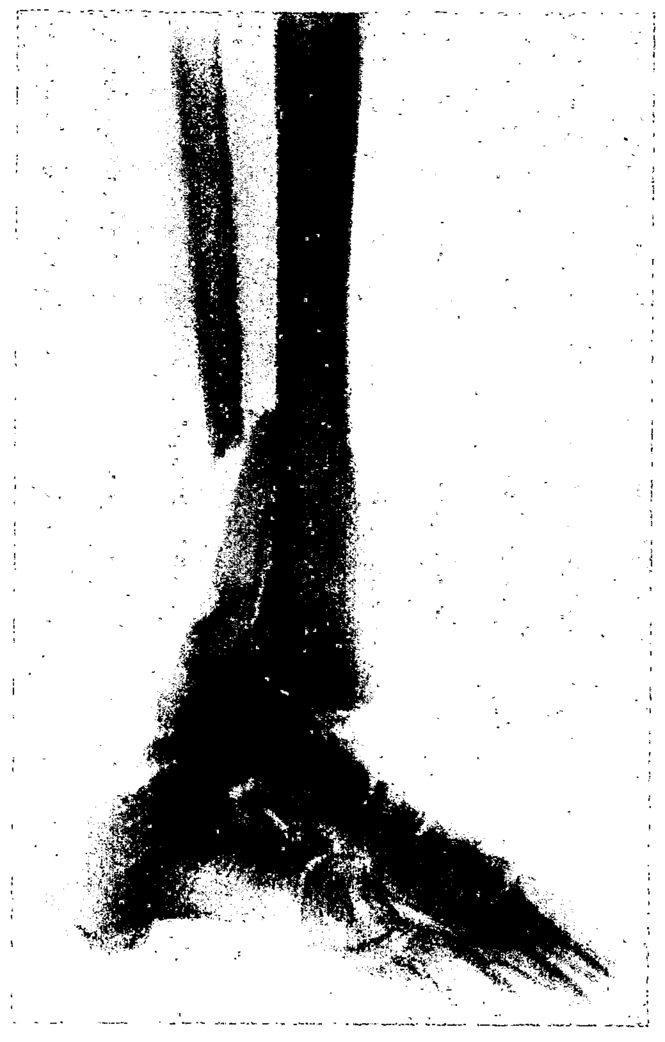

Abb. 128. Fraktur des inneren Knöchels, der hinteren Tibiakante und der Fibula mit Luxation der Tibia nach vorne.

um extraartikuläre Frakturen mit vollkommener Luxation des gesamten Gelenk-anteils, oder um Frakturen, die ins Gelenk reichen, wobei der eine Teil der gebrochenen Gelenkfläche noch in normalem Kontakt mit der gegenüber-stehenden Gelenkfläche steht, der andere luxiert ist. Die letztere Form wird hauptsächlich bei Luxationsfrakturen im Talo-Cruralgelenk (Abb. 128)

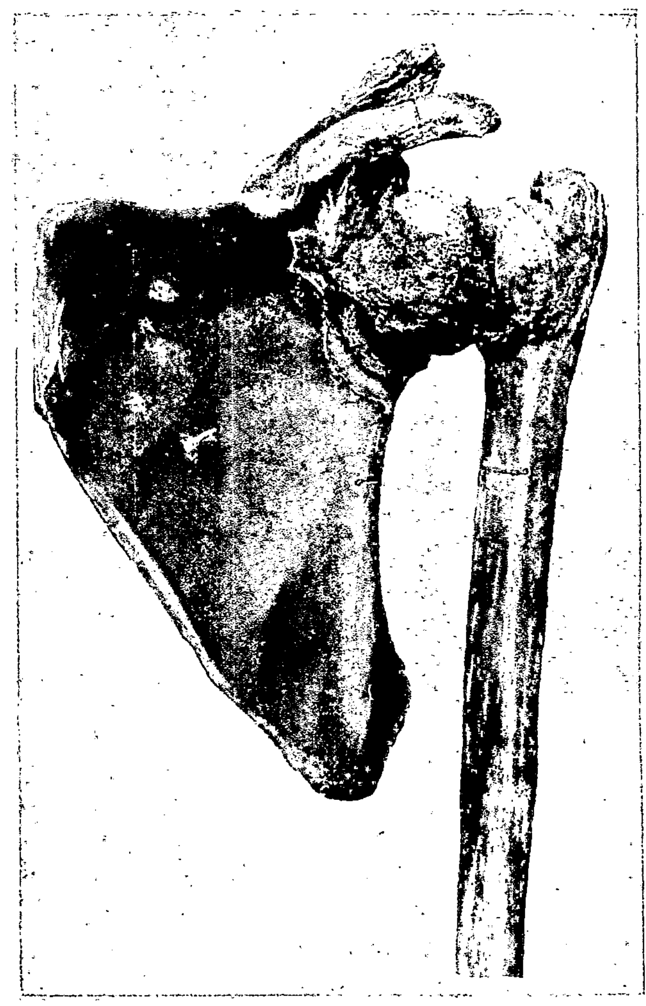

Abb. 129. Fraktur des oberen Humerusendes mit Luxation des Kopfes. Heilung mit starker Verschiebung, Bildung einer neuen Pfanne an der Skapula. Präparat der pathol.-anatom. Anstalt Basel.

und an den Fingergelenken beobachtet, während die vollständige Luxations-fraktur namentlich am oberen Humerusende vorkommt (Abb. 129). Was den Entstehungsmechanismus der vollständigen Luxationsfraktur anbetrifft, so muß bei der großen Widerstandsfähigkeit der Gelenkbänder angenommen werden, daß zuerst Luxation erfolgt, und daß vor vollendeter Luxation, so lange ein Teil des Gelenkkopfes am Gelenkpfannenrand noch Widerstand findet, unter veränderter Richtung der Gewalteinwirkung oder Auftreten einer sekundären Gewalt Frakturierung stattfindet. Diese Auffassung erklärt auch das gleichzeitige Entstehen von Pfannenrandfrakturen.

Kapitel 3.

Normale Frakturheilung.

1. Knochenregeneration nach Fraktur, Kallusbildung.

Bei jeder Fraktur erfolgt ein Bluterguß in das Mark, zwischen die Fragmente, unter das Periost und in die Umgebung des Knochens. Das Mark erfährt an der Bruchstelle eine hämorrhagische Zertrümmerung, die umgebenden Weichteile sind hämorrhagisch infiltriert. In diesem Bluterguß, der allerdings schon vom 2. Tage ab durch Resorption teilweise entfernt wird, erfolgt ausgedehnte Fibringerinnung. Gleichzeitig treten die Zeichen einer traumatischen Entzündung auf in Form von Hyperämie, zelliger und flüssiger Exsudation, sowie Proliferation der fixen Zellen in den Innenschichten des Periostes, seiner Umgebung und im Knochenmarkstützgewebe. Liegt keine hochgradige Gewebszertrümmerung oder Infektion vor, so führt die Proliferation vom Periost und vom Endost aus zu einer regenerativen Gewebsneubildung; der zwischenliegende Bluterguß wird durchwachsen, und es erfolgt zunächst eine bindegewebige Vereinigung beider Fragmente. Dieses verbindende Gewebe heißt Kallus, und zwar kann man den bindegewebigen Kallus als provisorischen Kallus bezeichnen. Den vom Periost gebildeten Kallus nennt man periostalen oder äußeren Kallus, den vom Endost gebildeten Mark- oder inneren Kallus. Daneben kann man noch einen ebenfalls vom Periost aus gebildeten intermediären Kallus unterscheiden, worunter wir das regeneratorische Gewebe verstehen, welches sich zwischen Mark- und Periostkallus, also im Bereich der Diaphysenkortikalis, befindet und den Übergang vom periostalen zum Markkallus vermittelt (s. Abb. 130).

Histologisch erfolgt die Bildung des periostalen Kallus in der Weise, daß sich von den Zellen der Kambiumschicht und von den Endothelien der inneren Periostgefäße aus ein gefäßreiches Keimgewebe bildet; auch die äußeren Periostschichten und das umgebende Bindegewebe beteiligen sich, wenn auch in erheblich geringerem Maße, an dieser Keimgewebsbildung. Schon am Ende der ersten Wochen sieht man in diesem Keimgewebe Bälkchen und Herde von osteoidem und chondroidem Gewebe, die später porösen Knochen bilden. Dieses neu gebildete Gewebe umgibt die Fragmente außen wie eine spindelförmige Schale, die man gewöhnlich vom 10.—14. Tage an als deutliche Auftreibung der Frakturstelle fühlt. Die früher übliche Unterscheidung eines bindegewebigen, knorpeligen und knöchernen Stadiums der Kallusbildung ist nicht durchaus zutreffend, indem der bindegewebige Kallus vorwiegend durch direkte Metaplasie des Bindegewebes in geflechtartigen Knochen übergeht, während sich periostogener Knorpel meist nur bei Frakturen bildet, deren Enden während der Heilung sich ständig gegeneinander verschieben. Die Kalkablagerung tritt zuerst in den innersten Schichten des periostalen Kallus auf.

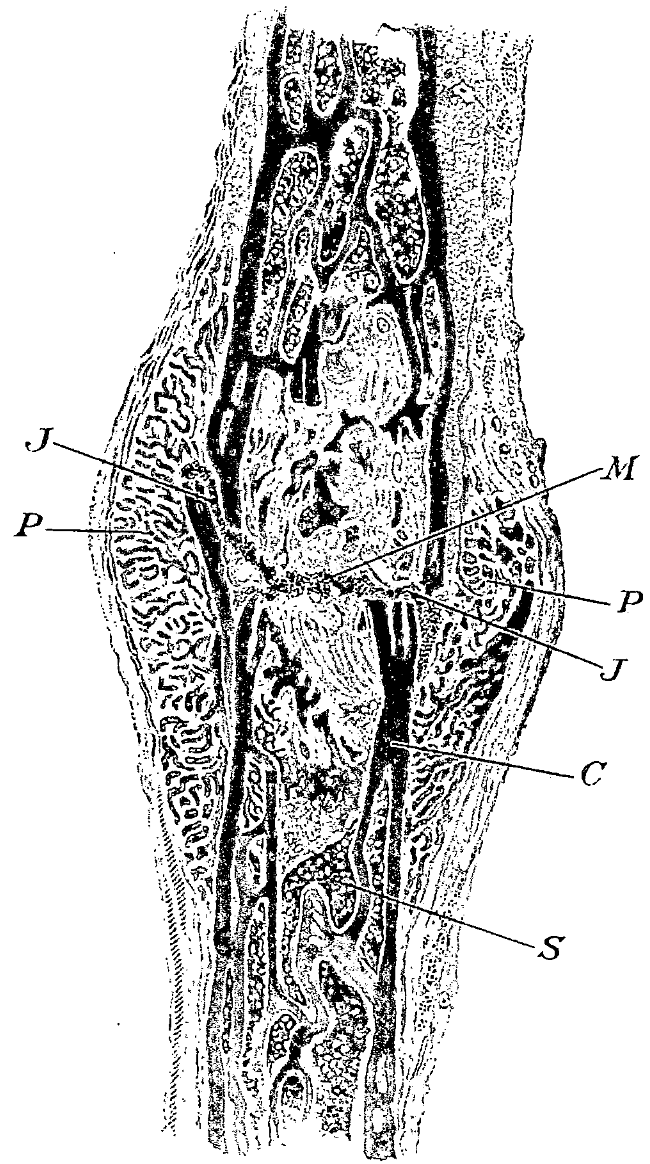

Abb. 130. Heilung einer Rippenfraktur, Lupenvergrößerung. P periostaler Kallus, I intermediärer Kallus, M Mark oder endostaler Kallus. Bei I und M ist die Durchwachsung des Blutergusses noch nicht weit vorgeschritten. C Diaphysenkortikalis, S Spongiosa.

Die Bildung des inneren myelogenen, endostalen Kallus wird eingeleitet durch Hyperämie des Markes; dann gruppieren sich im gewucherten Stützgewebe des Knochenmarks und im proliferierenden Endost Osteoblasten zu osteoiden Bälkchen, die in der Folge verkalken. Der Kallus kann zunächst auch rein fibrös sein und direkt metaplastisch ossifizieren. Wie im periostalen Kallus, sieht man auch im myelogenen Bildung von Knorpelinseln, die später meist zu Markräumen umgewandelt werden.

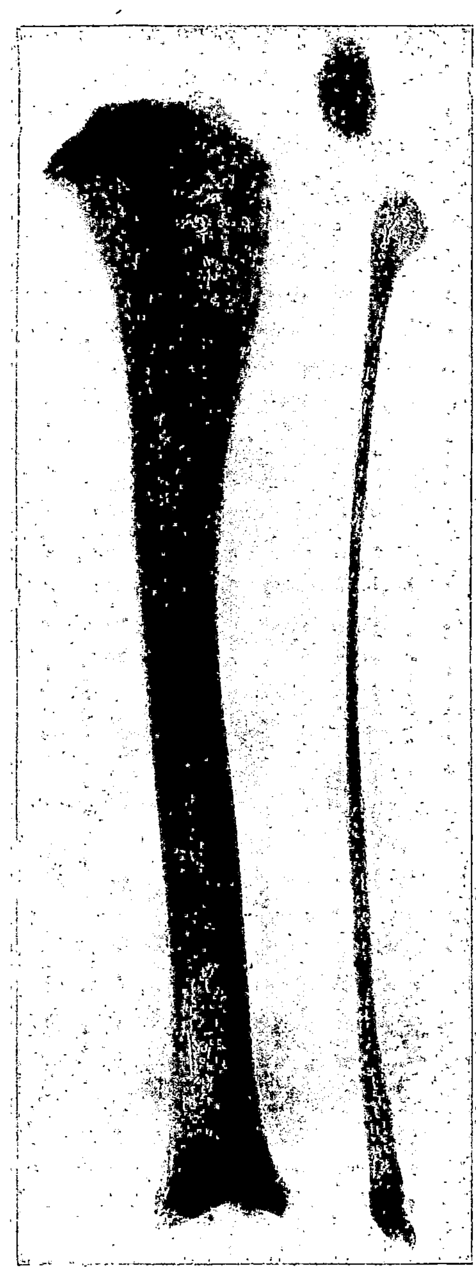

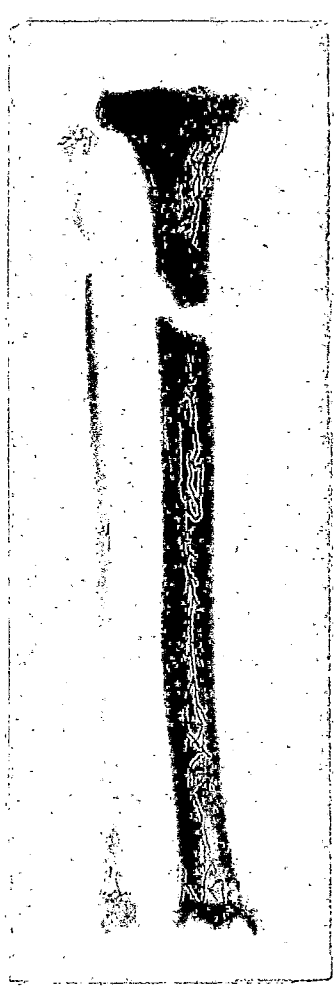

Abb. 131 a. Intraossale Arterien der gesunden Unterschenkelknochen eines Hundes; Injektion der Arterien mit Quecksilber-Terpentinemulsion. (Nach Lexer-Delkeskamp).

Abb. 131 b. Intraossale Arterien der vor 10 Tagen gebrochenen Unterschenkelknochen desselben Hundes. Die Gefäße der oberen Tibiafragmentes sind trotz des fehlenden Zusammenhanges mit dem Stamm der Nutritia infolge Einwachsen periostaler Gefäße stark gefüllt. (Nach Lexer-Delkeskamp).

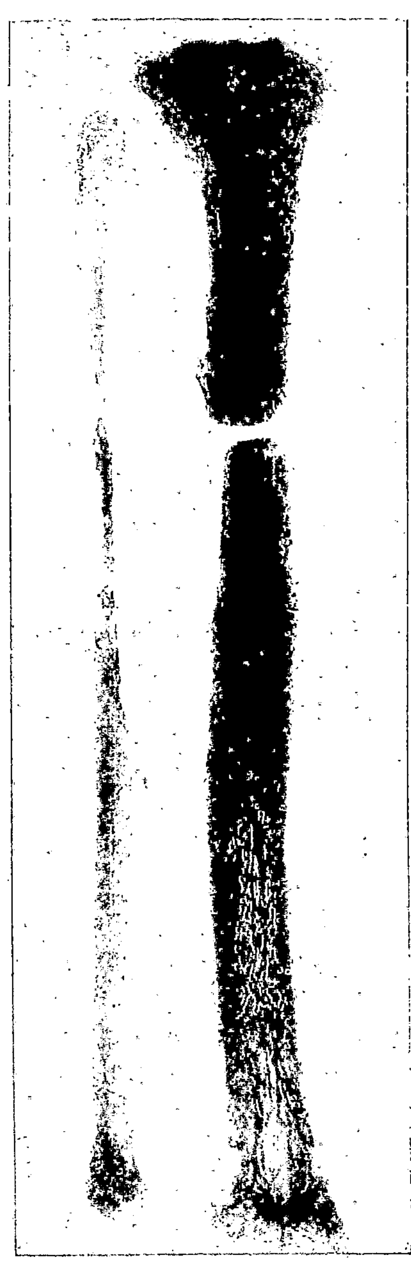

Abb. 131 c. Intraossale Arterien der vor
3 Wochen gebrochenen Unterschenkelknochen eines Hundes. Hochgradige
Gefäßwucherung und -Fülle an den
Fragmenten. (Nach Lexer-Delkeskamp.)

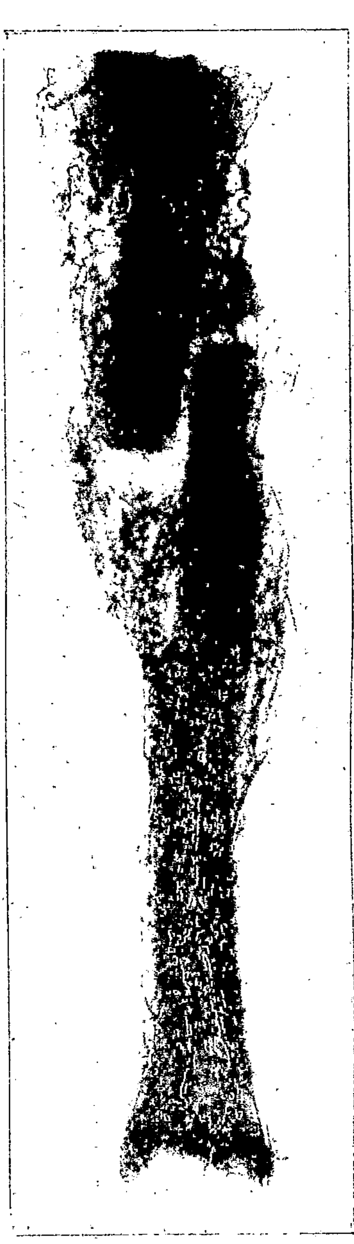

Abb. 131 d. Dasselbe Präparat samt
periostalen Arterien. Man sieht, welch
großen Anteil die periostalen Arterien
an der Versorgung der Fragmente bei
der Kallusbildung haben. (Nach Lexer-
Delkeskamp).

Gegenüber dem periostalen Kallus kommt dem „myelogenen" für die Vereinigung der Fragmente nur eine untergeordnete, immerhin nicht zu unterschätzende Bedeutung zu. Über diese Verhältnisse geben experimentelle Untersuchungen Lexers und seines Schülers Delkeskamp wertvollen Aufschluß. Setzt man nämlich bei Tieren subkutane Frakturen, und injiziert nach 1 bis 6 Wochen die Arterien der gebrochenen sowie der nicht gebrochenen Extremität mit Quecksilberterpentinemulsion, so sieht man im Röntgenbilde schon nach einer Woche im Bereiche der Frakturstelle und ihrer nächsten Umgebung eine erhebliche Gefäßwucherung und Füllung, die bis zur 4. Woche zunimmt, dann sukzessive wieder zurückgeht. Diese Gefäße stammen hauptsächlich aus dem periostalen Netz, was schon daraus hervorgeht, daß die Arteria nutritia an der Frakturstelle zerrissen ist, und nur für ein Fragment in Betracht fallen würde; erst in der 4. Woche sind auch die Nutritiaäste reichlich vorhanden. Vorher unterstützen die Arterien des Nutritiagebietes die Gefäßwucherung und die Hyperämisierung vorwiegend mit Hilfe periostaler Anastomosen. Nach Lexer wachsen die Periostgefäße an der Bruchstelle sogar in die Markhöhle verschobener Fragmente und unterstützen auf diese Weise die Anfänge der Bildung des Markkallus. Abb. 131 a—d nach Lexer illustrieren diese Verhältnisse auf instruktive Art. Dax fand nach Unterbindung der Arteria nutritia geringere Entwicklung des endostalen Kallus und langsamere Konsolidation experimentell gesetzter Frakturen. Er beschreibt einige Fälle von Pseudarthrosen, zu deren Erklärung bei Fehlen jeder anderen Ursache er nach der Lage der Frakturstellen eine Verletzung der Arteria nutritia heranzieht.

Von parostalem Kallus spricht man dann, wenn das benachbarte intermuskuläre Bindegewebe sich ausgedehnt an der Kallusbildung beteiligt. Diese parostale Knochenbildung erfolgt entweder durch direkte Metaplasie oder wird durch eingewandetre periostale Zellen, die zu Chondro- oder Osteoblasten werden, geleistet.

Normalerweise vergrößert sich ein Kallus bis zur 4. oder 5. Woche und soll in der 7. bis 10. Woche vollständig verknöchert sein; die Fraktur ist dann

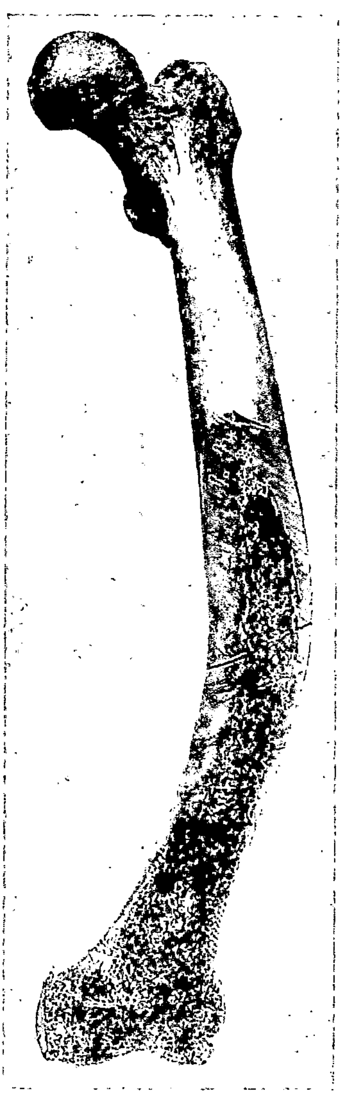

Abb. 132. Verstärkung der medialen Diaphysenkortikalis durch Verbreiterung auf Kosten der Spongiosa und der Markhöhle, infolge durch die Verbiegung bedingter, gesteigerter Inanspruchnahme.

innerhalb normaler Zeit, wie man sich ausdrückt, konsolidiert. Bei Kindern
beträgt die Dauer der Konsolidation durchschnittlich 3—5 Wochen, bei Diaphysenfrakturen Erwachsener im Mittel etwa 60 Tage. Natürlich ergeben
sich hier weitgehende Schwankungen, je nach den Dimensionen des gebrochenen
Knochens. Nach den Zusammenstellungen von Gurlt braucht eine Phalanx
zur knöchernen Heilung durchschnittlich 2, Metakarpus, Metatarsus und
Rippen 3, Klavikula 4, Vorderarmknochen 5, Humerusdiaphyse 6, Tibia und
Collum humeri 7, beide Unterschenkelknochen 8, Femur 10, der Schenkelhals
12 Wochen bis zur Konsolidation. Diese Zahlen sind nicht allgemein verbind-
lich, geben aber ein zutreffendes Mittel.

Der Kallus besteht zunächst aus blutreichem, sehr weitmaschigem, im
Vergleich zu den vereinigten Knochenpartien fremdartigem Knochen, der
allmählich unter Resorption, Markbildung, Apposition und Ausbildung von

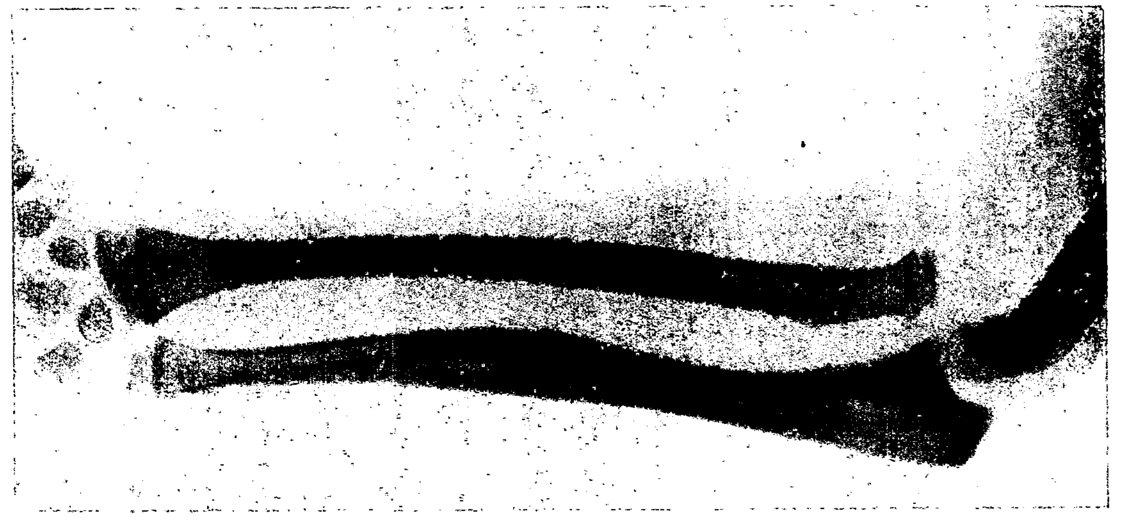

Abb. 133. Ausgedehnter Anbau von Knochen in der Konkavität einer winklig geheilten
Ulnafraktur; beginnender Abbau an der Konvexität.

Bälkchen in normaleres, dichteres Knochengewebe umgewandelt wird, das
eine eigentliche Architektur erkennen läßt. Bei diesem Umbau des porösen
Kallus zum organisierten verfallen diejenigen Anteile der Resorption, welche
mechanisch nicht beansprucht werden, während Verdichtung, Anbau und
feinerer architektonischer Ausbau dort stattfinden, wo die mechanische Leistung
dies erfordert (Abb. 132, 133). Daraus geht hervor, daß der definitive
Ausbau des Kallus erst erfolgen kann, wenn das gebrochene Glied
wieder funktionell in Anspruch genommen wird. Der Kallus ist
zunächst übermäßig groß, weil das weiche Gewebe in reichlicherem Maße
vorhanden sein muß, um auch nur bescheidenen mechanischen Ansprüchen
zu genügen.

Wurde die Verschiebung der Fragmente vollständig behoben, so werden
beim Umbau des Kallus die unterbrochenen Druck- und Zugbalkensysteme
durch neu gebildete statische Elemente direkt verbunden. Wo dagegen eine

wesentliche Verschiebung zwischen den Fragmenten bestehen blieb, bildet sich im Bereich des Kallus ein neues, der veränderten mechanischen Inanspruchnahme angepaßtes Zug- und Druckbalkensystem aus, von dem beigegebenes Schema nach Wolff (Abb. 134) ein anschauliches Bild vermittelt. In solchen Fällen wird im Laufe von Monaten und Jahren auch die Architektur der Fragmentenden der veränderten mechanischen Inanspruchnahme angepaßt; vorstehende Teile der Bruchenden können dabei vollständig resorbiert werden. Da die Intensität des Knochenumbaues mit zunehmendem Alter abnimmt, findet natürlich die Neugestaltung funktioneller Architekturen nach Knochenbrüchen verschieden rasch und verschieden vollkommen statt.

Die Markräume stark verschobener Fragmentenden bleiben gewöhnlich dauernd verschlossen (Abb. 135), während bei geringer Dislokation die Markhöhle im Laufe der Zeit ganz oder teilweise wiederhergestellt werden kann (Abb. 136, 137 und 138). Bei Heilung mit winkliger Knickung können sich in der Markhöhle der Diaphyse Stützbalken ausbilden (Abb. 139).

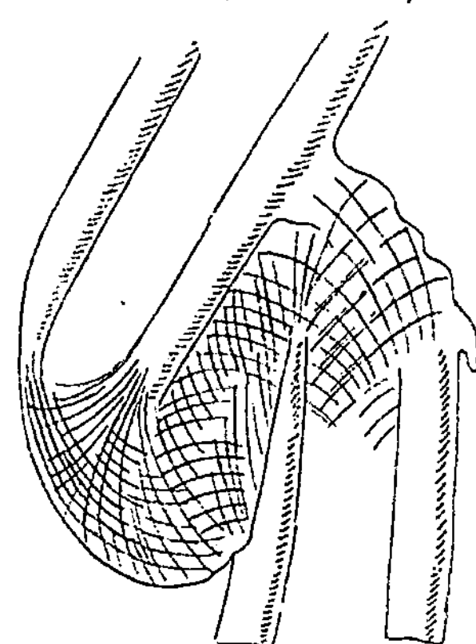

Abb. 134. Kallusarchitektur bei hochgradiger Dislokation der Fragmente; schematisch, nach Wolff.

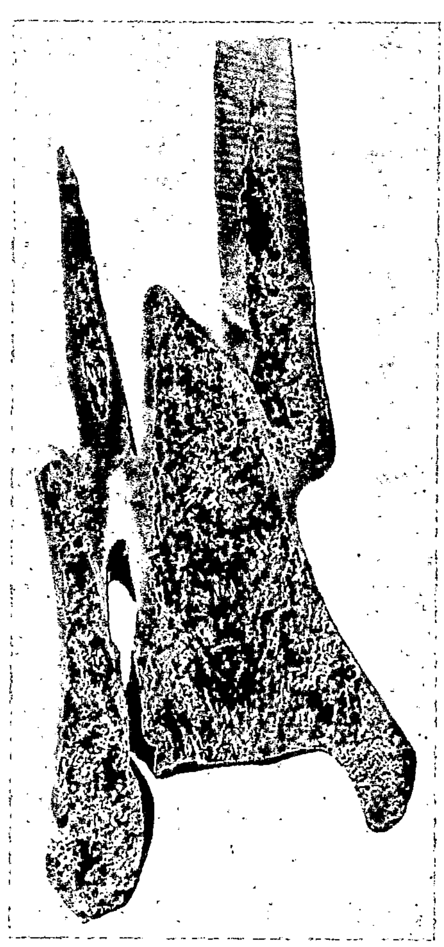

Abb. 135. Definitiver Verschluß der Markhöhlen bei Heilung mit starker Fragmentverschiebung. Präparat der pathol.-anat. Anstalt Basel.

Die Größe des Kallus schwankt innerhalb den Grenzen der Norm ziemlich erheblich. Subperiostale Frakturen oder solche mit nur geringfügiger Zerreißung des Periostes, Fissuren und Einknickungsfrakturen geben nur zu geringer Kallusbildung Anlaß (Abb. 140). Erheblicher ist die Entwicklung des Kallus bei Frakturen mit hochgradiger Verschiebung (Abb. 141), bei Splitterfrakturen und bei Knochenbrüchen mit bedeutender Quetschung der Weich-

teile. Im allgemeinen ist besonders die periostale Kallusbildung der Schwere
der Fraktur und dem Grade der Verschiebung proportional. An den Diaphysen
pflegt die Kallusbildung im allgemeinen reichlicher zu sein als an den Epiphysen,

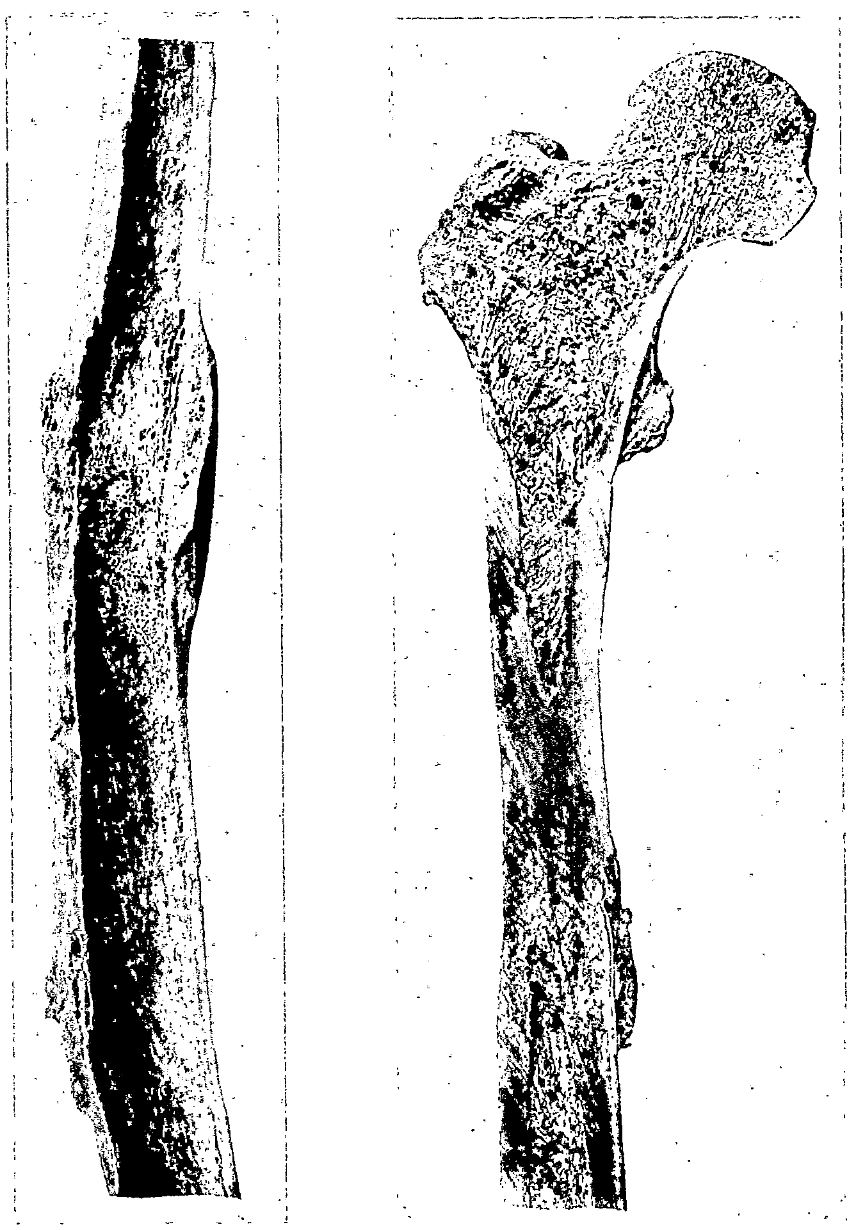

Abb. 136. Durchgehende offene Markhöhle
bei Heilung einer Diaphysenfraktur in guter
Stellung. Präparat der pathol.-anatom.
Anstalt Basel.

Abb. 137. Durch kompakten Knochen unter-
brochene Markhöhle, in Wiederherstellung
begriffen. Man sieht, wie von unten her die
Markraumbildung vorschreitet. Präparat der
pathol.-anatom. Anstalt Basel.

obschon auch, wie wir weiter unten noch sehen werden, gerade bei gelenknahen Frakturen übermäßige Kallusbildung eintreten kann. Im Anschluß an Frakturen kurzer und platter Knochen ist die Kallusbildung gewöhnlich nur eine geringe, und zwar wird der Kallus hier überwiegend vom Marke bzw. von der Diploe gebildet.

Auf theoretische Streitfragen über die Kallusbildung kann im Rahmen des vorliegenden Buches nicht eingetreten werden. Wir beschränken uns auf die Darstellung der gesicherten Kenntnisse.

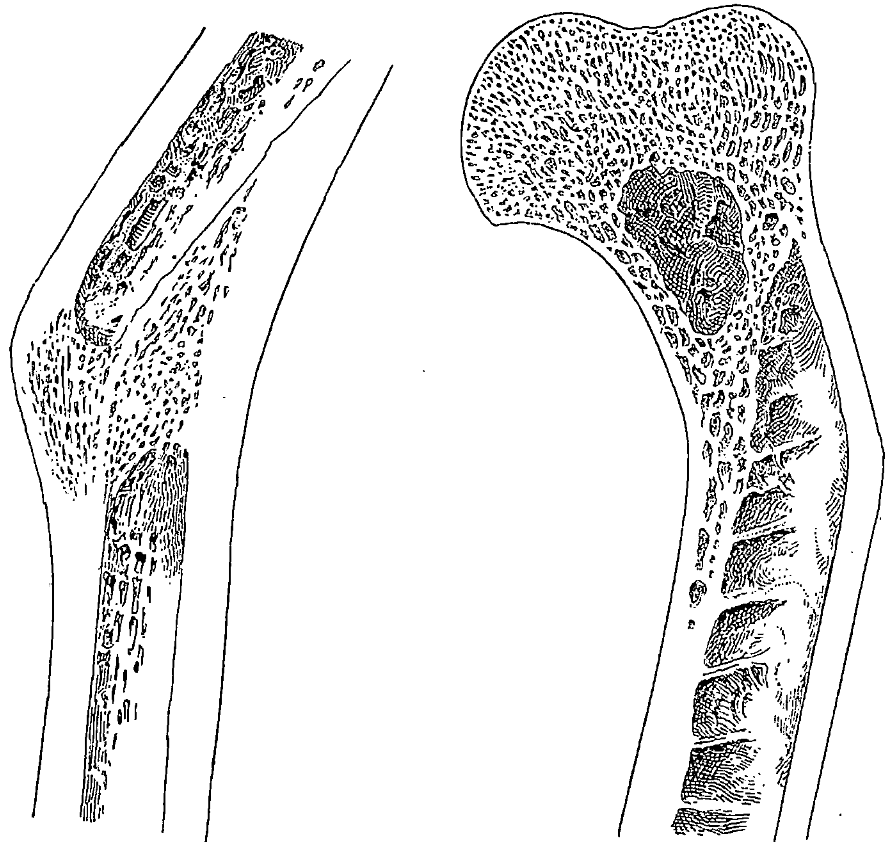

Abb. 138. Längsschnitt durch winklig geheilte Diaphysenfraktur, Verstärkung der konkaven Kortikalis, Verschluß der Markhöhle und teilweiser Ersatz der Diaphysenkompakta durch Spongiosa (nach v. Bruns).

Abb. 139. Ausbildung querer Stützbalken in der Markhöhle bei winklig geheilter Humerusfraktur (nach v. Bruns).

Durch experimentelle Knochentransplantationen ist festgestellt, daß sowohl das Periost als auch das Endost Knochen zu bilden vermögen. Verpflanzen wir in eine experimentell gesetzte Knochenlücke ein Stück Knochen vom gleichen Individuum (Autoplastik), so bleiben das mitverpflanzte Periost und Endost erhalten, während das eigentliche verkalkte Knochengewebe nach und nach resorbiert wird. Die absterbende Knochensubstanz wird vom mit-

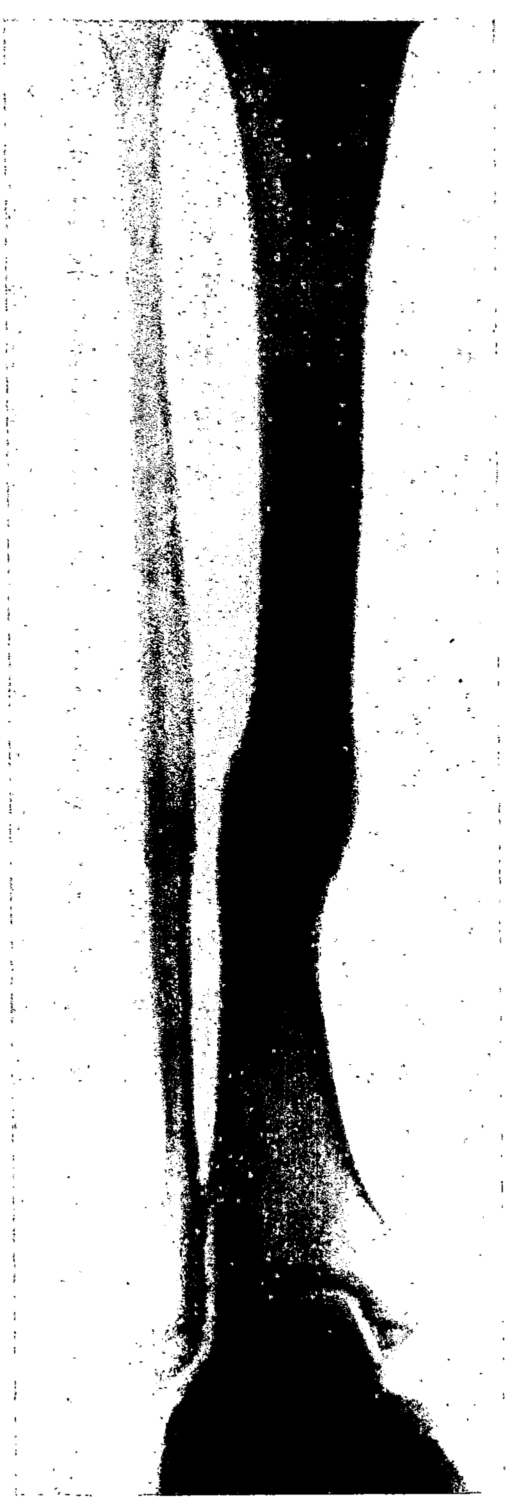

Abb. 140. Geringe Kallusbildung bei Tibiafraktur mit unbedeutender Seitenverschiebung.

verpflanzten Endost und Periost aus, die Anschluß an die Umgebung gewonnen haben, sukzessive durch neuen Knochen ersetzt, wobei die Salze des der Resorption anheimfallenden Knochens zum Aufbau des neuen Knochens verwendet werden. Neuere Untersuchungen legen die Annahme nahe, daß die Mitverpflanzung von Periost für das Gelingen einer freien Knochentransplantation nicht unumgänglich notwendig ist. Wesentliche Bedingung ist vielmehr daß

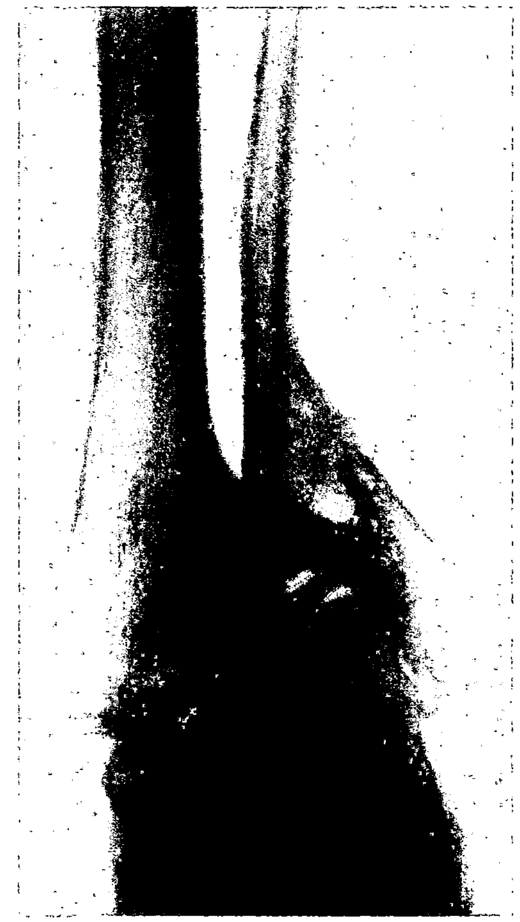

Abb. 141. Hochgradige Kalluswucherung bei nicht reponierter Luxationsfraktur im Bereich des Fußgelenks.

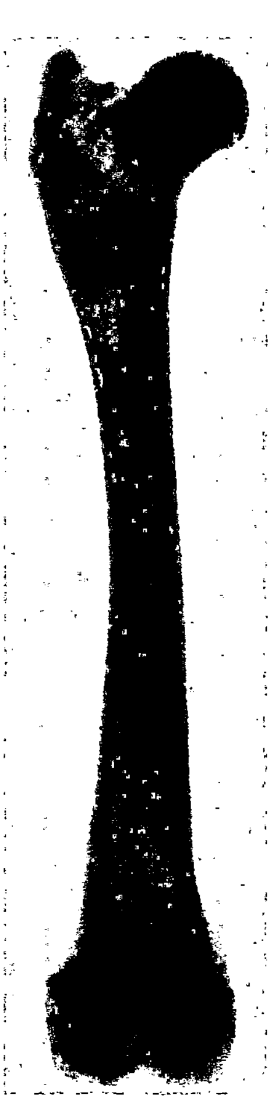

Abb. 142 a.

dem neu gebildeten Knochen sofort eine Funktion zukommt; nur dann heilt er in ganzem Umfange ein, anderenfalls wird er resorbiert (vgl. auch im vierten Abschnitt 5. Kap. IX 4, 1.).

Von besonderem Interesse für die Frage der Kallusbildung sind Erfahrungen, die man über die Beziehungen einiger Drüsen mit innerer Sekretion zum Knochenwachstum und zur Frakturheilung gemacht hat.

Störung des Knochenwachstums ist beobachtet nach Exstirpation der Schilddrüse, der Parathyreoidea, der Thymus und Hyophyse. Besonders in
die Augen springend ist die Hemmung des Knochenwachstums und die verzögerte Frakturheilung, die man nach Entfernung der Thymusdrüse ziemlich

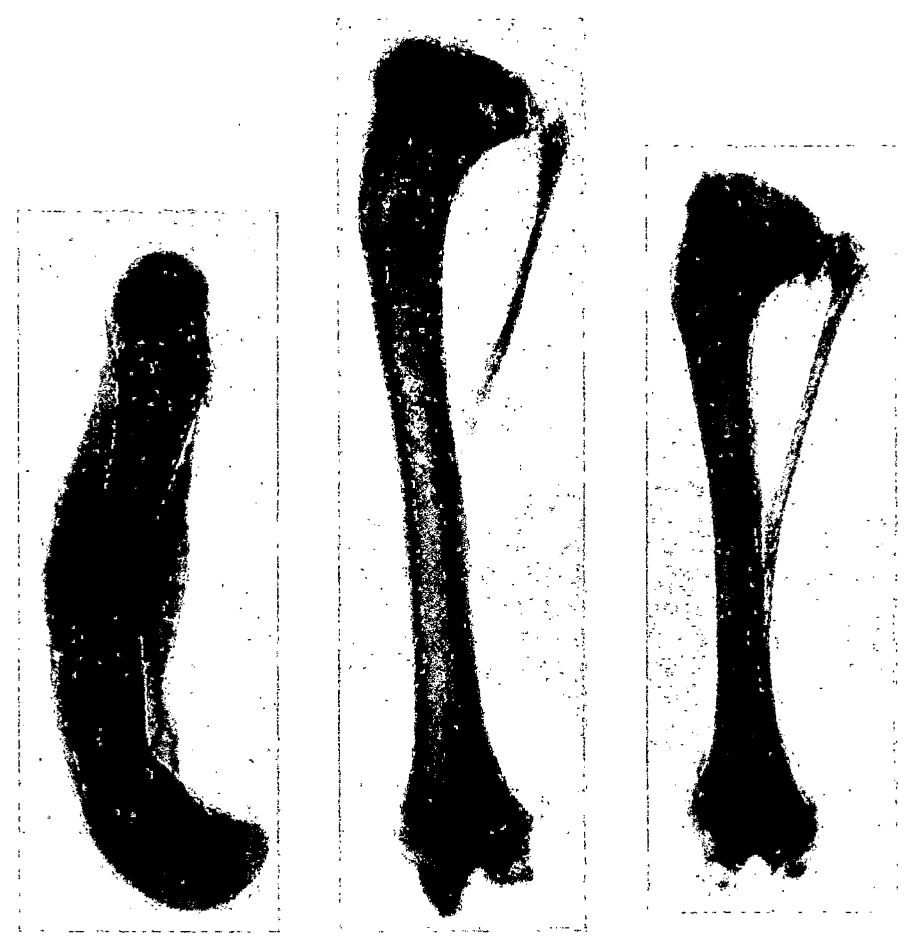

Abb. 142 b.   Abb. 142 c.   Abb. 142 d.

Abb. 142 a—d. Einfluß der Entfernung der Thymusdrüse auf Wachstum und Kalkhaushalt
des Knochens. a) normales Hundefemur; b) Femur von einem thymektomierten Hunde
des gleichen Wurfes; c) Tibia vom Normaltier; d) Unterschenkelknochen vom gleich-
alterigen thymektomierten Hund. An den Knochen der thymuslosen Tiere fällt neben
der bedeutenden Wachstumshemmung die Entkalkung auf, die am Femur (b) zu Infraktionen
und zu kompensatorischem Anbau eines gewaltigen Mantels von osteoidem Gewebe um
die Diaphyse herum geführt hat.

regelmäßig beobachten kann (Abb. 142 a—d). Umgekehrt läßt sich durch
organo-therapeutische Verabreichung dieser Drüsen die Hemmung des Knochenwachstums und die verzögerte Frakturheilung verhindern oder ausgleichen
und die Annahme, daß das Knochenwachstum, der ständige Umbau des Knochens
und damit auch die Kallusbildung dem Einfluß innersekretorischer Drüsen

unterstehen, ist deshalb naheliegend. Die hauptsächlichste Bedeutung kommt dabei wahrscheinlich der Thymus zü, deren funktionelle Höchsttätigkeit mit der Wachstumsperiode zusammenfällt (Basch, Klose und Vogt, Matti).

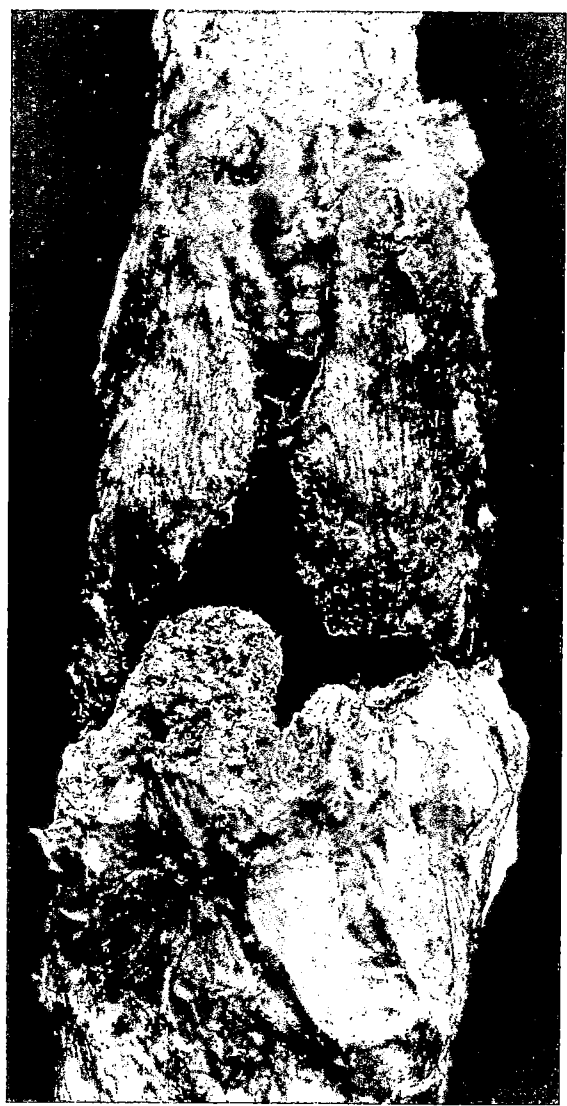

Abb. 143. Hochgradige periostale Knochenneubildung, in Form der sog. Totenlade, infolge Sequestrierung eines größeren Diaphysenfragmentes bei infizierter Schußfraktur des Femur: Pseudarthrose. Exartikulation wegen septischer Arosionsblutung.

Nach dem histologischen Bilde ist die Kallusbildung als ein unter entzündlichen Erscheinungen vor sich gehender, auf entzündlichem Wege eingeleiteter Regenerationsvorgang aufzufassen, und es ist wahrscheinlich, daß in erster Linie der lokale Bluterguß ein der-

artiges entzündungerregendes Moment darstellt. Für diese Auffassung liegen
verschiedene Anhaltspunkte vor. Wir wissen aus Beobachtungen zahlreicher
Autoren, daß durch eine Reihe von Ursachen, die zu venöser Hyperämie der
Glieder führen, das Längen- und Dickenwachstum der Knochen gefördert
wird. Von Dumreicher, Ambroise Paré, Thomas und Helferich verdanken wir die praktische Verwendung der passiven Hyperämie als Heil-

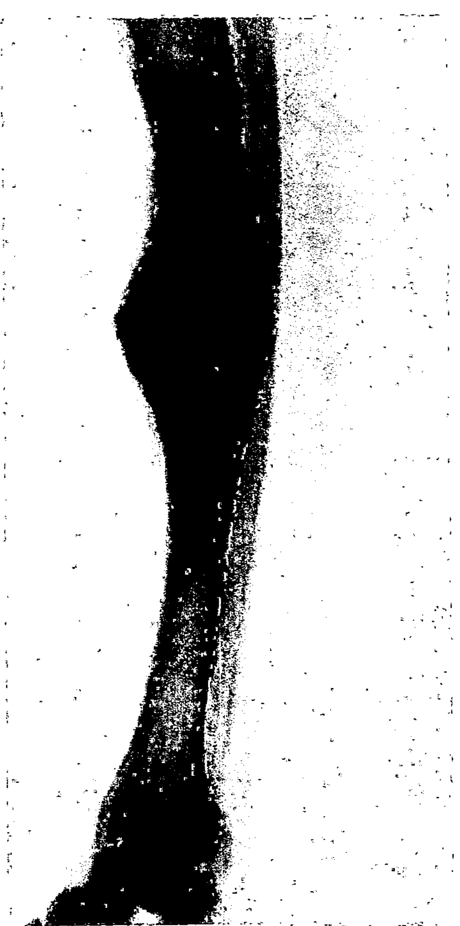

Abb. 144. Übermäßige periostale Kallusbildung infolge mäßig virulenter Infektion
der Frakturstelle.

mittel für die Behandlung verzögerter
und ausbleibender Frakturheilung.
Ferner ist es Bier gelungen, durch
Injektion von Blut zwischen die
Fragmente und in ihre Umgebung die
Kallusbildung bei verzögerter Frakturheilung in einzelnen Fällen günstig zu
beeinflussen. Neuere Untersuchungen
Bergels sprechen dafür, daß bei
diesen Blutinjektionen das Fibrin
den spezifischen Anreiz für die Kallusbildung ausübt. Deshalb empfiehlt
Bergel für die Pseudarthrosenbehandlung Einspritzung einer Auf-
schwemmung von Fibrin in physiologischer Kochsalzlösung. Die Beobachtungen, die man bei Blut-, Serum-
und Fibrininjektionen macht, sprechen
jedenfalls dafür, daß es sich um ent-
zündungserregende Einwirkungen handelt, womit übereinstimmt, daß auch
durch Injektion anderer entzündungs-
erregender Substanzen wie Jodtinktur,
Alkohol, Milchsäure, Terpentinöl,
Chlorzink u. a. die Bildung eines
knöchernen Kallus gelegentlich ent-
schieden gefördert wird. Für die Bedeutung des lokalen Blutergusses bei
der Kallusbildung spricht auch die
Erfahrung, daß bei offenen Frakturen,
wo ein erhebliches Frakturhämatom
wegen Abfluß des Blutes nach außen
oft nicht vorhanden ist, relativ häufig
verzögerte Knochenheilung beobachtet
wird. Im Gegensatz dazu sieht man

dort, wo ein großer Bluterguß vorliegt, erhebliche Bindegewebs- und Kalluswucherung. Fassen wir die Kallusbildung so als einen entzündlich-reaktiven
Vorgang auf, so ist festzustellen, daß es sich bei geschlossenen Frakturen um eine
aseptische Entzündung handelt. Durch gleichzeitige Infektion mit Bakterien
wird die Kallusbildung im allgemeinen gehemmt, wenn wir von der ausgedehnten
periostalen Knochenneubildung absehen, die bei gewissen Formen von Fraktur-
osteomyelitis mit Knochennekrose beobachtet wird (Abb. 124, 143, 144).

2. Heilungsvorgänge in den Weichteilen.

Bei der Frakturheilung sind auch die Heilungsvorgänge im Bereiche der benachbarten Weichteile zu berücksichtigen, soweit sie durch das frakturierende Trauma direkt oder indirekt in Mitleidenschaft gezogen wurden. Besondere Bedeutung kommt den Heilungsvorgängen im Muskel zu. Unter günstigen Verhältnissen heilen Risse und Substanzverluste im Muskel unter Regeneration des zugrunde gegangenen kontraktilen Gewebes von den angrenzenden normalen Muskelfasern aus; es entstehen zunächst Muskelzellschläuche, die sich zu längs- und später zu quergestreiften Muskelfibrillen umwandeln. Die Funktion spielt dabei die Rolle eines spezifischen Bildungsreizes. Dauernde Inaktivität während der Heilung führt dagegen zu Bildung von großenteils bindegewebigen Muskelnarben. Bleiben retrahierte Muskeln während der Frakturheilung in verkürztem Zustande, so wird diese neue Länge durch Umbildung des gesamten Muskel-Bindegewebes organisch fixiert, die Verkürzung somit zu einer definitiven gestaltet. Der Bluterguß im Muskel wird allmählich resorbiert, besonders rasch, wenn der Muskel bald einer normalen Tätigkeit wieder zugeführt wird. Bleibt die der Frakturstelle benachbarte Muskulatur dagegen längere Zeit inaktiv, was besonders unter der Behandlung in Kontentivverbänden der Fall ist, so erleidet die Resorption des Blutergusses eine Verzögerung; das Hämatom vermittelt dann auch hier einen entzündlichen Reiz und gibt Anlaß zu verschieden hochgradiger Bindegewebsbildung. Je größer der Bluterguß im Muskel und je länger die Inaktivität, desto ausgedehnter und intensiver ist die bindegewebige Narbenbildung und damit auch die spätere Schädigung der aktiven Muskeltätigkeit. Bleibt die spezifische Reizwirkung auf die kontraktilen Elemente während längerer Zeit aus, so verfallen zudem auch leicht geschädigte Muskelelemente dem Untergang und dem Ersatz durch Bindegewebe, während bei frühem Wiedereinsetzen des spezifischen Innervationsreizes die kontraktilen Elemente sich erholen und ihrer Aufgabe erhalten bleiben. Doch auch die Heilungsvorgänge im Bindegewebe, besonders im funktionell differenzierten, sind von Belang. Wir müssen hier zwischen dem Lückenfüllgewebe und dem mechanisch strukturierten Bindegewebe unterscheiden. Das der funktionellen Inanspruchnahme entsprechend strukturierte Bindegewebe wird dargestellt durch das innere und äußere Perimysium, tiefe und oberflächliche Faszien und sehnige Muskelansätze. Sind diese bindegewebigen Organe zerrissen, so heilen sie nur unter Neubildung mechanisch vollwertiger Fibrillenzüge, wenn die entsprechende mechanische Inanspruchnahme als Bildungsreiz wirkt; anderenfalls werden nur unorganisierte Bindegewebsnarben gebildet. Wesentlichster Bildungsreiz ist hier nach den Untersuchungen von Roux die Beanspruchung auf Zugspannung; der Zug orientiert die neu gebildeten Bindegewebsfibrillen dynamisch. Wirkt kein Zug ein, so erfolgt Schrumpfung in der Faserrichtung, mit ihren schlimmen Folgen für die Gelenkbewegung und für das normale Muskelspiel innerhalb der einzelnen Faszienfächer. Wie besonders Henschen betont, ist bei einer Fraktur der gesamte Querschnitt des Gliedes, wenn nicht primär, so doch sekundär, in ganzer Ausdehnung von den Verletzungsfolgen betroffen und somit auch an den Heilungsvorgängen mitbeteiligt. Das lockere Bindegewebe, welches alle Lücken ausfüllt, Muskelinterstitien, intramuskuläres Bindegewebe und subkutanes Zellgewebe zeigen unter der Einwirkung des von der Frakturstelle ausgehenden aseptischen Entzündungsreizes eine seröse und zellige Infiltration. Zu dieser fortgeleiteten aktiven Infiltration kommt ferner ein mehr oder weniger ausgedehntes Stauungsödem, da neben der direkten Zerreißung von Lymphgefäßen und Venen auch der durch den Bluterguß und das sekundäre entzündliche Infiltrat hervorgerufene Druck zirkulationsbehindernd wirken. Auch dieses Stauungsödem führt bei längerer Dauer der Stauung zu sekundärer entzündlicher Infiltration mit ausgedehnter Bindegewebsbildung, wenn die aktive, zirkulationsfördernde Wirkung der Muskelbewegungen während längerer Zeit ausbleibt. Es kommt dann zu schwieliger Hypertrophie des inter- und intramuskulären Bindegewebes auf Kosten der Muskelsubstanz.

Aus diesen Betrachtungen geht hervor, daß eine möglichst vollständige anatomische und funktionelle Ausheilung im Bereiche des von der Fraktur betroffenen Weichteilquerschnittes davon abhängt, daß Muskelretraktionen verhindert, Muskeln und funktionell differenziertes Bindegewebe möglichst frühzeitig auf Zugspannung beansprucht werden, daß der regenerative Reiz der aktiven Muskelinnervation möglichst frühzeitig einsetzt und durch die Pumpwirkung der aktiven Muskelbewegung die Resorption des Blutergusses sowie des entzündlichen Exsudates möglichst gefördert und die lokale und peripherische Stauung damit auf ein Minimum reduziert werden.

3. Folgen der Gebrauchsunfähigkeit des verletzten Gliedes während der Heilung.

An dieser Stelle sind noch einige Veränderungen des verletzten Gliedes zu erwähnen, die im Gefolge langdauernder Ruhigstellung der verletzten Extremität auftreten können. Es handelt sich dabei um trophische Inaktivitätsveränderungen, die sich vor allem durch eine mehr oder weniger erhebliche Abmagerung des betroffenen Gliedes dokumentieren. Diese Abmagerung beruht in erster Linie auf Muskelschwund, ferner auf Rückbildung des subkutanen Fettgewebes. Die Haut selbst wird verdünnt, verliert an Turgor, kann glatt und glänzend werden, trocknet schließlich ein und schuppt ab. An den Knochen sieht man nach 6—8 Wochen die ersten Andeutungen von Inaktivitätsatrophie, die nach ungefähr 3—4 Monaten deutlich ausgeprägt ist, bei weiterdauerndem Nichtgebrauch der Extremität hochgradig zunehmen kann, bei Wiederaufnahme der Funktion jedoch allmählich wieder zurückgeht. Nach den Untersuchungen von Roux wird bei einfacher Inaktivitätsatrophie die Spongiosa tubulosa durch sukzessiven Schwund zu lamellöser und trabekulärer Spongiosa umgewandelt; die statischen Elementarteile können vollständig abgebaut werden, wobei die größer gewordenen Zwischenräume sich mit Fettmark ausfüllen. Im Röntgenbild erscheint der Knochen im ganzen durchlässiger. Die funktionell bedingte Architektur zeichnet sich in leichten Fällen deutlich ab, infolge teilweiser Resorption der Kalksalze jedoch viel zarter als normal; auch die Kortikalis der spongiösen Knochen ist deutlich verdünnt, an der Diaphysenkortikalis unterscheidet man gelegentlich deutliche

Faserung (Abb. 145). In Fällen von hochgradiger Inaktivitätsatrophie geht die Aufhellung der spongiösen Knochen so weit, daß sie direkt durchsichtig erscheinen (Abb. 146); die Architektur kann stellenweise völlig verschwinden und zwar unterliegen nach den Untersuchungen von Sudeck die Zugbogensysteme dem atrophischen Schwund in erheblicherem Maße als die Druckfasersysteme. Die Kortikalis der Röhrenknochen erscheint stark aufgefasert, die Kortikalis der spongiösen Knochen wird bis auf einen dünnen Konturstreifen resorbiert (vgl. Abb. 145 und 146).

Neben dieser gewöhnlichen Inaktivitätsatrophie kommt nach Extremitätsfrakturen gelegentlich eine Form von Knochenschwund zur Beobachtung, die als akute reflektorische Knochenatrophie (Sudeck) bezeichnet wird. Diese Knochenatrophie wird auch nach Traumen jeglicher Art, die nicht zu Frakturen geführt haben, sowie nach akuten und chronischen Entzündungen beobachtet. Bei dieser akuten Knochenatrophie tritt der Schwund der Knochensubstanz schon innerhalb 4—5 Wochen auf und kann im Laufe von 2 Monaten bereits sehr hohe Grade erreichen. Im Anfangsstadium sieht man im Röntgenbild ungleichmäßige fleckweise Aufhellung des Schattens (Abb. 147), die sich am Handskelett zunächst in der spon-

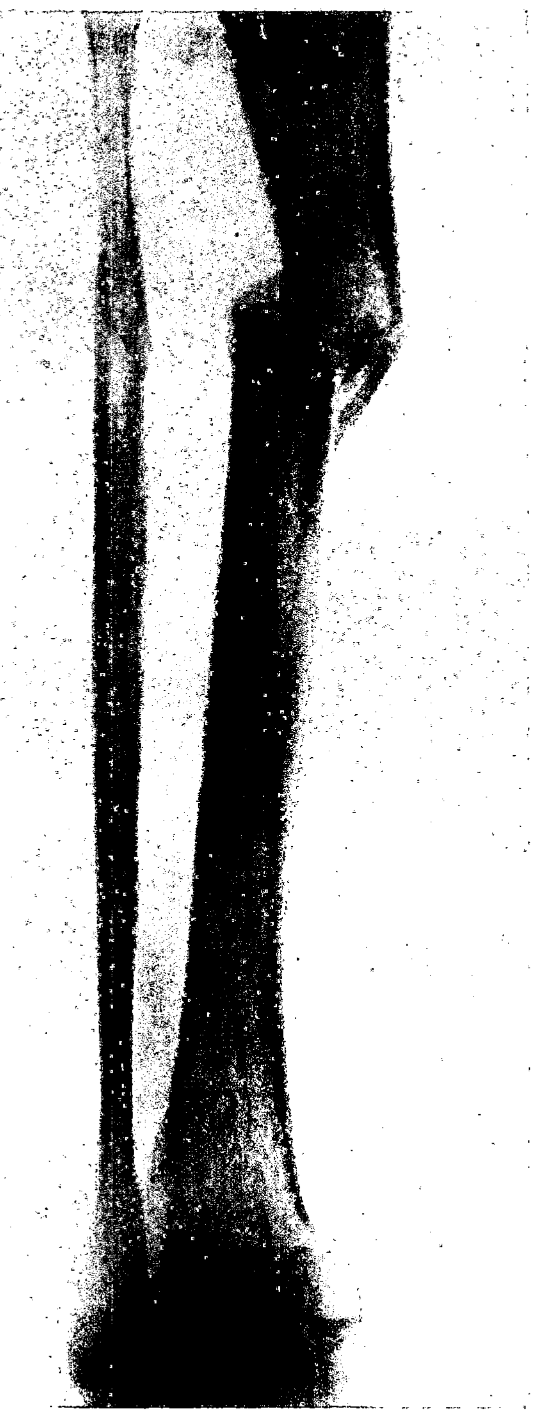

Abb. 145. Auffaserung der Kortikalis bei Inaktivitätsatrophie infolge verzögerter Frakturheilung.

giösen Substanz der Basis und der Capitula der Metakarpalknochen und
Phalangen geltend macht. Auch an den Knochen des Fußskelettes ist diese
fleckartige Aufhellung erkennbar. An den größeren Metaphysen und Epiphysen
fällt nur eine gleichmäßige Aufhellung des Knochenschattens auf. Geht die
Atrophie in ein chronisches Stadium über, so zeichnet sich die Knochenstruktur wieder deutlicher ab, jedoch sind die statischen Bauelemente durchwegs zarter und dünner. An den Hand- und Fußwurzelknochen treten die Konturen der Kortikalis auffällig hervor, weil die Spongiosa abnorm stark aufgehellt ist. Mit dieser Knochenatrophie geht eine erhebliche Muskelatrophie einher. Ferner findet man beinahe regelmäßig vasomotorische Störungen in Form von Zyanose, Kälte und Ödem der Haut an Hand und Fuß; auch sieht man häufig trophische Störungen wie Abschuppung der Haut, Glanzhaut, Hornhautbildung und herabgesetzte Heilungstendenz begleitender Wunden. Charakteristisch für diese Form der Atrophie ist weiterhin eine erhebliche Funktionsstörung der Extremität. An den Händen finden wir Versteifung der Fingergelenke, sowie des Hand-

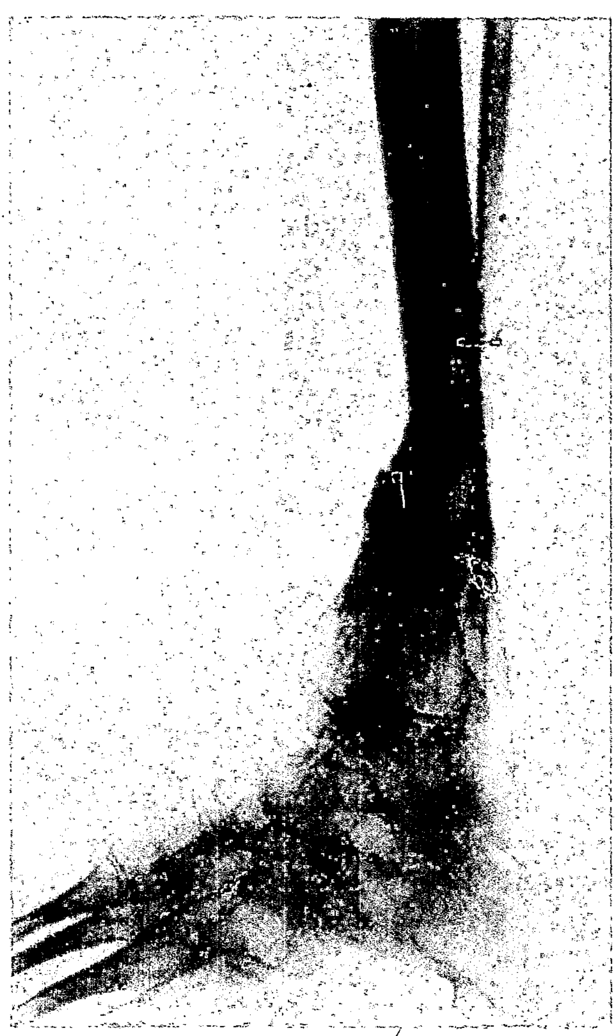

Abb. 146. Hochgradige Inaktivitätsatrophie infolge Pseudarthrose. Man sieht die Reduktion der Kortikalis am
distalen Tibiafragment und am Fußskelett auf einen dünnen
Konturstreifen, sowie den weitgehenden Abbau der Spongiosa-
elemente.

gelenks, Schmerzhaftigkeit bei aktiven und passiven Bewegungen,
gelegentlich spontane Schmerzen und bedeutende Herabsetzung der rohen
Kraft. Auch die Sprunggelenke und Zehengelenke zeigen Einschränkung der
Bewegungsexkursion; die Bewegungen sind schmerzhaft, ebenso die Belastung.

Die beschriebenen Veränderungen sind nach den Untersuchungen von Julius Wolff, Paget, Vulpian, Hoffa, Sudeck u. a. als trophoneurotische, reflektorisch bedingte aufzufassen, im Gegensatz zu den früher besprochenen trophoneurotischen Osteoporosen zentralen Ursprungs bei Tabes, Poliomyelitis, Syringomyelie und traumatischen Rückenmarkschädigungen. Auf eine eingehende Begründung dieser Auffassung können wir hier nicht eingehen. Maßgebend für die Diagnose sind neben dem akuten Auftreten der Atrophie mit dem typischen Röntgenbefund die begleitenden vasomotorischen und trophischen Störungen der Haut, die hochgradige, in keinem Verhältnis zur Inaktivität stehende Muskelatrophie, die erheblichen Funktionsstörungen und die Schmerzhaftigkeit. Die gewöhnliche Inaktivitätsatrophie tritt nicht so rasch auf und erreicht kaum so hohe Grade wie die reflektorische Knochenatrophie, die trotz geringer Inaktivität zustande kommen und sogar

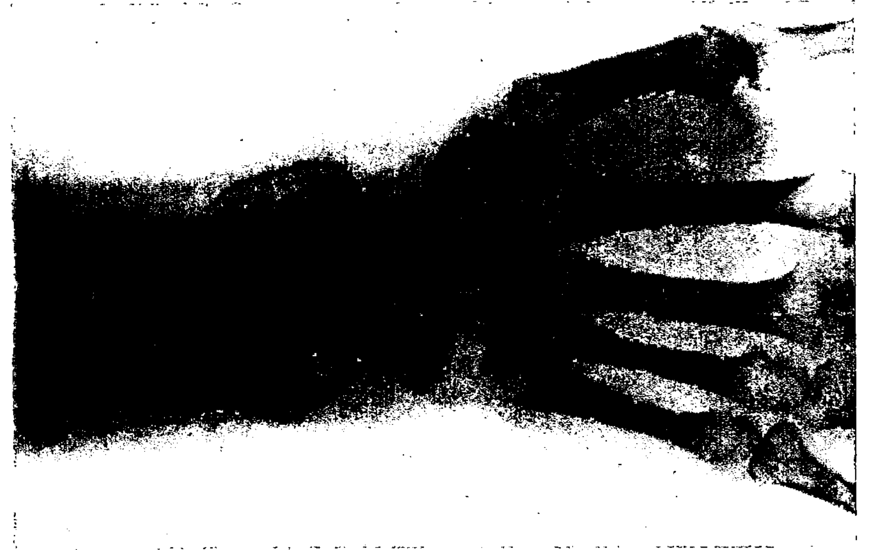

Abb. 147. Akute reflektorische Atrophie im Anschluß an Radiusfraktur; fleckweise Aufhellung im Bereich der Metacarpalia.

unter medico-mechanischer Behandlung noch zunehmen kann. In genau gleicher Weise wie das akute Stadium der Sudeckschen Knochenatrophie präsentiert sich gelegentlich die Knochenatrophie nach unzweckmäßiger Immobilisierung besonders von Radiusfrakturen bei älteren oder arthritisch disponierten jüngeren Patienten. Diese Formen zeigen deutliche Beziehungen zur Arthritis deformans. Da nun Kimura durch seine Untersuchungen am Zieglerschen Institut festgestellt hat, daß das Wesen der Arthritis deformans in Knochenatrophie besteht, und daß die Deformationen Folge der Belastung, die Knochenwucherung durch funktionellen Reiz und lokale Schädigung bedingt sei, liegt die Annahme nahe, daß die hohen Grade von Knochenatrophie nach Frakturen, auch die Sudeckschen Formen, nicht unabhängig sind von individueller Disposition. Diese Fragen bedürfen noch der Abklärung.

9*

Weiterhin tritt eine Schrumpfung der retrahierten Muskeln und Faszien ein, die Sehnenscheiden und Sehnen werden an ihren Geleitflächen rauh; schließlich stellen sich gegenseitige Verwachsungen ein, besonders wenn noch Blutungen in die Sehnenscheiden stattfanden. Auch die Beweglichkeit der Gelenke leidet bei längerem Nichtgebrauch Schaden; die Kapsel zeigt bindegewebige Schrumpfungsvorgänge, es treten Verwachsungen und Verklebungen zwischen gegenüberliegenden Synovialpartien ein und bei alten Leuten sieht man sogar degenerative Prozesse an den freien, nicht belasteten Teilen der Gelenkknorpel. Dauert die Ruhigstellung sehr lange, so kann es z. B. am Kniegelenk zu Verklebungen und Verwachsungen zwischen Femur und Patella kommen. Werden solche Gelenke nach erfolgter Frakturheilung aktiv oder passiv zu unvermittelt energisch und ausgedehnt bewegt, so kommt es zu serös-blutigen Gelenkergüssen infolge Zerreißung der beschriebenen intraartikulären Synovialverwachsungen. Zur Erzeugung einer Gelenkversteifung sind keineswegs intraartikuläre Veränderungen notwendig; so sehen wir nach länger dauernder Fixation des Kniegelenks in Streckstellung häufig hochgradige Einschränkungen der Flexion, die nur durch die erwähnte Schrumpfung der fasziösen Kapsel, vor allem aber durch die Atrophie und bindegewebige Umwandlung der Extensoren bedingt sind. Denn die normale passive Dehnbarkeit der Streckmuskeln ist unerläßlich für aktive oder passive Beugung eines Gelenks. Auf diese Verhältnisse hat, soweit das Kniegelenk in Betracht kommt, in neuerer Zeit Payr wieder mit Nachdruck hingewiesen.

Durch möglichste Einschränkung der streng immobilisierenden Frakturbehandlung, wie sie früher die Regel war, können jedoch diese Veränderungen auf ein Minimum reduziert werden. Immerhin treten diese Inaktivitätsveränderungen auch unter der Extensionsbehandlung in gewissem Umfange in Erscheinung und man kann sich des Eindrucks nicht erwehren, daß besonders für das Auftreten der beschriebenen Gelenkveränderungen neben der relativen Immobilisierung gelegentlich auch individuelle Disposition maßgebend ist.

Kapitel 4.

Abweichungen von der normalen Frakturheilung. (Sekundäre Komplikationen).

1. Übermäßige Kallusbildung.

Die Störungen der Frakturheilung betreffen einmal den Kallus. Übermäßige Kallusbildung, die keine oder geringe Tendenz zur Resorption zeigt, wird als Callus luxurians bezeichnet. Ist diese übermäßige Kallusbildung umschrieben und so hochgradig, daß sie den Eindruck einer Geschwulstbildung erweckt, so spricht man auch von Frakturosteom. Wenn im Gegenteil die Begrenzung des übermäßigen Kallus eine unscharfe ist, indem er mit Zacken und Vorsprüngen in die umgebende Muskulatur und in die umgebenden Bindegewebssepten hineingreift, so kann der Eindruck entstehen, daß es sich um eine Myositis ossificans, d. h. um eine Muskelentzündung mit Knochenneubildung handle. Knorpelige Auswüchse im Bereich des Kallus werden als Frakturchondrome bezeichnet.

Am häufigsten wird die luxurierende Kallusbildung nach Brüchen der Gelenkenden langer Röhrenknochen beobachtet, und zwar sowohl bei vollständig extraartikulären Frakturen als bei solchen, die teilweise ins Gelenk hineinreichen. Das sieht man namentlich am oberen Femurende (Abb. 148a und b), etwas weniger häufig am Schulter- und Ellbogengelenk. Seltener findet sich luxurierender Kallus im Bereich der Diaphysen und Epiphysen und nur ganz ausnahmsweise an platten Knochen. Die luxurierende Kallusbildung ist häufig Folge eines vermehrten und ausgedehnten Bildungsreizes, wie er bei Splitterfrakturen und bei Brüchen mit erheblicher Hämatombildung leicht erklärlich ist. Auch chronische Reizzustände der knochenbildenden Gewebe, besonders des Periostes, bei chronischer Knocheneiterung im Anschluß an offene Frakturen kann zu übermäßiger Kallusbildung Anlaß geben (Abb. 149). Eine häufige Ursache besonders für den paraartikulären Callus luxurians ist ausgedehnte Abhebung des Periostes vom

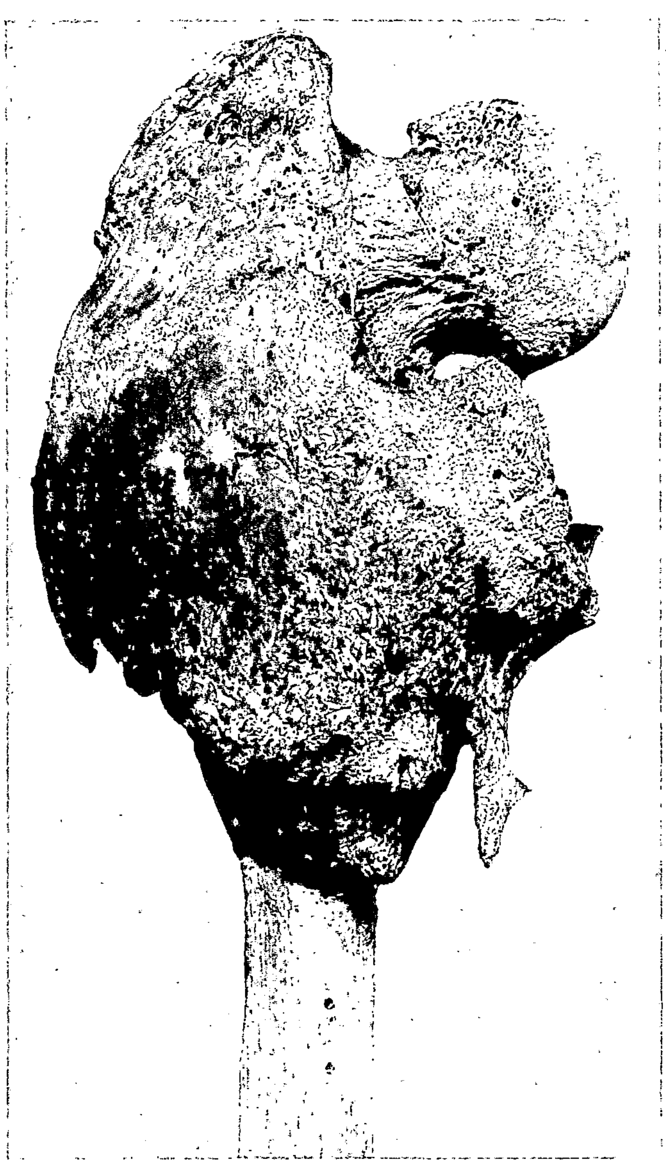

Abb. 148a. Callus luxurians bei Femurfraktur mit starker Fragmentverschiebung. Präp. der pathol.-anat. Anstalt Basel.

Knochen; der ganze zwischen Periost und entblößter Diaphysenoberfläche liegende Raum wird dann durch neu gebildete Knochenmassen ausgefüllt. Der luxurierende Kallus kann auch eine willkommene Erscheinung darstellen, wenn er nicht konsolidierte Fragmente hülsenartig umfaßt, und auf diese Weise trotz bestehender Pseudarthrose die Glieder bis zu einem gewissen Grade tragfähig erhält. Dieses Vorkommnis wird gelegentlich bei Schenkelhalsfrakturen beobachtet. In das Gebiet des überschüssigen Kallus, und zwar der pathologischen, unerwünschten Kallus-

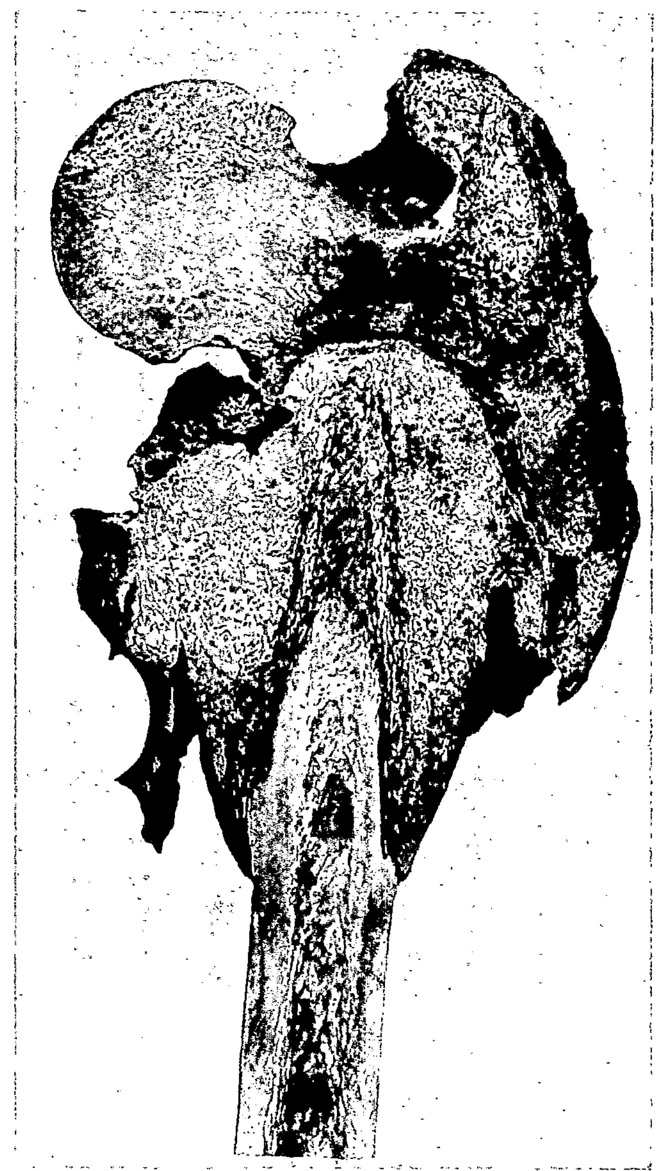

Abb. 148 b. Frontalschnitt durch Präparat 148 b.

bildung gehört auch der sog. Brückenkallus (Abb. 150), welcher zu Synostose, d. h. knöcherner Verschmelzung benachbarter Knochen führt. Solche Synostosen entstehen bei gleichzeitiger Fraktur von Radius und Ulna (Abb. 151), sowie bei Frakturen beider Unterschenkelknochen. Die bereits erwähnte luxurierende

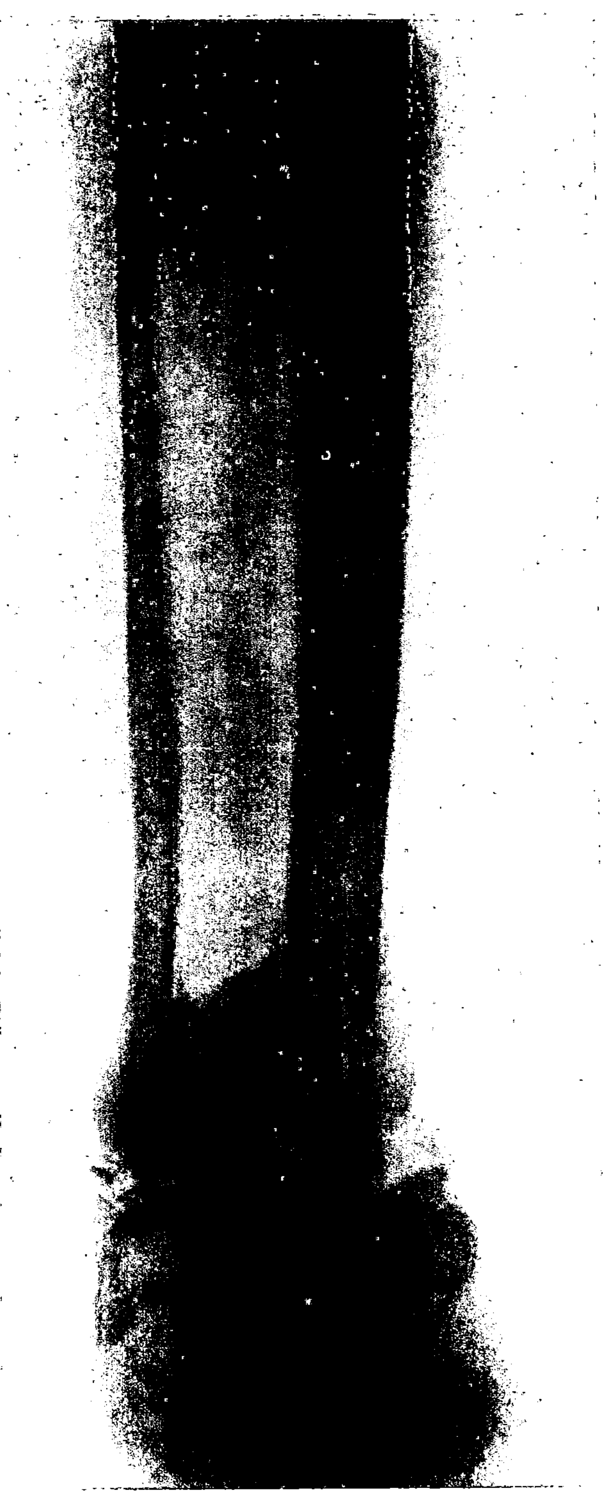

Abb. 149. Callus luxurians im Anschluß an eine schwer infizierte Fraktur.

Kallusbildung im Bereiche von Gelenkfrakturen oder gelenknahen Frakturen kann sich auch in der Weise äußern, daß die anliegenden Gewebe, und zwar sowohl die Bänder, die eigentliche Gelenkkapsel, die Sehnen als auch die Muskeln ausgedehnt Knochen bilden; es kommt dann zu knöcherner Verbindung der artikulierenden Knochen und erheblicher, oft vollständiger Gelenkversteifung in Form der sog. Knochenbrücken-Ankylosen (s. Abb. 176).

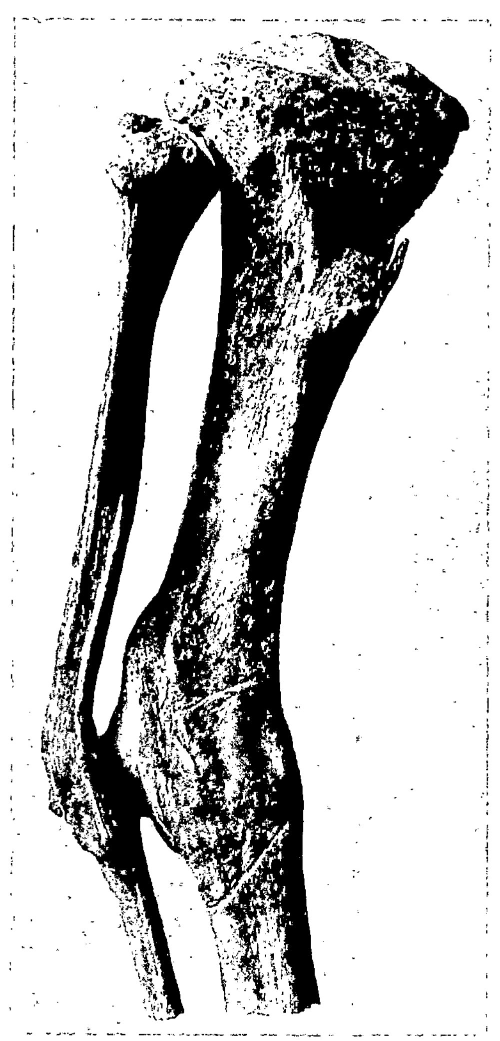

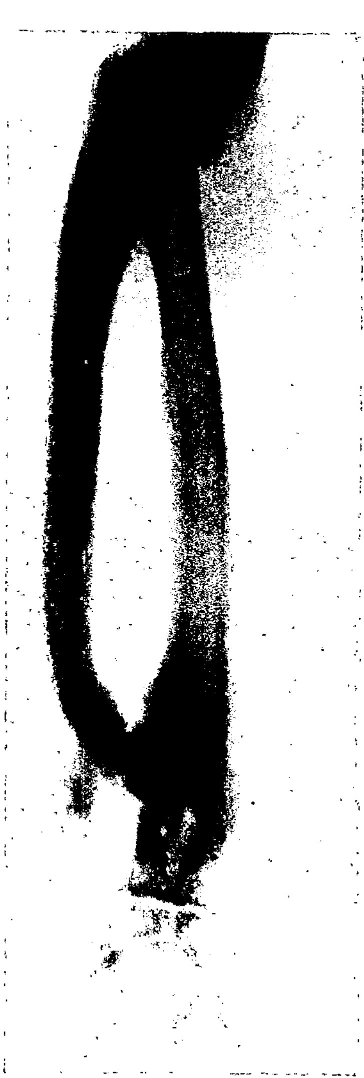

Abb. 150. Brückenkallus nach Fraktur beider Unterschenkelknochen.

Abb. 151. Brückenkallus zwischen Radius und Ulna im Anschluß an Schußfraktur.

Von der übermäßigen Kallusbildung nicht immer bestimmt zu trennen ist die traumatische Myositis ossificans circumscripta, die sich histologisch als Knochenneubildung im Bindegewebe zwischen den einzelnen Muskelbündeln und größeren Muskelzügen darstellt (Abb. 152). Die Muskelfasern selbst bleiben bei diesem Vorgang passiv, indem sie nur durch Verdrängung zur Atrophie gebracht werden. Von dieser umschriebenen ossifizierenden Muskelentzündung sind mit Vorliebe der M. brachialis internus und der M. quadriceps betroffen. Im umgebenden Bindegewebe können sich Blut- und Lymphzysten entwickeln (Ramstedt, Wolter, Strauß).

Die Knochenneubildung in den Sehnen und Bandansätzen, sowie in den Gelenkkapseln erklärt sich ebenso wie die traumatische Myositis ossificans aus den engen Beziehungen dieser Gebilde zum knochenbildenden Periost

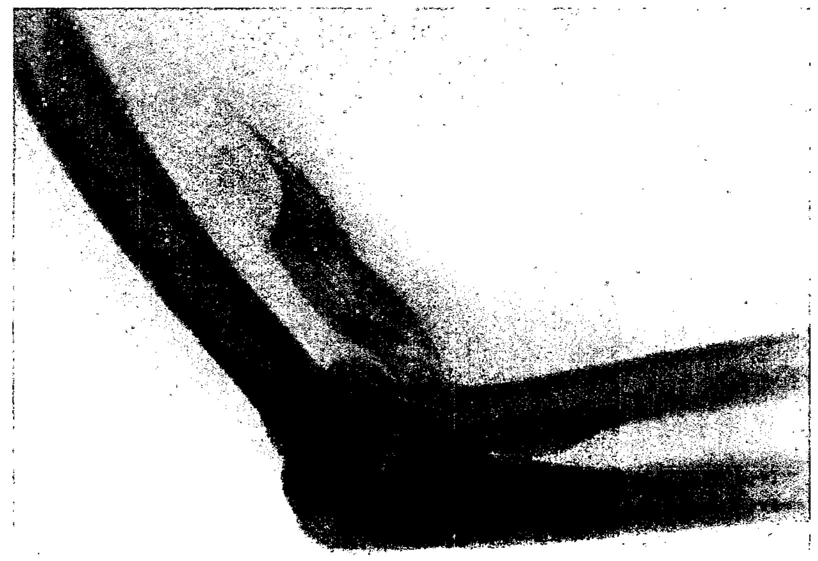

Abb. 152. Myositis ossificans im Bereich des Brachialis internus.

Abgesehen von dem durch das Trauma bedingten ursächlichen Reiz, d. h. der schweren Gewebsschädigung und besonders der blutigen Infiltration, entstehen derartige atypische Knochenwucherungen besonders häufig bei lange dauernder Immobilisierung. Doch unterliegt es keinem Zweifel, daß auch unzweckmäßige, übermäßig reizende Bewegungstherapie diese unerwünschte Knochenneubildung fördern kann.

2. Erweichung und Refraktur des Kallus, Kallusgeschwülste.

Ein bereits ausgebildeter Kallus kann spontan wieder erweichen und größtenteils resorbiert werden, so daß an der Bruchstelle wieder mehr oder weniger hochgradige Beweglichkeit auftritt. Die Ursache liegt gelegentlich in einer Allgemeinerkrankung, besonders in schweren, fieberhaften Krankheiten wie Typhus, Blattern, Tuberkulose; in früheren Zeiten spielte namentlich der Skorbut eine Rolle als Ursache der Kallusresorption. Daneben kommen lokale Erkrankungen ursächlich in Betracht, besonders Erysipele und Phlegmonen, vor allem bei offenen Frakturen. Mit der sekundären Kallusresorption ist auch gleichzeitiger auffälliger Schwund der Fragmentenden beobachtet worden.

Zur Pathologie des Kallus gehört ferner die Refraktur oder die Kallusfraktur. Diese erfolgt bei unzweckmäßiger Beanspruchung des jungen, noch

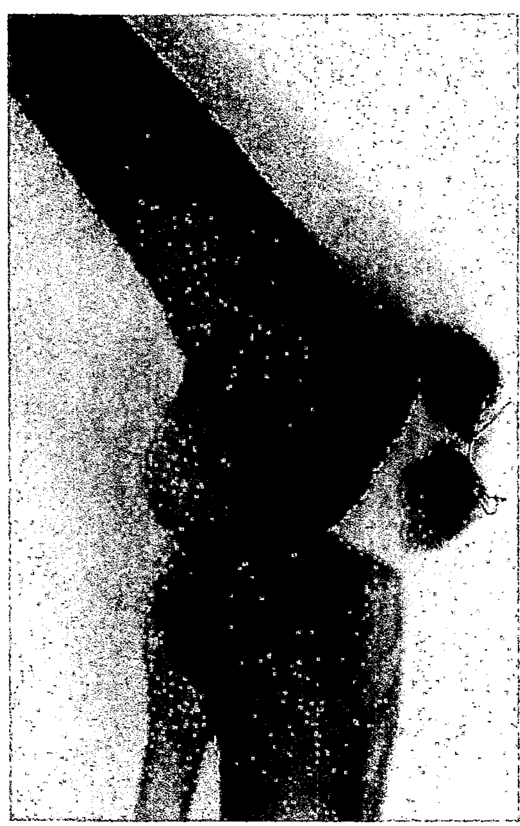

Abb. 153. Refraktur der Patella mit Riss einer Drahtsutur.

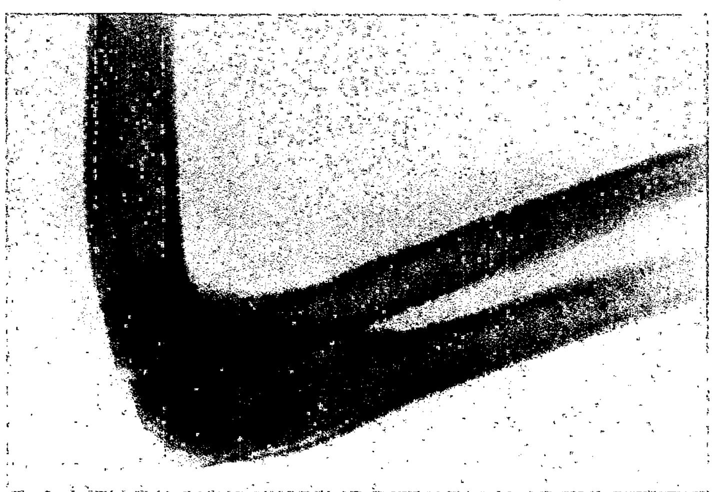

Abb. 154. Kallusfraktur bei einer Ellbogenankylose nach Resektion.

nicht genügend gefestigten Kallus, bei Frakturen, die mit starken Dislokationen geheilt sind und deshalb zu ungünstiger mechanischer Belastung des Kallus führen, und ferner an Stellen, wo häufig während längerer Zeit keine vollständige knöcherne Vereinigung der Fragmente stattfindet, wie beim Kniescheibenbruch (Abb. 153). Kallusfrakturen zeigen häufig charakteristische, klaffende, breite Frakturlinien ohne wesentliche Fragmentverschiebung (Abb 154 und 155), ähnlich wie Frakturen in sklerotischem Knochen (vgl. Abb. 18).

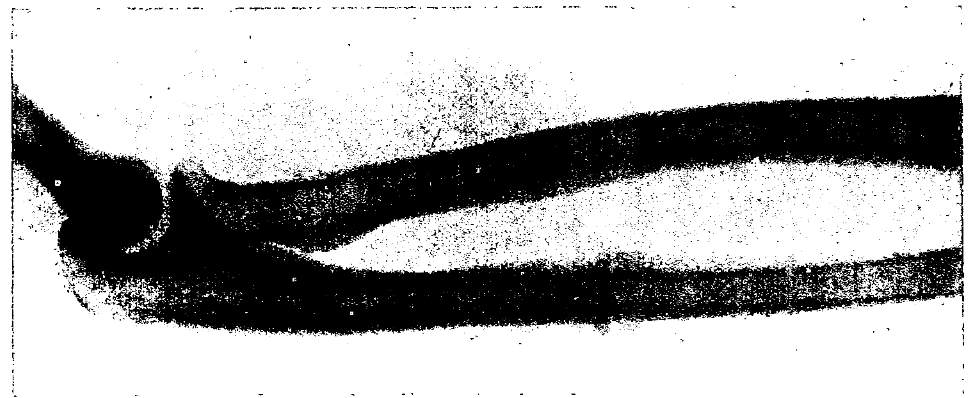

Abb. 155. Kallusfraktur.

In seltenen Fällen entwickeln sich im Kallus Sarkome (Fibro-, Chondro-, Zystosarkome); ferner sind von Frangenheim Kalluszysten beobachtet, die nichts mit echten Kallusgeschwülsten zu tun haben und große Ähnlichkeit mit der bei traumatischer ossifizierender Myositis beobachteten Zystenbildung zeigen.

Neubildungen, die sich an Stelle eines Frakturkallus entwickeln und Metastasen an der Frakturstelle bei anderweitigem Primärtumor gehören nicht zu den echten Kallusgeschwülsten.

3. Verzögerte und ausbleibende Konsolidation, Pseudarthrosenbildung.

Wohl die praktisch wichtigste Störung der Frakturheilung wird durch Verzögerung oder Ausbleiben der soliden Vereinigung der Bruchenden dargestellt. Entweder bildet sich innerhalb der üblichen Frist überhaupt kein Kallus aus, oder der in normaler Weise gebildete bindegewebige Kallus verknöchert nur außerordentlich langsam. Wenn in letzterem Falle bei anscheinend erfolgter solider Vereinigung die verletzte Extremität belastet wird, so tritt, obschon durch die nicht zu energische äußere Untersuchung keine abnorme Beweglichkeit mehr nachweisbar ist, beim ersten Gebrauch oder bei der Belastung sofort eine Verschiebung zwischen den Fragmenten ein. Bei diesen Formen der verzögerten Kallusbildung und der verzögerten Knochenheilung erfolgt oft nach längerer zweckmäßiger Behandlung schließlich doch noch eine solide knöcherne Vereinigung der Fragmente. Bleibt jedoch die Vereinigung dauernd aus, so daß nach abgelaufener lokaler Reaktion eine abnorme Beweglichkeit an der Frakturstelle besteht, so sprechen wir von Pseudarthrosenbildung (Abb. 156 a und b).

Anatomisch stellt sich die Pseudarthrose verschieden dar. Sind die Fragmente sehr weit gegeneinander verschoben, so vernarbt jedes Frakturende bindegewebig, und es besteht dann zwischen beiden Fragmenten keinerlei straffe Verbindung (Abb. 157). Häufig ist der Grund für diese isolierte Vernarbung der Bruchenden eine Zwischenlagerung größerer Weichteilschichten, besonders die Interposition von Muskeln. Gelegentlich bildet sich bei diesen Fällen zunächst an jedem Fragment ein umschriebener Kallus, der jedoch, weil er die Verbindung mit dem vom anderen Fragmente gebildeten Kallus nicht erlangen kann, als mechanisch nicht beanspruchtes, überschüssiges Material wieder resor-

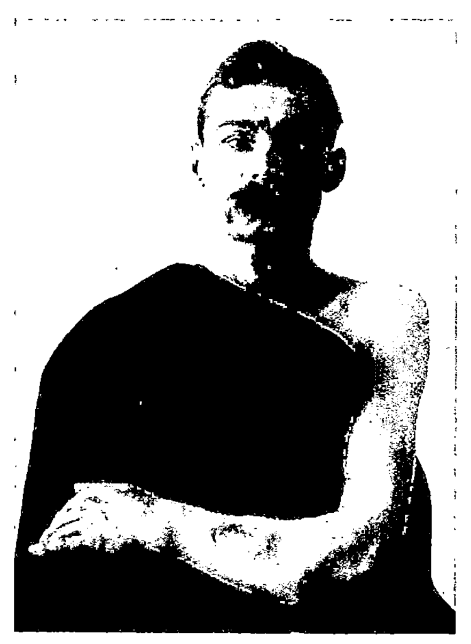 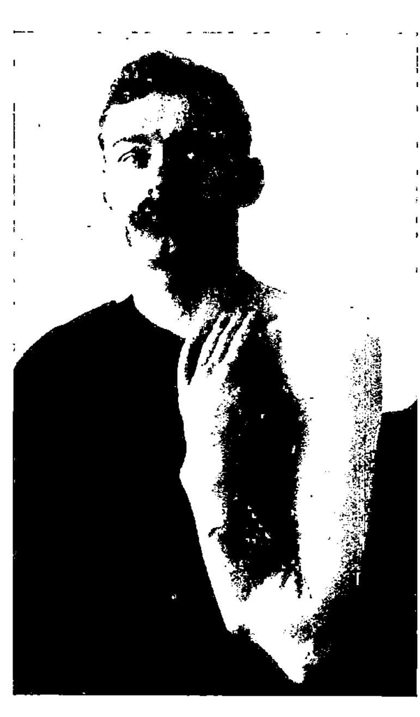

Abb. 156 a.   Abb. 156 b.

Abb. 156.   Pseudarthrose beider Vorderarmknochen nach Schußfraktur; a Ruhestellung; b Verstärkung der Winkelstellung bei maximaler Beugung des Ellbogengelenks.

biert wird. Die Bruchenden verfallen dann im Laufe der Zeit gewöhnlich erheblicher Atrophie; wo sie sich berühren, bildet sich gelegentlich ein Knorpelüberzug. Diese isolierte Vernarbung der Bruchenden führt zu schlotternden Pseudarthrosen (Pseudarthrose flottante); spontane Heilung ist ausgeschlossen.

Die häufigste Art der Pseudarthrose ist die fibröse Vereinigung der Bruchenden. Beide Fragmentenden sind hier durch eine bindegewebige Zwischensubstanz verbunden die zunächst aus dem lockeren, bindegewebigen Kallus, später aus derbem, engmaschigem Bindegewebe besteht, in dem sich gelegentlich Knorpelinseln finden (Abb. 158). An der fibrösen Verbindung können auch benachbarte bindegewebige Teile wie die Membrana interossea, Muskelansätze und Muskelscheiden sich beteiligen. Man kann schlaffe und straffe fibröse Pseudarthrosen unterscheiden. Auch bei dieser Form kommt es gelegentlich an beiden Fragmenten zur Bildung von spärlichem Kallus, der jedoch wieder resorbiert wird, während die Bruchenden gleichzeitig atrophieren und eine konische oder zugespitzte Form annehmen. Bei der schlaffen Pseudarthrose sind die Fragmente meist übereinander geschoben, während sie bei der straffen fibrösen Pseudarthrose noch in teilweisem Bruchflächenkontakt stehen können.

Pseudarthrosen, die lange Zeit bestehen — d. h. wenigstens 6 Monate, aber auch mehrere Jahre lang —, führen zur Bildung eigentlicher *falscher* Gelenke, wobei die sich berührenden Flächen der Fragmente entweder schön geglättet und mit einer glänzenden Bindegewebsmembran bedeckt sind, oder sogar einen mehr oder weniger ausgedehnten Knorpelüberzug haben (Abb. 159). Zwischen beiden Fragmenten besteht ein Gelenkspalt, der ringsum durch eine derbe, die beiden Fragmente verbindende Bindegewebsmembran abgeschlossen wird; es handelt sich hier oft um die Bildung einer eigentlichen fibrösen Gelenkkapsel. Derartige Nearthrosenhöhlen können eine synoviaähnliche, serös-schleimige Flüssigkeit, vermischt mit Reis- oder Grießkörperchen, enthalten. Die Analogie derartiger falscher Gelenke mit wahren Gelenken kann soweit gehen, daß an ihnen Veränderungen auftreten, welche durchaus der Arthritis deformans entsprechen.

Es bedarf keiner besonderen Auseinandersetzung, daß die Pseudarthrose zu sehr schweren funktionellen Störungen führt, wenn nicht eine sehr straffe fibröse Pseudarthrose mit ganz geringer Beweglichkeit an einem unbelasteten Glied vorliegt. Gewöhnlich kommt es bald zu hochgradiger Inaktivitätsatrophie; bei Kindern haben Pseudarthrosen durchwegs ein erhebliches Zurückbleiben der betreffenden Extremität, besonders der unteren, im Wachstum zur Folge.

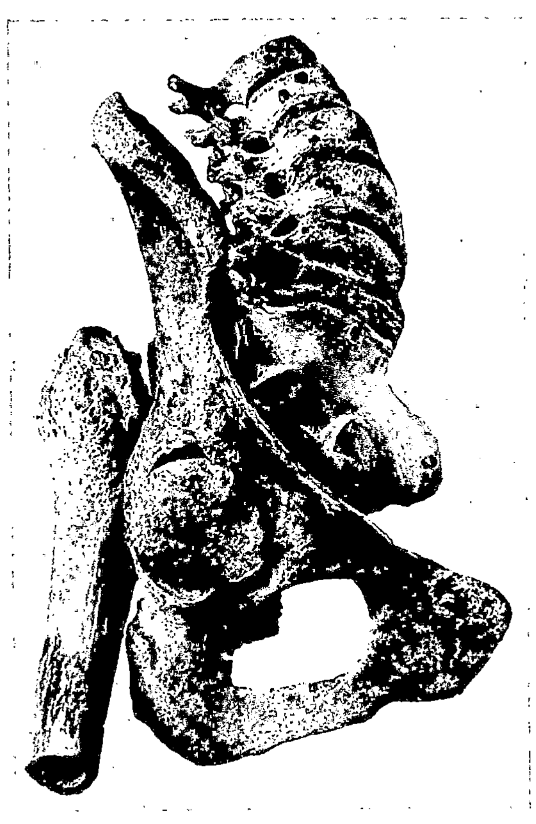

Abb. 157. Vollständige Pseudarthrose ohne jede Verbindung zwischen den Fragmenten bei Schenkelhalsfraktur. Diaphysenfragment in Stellung der Luxatio iliaca. Präp. der path.-anat. Anstalt Basel.

Die Folgen der Pseudarthrose können weitgehend kompensiert werden durch Einkeilung (Gomphosis), sowie durch die bereits erwähnte hülsenförmige Umfassung des einen Fragments durch die Kallusmassen des anderen.

Die Frequenz der verzögerten und der ausbleibenden Frakturheilung ist keine sehr große; auch wird das völlige Ausbleiben der Konsolidation bedeutend seltener beobachtet, als deren einfache Verzögerung. Nach v. Bruns kommt auf 70—80 frische Frakturen ein Fall von verzögerter Konsolidation, und auf 200—250 Frakturen eine Pseudarthrosenbildung. Unter der modernen Frakturbehandlung sind diese Anomalien der Frakturheilung zweifellos seltener geworden, doch spielen sie immer noch eine wichtige praktische Rolle.

Was die Lokalisation der Pseudarthrosen und verzögerten Konsolidation anbetrifft, so steht der Unterschenkel obenan, entsprechend der größten Frequenz der Unterschenkelfrakturen. Nächstdem führen Oberarm- und Oberschenkelfrakturen (Abb. 160) am häufigsten zu Pseudarthrosen und verzögerter Konsolidation, am seltensten Vorderarmfrakturen (Abb. 161). Die erwähnten Störungen betreffen am häufigsten das mittlere Lebensalter, während sie im höheren Lebensalter selten sind.

Verzögerte und ausbleibende Konsolidation der Frakturen beruht entweder auf lokalen oder auf allgemeinen Ursachen. Unter den lokalen Ursachen ist zunächst zu erwähnen die ungünstige Beschaffenheit des Bruches, sehr schräge Brüche, Splitterbrüche, Doppelfrakturen. Ferner kommt in Betracht Schädigung oder Zerstörung der kallusbildenden Schichten, besonders des Periostes. Durch das Trauma selbst kann die Knochenhaut abgelöst und geschädigt werden, ebenso durch Eiterung (Abb. 143 und 158).

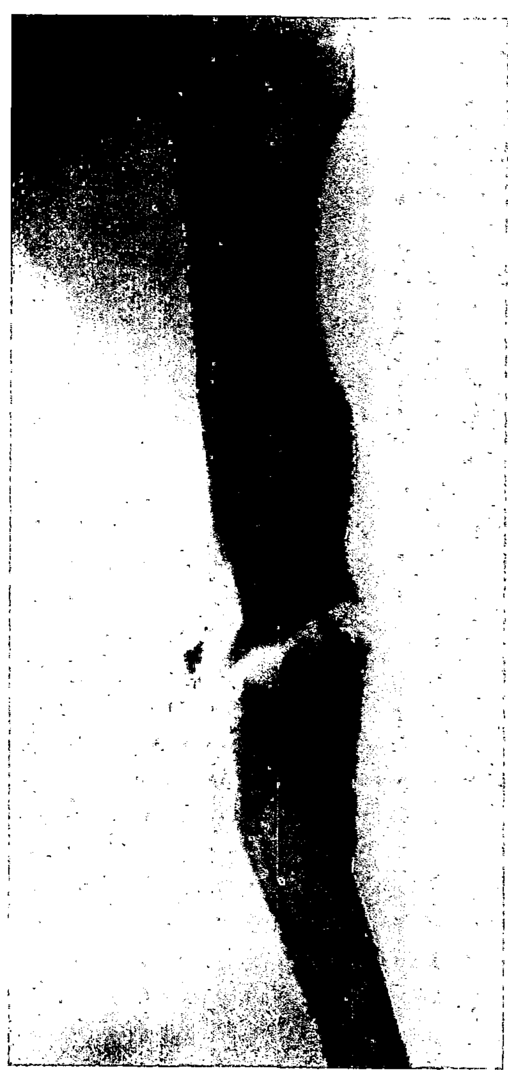

Abb. 158. Fibröse Pseudarthrose nach unblutiger Geraderichtung einer winklig verheilten Schußfraktur des Humerus.

Entsprechend findet man Pseudarthrosen bei schweren direkten Frakturen, namentlich wenn sie offen sind. Ferner tritt eine Pseudarthrose ein, wenn die Verschiebung zwischen den Fragmenten so stark ist, daß trotz reichlicher Kallusbildung die an beiden Fragmenten gebildeten Kallusmassen nicht miteinander in Verbindung gelangen. Das gleiche ist beim sog. „Reiten der Fragmente" der Fall, weil dort die äußeren, an der Knochenneubildung gewöhnlich nicht beteiligten Schichten des Periostes miteinander in Berührung stehen. Hierher gehört auch die Pseudarthrosenbildung nach zertrümmernden Schußfrakturen, bei denen so große Defekte vorliegen, daß eine Vereinigung der weit auseinanderstehenden Fragmente durch den Kallus nicht erfolgen kann. Eine fernere Ursache bildet die Interposition von Weichteilen, besonders von Muskeln, und die Zwischenlagerung übermäßiger Hämatome. Aber auch der Wegfall des Reizes, welcher normalerweise durch das Hämatom auf die knochenbildenden Schichten ausgeübt wird, kann die Konsolidation verzögern. Das tritt nicht so selten ein bei offenen Frakturen, wo das Blut abfließen kann.

Diejenigen lokalisierten oder allgemeinen Knochenveränderungen, welche wie Rachitis, Osteomalazie, Karzinom- und Sarkombildung und lokalisierte Ostitis zu pathologischen Frakturen Anlaß geben, bedingen natürlich auch ausbleibende Konsolidation. Zu diesen lokalen Ursachen gehören auch besondere Verhältnisse der lokalen Blutversorgung des Knochens; so wies Lang nach, daß in der Mitte des Schenkelhalses ein ca. $1^{1}/_{2}$ cm breites Knochensegment schlecht vaskularisiert ist, was erklärt, daß bei Frakturen in diesem Gebiet, besonders bei älteren Leuten, die knöcherne Vereinigung so oft ausbleibt.

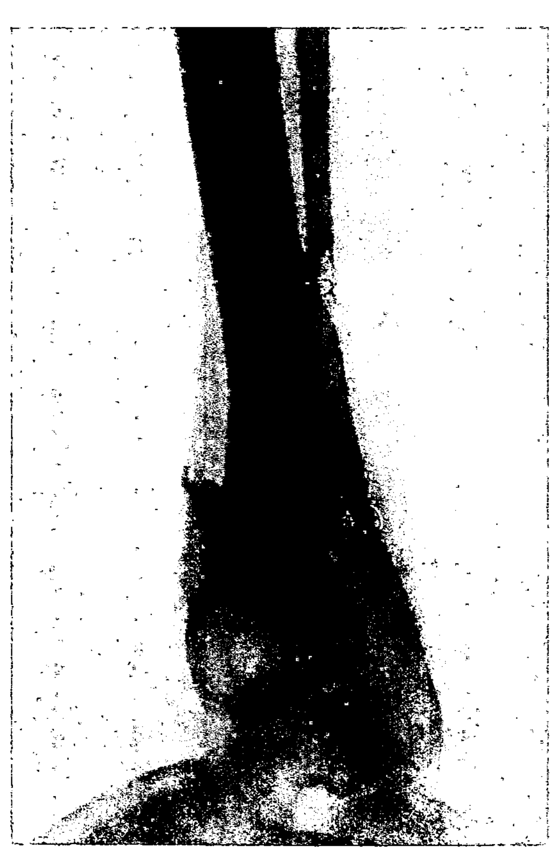

Abb. 159. Pseudarthrose der Tibia mit Bildung eines flachen Gelenkes. Bei der Operation fand sich eine mit synoviaähnlicher Flüssigkeit gefüllte Gelenkhöhle zwischen überknorpelten Bruchflächen. Das Röntgenogramm zeigt gleichzeitig den Ersatz eines Fibuladefekts durch freie Autoplastik.

(Abb. 173). Ebenso ist bei Humeruskopfbrüchen in der Ebene des anatomischen Halses das proximale Kopffragment bei rein intrakapsulär verlaufender Fraktur nicht mehr ernährt, so daß auch hier keine solide Vereinigung mit dem distalen Fragmente eintritt.

Zu den lokalen Ursachen ist schließlich auch noch die fehlerhafte Behandlung zu zählen, insofern als sie lokale Ursachen für die verzögerte oder ausbleibende Konsolidation schafft. Besonders zu erwähnen sind mangelhafte Reposition sowie ungenügende Fixation.

Diesen lokalen Ursachen für verzögerte und ausbleibende Konsolidation
sind die allgemeinen gegenüber zu stellen. Hier sind zunächst hochgradige
Schwäche- und Inanitionszustände zu erwähnen, die zu Knochenatrophie geführt
haben, sowie Krankheiten des Zentralnervensystems, welche wie Tabes dorsalis,

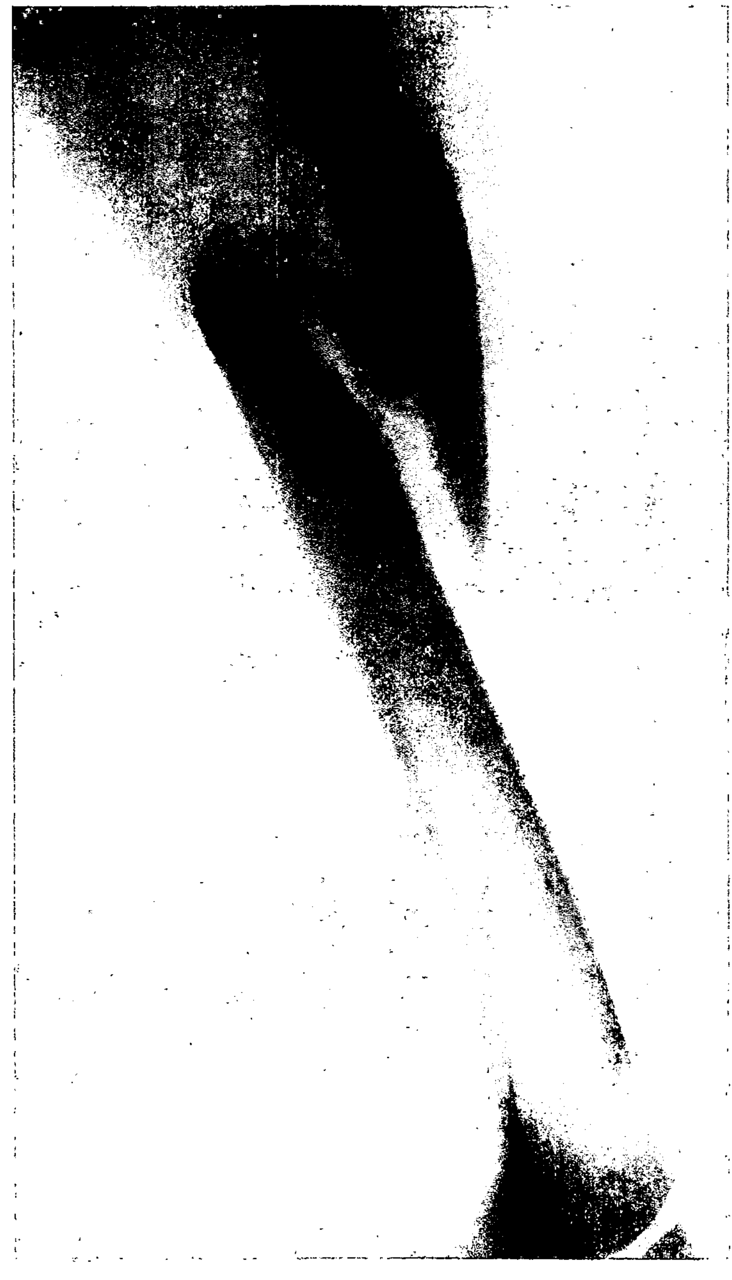

Abb. 160. Pseudarthrose nach Femurfraktur infolge schlechter Fragmentstellung.

Paralyse und Syringomyelie zu neurotischer Atrophie Anlaß geben. Vogel glaubt, daß in vielen Fällen die verzögerte Kallusbildung ursächlich zusammenhängt mit einer pathologischen Minderwertigkeit des gesamten Körperbindegewebes, was er aus dem gleichzeitigen Vorkommen statischer Belastungsdeformitäten, Varizen und Hernienbildung schließt. Den allgemeinen Ursachen sind ferner Tuberkulose, Lues, Osteomalazie und Rachitis zuzurechnen, soweit es sich nicht, wie beim Gumma und der seltenen in der Metaphyse lokalisierten herdförmigen Tuberkulose, um einen regionär beschränkten Prozeß handelt. Ganz allgemein kann man sagen, daß alle Krankheiten, die zu pathologischen Veränderungen am Knochensystem mit abnormer Knochenbrüchigkeit führen, sehr oft auch verzögerte Konsolidation oder Pseudarthrosenbildung im Gefolge haben. Bei Kindern spielt in dieser Hinsicht besonders die Rachitis eine bedeutende Rolle; doch gibt sie erheblich seltener Anlaß zu eigentlicher Pseudarthrosenbildung als zu

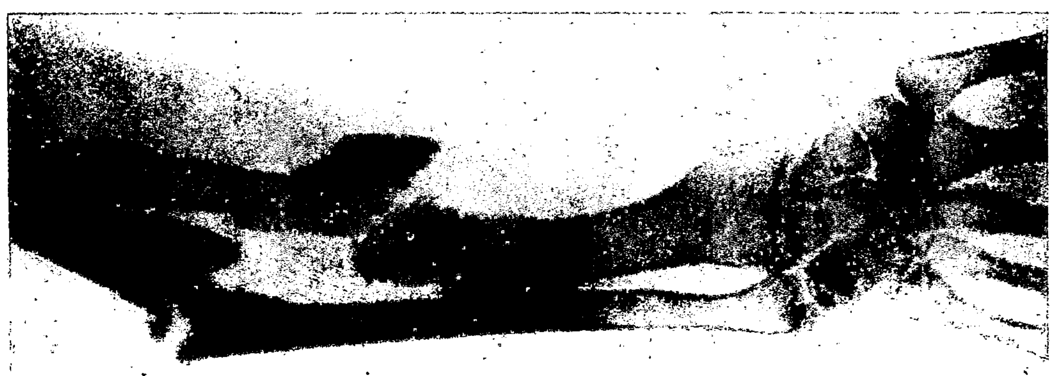

Abb. 161. Pseudarthrose beider Vorderarmknochen nach Schußfraktur.

verzögerter Konsolidation. Ein erhebliches Kontingent verzögerter Frakturheilungen stellt die Syphilis, ohne daß bei Erwachsenen auffällige lokale Veränderungen vorzuliegen brauchen, während bei Kindern meist deutliche lokale Knochenveränderungen zu sehen sind. Es liegt nahe, anzunehmen, daß auch Störungen der inneren Sekretion, besonders der Thymus, Schilddrüse und Parathyreoidea bei Pseudarthrosenbildung direkt oder indirekt eine Rolle spielen. Das Ergebnis eines therapeutischen Versuches kann diese Annahme stützen.

Da eine solide Verheilung der Frakturen auch eintreten kann, obschon eine oder mehrere der erwähnten prädisponierenden Ursachen vorhanden sind, während andererseits gelegentlich keine Ursache einwandfrei nachweisbar ist, müssen wir annehmen, daß wohl noch weitere unbekannte individuelle Bedingungen bei der verzögerten und ausbleibenden Konsolidation der Frakturen ätiologisch mitwirken.

4. Frakturheilung in schlechter Stellung.

Wenn die solide Vereinigung der Fragmente in einer für die normale Gebrauchsfähigkeit ungenügenden Stellung der Bruchenden erfolgt, so spricht

man von schlecht geheiltem Knochenbruch (Fractura male sanata).
Die Ursache für difforme Frakturheilung liegt entweder darin, daß der Knochenbruch zu spät in Behandlung kam, daß sich der Beeinflussung der schlechten
Fragmentstellung unüberwindliche Schwierigkeiten entgegenstellten, oder daß
die Behandlung eine fehlerhafte war (Abb. 162). Entsprechend der Vervollkommnung der Frakturbehandlungstechnik hat die Zahl der schlecht geheilten
Knochenbrüche in den letzten Jahren sichtlich abgenommen. Gleichwohl
sieht man noch viel zu viel schlecht geheilte Frakturen, die auf

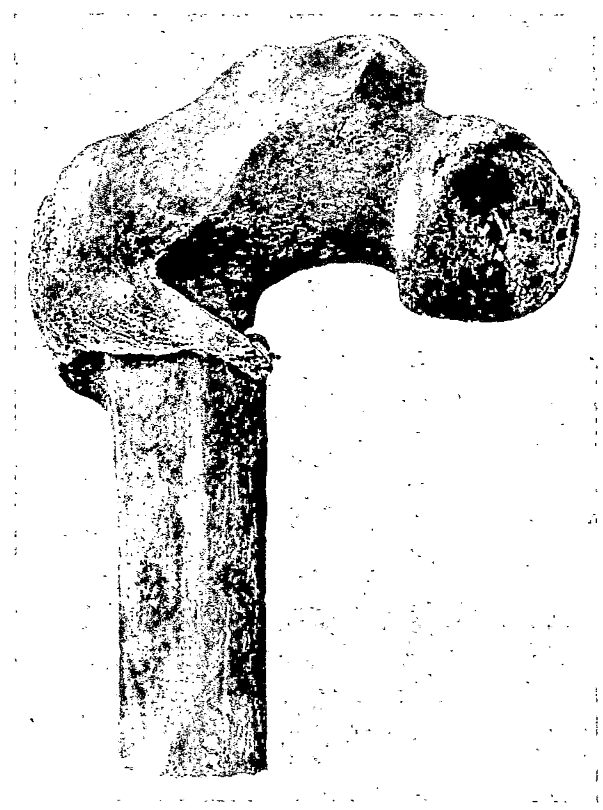

Abb. 162. Schlecht geheilte subtrochantere Femurfraktur; oberes Fragment in starker
Abduktion, unteres Fragment in Normalstellung. Man beachte die sekundäre Rückbildung
des Schenkelhalses infolge Veränderung der statischen Verhältnisse. Präparat der pathol.-
anatom. Anstalt Basel.

Rechnung ungenügender Behandlungstechnik zu setzen sind. Ungünstige Behandlungsbedingungen und schwere, besonders infektiöse Komplikationen werden jedoch stets ein gewisses Kontingent unbefriedigend geheilter Frakturen bedingen. Die grob-anatomisch mangelhafte Frakturheilung
entspricht den verschiedenen angeführten Dislokationsformen. Am häufigsten
finden sich Übereinanderschiebung der Bruchstücke, Achsenknickung und die
Kombination dieser beiden Dislokationen (Abb. 163). Diesen Verschiebungen
gegenüber spielen die seitlichen Verschiebungen (Abb. 164), sowie die Rotations-

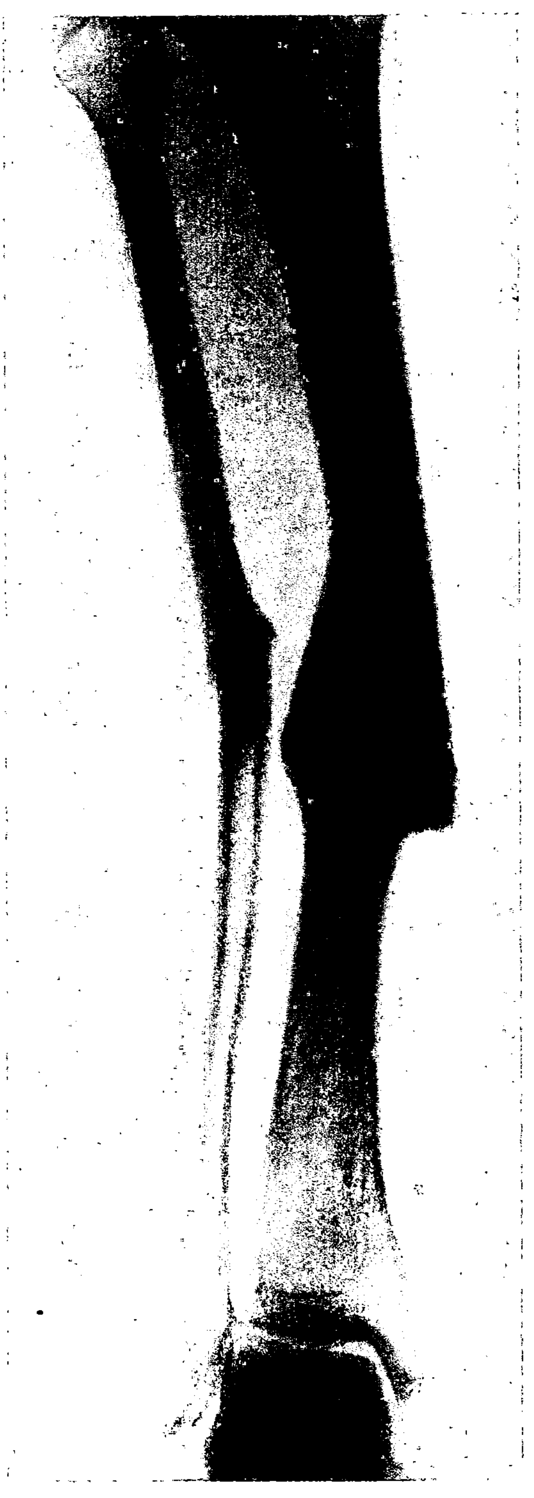

Abb. 163. Mit Achsenknickung und Verkürzung geheilte Unterschenkelfraktur.

verschiebungen (vgl. Abb. 113) praktisch eine weniger große Rolle. Die Bedeutung des Übereinanderschiebens der Fragmente liegt hauptsächlich in der Verkürzung, die bis zu 25 cm betragen kann. Besonders hochgradige Verkürzungen sieht man bei den Schußfrakturen des Krieges, weil hier oft Tage vergehen, bis eine zweckentsprechende Behandlung einsetzen kann, und weil lebensdrohende, septische Komplikationen häufig eine energische Behandlung erschweren oder verunmöglichen (Abb. 106). Am häufigsten finden sich störende Dislokationen im Sinne der Verkürzung und Achsenknickung am Femur und bei den Unterschenkelbrüchen. Während an der oberen Extremität nicht zu große Verkürzung gewöhnlich keine Funktionsstörung bedingt, verursacht sie an der unteren Extremität unter Umständen erhebliche Gehstörungen. Im allgemeinen werden Verkürzungen bis zu 2 cm durch Beckensenkung und kompensatorische Bie-

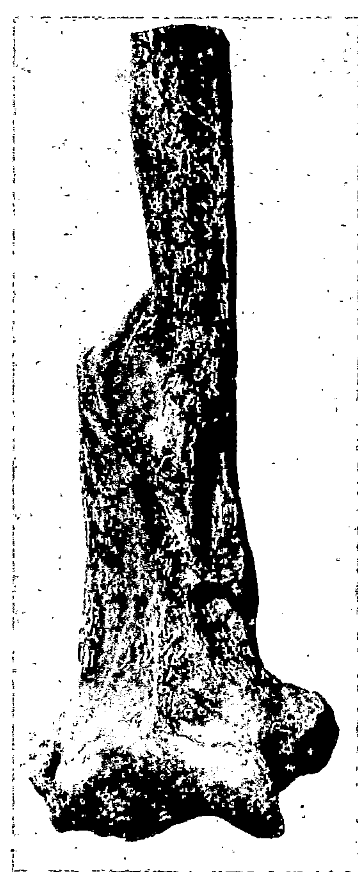

Abb. 164. Rotationsfraktur des unteren Humerusendes, mit Verkürzung und bedeutender Seitenverschiebung geheilt. Präparat der pathol.-anatom. Anstalt Basel.

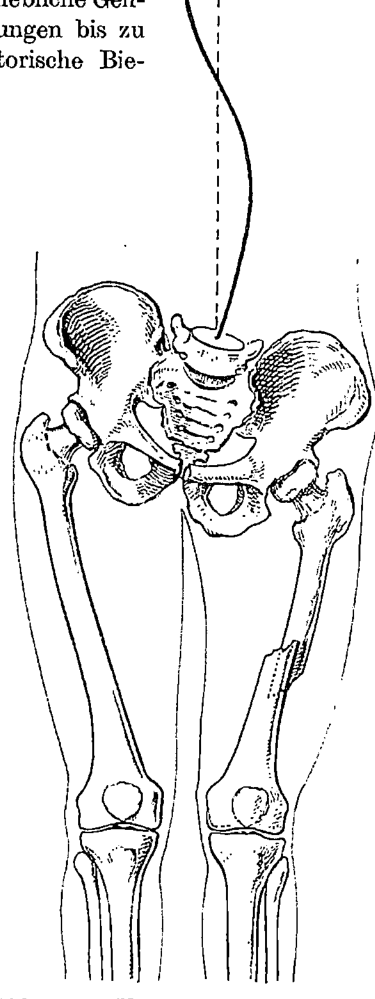

Abb. 165. Kompensation einer Femurverkürzung durch Beckensenkung und entsprechende Skoliose der Wirbelsäule.

gung der Wirbelsäule in vollkommener Weise ausgeglichen und hinterlassen keine dauernden Störungen (Abb. 165). Hochgradigere Verkürzungen jedoch führen zu einer Störung der normalen Statik, der eine dauernde funktionsschädigende Bedeutung zukommt. Immerhin ist zu beobachten, daß auch schon geringgradige Verkürzungen, deren völlige Kompensation durch Beckensenkung erfolgt, nicht ganz belanglos sind. Handelt es sich um ein junges Individuum, so wird die Anpassung durch Biegung der Wirbelsäule leicht und vollkommen sein, aber der Patient wird doch skoliotisch (Lambotte); ist der Patient älter, so macht sich, namentlich bei stärkeren Verkürzungsgraden, der Ausgleich nicht so glatt. Abgesehen davon, daß hier schon die Verbiegung der Wirbelsäule zu subjektiven Störungen Anlaß geben kann, führt die ungleichmäßige Belastung der Extremitäten und damit der Gelenkknorpel zu chronisch-

arthritischen, degenerativen Veränderungen, auch im Bereich der Wirbelgelenke, wie bei Verschiebungen der Gelenkachsen durch winklige Knikkung (siehe weiter unten).

Hochgradige Verkürzungen können ferner zur Ermöglichung abnormer Bewegungen führen. So werden bei erheblichen Verkürzungen des Femur die zweigelenkigen, am Becken inserierenden Beuger des Kniegelenks relativ zu lang. Während nun normalerweise die Erhebung des im Kniegelenk gestreckten Beines nach vorne bei einem Beugungswinkel im Hüftgelenk von ungefähr 90° durch die maximale Anspannung der erwähnten Muskelgruppe gehemmt wird, können Patienten mit starker Oberschenkelverkürzung das gestreckte Bein soweit nach vorne heben, bis die Vorderfläche des Ober-

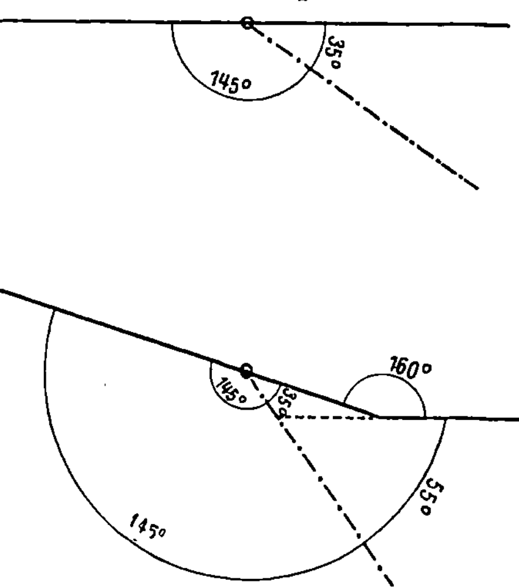

Abb. 166. Schematische Darstellung der Verschiebung des Bewegungsfeldes bei winklig geheilter Femurfraktur. Der nach vorne offene Winkel zwischen den Fragmenten beträgt 160 Grad.

schenkels die Brust berührt. Diese Erscheinung ist von Küttner als „Präsentieren des Oberschenkels" beschrieben worden.

Die Achsenknickung bedingt, wenn sie hochgradig ist, sichtbare Entstellung, und besonders Funktionsstörung der peripher gelegenen Gelenke. Vor allem resultiert für das nächst periphersiche Gelenk aus der Achsenknickung eine Verschiebung des Bewegungsfeldes, mit ihren Folgen für die Funktion. Nehmen wir an, daß eine Oberschenkelfraktur mit Achsenknickung im Sinne der Extension des unteren Fragments, also unter Bildung eines nach vorne offenen Winkels, geheilt ist, so wird das Bewegungsfeld des Kniegelenks um den Knickungswinkel in der Streckrichtung verschoben, wobei das untere Fragment den Radius für die bogenförmige Verschiebung bildet (s. Abb. 166). Das Kniegelenk kann dann um den betreffenden Winkel überstreckt werden, während die Beugung — mit Bezug auf das proximale Oberschenkelfragment natürlich — um den entsprechenden Grad eingeschränkt wird. Aus dieser Achsenknickung

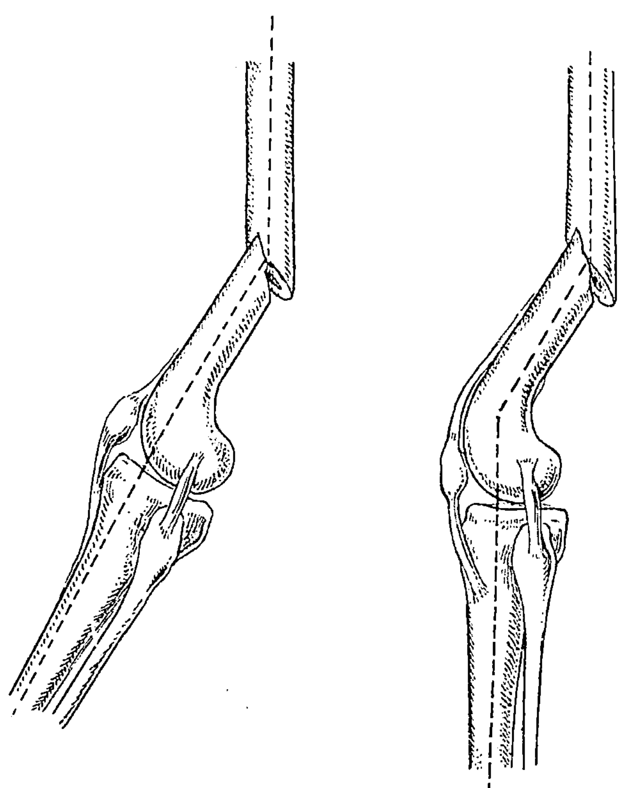

Abb. 167. Bajonettstellung des Unterschenkels bei winklig geheilter Femurfraktur.

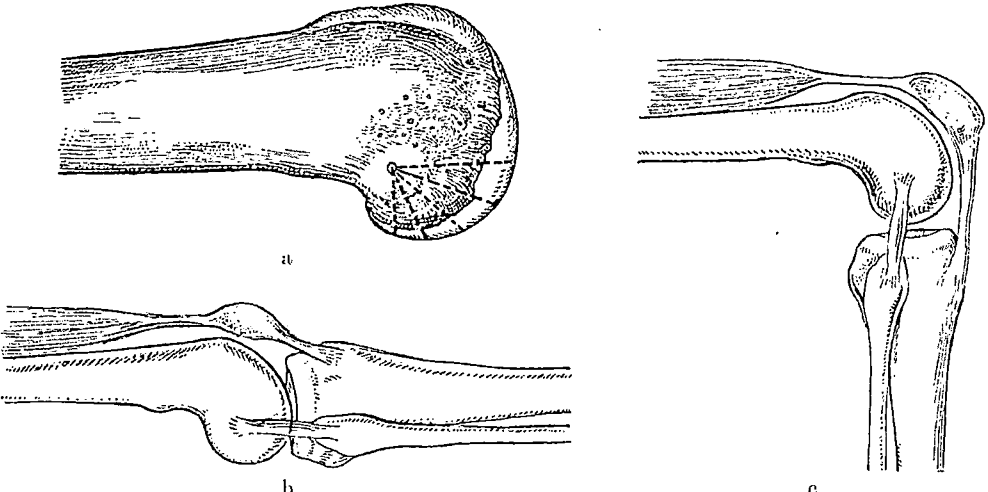

Abb. 167a—c. a: Krümmungsradien der Femurkondylen. b: Straffe Verbindung zwischen Femur und Tibia bei Streckstellung des Kniegelenks. c: Spielraum für Seitenbewegungen zwischen Femur und Tibia bei Beugung des Kniegelenks, weil das Seitenband gegenüber dem entsprechenden Krümmungsradius relativ zu lang ist.

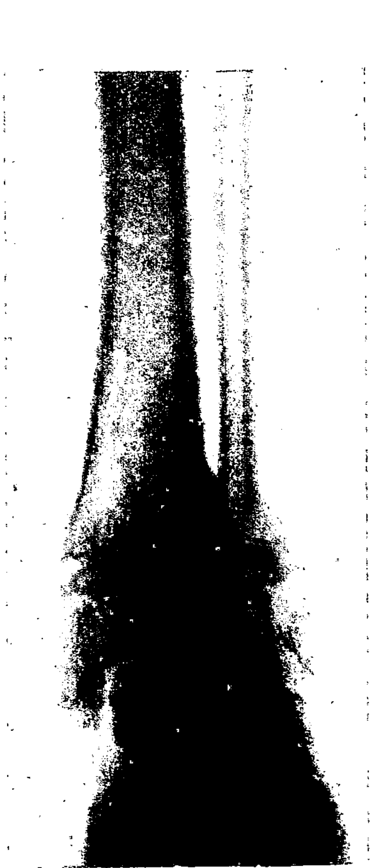

Abb. 168. Schiefstellung der Tibiagelenkfläche infolge schlecht geheilter
supramalleolärer Fraktur.

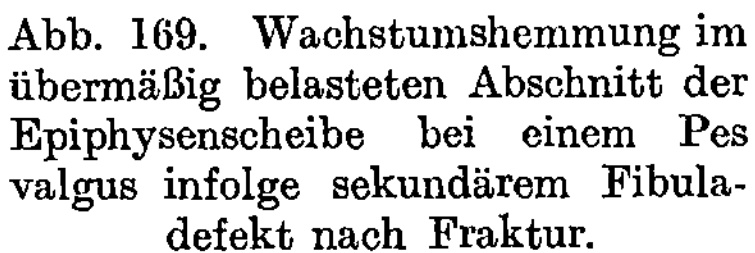

Abb. 169. Wachstumshemmung im
übermäßig belasteten Abschnitt der
Epiphysenscheibe bei einem Pes
valgus infolge sekundärem Fibuladefekt nach Fraktur.

Abb. 169.

resultiert somit in erster Linie eine störende Rekurvation des Kniegelenks. Beim Gehen wird nun das betreffende Kniegelenk nicht wie normal vollständig gestreckt, sondern die Streckung geht zunächst nur soweit, bis die Unterschenkelachse parallel der Achse des proximalen Oberschenkelfragments, also in sog. Bajonettstellung, steht (Abb. 167). Während nun normalerweise bei vollständiger Streckstellung des Kniegelenks seitliche Bewegungen im Sinne der Abduktion und Adduktion ausgeschlossen sind, lassen sich von einem Beugungswinkel von ungefähr 160° an abwärts Seitenbewegungen ausführen, weil die Krümmungsradien der Femurkondylen von vorne nach hinten allmählich kleiner werden (Abb. 167 a b, c). Maximale Belastung des Kniegelenks in einer unvollständigen

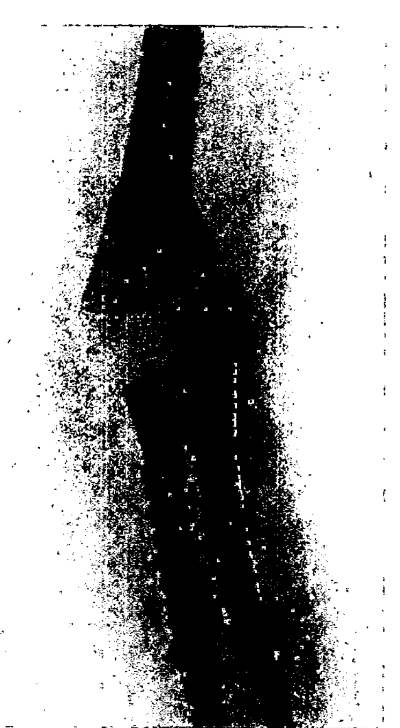

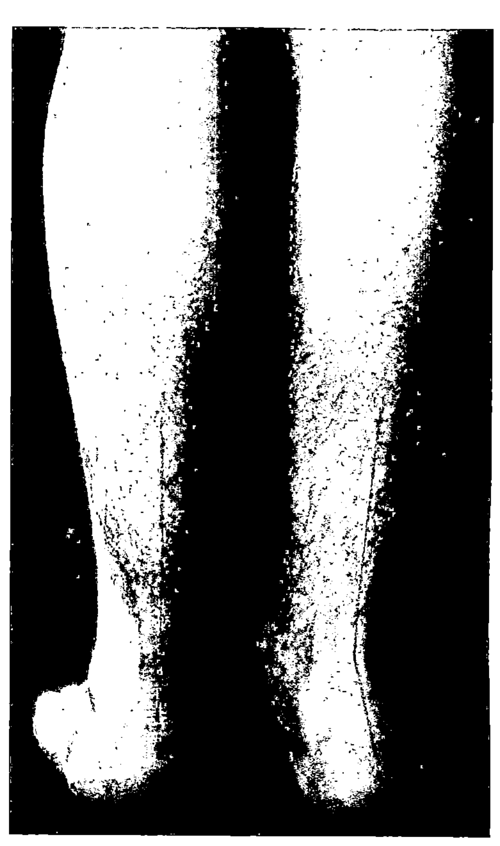

Abb. 170. Cubitus varus im Anschluß an suprakondyläre Humerusfraktur.

Abb. 171. Knickfußstellung (Pes valgus) nach schlecht geheilter Supramalleolar- und Knöchelfraktur.

Streckstellung führt deshalb zu seitlichen Abweichungen im Kniegelenk, die Abduktions- und Adduktionsmöglichkeit nimmt mit der Zeit zu, und es entsteht unter sukzessiver Drehung der Seitenbänder und der seitlichen Kapselpartien eine immer ausgiebigere pathologische Abduktions- und Adduktionsmöglichkeit. Ist die Muskulatur ermüdet oder von Anfang an nicht kräftig genug, um eine Durchstreckung des Knies zu verhindern, so wird das Knie beim Gehen unter der vollen Belastung durch das Körpergewicht überstreckt, es folgt eine rasch zunehmende Dehnung der bindegewebigen Streck-Hemmungs-Apparate mit pathologischer Steigerung der Überstreckbarkeit, und das Endresultat ist ein ausgeprägtes Wackelknie.

Neben diesem **statischen**, d. h. unter der Belastung entstandenen Wackelknie sieht man Schlottergelenke, die in Erscheinung treten, bevor die Patienten herumgegangen sind. Der Grund für diese Schlottergelenkbildung liegt in einer gewissen Insuffizienz der infolge Verkürzung des Knochens relativ zu lang gewordenen Muskulatur. Ferner können Gelenkergüsse verschiedener Genese, oft durch das primäre Trauma bedingt, zu einer Dehnung der Kapsel und der Verstärkungsbänder führen, und so trotz dem Fehlen einer erheblichen Knochenverkürzung zu Bildung von Schlottergelenken Anlaß geben; doch treten Ergüsse im Kniegelenk bei Oberschenkelbrüchen nicht mit der Regelmäßigkeit auf, wie **B ö l e r** meint.

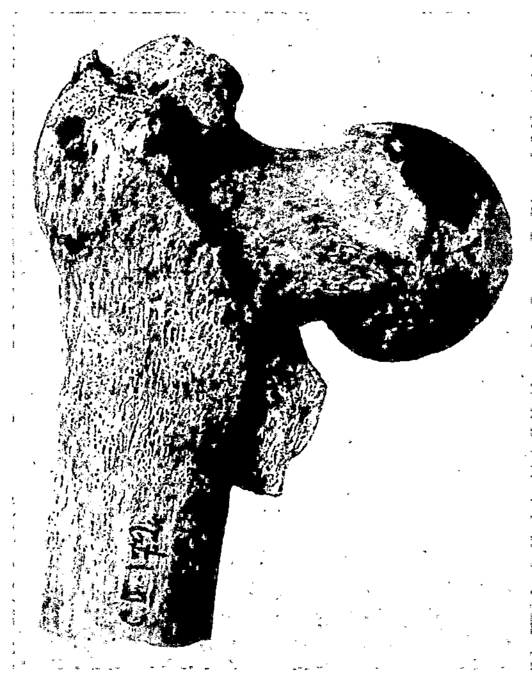

Abb. 172. Erhebliche Verkürzung bei intertrochanterer Femurfraktur infolge Reduktion des Schenkelhals-Diaphysenwinkels auf 90 Grad.

Steht eine Gelenkfläche infolge der Achsenknickung schief (Abb. 168), so kommt es zu abnormer, ungleichmäßiger Belastung der einzelnen Gelenkabschnitte, die sich bei wachsenden Individuen auch an der benachbarten Epiphysenknorpelscheibe geltend macht. Im übermäßig belasteten Epiphysengebiet tritt dann häufig Wachstumshemmung ein, und es ist klar, daß durch dieses ungleichmäßige Wachstum die Schrägstellung der Gelenkfläche mit der Zeit noch gesteigert wird (Abb. 169). Ferner kommt es infolge der Schiefstellung der Gelenklinie zu Verschiebungen zwischen den Gelenkpartnern, die als deutliche Subluxationen in Erscheinung treten können. Eine weitere Folge sind deformierende arthritische Gelenkveränderungen, besonders bei disponierten Individuen. Die fehlerhafte Belastung macht sich natürlich auch an den distaleren Gliedabschnitten und Gelenken geltend. Am bekanntesten sind die

Varus- und die Valgusdeformitäten des Kniegelenks nach Kondylenfrakturen, des Ellbogengelenks nach suprakondylären Brüchen (Abb. 170), und des Fußgelenks und Fußes im Anschluß an mangelhaft behandelte Knöchelfrakturen (Abb. 171 u. 168).

. Achsenknickungen geben auch zu Verkürzungen Anlaß, die gewöhnlich nicht sehr hochgradig sind; bei intertrochanteren Frakturen des Schenkelhalses jedoch führt die Verkleinerung des normalerweise etwa 125° betragenden Schenkelhalsdiaphysenwinkels auf 90° und weniger zu Verkürzungen von 2—5 cm, besonders bei Frakturen, die nicht in genügender Abduktionsstellung extendiert oder zu früh belastet wurden (Abb. 172).

Rotationsverschiebungen können ebenfalls zu fehlerhaften Belastungen und sekundären Gelenkveränderungen führen. Ferner haben sie eine Einschränkung des Rotationsfeldes zur Folge.

Schließlich ist noch zu erwähnen, daß schlecht stehende, an abnormer Stelle vorragende Fragmentenden zu Gefäß- und Nervenschädigungen, zu sekundärer Usur der bedeckenden Haut und zu Störung der Funktion benachbarter Sehnen und Gelenke Anlaß geben können.

Rißbrüche im Bereiche wichtiger Muskelansätze führen zu Ausfall der betreffenden Muskelwirkung.

5. Störung der Heilung bei Gelenkfrakturen.

Eine besondere kurze Betrachtung erfordern die Störungen, welche bei Heilung der Gelenkfrakturen auftreten. Zunächst ist zu erwähnen, daß intraartikuläre Frakturen häufiger nicht knöchern verheilen als extraartikuläre. Es wurde schon gesagt, daß rein intraartikulär gelegene Schenkelhals- und Humeruskopffrakturen nur ausnahmsweise konsolidieren. Wo sich ein Kallus ausbildet, ist derselbe innerhalb der Kapsel selbst — falls nicht erhebliche Verschiebungen oder Umdrehung von Fragmenten vorliegen — gewöhnlich spärlich und ragt nur ausnahmsweise als Leiste in das Gelenk vor. Der Gelenkknorpel selbst heilt nur unter Bildung einer bindegewebigen Narbe. Die Gründe für das häufige Ausbleiben knöcherner Heilung bei Gelenkfrakturen sind verschiedene. Zunächst können die Fragmente durch Bluterguß und entzündliches Exsudat stark auseinander gedrängt werden. Ferner werden einzelne Fragmente durch Muskelzug oder elastische Retraktion von Sehnen und Bändern erheblich disloziert, wie bei der Fraktur der Patella, des Olekranon, des Processus coronoideus der Ulna; eine dauernde mechanische Einwirkung auf die kleinen Gelenkfragmente ist aber oft unmöglich. Hier hat allerdings die operative Behandlung Wandel geschaffen. Ein wesentlicher Grund für mangelhafte Konsolidation von Gelenkfrakturen liegt in der mangelhaften Ernährung größtenteils intraartikulär gelegener Fragmente; in dieser Hinsicht ist auch an die von Lang gefundenen ungünstigen Vaskularisationsverhältnisse der subkapitalen Schenkelhalszone zu erinnern (Abb. 173). Schließlich kommt auch noch in Betracht, daß die osteogene Schicht des Periostes nach den Untersuchungen von Bidder nur bis zur Grenze zwischen Diaphyse und Epiphyse geht, indem sich nur die äußere Schicht des Periostes bis zum Rande der Gelenkfläche fortsetzt. Dem Epiphysenperiost fehlt somit die osteogene Kambium-

Berichtigung.

Abb. 173 wurde aus Versehen verkehrt eingestellt und ist umgekehrt zu betrachten.

schicht. Bei starken Verschiebungen eines Gelenkfragments kommen ausgedehnte Verwachsungen zwischen den einzelnen am Gelenk beteiligten Knochen zustande, die jedoch häufiger nur fibrös als knöchern sind.

Der Bluterguß führt, wenn er erheblich ist, zu dauernder Ausdehnung der Gelenkkapsel und damit zu Erschlaffung des Bandapparates. Es entstehen dann, ebenso wie nach Abreißung von Bandansatzstellen oder bei Anheilung eines ganzen Kondylus in schlechter Stellung, die eine relative Verlängerung eines Seitenbandes zur Folge hat, Schlottergelenke. Gleichzeitige Kontinuitätsfraktur und Abreißung eines mechanisch wichtigen Bandes

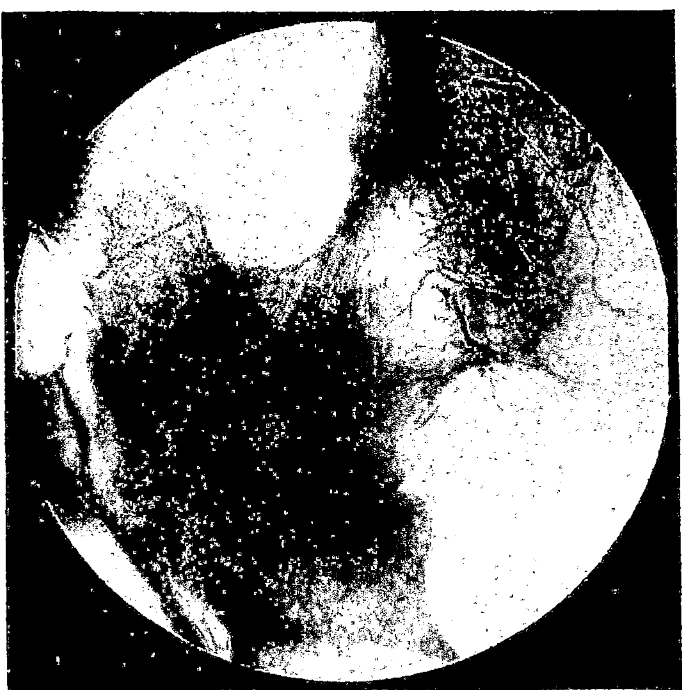

Abb. 173. Gefäße des Schenkelhalses injiziert mit konzentrierter Lösung von Plumbum aceticum. Man sieht eine reichliche Gefäßverzweigung im Bereich der Fossa trochanterica und ein zweites Gefäßgebiet im Bereich der Epiphysenlinie und des Kopfes. Zwischen beiden Gefäßbezirken bestehen nur geringe Anastomosen, so daß sich in der Mitte des Schenkelhalses eine relativ gefäßarme Zone findet (nach Lang).

ist selten, wie gleich an dieser Stelle erwähnt sei. Bei mangelhafter Resorption des Gelenkhämatoms entstehen durch teilweise Organisierung der Blutergüsse fibröse Verwachsungen zwischen Kapsel und Knorpeloberfläche, wodurch verschieden hochgradige Versteifung zustande kommt. Nach Gelenkfrakturen entstehen ferner freie Gelenkkörper, die gelegentlich kleinen Fragmenten, abgesprengten Knorpelstücken, losgelösten knorpelig gewordenen Gelenkzotten entsprechen oder nach Ansicht einiger Autoren sich auf der Grundlage von Blutgerinnseln ausbilden. Diese Komplikationen lassen sich nicht immer scharf von der im Anschluß an Frakturen auftretenden Arthritis deformans traumatica abgrenzen. Wenn wir auch annehmen müssen, daß häufig besondere individuelle Bedingungen für die Entstehung dieser prognostisch bedeutsamen Gelenkkomplikationen vorhanden sind, so ist die maßgebende Mitwirkung des Trauma, besonders der in das Gelenk reichenden Fraktur, einwandfrei nachgewiesen. Die Arthritis entwickelt sich schleichend und kann jahrelang Fortschritte machen. Gelegentlich liegt zwischen dem Auftreten der arthritischen Erscheinungen und der eigentlichen Frakturheilung ein freies Intervall. Die anatomischen Erscheinungen der traumatischen deformierenden Gelenkentzündung sind die gleichen, wie diejenigen der nicht traumatischen Arthritis. Sie charakterisiert sich durch Degenerationsvorgänge und Zer-

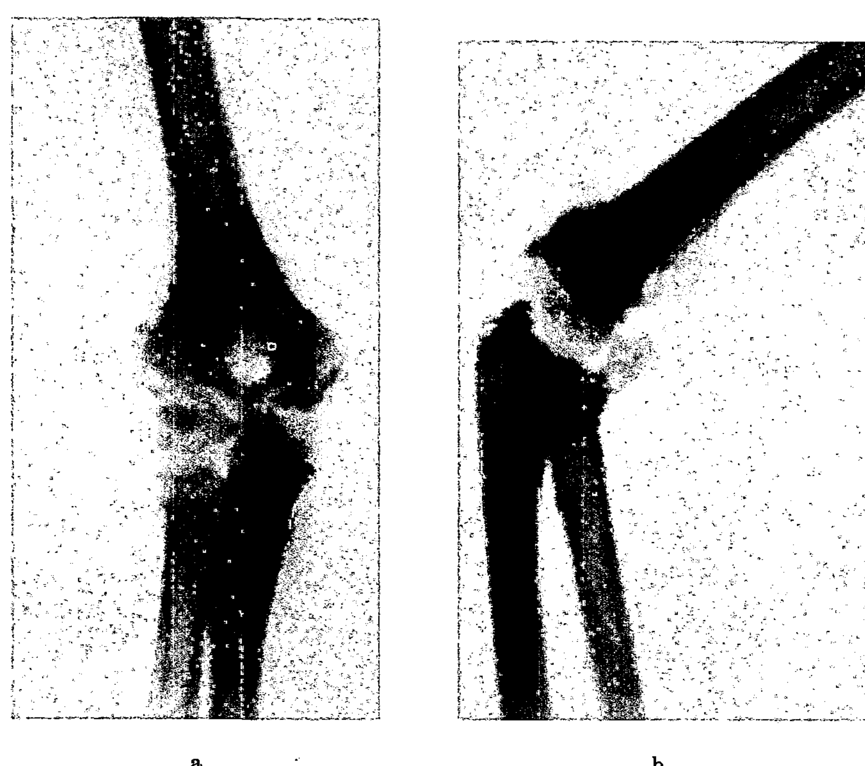

a   b

Abb. 174. Hochgradige arthritische Veränderungen nach intraartikulärer Fraktur des unteren Humerusendes. Periostale Knochenwucherungen. a) Frontalansicht; b) Seitenansicht.

störungen am Knorpel, atrophische Vorgänge am Knochen und hyperplastische Wucherungen sämtlicher Gelenkgewebe (Kaufmann). Besonders wichtig ist neben der Erweichung und Abschleifung des Knorpels die Bildung von Knorpel- und Knochenwucherungen an der Randzone der Gelenkknorpel sowie im Bereiche der Gelenkkapsel und der Verstärkungsbänder (Abb. 174 a und b). Wo keine mechanische, operativ zu beseitigende Ursache — also chronische Reizung durch ein vorragendes Fragment oder einen freien Gelenkkörper, durch fehlerhafte statische Belastung bei Subluxation — vorliegt, ist die Prognose stets sehr vorsichtig zu stellen; vollständige Ausheilung läßt sich meistens nicht erzielen.

Entsprechend diesen verschiedenen Komplikationen sind die Störungen nach Ausheilung von Gelenkfrakturen mannigfaltige. Abgesehen von der Gelenksteifigkeit, die bedingt wird durch die bereits früher erwähnten

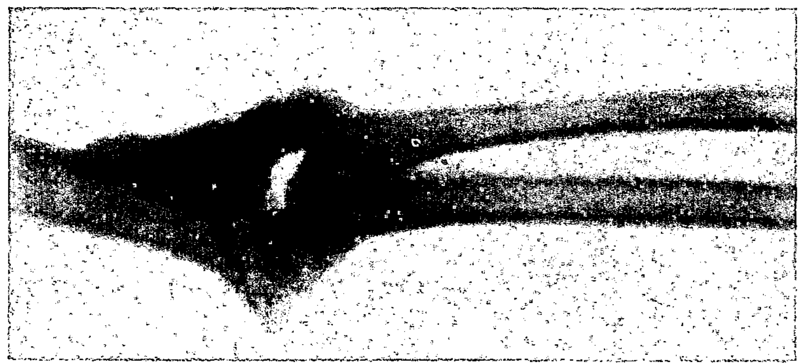

Abb. 175. Ankylose des Ellbogengelenks infolge Schußfraktur.

Inaktivitätsveränderungen, sehen wir natürlich schwere Störungen dort, wo ein Gelenkfragment nicht solid anheilte. Derartige ausbleibende Konsolidation intraartikulärer Frakturen führt einmal zu Schlottergelenken, besonders

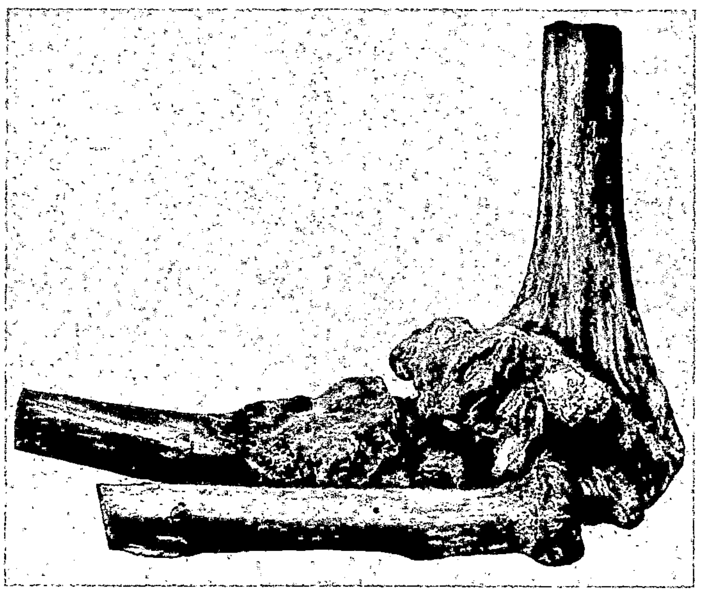

Abb. 176. Gelenkversteifung durch luxurierende Kalluswucherungen im Anschluß an eine paraartikuläre Fraktur des unteren Humerusendes. Präp. der path.-anat. Anstalt Basel.

aber zu progredienter chronischer Arthritis. Im Gegensatz zu der Bildung von Schlottergelenken steht die Ausheilung von Gelenkfrakturen mit mehr oder weniger vollständiger Ankylose, verursacht durch bindegewebige oder knöcherne Verwachsung der Gelenkpartner, besonders bei infizierten offenen

Frakturen (Abb. 175). Die Ankylose kann auch durch Bildung extrakapsulärer Knochenbrücken, durch arthritische Knochenwucherungen oder luxurierende Kallusbildung bei paraatrikulären Frakturen (Abb. 176) bedingt sein. Heilen größere Teile der abgebrochenen Gelenkfläche in fehlerhafter Stellung an, so kann die Richtung der Gelenkfläche und der Bewegungsachse erheblich verändert werden, was zu pathologischer Stellung des peripheren Extremitätenabschnittes mit den bereits besprochenen Folgen führt. Derartige Verschie-

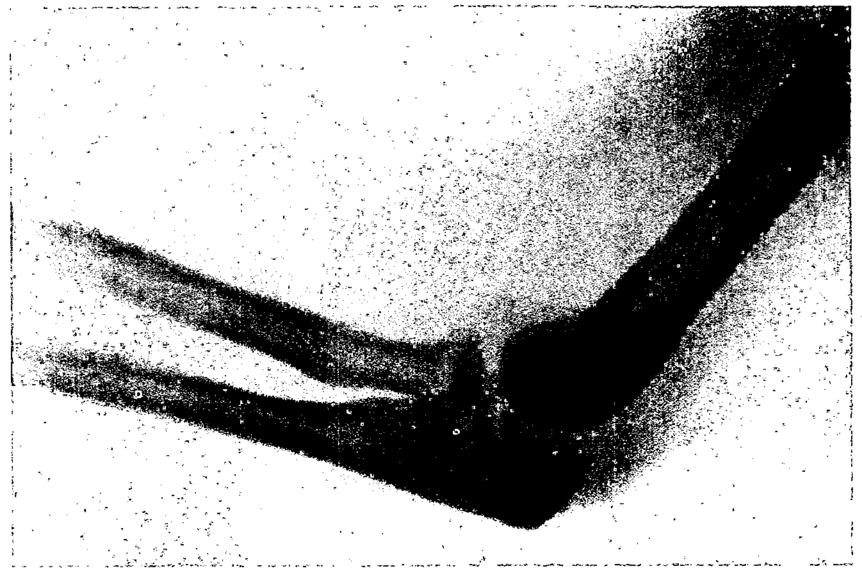

Abb. 177. Verlagerung des abgebrochenen Epicondylus internus humeri in die Gelenkspalte.

bungen sind beinahe durchwegs mit verschieden hochgradiger Einschränkung der Gelenkexkursion verbunden. Der Abbruch von Gelenkepikondylen, an denen sich mechanisch wichtige Bänder ansetzen, führt zur Ermöglichung pathologischer Gelenkbewegungen, wenn die abgebrochenen Epikondylen an falscher Stelle anheilen. Gelegentlich wird eine abgebrochene Apophyse in das Gelenkinnere verlagert, was zu mechanischer Einschränkung der Gelenkbewegungen führt (Abb. 177). Dasselbe tritt ein, wenn eine abgebrochene Apophyse in die Gelenkkapsel einbezogen wird.

6. Ischämische Muskelkontraktur.

Neben den bereits besprochenen, frische Frakturen begleitenden Schädigungen der Muskulatur durch das Trauma selbst, der fortdauernden Schädigung durch verschobene Fragmente und der sog. nutritiven Verkürzung bei hochgradigen Längsverschiebungen tritt im Gefolge von Knochenbrüchen gelegentlich eine schwere Muskelveränderung auf, die sog. ischämische Muskelkontraktur. Anatomisch ist diese Muskelveränderung charakterisiert durch eine bindegewebige Umwandlung der kontraktilen Elemente mit nachfolgender hochgradiger Gewebsschrumpfung. Das ganze betroffene Muskelgebiet wird in ein derbes, oft steinhartes, unter dem Messer knirschendes Bindegewebe umgewandelt, das angrenzende oder durchziehende Nerven und Gefäße umklammert. Die Gefäße obliterieren, die Nerven verfallen der Atrophie, der Degeneration und schließlich völliger bindegewebiger Umwandlung. Nach neueren Arbeiten ist die ischämische Muskelkontraktur als Kombinationseffekt einer vorübergehenden totalen oder lang dauernden partiellen Zirkulationsstörung — Entziehung von Sauerstoff und Nährstoffen bei gleichzeitiger Kohlensäureüberladung — und der Inaktivierung aufzufassen. Die Zirkulationsstörungen können durch Kompression der Hauptarterie, so durch ein verschobenes Fragment (Abb. 178), eventuell unter Mitwirkung eines schnürenden

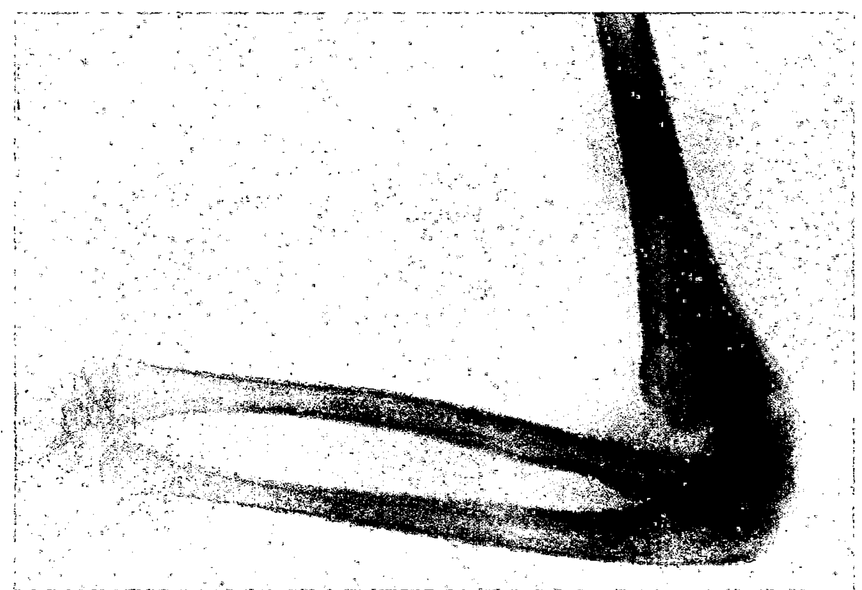

Abb. 178. Nach der Beugeseite verschobenes Humerusfragment, das zu Kompression der Arteria brachialis und zu ischämischer Muskelkontraktur führte.

Verbandes, durch Intimaruptur (Bardenheuer) oder durch Ligatur verursacht sein; dabei ist Voraussetzung, daß noch hinlängliche Kollateralversorgung zur Vermeidung von Gangrän vorhanden ist. Ätiologisch kommt ferner interstitiellen Blut- und Lymphergüssen große Bedeutung zu, sei es, daß sie subfaszial liegen, ohne daß eine genügende Abflußmöglichkeit besteht, sei es, daß durch starre Verbände die Expansion des betroffenen Gliedabschnittes verhindert wird. Es ist leicht verständlich, daß unter Spannung stehende freie Gewebsergüsse größere und kleinere Kollateralbahnen auszuschalten und durch Kompression selbst größter zuführender Arterien und großer Venen die Ernährung der Gewebe schwer zu schädigen vermögen. Es hat sich jedoch gezeigt, daß derartige Schädigungen durch das in der Muskelbewegung liegende, für das Muskelgewebe spezifisch regeneratorische Moment weitgehend ausgeglichen werden können; dabei kommt allerdings auch der

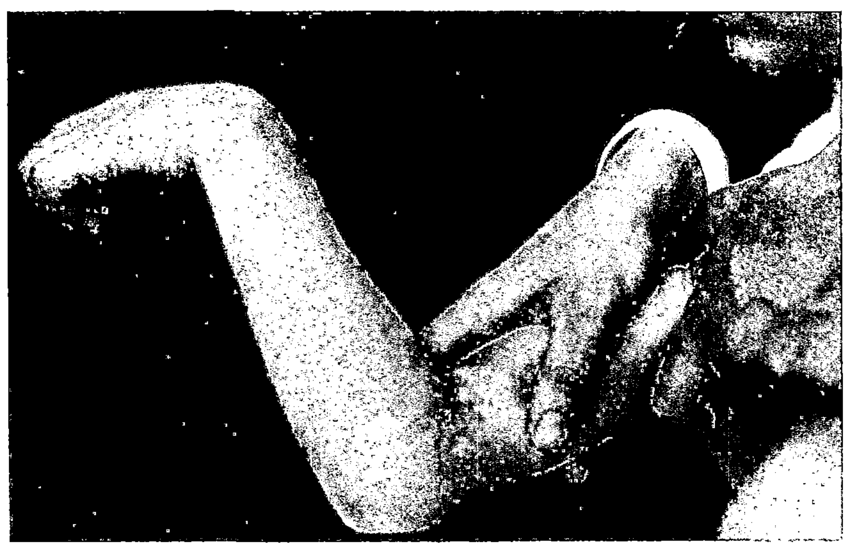

Abb. 179 a. Ischämische Muskelkontraktur, die Hand- und Fingerbeuger betreffend, aufgetreten infolge Gipsverbandbehandlung einer ungenügend reponierten suprakondylären Humerusfraktur, Ruhestellung.

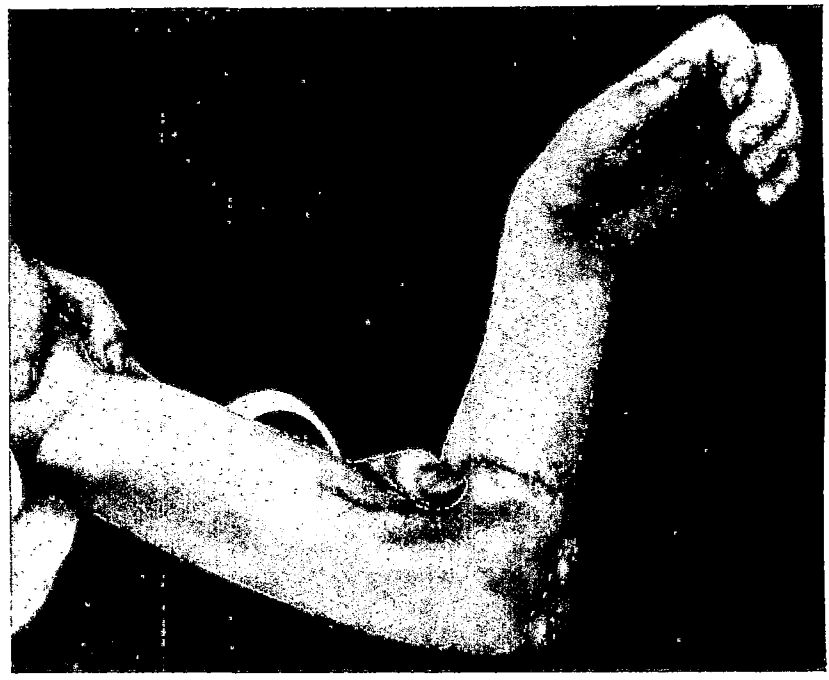

Abb. 179 b. Ischämische Muskelkontraktur der Hand- und Fingerbeuger; maximale Streckung des Handgelenks und der Finger.

zirkulationsfördernden Wirkung der Muskelaktion — Erweiterung der arteriellen
und kapillären Muskelgefäße, Beschleunigung des Venenblut- und Lymph-
stromes — eine wesentliche Wirkung zu. Bleiben die geschädigten Muskeln
längere Zeit inaktiv, so bilden sich die irreparablen Veränderungen der
ischämischen Muskelkontraktur mit ihren schweren Funktionsstörungen besonders von Hand und Fingern aus. Beigegebene Abbildungen (179 a und b)
zeigen eine hochgradige ischämische Kontraktur der Hand- und Fingerbeuger,
verursacht durch Kompression der Arteria brachialis zwischen einem nicht
reponierten, nach der Beugeseite abgewichenen Humerusschaftfragment
(Abb. 178) und schnürendem Gipsverband.

7. Sekundäre Schädigungen von Nerven und Gefäßen.

Schädigungen von Nerven und Gefäßen können sich auch im Verlaufe
der Frakturheilung als schwere Komplikationen einstellen. Bei den Gefäßen
handelt es sich meistens um
Kompression durch ein disloziertes Fragment, die entweder
infolge zunehmender Fragmentverschiebung hochgradiger oder
durch einen zu engen zirkulären
Verband bzw. durch schlechte
Lagerung gesteigert wird. Bei
infizierten Frakturen kann ne-
krotisierende Entzündung zu
sekundären Arosionen arte-
rieller Gefäße führen. Auch
sekundäre Gefäßläsion durch
sequestrierte Knochensplitter ist
beobachtet worden. Die sekundäre, erst nach Abschluß der
eigentlichen Frakturheilung auftretende Venenthrombose ist
bedeutend seltener als die unter
der Behandlung sich einstellende
primäre Thrombose. So sind die
Ödeme der unteren Extremitäten, welche erst nach der Frakturheilung auftreten, nur ausnahmsweise Folge sekundärer
Venenthrombose.

Die als primäre Fraktur-
komplikation geschilderte Kompression eines Nerven durch ein
disloziertes Fragment kann sich
auch erst im Verlaufe der

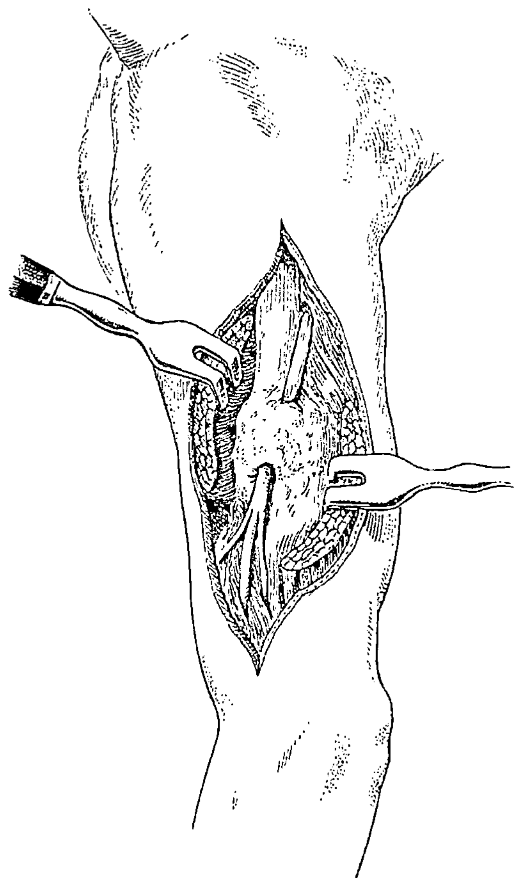

Abb. 180. Einschluß des Nervus radialis in den
Frakturkallus bei Humerusfraktur.

Heilung einstellen. Ausschließlich der Frakturheilungsperiode gehört dagegen
die Kompression des Nerven durch Kallus- und Narbenmassen an.

Dem Einschluß in den Kallus ist hauptsächlich der Nervus radialis im unteren
Drittel des Oberarmes ausgesetzt. Der Nerv ist in solchen Fällen in einem
rein knöchernen oder bindegewebig-knöchernen Kanal eingeschlossen (Abb. 180)
oder mit einem größeren Teil seines Umfanges in eine Kallusrinne eingelassen.
Dehnung, Knickung und Einschnürung führen zu zunehmender Kompression
des Nerven, die soweit geht, daß schließlich vollständige bindegewebige Umwandlung stattfindet. Im Bereiche dieser Kalluseinschnürung kommen auch
Verletzungen des Nerven durch eindringende Knochenstachel vor. Bei reiner
Nervenkompression durch Kallusmassen treten die Erscheinungen der Nervenläsion erst während oder nach der Konsolidation, also 4—8 Wochen nach der
Verletzung auf. Zunächst findet man meistens eine motorische Lähmung,
die allmählich zunimmt, später tritt auch sensible Lähmung auf, der gelegentlich ein neuralgisches Stadium vorausgeht. Neben dem Radialis
sind gemäß ihrer Beziehungen zum Knochen der Plexus brachialis, der Nervus
ulnaris und der Nervus peronaeus besonders der Einschnürung durch Kallusmassen ausgesetzt.

Kapitel 5.

Klinische Diagnose.

I. Symptome.

Die klinische Diagnose der Knochenbrüche erschöpft sich nicht in der
Feststellung, daß eine Kontinuitätstrennung des betroffenen Knochens vorliegt,
sondern hat sich eine möglichst eingehende und klare Kenntnis aller Einzelheiten des Frakturebenenverlaufs sowie der primären Komplikationen zum
Ziele zu setzen. Auch die Vornahme einer vollständigen Allgemeinuntersuchung gehört zu den Voraussetzungen einer ausreichenden Frakturdiagnostik,
schon mit Rücksicht auf die Beurteilung der Prognose und die Erkennung
besonderer prophylaktischer Indikationen.

Die hauptsächlichsten Symptome der frischen Frakturen ergeben sich
aus der vorstehenden Darstellung der pathologisch-anatomischen Veränderungen.

Das augenfälligste Fraktursymptom, welches meist schon bei der einfachen Inspektion bemerkt wird, ist die Verschiebung der Fragmente.
Wir erkennen ohne weiteres deutliche Achsenknickungen (Abb. 181), erhebliche Verkürzungen, seitliche Verschiebungen (Abb. 182 a und b) und Ver-
drehungen. Es ist ratsam, bei jeder Fraktur, betreffe sie nun die obere oder
untere Extremität, die Verkürzung mit dem Meßband zu messen, d. h. die gebrochene Extremität in ihrer Länge mit der gesunden Extremität zu vergleichen.
Als fixe Punkte für die Messung benützt man leicht bestimmbare, von außen
durch die Haut deutlich sichtbare oder fühlbare Knochenpunkte oder
Knochenkanten. Derartige Fixpunkte für die Messung sind für die untere
Extremität die Spitze des äußeren und des inneren Knöchels, der äußere
und innere Rand des Condylus tibiae in der Kniegelenklinie, die Trochanter-
spitze und die Spina ilei a. s., für die obere Extremität der hintere Akromial-
rand, der Epicondylus externus und internus humeri, die Olekranonspitze
oder der Rand des Radiusköpfchens, der Processus styloides des Radius

und der Ulna. Achsenknickungen werden am sichersten nach dem Röntgenbild beurteilt, weil dann die Täuschungen wegfallen, welche durch die Weichteile verursacht werden. Von Wichtigkeit ist auch die Feststellung von Rotationsverschiebungen, die am besten durch Vergleich mit der gesunden Seite
erkannt werden. Über die grobe Verschiebung der Fragmente gibt neben
der Inspektion auch die Palpation Auskunft; doch kann man nicht genug
davor warnen, die genauere Art der Verschiebung durch langdauernde, schmerzhafte Palpation festzustellen, einmal weil dadurch lokale Schädigungen ver-

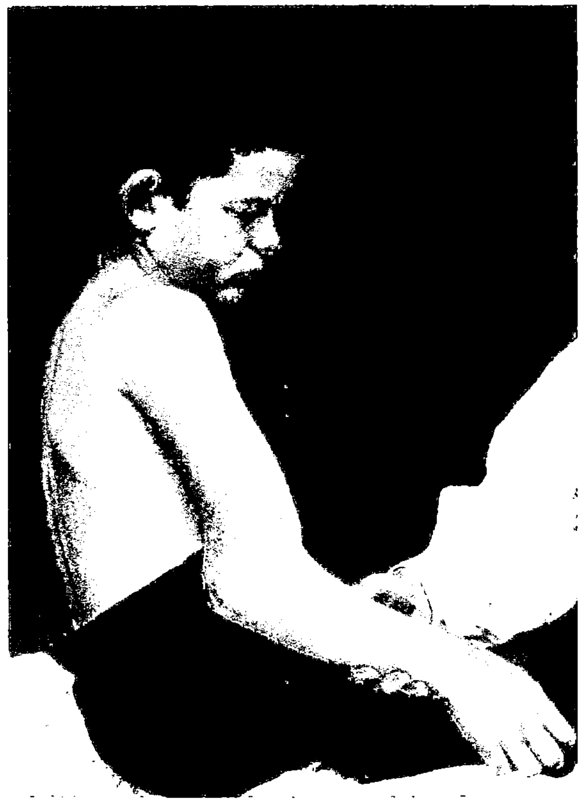

Abb. 181. Hochgradige Achsenknickung bei hochgelegener suprakondylärer Extensionsfraktur des Humerus.

ursacht werden können, und ganz besonders weil die reflektorische Muskelkontraktion durch schmerzhafte Untersuchung gesteigert und dadurch die
Verkürzung vermehrt werden kann.

Ein zweites wichtiges Symptom der Frakturen, das meistens ebenfalls
durch Inspektion feststellbar·ist, liegt im Bluterguß. Bei direkten Frakturen
findet man an der Verletzungsstelle ein oberflächlich in der Haut gelegenes
Hämatom, ebenso bei indirekten Frakturen, sofern sie dicht unter der Haut
gelegene Knochen betreffen. Die Frakturhämatome. tief liegender Frakturen
machen sich zunächst durch umschriebene Auftreibung des betreffenden Glied-

abschnittes geltend. Die lokale Schwellung kann zum Teil natürlich durch verschobene Fragmente bedingt sein. Bis der Bluterguß vom Knochen zum Unterhautzellgewebe vorgedrungen ist, vergehen meist einige Tage, und wir finden dann nicht mehr die Farbentöne der frischen Blutung, sondern die Farben der verschiedenen Hämoglobinderivate; die rot-grün-gelblichen Farbentöne wiegen dann gegenüber den dunkelblau-schwärzlichen Tönen der frischen Hautblutung vor.

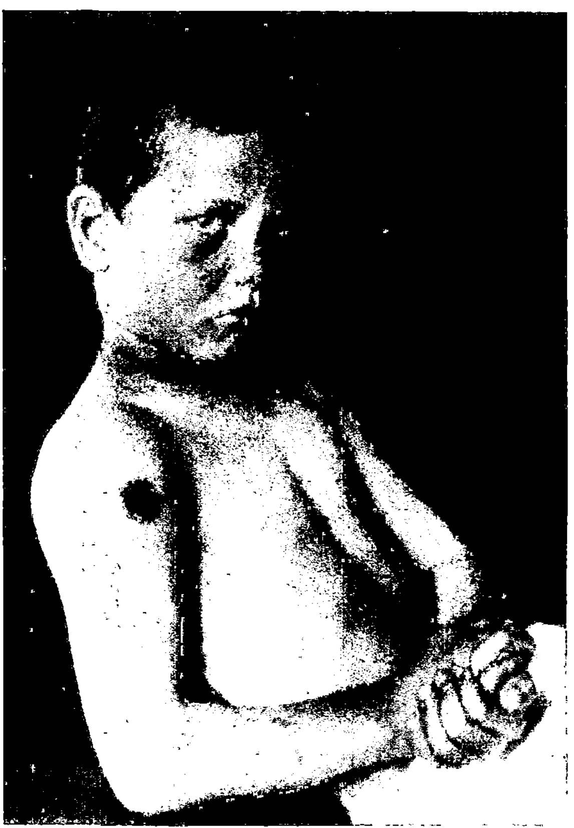

Abb. 182 a. Abweichung der Humerusachse nach vorne infolge seitlicher Fragmentverschiebung bei Fractura pertubercularis humeri.

Besondere diagnostische Bedeutung haben die umschriebenen Hautblutungen gewisser typischer Frakturformen, so das Hämatom über dem abgebrochenen Epicondylus internus humeri (Abb. 183), die umschriebene Blutung an der Vorderfläche des Oberarmes bei Fractura per- oder subtubercularis mit Abweichung des unteren Fragments nach vorne (s. Abb. 182a), sowie die Blutung über dem nach vorne abgewichenen Humerusfragment bei Fractura supracondylica per extensionem (Abb. 184). Diese umschriebenen Blutungen sind differentialdiagnostisch besonders wichtig gegenüber diffuser Blutunterlaufung bei einfachen Kontusionen.

Ein weiteres wichtiges Fraktursymptom ist die plötzlich auftretende hochgradige Funktionsstörung bei relativ guterhaltener passiver Beweglichkeit. Demgegenüber ist bei Luxationen die aktive Beweglichkeit meist nicht so erheblich beschränkt, während ausgedehnteren passiven Bewegungen ein federnder Widerstand entgegensteht. Die Funktionsstörung bei Frakturen ist meistens eine direkte mechanische Folge der Fraktur und beruht auf dem Bruch der Knochenstrebe. Bei unvollständigen und eingekeilten Frakturen kann eine hochgradige Funktionsstörung fehlen. Doch tritt sie

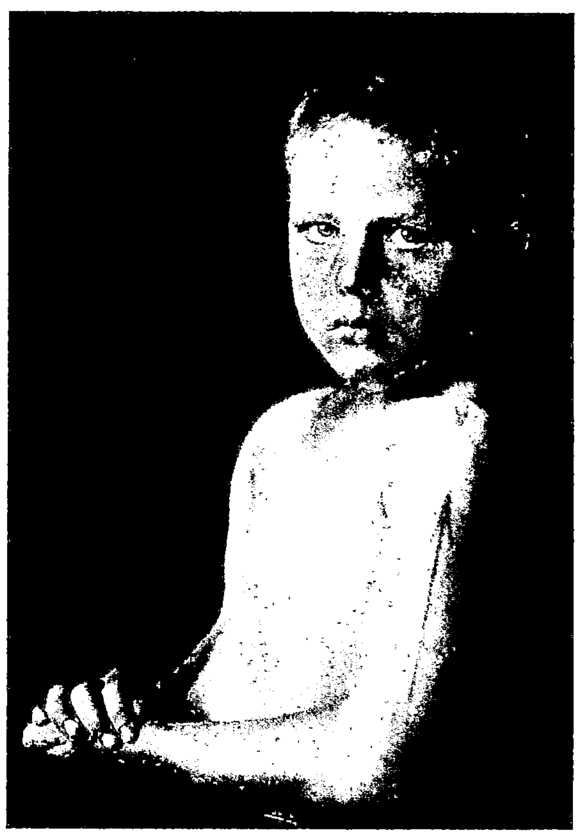

Abb. 182 b. Normaler Verlauf der Humerusachse nach der hinteren Akromialecke hin, zum Vergleich mit Abb. 182 a.

bei diesen Frakturformen, besonders wenn sie gelenknah sind, sehr oft ebenfalls in Erscheinung, weil zur freien Bewegung des Gliedes zunächst der sog. Gelenkschluß hergestellt werden muß. Darunter versteht man das feste Anpressen des peripheren Knochens gegen die Gelenkpfanne, bevor die eigentliche Gelenkbewegung einsetzt. Dabei wird natürlich die Bruchstelle unter muskulären Längsdruck gesetzt, was zur Auslösung heftigen Schmerzes und zu reflektorischer Hemmung der Bewegungen führt. Wo die Funktion bei unvollständigen oder eingekeilten Frakturen anscheinend nicht gestört ist, treten mechanische Insuffizienz und reflektorische Hemmung sofort in Erscheinung, wenn man Bewegungen gegen einen gewissen Widerstand ausführen läßt, d. h. Bewegungen, welche eine entsprechend kräftige Muskelaktion voraussetzen. So können Patienten mit Fraktur des Tuberculum majus humeri den unbelasteten Arm oft frei nach auswärts rotieren; sobald man jedoch der Rotation Widerstand entgegensetzt, wird die Bewegung sofort gehemmt. Der Patient ist nicht imstande, auch nur einen leichten Widerstand zu überwinden; die Bewegung kann mit dem Gegendruck eines einzigen Fingers gehemmt werden. Natürlich ist meist nur diejenige Funktion gestört, welche an den gebrochenen Knochen bestimmte mechanische Anforderungen stellt. So ist es erklärlich, daß Patienten mit Fibulaschaftfrakturen noch herumgehen können, weil der im wesent-

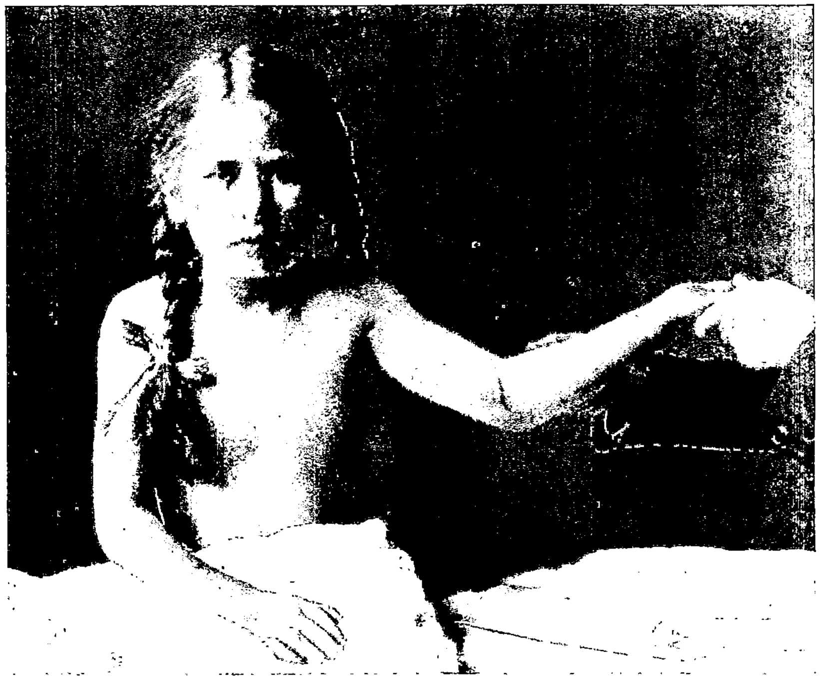

Abb. 183. Charakteristische Hautblutung über dem abgebrochenen Epicondylus internus humeri.

lichen das Körpergewicht tragende Knochen, die Tibia, nicht gebrochen ist. Patienten mit Fraktur der Radiusdiaphyse können Beuge- und Streckbewegungen im Ellbogengelenk ziemlich ungehemmt ausführen, weil diese Bewegung wesentlich zwischen Humerus und Ulna vor sich geht; dagegen werden in diesem Falle die Rotationsbewegungen, die zwischen Ulna und Radius erfolgen, gestört sein, besonders wenn man sie gegen einen gewissen Widerstand ausführen läßt.

Ein ferneres Frakturzeichen ist die falsche Beweglichkeit (Abb. 185). Diese fehlt ganz oder beinahe vollständig bei subperiostalen und bei eingekeilten Frakturen. Falsche Beweglichkeit ist öfters sehr leicht nachzuweisen. Wo dies nicht der Fall ist, soll man dahin zielende kräftige Versuche unterlassen, damit nicht etwa eine günstige Einkeilung oder Fragmentstellung gelöst wird

Besondere diagnostische Bedeutung hat der Nachweis pathologischer Seitenbewegungen bei Abrißfrakturen der Gelenkepikondylen und bei Kondylusbrüchen (Abb. 186).

Wo falsche Beweglichkeit besteht, läßt sich oft gleichzeitig auch die sog. Krepitation nachweisen. Wir verstehen darunter ein hörbares, knarrendes, knackendes Reibegeräusch, welches entsteht, wenn die Bruchflächen anein-

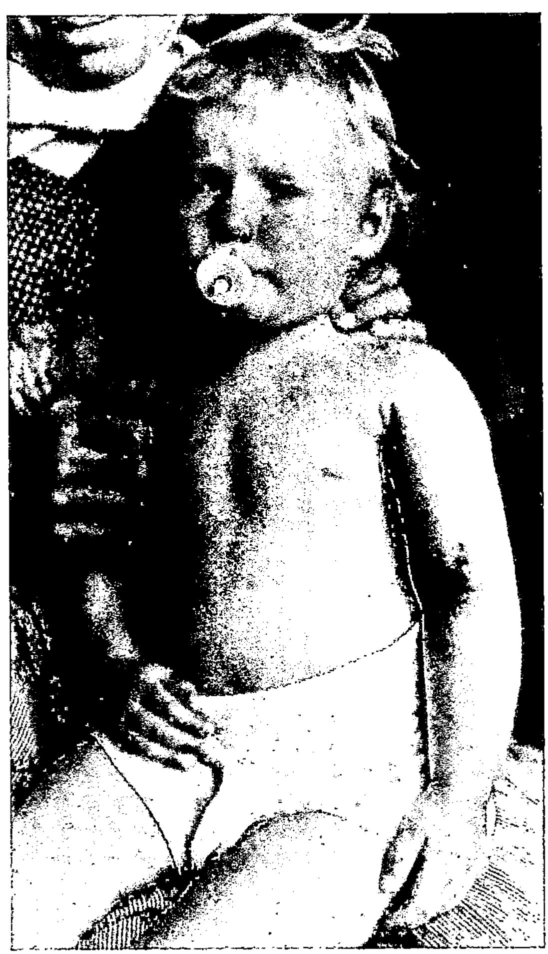

Abb. 184. Typische Hautblutung über dem nach vorne abgewichenen Fragment bei suprakondylärer Extensionsfraktur des Humerus.

ander reiben. Wo hörbare Krepitation fehlt, kann man häufig mit der aufgelegten Hand ein mehr oder weniger deutliches, unregelmäßiges Reiben fühlen. Berühren sich die gezackten Bruchflächen nicht oder nur in geringer Ausdehnung, so fehlt natürlich die Krepitation. Ferner vermissen wir sie dort, wo sich Weichteile zwischen die Bruchflächen eingelagert haben; auch große Hämatome können gelegentlich die Krepitation verhindern. Wie die Feststellung falscher Beweglichkeit, soll auch der Nachweis der Krepitation nicht durch grobe, weitgehende Bewegungsversuche erzwungen werden. Zum Nachweis leiser Krepitation kann man auch das Stethoskop zu Hilfe nehmen. Seit Beginn der Röntgenära hat der Nachweis der Krepitation an praktischer Bedeutung erheblich verloren.

Krepitation kann durch Reibegeräusche in arthritisch veränderten Gelenken vorgetäuscht werden; besonders leicht im Schultergelenk und im Radioulnargelenk. Bei Arthritikern und älteren Patienten ist deshalb entsprechende Vorsicht in der Verwertung des Symptoms geboten.

Von den subjektiven Symptomen hat der spontane Bruchschmerz keine entscheidende Bedeutung; denn spontane Schmerzen können auch bei

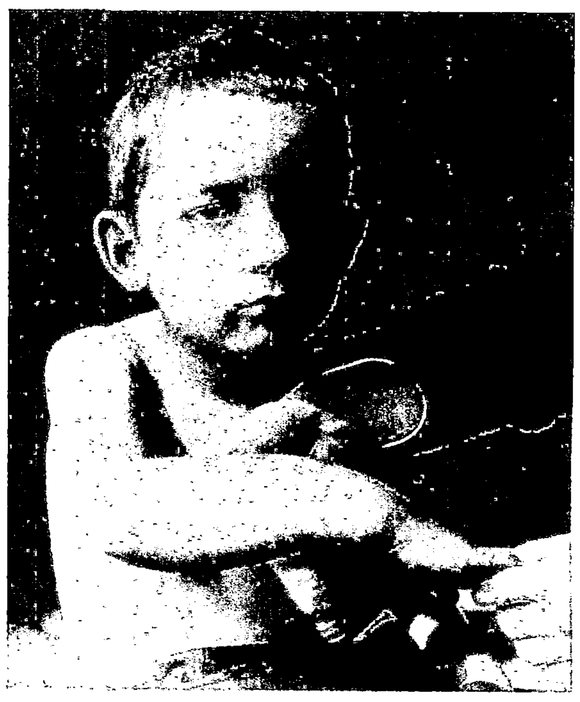

Abb. 185. Falsche Beweglichkeit an der Bruchstelle bei Fraktur beider Vorderarmknochen.

einfachen Kontusionen und bei Luxationen in genau gleicher Weise auftreten. Wichtig ist dagegen der lokale Druckschmerz, worunter wir nicht die Schmerzen verstehen, welche bei Betasten der Frakturschwellung ausgelöst werden, sondern den Schmerz bei querer Kompression des Knochens im Bereich der Frakturebene. Dieser lokale Druckschmerz ist besonders wertvoll für den Nachweis von Frakturen ohne deutliche Verschiebung der Fragmente. Noch charakteristischer für Frakturen ist der sog. Fernschmerz oder Stoßschmerz, welcher durch Stoß in der Richtung der Längsachse des gebrochenen Knochens an der Bruchstelle ausgelöst wird. Zum Nachweis des Fernschmerzes fassen wir beide Fragmente entfernt von der Bruchstelle fest an und stoßen sie nun kurz in der Längsrichtung zusammen. Obschon wir die Frakturstelle selbst dabei nicht berühren, verspürt der Patient im Momente des Stoßes einen heftigen, in der Höhe der Frakturebene lokalisierten Schmerz. Druckschmerz und Stoßschmerz haben eine besondere Bedeutung für die Unterscheidung subperiostaler oder eingekeilter Frakturen

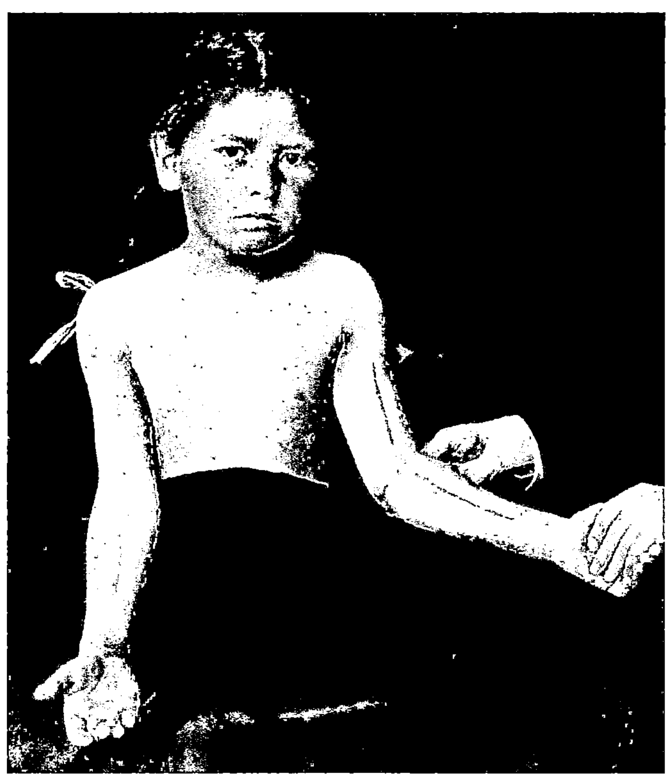

Abb. 186. Pathologische Abduktionsmöglichkeit im Ellbogengelenk bei Fraktur des Epicondylus internus humeri.

von einfachen Kontusionsverletzungen. Der lokale Druckschmerz pflegt gewöhnlich längere Zeit anzuhalten, während der Fernschmerz schon nach wenigen Tagen verschwinden kann, besonders bei eingekeilten Knochenbrüchen.

II. Gang der klinischen Untersuchung.

Bei jeder Fraktur soll zunächst die Vorgeschichte genau berücksichtigt werden. Besondere Aufmerksamkeit ist dabei der Aufklärung des Verletzungsmechanismus zu schenken. Aus der Ursache der Verletzung, aus der Art der Gewalteinwirkung und aus den direkt nach dem Unfall beobachteten Erscheinungen können oft schon wichtige Hinweise auf die Diagnose gewonnen werden.

Man kann nicht nachdrücklich genug davor warnen, Frakturpatienten gleich mit roher Hand anzufassen. Hat man sich aus der Anamnese eine Meinung über die vermutliche Verletzung gebildet, so sind zunächst diejenigen Symptome zu suchen, welche durch Inspektion, durch Messung und durch Prüfung der aktiven Funktionsstörung nachzuweisen sind. Erst dann ist eine schonende Lokaluntersuchung auf falsche Beweglichkeit, Art und Grad der Verschiebung, und auf begleitende Komplikationen vorzunehmen. Eine weitgehende anatomische Diagnose durch äußere Untersuchung zu erzwingen, hat meist keinen Sinn und ist ohne Schädigung des Patienten auch sehr oft nicht zu erzielen. Wir bekommen die nötige Auskunft vollständiger und für den Patienten bedeutend schonender durch eine gute Röntgen - aufnahme. Wo der Entstehungsmechanismus der Fraktur klargelegt werden kann, ist es allerdings möglich, unter Berücksichtigung vorstehender Ausführungen über die Frakturmechanismen auch eine weitgehende Diagnose des Frakturebenenverlaufes zu stellen. Im allgemeinen wird man sich aber für die Beurteilung der Fragmentlage und für die Erkennung von Besonderheiten der Frakturform, wie Splitterung und gleichzeitige Eröffnung benachbarter Gelenke, an die Röntgenaufnahme halten.

Die Einleitung der Narkose für die Vervollständigung der Diagnose ist seit Einführung der Röntgentechnik, wenigstens bei Erwachsenen, so gut wie überflüssig geworden; immerhin kann sie bei besonders ungebärdigen und aufgeregten Patienten gelegentlich auch für die Erzielung einer guten Röntgen - aufnahme erforderlich werden, besonders wenn die für die Röntgenaufnahme erforderliche Lage der gebrochenen Extremitäten mit erheblicheren Schmerzen verbunden ist. Fehlt die Möglichkeit, eine Röntgenaufnahme zu machen, oder verlangt eine für die umgebenden Organe und die Haut gefährliche Fragmentstellung sofortige Korrektur schon vor dem Transport zur Röntgenaufnahme, so wird man sich gelegentlich auch heute noch zur Einleitung einer Narkose entschließen, um die lokale anatomische Diagnose zu vervollständigen. In diesem Falle wird natürlich während der Narkose auch gleich die Reduktion der verschobenen Fragmente vorgenommen.

Bei jeder Untersuchung wegen frischer Fraktur ist ferner dem Verhalten der an der Frakturstelle vorbeiziehenden Gefäße und Nerven die nötige Aufmerksamkeit zu schenken. Man wird sich in erster Linie über den Zustand der peripherischen Zirkulation ein Urteil bilden, nachsehen, ob die Poplitea, Tibialis postica und Tibialis antica an der unteren Extremität, die Arteria brachialis, radialis und ulnaris an der oberen Extremität normal pulsieren, oder ob der Puls aufgehoben bzw. abgeschwächt ist; gleichzeitig ist auf etwa vorhandene Behinderung des venösen Rückflusses, auf Ödem und zyanotische Verfärbung der distalen Gliedabschnitte zu achten. Was die peripherischen Nerven betrifft, so ist besonders das Verhalten des Radialis und des Peronaeus zu berücksichtigen; doch sollen auch die anderen Nerven der gebrochenen Extremität in die Untersuchung einbezogen werden. Neben der Prüfung der groben Motilität empfiehlt sich eine topische Sensibilitätsprüfung, die auf die Berührungs- und Schmerzempfindung beschränkt werden kann. Diese Untersuchung auf gleichzeitige Nerven- und Gefäßverletzung hat vor allem große Bedeutung für die zweckmäßige Behandlung der betreffenden Fraktur; doch ist sie auch unerläßlich zur Entlastung der beruflichen Verantwortung des behandelnden Arztes. Nervenverletzungen oder Folgen von Gefäßverletzungen, die erst im Laufe oder nach Abschluß der Behandlung entdeckt werden, fallen erfahrungsgemäß zu Lasten des Arztes.

Besonders wichtig ist ferner, nicht etwa über einer in die Augen springenden Fraktur andere wichtige Verletzungen zu übersehen. Deshalb darf bei Frakturpatienten, die in bewußtlosem Zustande in die Hände des Arztes kommen, eine genaue und vollständige Untersuchung des übrigen Körpers nicht unterlassen werden. Handelt es sich, wie so häufig, um eine gleichzeitige Schädelfraktur mit Gehirnläsion, so ist natürlich die Aufmerksamkeit zunächst der Schädel- und Gehirnverletzung zuzuwenden, die eine lebensdrohende Bedeutung haben kann. Wie bei den Schädelfrakturen, so ist auch bei Rückenwirbelfrakturen die begleitende Verletzung des Zentralnervensystems wichtiger als die Fraktur selbst.

III. Differentialdiagnose.

Die Differentialdiagnose macht bei der Großzahl der Frakturen, korrekte systematische Untersuchung vorausgesetzt, keine Schwierigkeiten. Immerhin kommt es noch recht häufig vor, daß Frakturen des Radius und der Handwurzelknochen als „Distorsionen", Frakturen des oberen Humerusendes als Luxationen, ja sogar Kompressionsfrakturen der Wirbelkörper als einfache Quetschungen angesehen und dementsprechend behandelt werden. Derartige Fehldiagnosen können besonders dort, wo man eine Fraktur als Luxation betrachtet und nun unzweckmäßige Repositionsversuche macht, zu sekundären, schweren Gefäß- und Nervenschädigungen Anlaß geben. Wird eine Wirbelkörperkompressionsfraktur übersehen, so kommt es zur Ausbildung von schweren kyphoskoliotischen Verkrümmungen der Wirbelsäule, die durch entsprechende „statische Schonung" zu verhindern gewesen wären. Besonders bedauerlich sind solche Fehldiagnosen, wenn die Patienten in den Verdacht der Simulation geraten, was bei Unfallversicherten nicht so selten der Fall ist. Grundsätzliche Röntgenuntersuchung bewahrt vor derartigen Irrtümern. Der Differentialdiagnose gegenüber Kontusion und Distorsion kommt namentlich bei subperiostalen Frakturen große Bedeutung zu. Der lokale Druckschmerz kann bei Kontusion fälschlich als Fraktursymptom gedeutet werden. Für Fraktur spricht der ganz umschriebene maximale Druckschmerz bei querem Zusammendrücken des gebrochenen Knochens in der Höhe der Frakturebene. Besteht gleichzeitig Stoßschmerz, der bei Kontusion fehlt, so ist die Fraktur sichergestellt. Allerdings müssen dabei gröbere Verschiebungen und Bewegungen der Weichteile vermieden werden. Gelenkdistorsion wird fälschlich besonders häufig diagnostiziert bei Handwurzelfrakturen, bei der typischen Radiusfraktur, bei Abrißfrakturen im Bereich der Seitenbänder am Kniegelenk und bei unvollständigen Schenkelhalsfrakturen. Lokaler Druckschmerz und Stoßschmerz sind auch hier wertvolle Unterscheidungsmittel. Es empfiehlt sich, an der Hand den Stoßschmerz in der Richtung jedes einzelnen Metakarpus zu prüfen; auf diese Weise wird man oft auf das Vorhandensein von Frakturen einzelner Handwurzelknochen hingewiesen. Auch am Kniegelenk und am Schenkelhals ist der lokale Druckschmerz bei Frakturen ausgeprägt. Abrißfrakturen führen zudem zu pathologischer Abduktions- bzw. Adduktionsmöglichkeit.

Was die Differentialdiagnose gegenüber Luxationen betrifft, so wurde schon erwähnt, daß bei Luxation die aktive Beweglichkeit gewöhnlich besser erhalten ist als bei Frakturen, daß sie aber in beschränkten Grenzen erfolgt. Dagegen trifft man mit passiven Bewegungsversuchen bei Luxationen bald auf federnden Widerstand, während bei Frakturen, allerdings unter Auslösung von Schmerzen, meist ziemlich weitgehende passive Bewegungen ausgeführt werden können. Man denke in Fällen, wo man sich veranlaßt sieht, die Diffe-

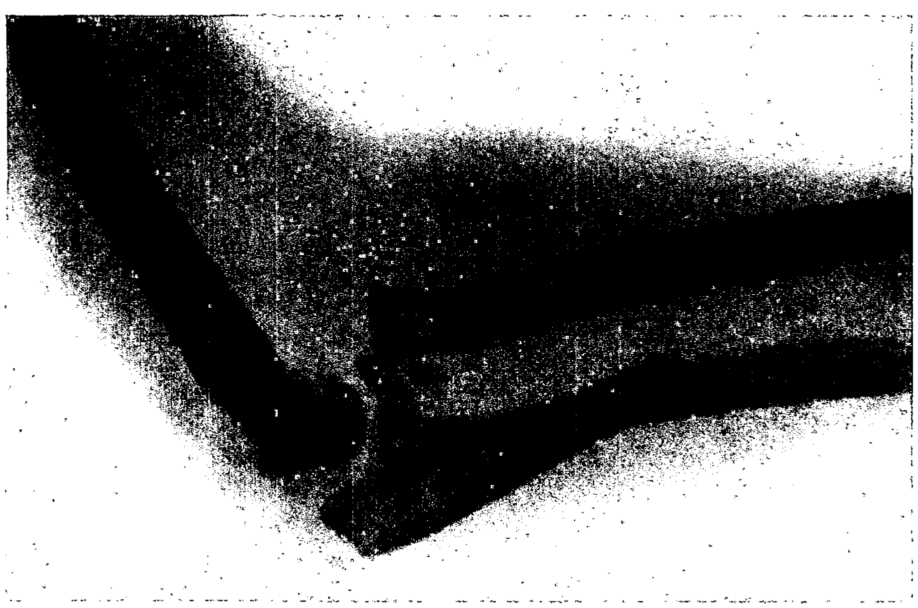

Abb. 187. Fraktur der Ulna mit Epiphysenfraktur des Radiusköpfchens und Luxation des peripheren Radiusfragmentes (seltenere Varietät).

rentialdiagnose zwischen Fraktur und Luxation zu stellen, auch an die Möglichkeit einer Kombination von Fraktur und Luxation. So wird die isolierte Ulnafraktur häufig von Luxation des Radiusköpfchens im Ellbogengelenk (Abb. 187), die isolierte Radiusfraktur von Subluxation der Ulna im Handgelenk begleitet. Auch die gleichzeitige Fraktur und Luxation des oberen Humerusendes kommt nicht so selten vor.

IV. Die Röntgenuntersuchung.

Das wertvollste Hilfsmittel zur sicheren Erkennung der Knochenbrüche und besonders zu ihrer genaueren morphologischen Abklärung besitzen wir im Röntgenverfahren. Es empfiehlt sich, nicht nur differentialdiagnostisch unklare Fälle, sondern auch die Frakturen röntgenographisch festzulegen, die durch äußere Untersuchung einwandfrei festgestellt und anscheinend auch bis in alle wesentlichen Einzelheiten klargelegt werden können; denn nur zu oft deckt die Röntgenographie bei anscheinend einfachen und klaren Frakturen überraschende Einzelheiten auf, deren Kenntnis für Prognose und Behandlung von Bedeutung ist, wie z. B. Sprünge, die in ein benachbartes Gelenk hineinreichen. Ferner erhält man durch das Röntgenverfahren in schonendster Weise

Klarheit über die wichtigsten Dislokationen, besonders über Verkürzung, Achsenknickung und Seitenverschiebung.

Es ist außerordentlich wichtig, daß Röntgenaufnahmen bei Knochenfrakturen mit guter Technik und in ganz bestimmter systematischer Weise ausgeführt werden, wenn man sich nicht groben Täuschungen bei Beurteilung der Fragmentverschiebungen aus dem Röntgenbilde aussetzen will. Die Erfüllung dieser Forderung setzt Spezialkenntnisse voraus, die nur durch besondere Ausbildung und durch längere praktische Tätigkeit erworben werden können. Größere Spitäler haben denn auch in Erkenntnis der Wichtigkeit korrekter Röntgentechnik ihre Röntgeninstitute seit längerer Zeit spezialistisch ausgebildeten Röntgenologen anvertraut, eine Maßnahme, die schon durch die erhebliche Arbeitsüberhäufung in derartigen Laboratorien gerechtfertigt wird. Der Praktiker, der seine Durchleuchtungen und Aufnahmen selbst vornehmen muß, wird notgedrungen die unerläßlichen theoretischen Kenntnisse und die nötige praktische Übung durch Besuch von Spezialvorlesungen, Röntgenkursen und durch selbständige praktische Tätigkeit erwerben müssen.

Eine Darstellung der Röntgentechnik liegt nicht im Rahmen dieses Lehrbuches. Wir beschränken uns auf kurze wegleitende Angaben über die Aufnahmetechnik der einzelnen Frakturformen im 2. Bande und berühren hier nur einige Gesichtspunkte von allgemeiner Bedeutung.

1. Zur Röntgentechnik.

Von den verschiedenen praktisch in Gebrauch stehenden Arten des Röntgenverfahrens kommen für die Bedürfnisse der Diagnose und Therapie der Knochenbrüche wesentlich nur die Röntgenographie, d. h. die Festlegung des Röntgenbildes auf der photographischen Platte, und die Röntgenoskopie, die Durchleuchtung unter Zuhilfenahme fluoreszierender Schirme in Betracht. Die ortho-röntgenographischen Methoden finden dagegen in der praktischen Frakturen-Diagnostik keine Anwendung.

Was zunächst die Durchleuchtung bei Frakturen betrifft — unter Verwendung von Bariumplatincyanür-Schirmen oder von sog. Astralschirmen —, so spielt sie praktisch im allgemeinen nur eine untergeordnete Rolle. Die Durchleuchtung findet vor allem dann Anwendung, wenn es sich darum handelt, für eine nachherige Aufnahme die günstigste Projektionsrichtung herauszufinden, falls dies nicht schon durch die äußere Untersuchung gelungen sein sollte. Knochenbrüche sind auf dem Durchleuchtungsschirm nur zu erkennen, wenn eine wesentliche Verschiebung der Fragmente vorliegt, während schmale Frakturspalten und Knochensprünge sich nicht deutlich abheben. Das Durchleuchtungsverfahren kommt deshalb nicht in Frage, wenn es sich darum handelt, das Vorhandensein einer Fraktur mit Sicherheit auszuschließen. Dagegen kann die Röntgenoskopie schätzbare Dienste leisten zur Kontrolle der Fragmentstellung im Gipsverband. Dabei ist zu berücksichtigen, daß trockene Gipsverbände für die Röntgenstrahlen durchlässiger sind als feuchte, so daß man die Kontrolldurchleuchtung kaum früher als 24 Stunden nach Herstellung des Gipsverbandes wird vornehmen können.

Die ständige röntgenoskopische Kontrolle der Fragmentstellung während des Eingipsens wird in praktischer Weise ermöglicht durch das von Holz-

knecht und Robinson angegebene, seither durch eine Reihe von Autoren
verbesserte Trochoskop (Abb. 188). Dieser Apparat besteht im wesentlichen
aus einem Untersuchungstisch, bei dem unterhalb der Tischplatte eine in zwei
Richtungen bewegliche Röntgenröhre angebracht ist. Jeder auf der durch-
lässigen Tischplatte liegende Körperteil kann senkrecht oder in schräger Richtung
von unten her durchstrahlt werden. Die Rahmen der Tischplatte tragen ein
verschiebbares Gestell mit Kassetten- und Lichtschirmhalter, das gestattet,
an beliebiger Stelle über dem zu beobachtenden Gliedabschnitt einen Durchleuchtungsschirm anzubringen. Die Fraktur kann auf diese Weise unter stän-

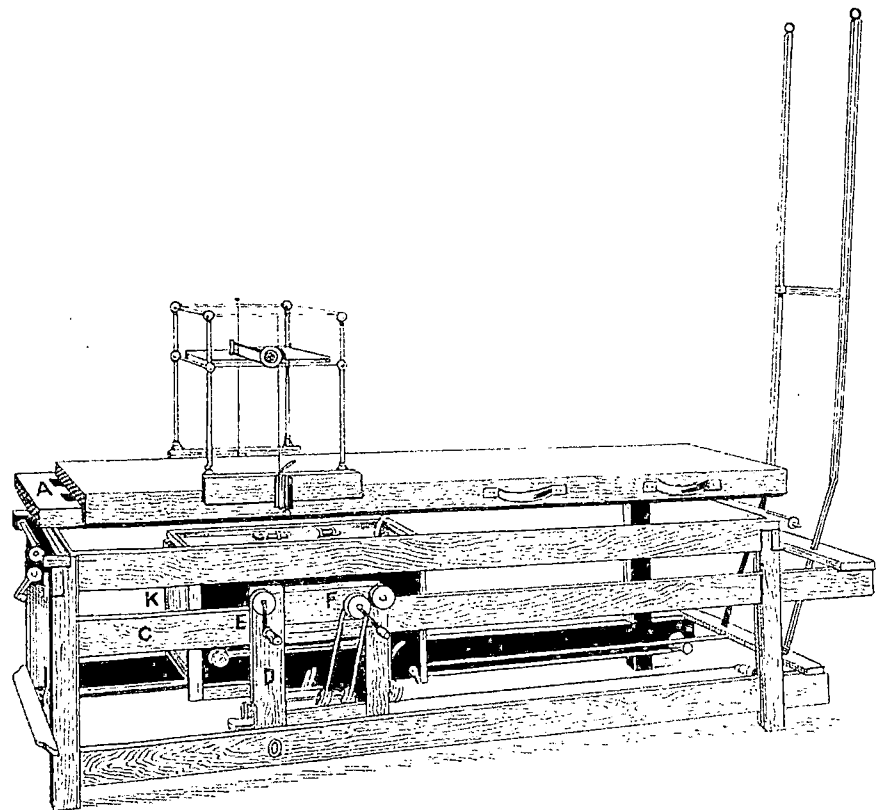

Abb. 188. Trochoskop nach Hänisch.
A Mit Segeltuch bespannter Rahmen, als Tischplatte dienend, C Längsschienen, auf denen
das Gestell D mit der die Röntgenröhre enthaltenden Blendenkiste K läuft; E, F Kur-
beln zur Verschiebung des Gestells und der Blendenkiste in der Längs- und Querrichtung.

diger Kontrolle reponiert und eingegipst werden. Für die allgemeine Praxis
erübrigt sich die Anwendung des Trochoskops, das übrigens den Nachteil hat,
Durchleuchtung in zwei zueinander senkrechten Richtungen nicht zu gestatten.
Auch würde regelmäßiges Arbeiten mit dem Leuchtschirm den Arzt doch schließlich den gefürchteten Röntgenschädigungen aussetzen.

Das Verfahren der Wahl für die genaue Diagnose der Knochenbrüche
und für die Kontrolle der Behandlung ist deshalb die Radiographie, die
Projektion des frakturierten Gliedabschnittes auf die lichtempfindliche Platte,
und die Fixierung des Bildes mit Hilfe des photographischen Verfahrens.

Man wird bei der Röntgenaufnahme die durch äußere Untersuchung gewonnenen Anhaltspunkte verwerten und zunächst eine Projektionsrichtung wählen, die die hauptsächlichste Seitenverschiebung oder Achsenknickung am deutlichsten zur Anschauung zu bringen verspricht. Eventuell kann eine Orientierung mit dem Leuchtschirm vorausgehen. Infolge der radiären Ausbreitung der Röntgenstrahlen vom Brennpunkt der Antikathode aus stellt das Röntgenbild eine geradlinige Projektion der Fragmente auf die photographische Platte dar. Eine Seiten- und Längenverschiebung in der durch den Hauptstrahl und

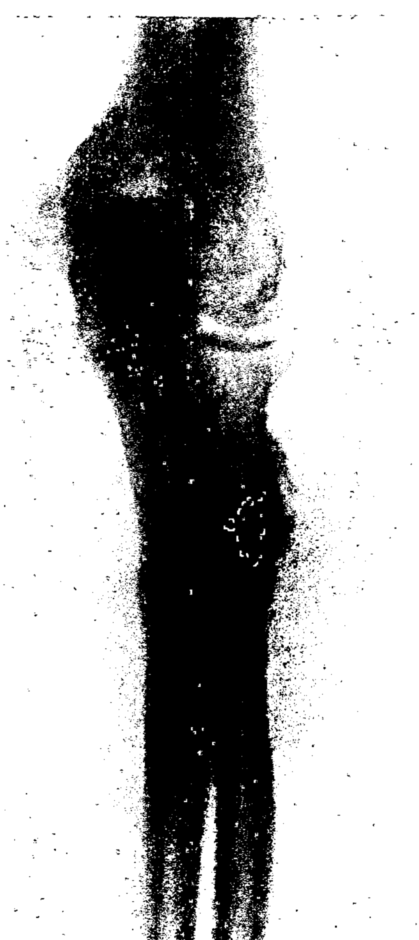
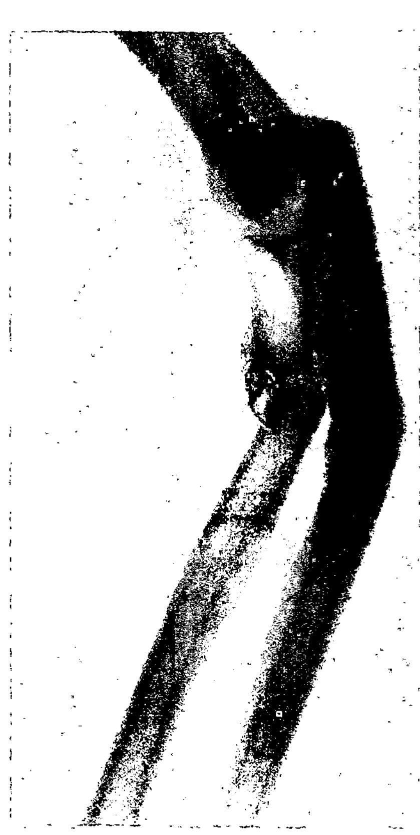

a   b

Abb. 189. Fraktur beider Vorderarmknochen im oberen Drittel. a) Aufnahme von vorne, anscheinend ideale Stellung zeigend. b) Aufnahme von der Seite mit erheblicher Flexionsknickung.

die Längsachse des gebrochenen Knochens gelegten Ebene wird deshalb als einfache Überlagerung der Fragmente auf die Platte projiziert und von Ungeübten leicht übersehen, namentlich wenn keine deutliche Achsenknickung vorhanden ist. Ebenso wird eine in der genannten Ebene erfolgte Achsenknickung nur durch Überlagerung und durch Projektionsverkürzung angedeutet. Man glaubt dann eine gute Fragmentstellung vor sich zu haben, während eine zweite Aufnahme in einer zur ersten Aufnahmerichtung senkrechten Projektionsebene Verschiebung um die ganze Dicke der Fragmente mit entsprechender Verkürzung oder starke Achsenknickung zeigen kann (Abb. 189 a und b). **Aus dieser Überlegung ergibt sich die Regel, Frakturen im allgemeinen in zwei zueinander senkrechten Richtungen aufzunehmen, wobei die erste Aufnahme möglichst senkrecht zur Ebene der Seitenverschiebung zu geschehen hat.** Auch bei Gelenkfrakturen oder bei gelenknahen Frakturen empfehlen sich im allgemeinen zwei Aufnahmen, eine frontale, in der Richtung von der Beuge- zur Streckfläche oder umgekehrt, und eine Seitenaufnahme. Frontale Aufnahmen des Ellbogen- und Kniegelenks lassen eine möglichst vollständige Streckstellung als wünschenswert erscheinen. Unter Umständen ist hierzu Narkose erforderlich. Ist Streckstellung nicht zu erzielen, so muß die Platte jedenfalls in möglichste Nähe des frakturierten Gelenkpartners gebracht, d. h. dem gebrochenen Knochen parallel gelagert werden. Auf diese Weise gelingt es, die Röhre auf den wesentlich in Betracht fallenden Gliedabschnitt zu zentrieren und gröbere Verzeichnungen möglichst zu verhindern. Natürlich sind auch bei Frakturaufnahmen alle Maßnahmen zu treffen, die eine möglichst große Bildschärfe garantieren — Ausschneiden des zentralen Strahlenbündels und Reduktion der Sekundärstrahlung durch geeignete Abblendung, absolute Ruhigstellung des Objektes, Verwendung der entsprechenden Strahlenqualität und Quantität —, technische Maßnahmen, deren Besprechung nicht in eine Frakturlehre gehört. Wo eine Ruhigstellung für längere Zeit aus irgendeinem Grunde nicht zu erreichen ist, bieten sog. **Momentaufnahmen oder Aufnahmen mit abgekürzter Expositionszeit großen Vorteil.** Eigentliche Momentaufnahmen haben für die Bedürfnisse der Frakturdiagnose keine große Bedeutung. Dagegen kommt es der Qualität der Röntgenbilder sehr zustatten, wenn bei aufgeregten Patienten oder dort, wo die Aufnahmestellung unbequem und schmerzhaft ist, die Expositionszeit auf wenige Sekunden reduziert werden kann.

Ein in der Praxis weitverbreiteter Fehler ist die Herstellung zu kleiner Aufnahmen, die nur einen kleinen Abschnitt der gebrochenen Skeletteile zur Ansicht bringen. Dadurch entgehen oft gerade die wichtigsten Einzelheiten, wie Sprünge in benachbarte Gelenke oder in einem anderen Niveau liegende Rotationsfrakturen paralleler Knochen, der Erkenntnis. Mit Recht betrachtet man deshalb solche Röntgenaufnahmen, die nur „Ausschnitte" der frakturierten Knochen wiedergeben, **als dilettantisch.** Zu weitgehende Sparrücksichten sind hier unangebracht und rächen sich oft in sehr unangenehmer Weise. Es empfiehlt sich deshalb, möglichst übersichtliche, die nächstliegenden Gelenke einbeziehende Aufnahmen zu machen; bei Schenkelhalsbrüchen lasse ich grundsätzlich Beckenaufnahmen mit symmetrischer Projektion beider Hüftgelenke herstellen, weil die Beurteilung der Fraktur dadurch erheblich erleichtert wird, abgesehen von der größeren Demonstrationskraft solcher Röntgogramme.

2. Die Beurteilung von Röntgenbildern.

Wie die Anwendung der zweckentsprechenden Aufnahmetechnik ist auch die Interpretation von Röntgenbildern Sache der Erfahrung. Von einem Arzte, der sich nicht ständig mit der Herstellung diagnostischer Röntgenaufnahmen beschäftigt, kann man nicht in jedem Falle vollkommene Röntgenbilder verlangen. Dagegen sollte jeder Arzt in der Lage sein, Fraktur-Röntgenogramme selbständig zu beurteilen. Hierzu ist, soweit nicht nur die Beurteilung von groben Konturverhältnissen in Betracht kommt, eine gewisse Erfahrung notwendig, die man sich in der Praxis aneignen muß. Die Röntgenliteratur gibt hierzu wertvolle Wegleitung und stellt in Form von Atlanten ausreichendes Vergleichsmaterial zur Verfügung, das in Spezialfällen heranzuziehen ist. Für die Vergleichsbedürfnisse der täglichen Praxis werden wir im speziellen Teile die nötigen Unterlagen bringen. Hier sind nur einige allgemeine Anleitungen für die Interpretation von Röntgenbildern zu geben.

Um eine möglichst klare Vorstellung von der Fraktur zu erhalten, betrachtet man das Röntgennegativ am vorteilhaftesten in einem zu diesem Zwecke hergestellten Lichtkasten, dessen Rahmen für verschiedene Plattengrößen eingerichtet ist. Auf Grund von Kopien Röntgendiagnosen zu stellen, empfiehlt sich auch bei Frakturen nicht; denn auch hier kommt es nicht immer nur auf die Beurteilung grober Konturverhältnisse an. Unklare und unscharfe Fissuren sowie

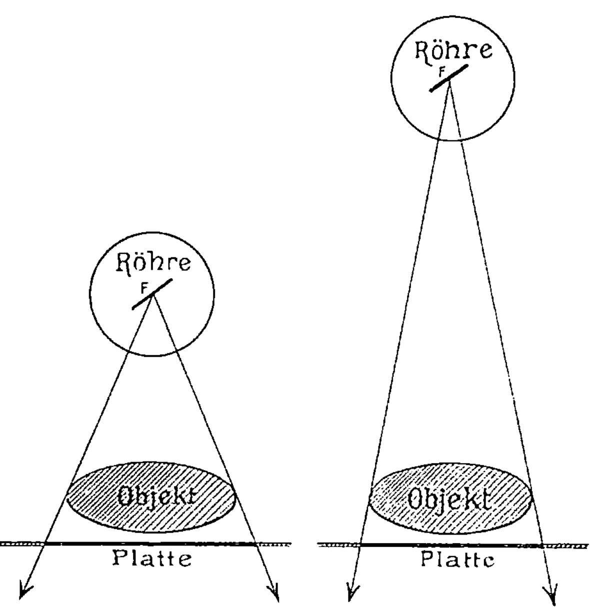

Abb. 190. Umgekehrtes Verhalten der Größe des Röntgenbildes zum Abstand der Röntgenröhre, bei gleicher Plattennähe des Objektes (nach Grashey).

feinere Überlagerungsunterschiede sieht man oft besser, wenn zwischen der Lichtquelle und der Platte eine Mattscheibe hin- und herbewegt und das Negativ in verschiedener Distanz und Richtung betrachtet wird. Gelegentlich kann die Herstellung von Negativskizzen nach dem Durchpausverfahren von Vorteil sein.

Bei der Beurteilung von Verschiebungen und Verkürzungen nach dem Plattenbild ist zu berücksichtigen, daß infolge der geradlinigen Projektion eine Vergrößerung der Skeletteile stattfindet; auch die Zerstreuung, die sog. Dispersion, führt in gewissen Grenzen zu einer Vergrößerung des Bildes. Je größer nun der Abstand der Röntgenröhre von der Platte (Abb. 190), je geringer die Distanz zwischen Skeletteil und photographischer Platte (Abb. 191), desto geringer ist die Vergrößerung durch die Projektion. Man wählt deshalb die fokale Distanz, d. h. den Abstand zwischen dem Brennpunkt der Antikathode und der Platte, möglichst groß und bringt den zu röntgierenden Skelettteil möglichst nahe an die Platte heran. Bei Aufnahmen mit weiter Fokaldistanz und möglichster Plattennähe des frakturierten Skeletteils kann unter Vernachlässigung der Dispersion die Längenverschiebung bzw. die Verkürzung direkt auf der Röntgenplatte gemessen werden.

Ebenso läßt sich die Seitenverschiebung auf der Platte bestimmen, wenn die Richtung des Hauptstrahles genau senkrecht zur Verschiebungsebene liegt. Ist es nicht möglich, eine Aufnahme senkrecht zur Ebene der Seitenverschiebung herzustellen, so kann man aus zwei aufeinander senkrecht stehenden Aufnahmen, von denen jede eine zur „Strahlenrichtung" schräge Verschiebung darstellt, die wahre Seitenverschiebung berechnen.

Abb. 192 nach Zuppinger zeigt zwei senkrecht aufeinanderstehende Projektionen einer Unterschenkelfraktur, schräg zur Verschiebungsebene. Wenn a_1 b_1 und a'' b'' die Abstände der Knochenmitten in beiden Aufnahmen sind, von denen die eine anterio-posterior, die andere lateral-medial aufgenommen ist, so beträgt die wahre seitliche Dislokation

$$ab = \sqrt{(a_1\,b_1)^2 + (a''\,b'')^2},$$

gemäß der konstruktiven Zeichnung.

Sucht man den Winkel, den die Verschiebungsrichtung ab mit der sagittalen Richtung bildet, und bezeichnet man diesen Winkel mit φ, so ist

$$\operatorname{tg} \varphi = \frac{a_1\,b_1}{a''b''}$$

Die Achsenknickung ist auf dem Röntgenbild nur in ihrer wahren Größe dargestellt, wenn die Knickungsachse genau in der Richtung des Hauptstrahles steht oder wenn der Hauptstrahl senkrecht zur Verschiebungsebene

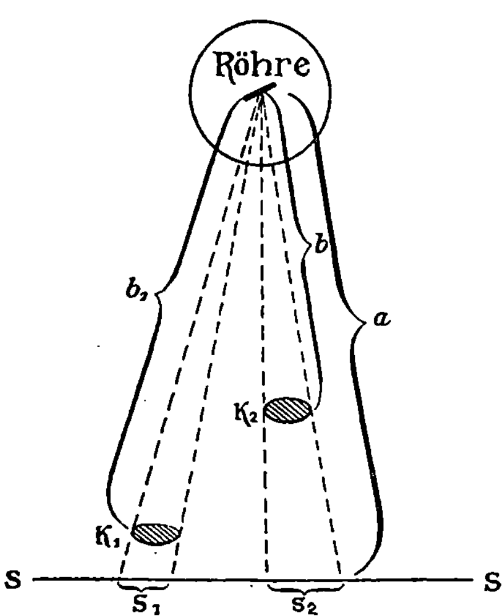

Abb. 191. Je größer der Abstand des Objekts von der Platte, desto stärker die Vergrößerung des Röntgenbildes, bei gleicher Distanz zwischen Antikatode und Platte (nach Albers-Schönberg). K_1 K_2 Skeletteile gleicher Größe, b b_1 Distanzen des Objekts von der Röhre, a Abstand der Antikatode von der Platte. S_1 S_2 Größe der entsprechenden Bilder auf der lichtempfindlichen Schicht s.

Die Vergrößerung $v = \dfrac{a}{b}$ resp. $\dfrac{a}{b_1}$

verläuft. Die wahre Größe der winkligen Knickung kann ebenfalls aus zwei senkrecht aufeinanderstehenden Röntgenaufnahmen, die parallel zur Längsachse des proximalen Fragmentes stehen, berechnet werden, gemäß der Konstruktion nach Zuppinger in Abb. 193. Die Verschiebungsebene geht durch a b c; der wahre Dislokationswinkel Φ wird berechnet aus der Formel

$$\operatorname{tg}^2 \Phi = \operatorname{tg}^2\varphi' + \operatorname{tg}^2\varphi'',$$

wobei φ' und φ'' die Dislokationswinkel in den beiden senkrecht aufeinanderstehenden, schiefen Aufnahmen sind. Der Winkel E wird bestimmt nach der Formel

$$\operatorname{tg} \varphi' : \operatorname{tg} \varphi'' = \operatorname{tg} E.$$

Für nicht zu große Winkel genügt es praktisch, anstatt der Tangenten einfach die Winkel zu setzen.

Die Rotationsverschiebung ist nach dem Röntgenbild nur schätzungsweise zu bestimmen; gewöhnlich bietet der Abstand einer ausgesprochenen Frakturzacke von der entsprechenden Lücke einen Anhaltspunkt, wenn es sich nicht nur um Verschiebung parallel zur Bildebene handelt.

Jeder Interpretation eines Röntgenbildes hat eine Orientierung über die Projektionsrichtung, sowie über den in den Hauptstrahl eingestellten Teil des

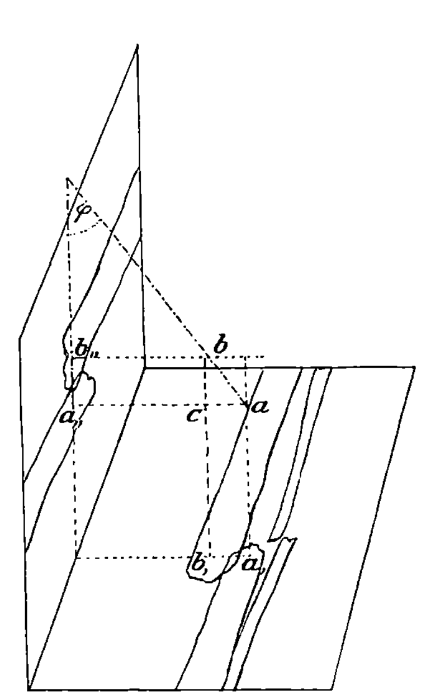

Abb. 192. Konstruktion zur Berechnung der wahren Seitenverschiebung aus zwei senkrecht aufeinander stehenden Projektionen (nach Zuppinger).

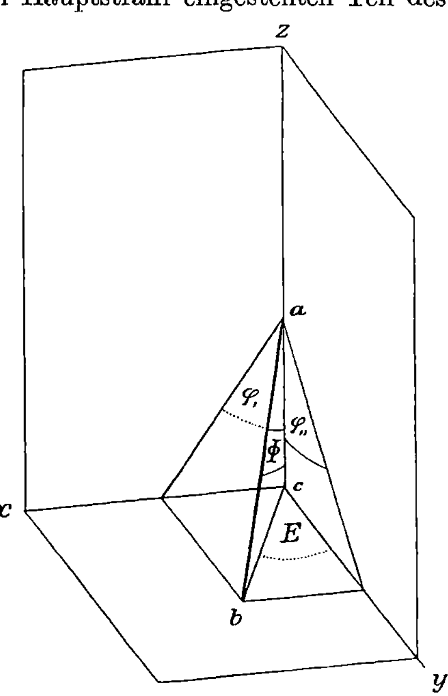

Abb. 193. Konstruktion zur Berechnung der wahren Achsenknickung aus zwei senkrecht aufeinander stehenden Röntgenaufnahmen (nach Zuppinger).

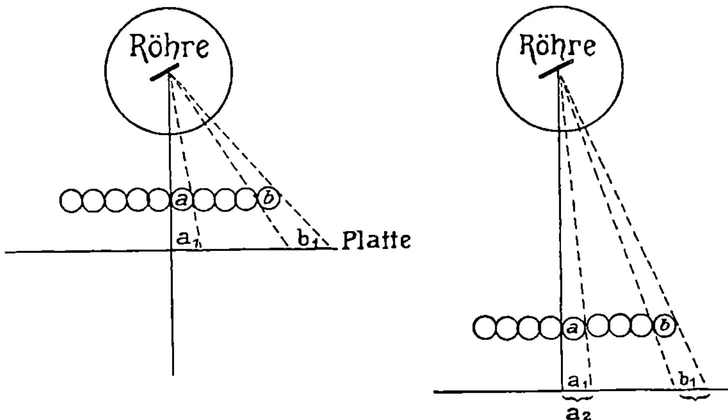

Abb. 194. Je schräger die ein Objektteilchen zeichnenden Strahlen auf die Platte treffen, desto erheblicher die perspektivische Verzeichnung. Einfluß des Röhrenabstandes. a b Objektteilchen, a_1 b_1 entsprechende Teilbilder (nach Grashey).

Objekts vorauszugehen. Man ist dann in der Lage, Projektionsverzeichnungen als solche zu erkennen. Das wird angenehm erleichtert, wenn vor der Aufnahme der Fußpunkt des Normalstrahles mit Hilfe des Zentrierpendels bestimmt und durch eine Metallmarke bezeichnet wurde. Die Kenntnis des Fokalabstandes und der Projektionsrichtung erlaubt entsprechende Beurteilung des Grades der Verzeichnung und der Projektionsvergrößerung (Abb. 194). Will man im Röntgenbild die linke und rechte Seite auseinanderhalten, so muß man wissen, ob die Schichtseite der Platte dem aufgenommenen Körperteil zu- oder abgewandt war. Wird bei der Röntgenographie kein Verstärkungs-

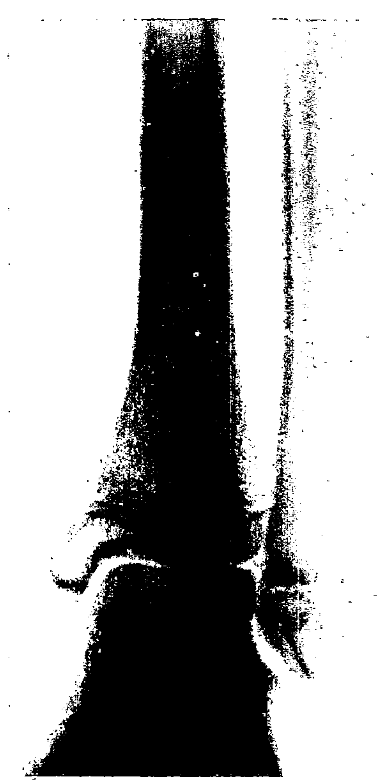

Abb. 195. Epiphysenlinie des Malleolus fibularis, gelegentlich fälschlicherweise als Fraktur gedeutet.

schirm gebraucht, so ist die Schichtseite der Platte in der Regel dem Körper zugekehrt. Von der Schichtseite gesehen, liegen die Verhältnisse dann so, wie wenn man den betreffenden Skelettabschnitt in der Strahlenrichtung ansehen würde. Wo eine Verwechslung der Seite bei Frakturaufnahmen möglich wäre, wie bei Beckenfrakturen, empfiehlt sich die Markierung von rechts und links durch aufgelegte Metallbuchstaben R und L, die mitröntgenographiert werden.

Für die Beurteilung der Lage einzelner Teile in bezug auf den Plattenabstand ist die Tatsache zu verwerten, daß plattennahe Teile schärfere Konturen und schärfer gezeichnete Architektur zeigen, als plattenferne Teile. Deswegen muß man bei Vergleichung einer Platte mit dem entsprechenden Skeletteil den Knochen in umgekehrter Richtung zum Strahlengang bei der Aufnahme betrachten. Vergleichen wir einen Skeletteil so mit dem von der Glasseite her betrachteten Negativ, so stimmen auch die Seiten überein.

Röntgenogramme aus der Wachstumsperiode können zu Fehldiagnosen Anlaß geben. So weisen wachsende Knochen unregelmäßige Konturierung auf, die man als pathologisch ansehen und als Zeichen posttraumatischer Arthritis deuten könnte. Auch normale Epiphysenlinien werden gelegentlich verkannt und als Frakturen gedeutet, so die Epiphysenlinie der Tuber calcanei, des Malleolus fibularis (Abb. 195), des Olekranon (Abb. 196), des Epicondylus internus (Abb. 197). Ferner können die Epiphysenscheiben durch Projektion verbreitert und so unregelmäßig begrenzt sein, daß man an eine Epiphysentrennung ohne Verschiebung denkt. Die Epiphysenscheibendoppelkontur, welche der Platte anliegt, und die der Röhre zugewandte können je einen Schatten auf die Platte werfen, von denen einer fälschlicherweise als Fraktur gedeutet werden kann (Abb. 198).

Auch atypische, inkonstante Knochenkerne, wie sie z. B. im unteren Schulterblattwinkel und an der Tuberossitas tibiae (Abb. 199) vorkommen, erwecken gelegentlich den Eindruck von Frakturen. Man hat diese fälschlicher-

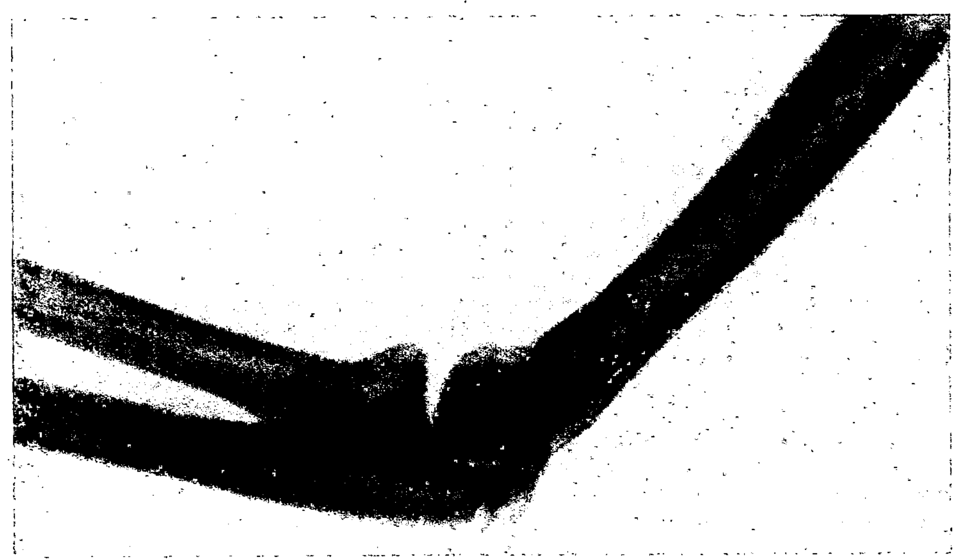

Abb. 196. Normale Epiphysenfuge des Olekranon bei wachsendem Individuum.

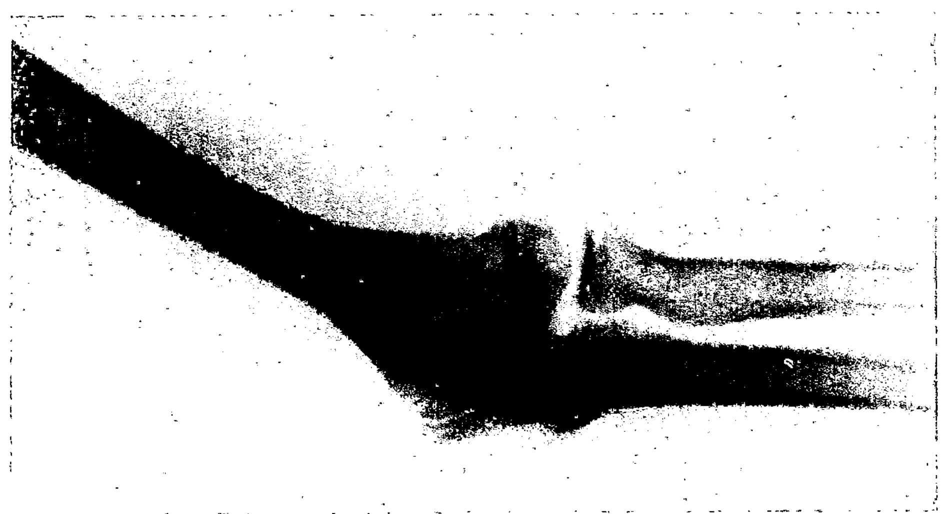

Abb. 197. Normale Epiphysenfuge an der Basis des Epicondylus internus humeri.

weise als Frakturen angesehenen Schattenbilder unter dem Begriff der Pseudofrakturen zusammengefaßt.

Schwierigkeiten für die Diagnose ergeben sich dem Ungeübten auch dort, wo es sich um großenteils noch knorpelige Skeletteile mit mehreren Knochen-

Abb. 198. Plattennahe und plattenferne Epiphysenscheibenkontur des distalen Radiusendes.

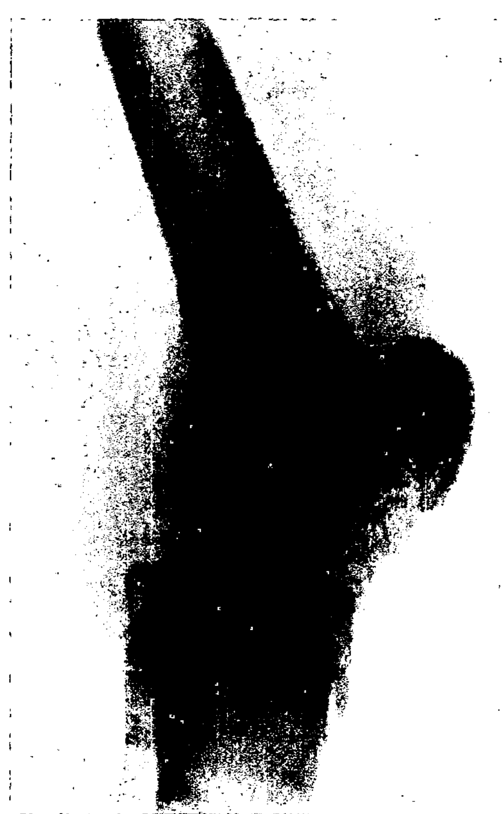

Abb. 199. Normale Fuge zwischen dem Knochenkern der Spina tibiae und der Tibia-
metaphyse.

kernen handelt. Das klassische Beispiel hierfür sind die Frakturen am unteren Humerusende. Wie überhaupt für die Vermeidung von Fehldiagnosen auf Grund von Röntgenogrammen aus der Wachstumsperiode empfiehlt es sich hier, in zweifelhaften Fällen normale Bilder zum Vergleich heranzuziehen. Am besten wird der entsprechende Gliedabschnitt der gesunden Seite in genau gleicher Lage und Projektion aufgenommen. Die Aufnahme korrespondierender Gliedabschnitte auf der gleichen Platte erlaubt bequemeren Vergleich, doch ist dabei die verschiedene Projektion gegebenenfalls in Berücksichtigung zu ziehen.

Kapitel 6.

Prognose.

Die Beurteilung der Prognose einer Fraktur ist von hervorragender praktischer Bedeutung. Wir haben zu unterscheiden zwischen Prognose hinsichtlich Erhaltung des Lebens, Prognose in bezug auf Erhaltung des Gliedes und, praktisch hauptsächlich in Betracht kommend, Prognose bezüglich Wiederherstellung normaler Form und Funktion des gebrochenen Gliedes.

Was die Voraussage in bezug auf Erhaltung des Lebens betrifft, so sind in erster Linie komplizierende Mitverletzungen lebenswichtiger Organe zu berücksichtigen. Bei einer Schädelfraktur mit schweren Gehirnverletzungen, bei einer Wirbelfraktur mit Quertrennung des Rückenmarks, bei einer Extremitätenfraktur mit gleichzeitiger Leber-, Milz- oder Nierenruptur infolge großer Gewalteinwirkung kommt selbstverständlich der komplizierenden Organverletzung die maßgebendste Bedeutung zu. Praktisch wichtiger als diese von Anfang an im Vordergrund stehenden Nebenverletzungen sind lebensbedrohende Komplikationen, die sich aus dem Allgemeinzustand des Patienten oder aus der Fraktur selbst ergeben können. So tritt bei älteren Leuten mit mangelhafter Zirkulation relativ häufig im Verlaufe der Frakturbehandlung eine hypostatische Pneumonie auf, besonders wenn die Behandlung in liegender Position durchgeführt wird. Ferner ist an die Möglichkeit einer Fettembolie zu denken, sowie an den Ausbruch eines Delirium tremens bei Alkoholikern. Ein bestehender Diabetes kann den schlimmsten Verlauf einer offenen, infizierten Fraktur bedingen. Man wird also bei alten Leuten, Patienten mit schweren organischen oder konstitutionellen Leiden und bei Alkoholikern die Prognose quoad vitam vorsichtig stellen. Lebensbedrohende Folgen können sich auch aus offenen Zertrümmerungsfrakturen ergeben, sobald sie schwer infiziert sind, ebenso aus Frakturen mit gleichzeitiger Gefäßverletzung, die zu ausgedehnter Gangrän führt. Namentlich die Kombination von Gangrän und Infektion einer offenen Fraktur kann trotz frühzeitiger Absetzung des Gliedes in kürzester Zeit zum Tode führen.

Die Prognose hinsichtlich Erhaltung des gebrochenen Gliedes hängt hauptsächlich von der Art der primären Verletzung ab. Vorsicht in der Prognosestellung ist geboten bei offenen Zertrümmerungsfrakturen, sowie bei Frakturen mit Zerreißung großer Gefäße. Infizierte Frakturen können nicht nur infolge bedrohlicher pyämischer und septischer Allgemeinkomplikationen, sondern auch durch septische Arrosionsblutungen sekundär zum Verluste der betreffenden Extremität führen.

Mit dem Ausbau der Frakturbehandlung ist die Prognose hinsichtlich Erhaltung der gebrochenen Extremität im allgemeinen besser geworden, und man wird, wenigstens bei Friedensverletzungen, bei denen die Behandlung sofort einsetzen kann, nur ausnahmsweise ein Glied opfern, weil seine Funktion nach der Heilung voraussichtlich eine ganz schlechte sein würde. Immerhin tut man gut, zu bedenken, daß eine geeignete Prothese oft bessere Dienste leisten kann, als ein verstümmeltes, sehr stark verkürztes Bein. Die Prothese „ist der Übel größtes nicht". Häufiger sieht man sich gezwungen, wegen der vorerwähnten Komplikationen die betroffene Extremität zu amputieren, um das Leben des Patienten zu erhalten. Bei infizierten Gelenkfrakturen wird vor der Amputation wenn möglich noch ein Versuch gemacht, die Eiterung und ihre Gefahren durch Gelenkresektion zu bekämpfen.

Die Prognose hinsichtlich Wiederherstellung normaler Form und Funktion des gebrochenen Gliedes hängt hauptsächlich von den primären Verhältnissen der Fraktur ab. Von Bedeutung sind vor allem Sitz und Art des Bruches, ferner, ob eine Fraktur offen oder geschlossen ist, ob sie mit Splitterung verbunden ist, ob sie in ein Gelenk hineinreicht; dann kommt der Verlauf der Frakturebene in Betracht, indem z. B. schräge Frakturen größere Tendenz zu nachträglicher Dislokation haben als vorwiegend quer verlaufende, bei denen sich nach Reposition die Fragmente verzahnen. Von wesentlicher Bedeutung ist auch das Alter des Verletzten. Bei älteren Leuten heilen die Frakturen häufig langsamer und nach Gelenkfrakturen treten hochgradigere und länger dauernde Störungen auf. Gelenkfrakturen und gelenknahe Knochenbrüche sind hinsichtlich funktionellem Endresultat in hohem Maße abhängig von konstitutioneller arthritischer Disposition des Patienten. Von Bedeutung ist auch die persönliche Energie des Verletzten mit Rücksicht auf die unvermeidlichen Schmerzen bei der mobilisierenden Nachbehandlung von Gelenkfrakturen. Lokale Zirkulationsstörungen, wie Varizenbildung, sind ebenfalls von Einfluß auf die Art der Heilung. Je schlechter die Zirkulation schon vor der Fraktur, desto hochgradiger und langdauernder das posttraumatische Ödem. Selbstverständlich beeinflussen auch die primären Nebenverletzungen, besonders von Nerven und Gefäßen, die Funktionsprognose. Ein erheblicher Einfluß auf die Prognose quoad functionem kommt natürlich vor allem der Behandlung zu. Je besser, d. h. je zweckmäßiger eine Frakturbehandlung und Nachbehandlung, desto besser die funktionelle Prognose.

Zur Prognose gehört schließlich auch die Beurteilung der Dauer des Heilungsverlaufes (s. Abschnitt IV, Kap. 8). Man wird im allgemeinen gut tun, bei nicht ganz einfachen Frakturen an die Möglichkeit sekundärer Komplikationen zu denken. So ist man nie von vorneherein sicher, ob der betreffende Patient normale Tendenz zur Konsolidation besitzt. Deshalb wird vorsichtigerweise, besonders bei offenen Frakturen, mit der Möglichkeit verzögerter oder lange Zeit ausbleibender knöcherner Heilung gerechnet. Eine zuverlässige und einigermaßen zutreffende Prognose kann nur gestellt werden, wenn eine genaue, alle besprochenen Verhältnisse berücksichtigende Untersuchung vorausgegangen ist.

Vierter Abschnitt.

Behandlung der Knochenbrüche.

Kapitel 1.

Historisches.

Die Frakturbehandlung hat im Laufe der Zeiten erhebliche Wandlungen durchgemacht. Schon zur Zeit des Hippokrates war es üblich, die Knochenbrüche durch Zug und Gegenzug einzurichten und mittels Schienenverbänden die richtige Lage der Fragmente zu erhalten, soweit dies möglich war. Harte zirkuläre Verbände wurden bereits im Mittelalter angelegt, wobei man als erhärtende Substanz das Eiweiß gebrauchte. Im 11. Jahrhundert können wir die Verwendung der Dauerzugbehandlung nachweisen. Später trat die Behandlung mit einfacher Lagerung wieder in den Vordergrund, wobei einfach oder doppelt geneigte schiefe Ebenen Verwendung fanden. So hatte der bekannte Lagerungsapparat von Petit hauptsächlich den Zweck, das periphere Ende der Extremität zu heben und so den venösen Rückfluß vom peripheren Ende der Extremität her zu fördern. Die Verstellbarkeit der Petitschen Beinlade ermöglichte auch eine verschieden starke Flexion des Knie- und Hüftgelenks, ohne daß dabei aber irgendeine Extensionsmaßnahme stattfand. Eine leichte Extensionswirkung kam jedoch dem Planum inclinatum duplex, der doppelt geneigten Ebene, zu, auch ohne daß das gebrochene Glied einem Gewichtszuge ausgesetzt wurde.

Sowohl die Lagerung auf der einfach geneigten Beinlade, als auf dem Planum inclinatum duplex entsprechen dem Prinzip der Semiflexion, als dessen eigentlicher Schöpfer Percival Pott (1713—1788) zu betrachten ist, der auf Grund genauen Studiums der Dislokationsursachen die Forderung aufstellte, alle Beinbrüche in Entspannungslage zu behandeln. Pott hatte richtig erkannt, daß namentlich der Widerstand der Muskeln sich der Reposition der Fragmente entgegenstelle, daß die Muskelspannung wesentlich Folge der Streckstellung des Beines sei, und daß diese Spannung durch eine mäßige Flexionsstellung der Gelenke aufgehoben oder doch weitgehend herabgesetzt werden könne. Er empfahl, für die Ausschaltung der Muskelspannung den Patienten auf die Seite zu legen, bei halb gebeugter Stellung des Hüft- und Kniegelenks. Die Methode wurde namentlich in England rasch aufgenommen, besonders nachdem die unbequeme und unzweckmäßige Seitenlagerung mit der Rückenlage vertauscht worden war. Allerdings bediente man sich in England nicht der Seitenlage, erzielte vielmehr die Semiflexion durch Verwendung des Planum inclinatum duplex. Gegen das Pottsche Verfahren wurde mit Recht eingewendet, daß es eine bloße Lagerungsmethode sei, die keine Gewähr für die Retention der reponierten Fragmente leiste, und namentlich spätere Fragmentverschiebungen infolge elastisch-entzündlicher Weichteilreaktion nicht zu verhindern vermöge. Wegen dieses Mangels der Pottschen Methode wurde leider auch der gute Kern, nämlich die Muskelentspannung zur Erleichterung der Reposition, ungenügend gewürdigt.

Allgemeinere Anerkennung fanden die von Pott vertretenen Prinzipien der Semiflexion erst, als der Konstanzer Arzt Sauter im Jahre 1812 für die Behandlung der Oberschenkelfrakturen die Pottsche Semiflexion mit einem Extensionszug am Oberschenkel verband. Technisch war die Durchführung dieser Extensionsverbände in Semiflexion zunächst ziemlich mangelhaft. Besonders das Anbringen gut wirkender Extensionen und Kontraextensionen in der Pottschen Lage verursachte große Schwierigkeiten, und als dann die zirkulären starren Kontentivverbände, besonders der Gipsverband — den wir dem holländischen Militärarzt Matthysen (1852) verdanken — in Anwendung kamen, verlor deshalb die Semiflexion rasch an Boden; denn die erstarrenden Kontentivverbände wurden, wenigstens an der unteren Extremität, durchwegs in Strecklage angelegt. Vor den Gipsverbänden wurden bereits Kleister- und Leimverbände empfohlen; als Nachläufer des Gipsverbandes sind der noch heute viel gebrauchte Wasserglasverband und der wieder in Vergessenheit geratene Tripolithverband zu nennen.

Der wesentliche Vorteil, den die Gipsverbände brachten, lag in der zuverlässigen Immobilisierung der Fragmente, was gegenüber den Schienen- und Lagerungsverbänden zweifellos einen großen Fortschritt bedeutete. Bald aber zeigte die Nachuntersuchung an großem Material, und später besonders die Röntgenuntersuchung, daß die Heilungsresultate im Gipsverband sehr häufig unbefriedigende sind, indem trotz vorausgehender guter Reposition der Gipsverband oft nicht imstande ist, die Fragmente dauernd in guter Lage zu erhalten. Verkürzungen, Achsenabweichungen, Rotationsverschiebungen fanden sich überraschend häufig; ebenso schlimm oder noch schlimmer waren die Versteifung der in den Verband einbezogenen Gelenke, die Schädigung der Sehnen und Sehnenscheiden, die hochgradige Muskelatrophie, und am schlimmsten erwiesen sich die Druckschädigungen, welche durch zu eng angelegte Gipsverbände verursacht wurden.

Die Beseitigung dieser Behandlungsfolgen ist, wenn überhaupt möglich, oft viel schwieriger und langdauernder, als die Behandlung der eigentlichen Fraktur. Man versuchte die Wirkung des Gipsverbandes dadurch zu verbessern, daß man ihn in regelmäßigen Intervallen, etwa alle 8 Tage, wechselte, um ihn jeweilen den neuen, inzwischen eingetretenen Verhältnissen anzupassen. Den Verbandwechsel benutzte man dazu, nachträgliche Korrekturen der Fragmentstellung vorzunehmen, Massage und Gelenkbewegungen auszuführen. Diese Art der Gipsverbandbehandlung ist wohl heute noch die verbreitetste und beliebteste Methode. Eine eigentliche durchgreifende Verbesserung hat jedoch der Etappengipsverband nicht gebracht; auch bei ihm dauert die Periode der Nachbehandlung bedeutend länger als die Periode der Konsolidation. Dem gegen die Gipsverbände erhobenen Vorwurf, während der ganzen Zeitdauer der Behandlung die Funktion der Muskeln zu verhindern, schien mit Einführung der Gehgipsverbände (Deambulationsmethode) die Spitze abgebrochen zu sein. Doch wenn auch Muskelatrophie, hochgradige Gelenkversteifungen, Kreislaufstörungen und Lungenkomplikationen bei Anwendung der Gehgipsverbände zweifellos weniger häufig sind, so brachte doch auch diese Methode eine große Zahl unbefriedigender Heilungen mit Verkürzung, Weichteilschwellung, übermäßiger Kallusbildung, gelegentlich verzögerter Konsolidation, und bei mangelhafter Technik auch Druckschädigungen.

Die ungenügende anatomische Frakturheilung, wie sie der Gipsverband so häufig im Gefolge hatte, führte schließlich zur operativen Behandlung subkutaner Frakturen. Zunächst versuchte man, die durch äußeren Zug reponierten Fragmente durch perkutan in den Knochen getriebene Klammern in guter Stellung zu erhalten. Eine so vorbehandelte Fraktur wurde dann mit Schienen- oder zirkulären Verbänden versorgt. Etwas später kam die eigentliche Osteosynthese, d. h. die operative Freilegung und genaue anatomische Koaptation der Fragmente, eventuell unter Anfrischung und Zurechtschneiden der Bruchflächen, Entfernung oder Einsetzen losgelöster Splitter, und die abschließende Vereinigung der Fragmente durch Silber- oder andere Metalldrähte, durch Klammern, Schienen, Schrauben, Elfenbeinstifte oder transplantierte Knochenstücke. Auch dieses Verfahren hat, obschon es in Frankreich, Belgien und England rasch Verbreitung fand, zunächst schärfste Opposition erfahren, und nur gegenüber der Naht von Kniescheiben- und Olekranonbrüchen nahmen schon in den 80er Jahren führende deutsche Chirurgen eine etwas weniger ablehnende Haltung ein. Heute hat sich die blutige Frakturbehandlung für ein bestimmtes, wohl abgegrenztes Indikationsgebiet vollständig durchgesetzt und als bewährtes Verfahren eingebürgert.

Gegenüber der rein anatomischen Richtung, welche durch Zug, Gipsverbandbehandlung oder Osteosynthese in erster Linie eine möglichst vollkommene anatomische Vereinigung der Fragmente erstrebte, und die funktionelle Behandlung durch Massage, aktive und passive Bewegungen einer eigenen Nachbehandlungsperiode zuwies, entwickelte sich unter der Führung von Lucas Championnière eine vorwiegend gymnastisch-orthopädische Behandlungsweise der Frakturen. Das Hauptgewicht wird hier auf möglichst frühzeitige Massage und Gelenkmobilisierung gelegt. Auf fixierende oder extendierende Verbände wird in vielen Fällen zum vorneherein verzichtet; wo wegen erheblicher Verschiebung und bleibender Verschiebungstendenz der Fragmente ein Fixationsverband nicht zu umgehen ist, wird schon vor seiner Anwendung massiert und bewegt, oder es werden unter häufigem Verbandwechsel Massagesitzungen eingeschaltet. Es ist leicht zu verstehen, daß die einseitige Betonung der Massage und Gelenkmobilisation unter Hintansetzung der anatomischen Frakturheilung häufig zu schlimmen Folgen führen mußte. Der Methode von Championnière fallen namentlich schlechte Fragmentstellungen, luxurierende Kalluswucherungen und sekundäre Gelenkstörungen wegen Verschiebung der Hauptgelenksachse zur Last.

So konnte es nicht fehlen, daß neben diesen extremen Methoden, von denen die eine vor allem die Heilung in anatomisch korrekter Fragmentstellung, die andere hauptsächlich die Funktion der Muskeln und Gelenke berücksichtigte, ein Verfahren sich schließlich immer mehr Geltung verschaffte, welches sowohl die korrekte Fragmentstellung als die Funktion berücksichtigt, nämlich die Extensionsmethode. Während der Gipsverbandära war auch in Deutschland an der Weiterbildung der Zugverbandbehandlung gearbeitet worden. Schon vor der Einführung der Kontentivverbände hatten neben Sauter auch Lorinser, Middeldorpf u. a. brauchbare Gewichtszugverbände in Semiflexion angewandt und beschrieben. Inzwischen war in Amerika durch Herstellung und Einführung eines gut klebenden Kautschukheftpflasters die Verteilung großer Gewichtszüge auf große Flächen praktisch ermöglicht worden. v. Volkmann brachte dann die neue Extensionsmethode nach Deutschland, und wenn er auch die Distraktionsbehandlung mehr für die Behandlung von Arthritiden als von Frakturen verwendete, so gebührt ihm doch das Verdienst, die Dauerzugbehandlung auf dem Kontinent eingeführt zu haben. Die systematische Anwendung des Dauerzuges für die Behandlung der meisten Frakturen ist jedoch der Initiative und den zahlreichen Arbeiten Bardenheuers und seiner Schüler zu verdanken. Als naturgemäßeste Lagerung der verletzten Glieder wurde durch die Bardenheuersche Schule zunächst die Streckstellung angenommen. Damit ließ sich Bardenheuer den großen Vorteil der Semiflexionsentspannung entgehen, und erst durch die Arbeiten Zuppingers lernten wir die große praktische Bedeutung der Extension in mittlerer Beugestellung klar erkennen, womit die Idee von Percival Pott, die bereits durch eine Reihe von Autoren bei ihren Zugverbänden Verwendung gefunden hatte (Sauter, Mojsisowics, Lorinser, Middeldorpf, Hennequin), dauernd zur Geltung kam. Zuppinger konstruierte dann seine automatischen Apparate für die Behandlung von Ober- und Unterschenkelfrakturen, bei denen die Extension nicht durch Gewichtszug, sondern durch das Eigengewicht der unteren Extremität besorgt wird.

Die Entwicklung der neuzeitlichen Frakturbehandlung steht zweifellos im Zeichen der Extension bei gleichzeitiger Muskelentspannung durch Semiflexion. Gleichwohl wäre es unrichtig, die Vorzüge der Schienen- und Gipsverbandbehandlung für bestimmte Fälle leugnen zu wollen; man muß auch zugeben, daß der Methode von Lucas Championnière sehr viel Gutes innewohnt, und daß auch sie im gegebenen Falle am Platze ist.

Im allgemeinen herrschen über Wert und Unwert der verschiedenen Behandlungsmethoden recht unklare Anschauungen und man sieht, daß Frakturen mit kläglichem Resultat im Gipsverband behandelt werden, die unbedingt dem Indikationsbereich des Zugverbandes angehören. Andererseits werden Frakturen extendiert, bei denen nur eine operative Behandlung ein befriedigendes anatomisches und funktionelles Resultat verspricht. Daß auch der Gipsverband heute noch unter gewissen Voraussetzungen berechtigt oder sogar einzig angezeigt ist, steht außer Zweifel. Es ist unerläßlich, über die Bedeutung und das Anwendungsgebiet der einzelnen Frakturbehandlungsmethoden im klaren zu sein und nicht einseitig funktionelle oder rein anatomische Gesichtspunkte in den Vordergrund zu stellen oder ausschließlich zu berücksichtigen, wenn man befriedigende Behandlungsresultate erzielen will. Ist auch korrekte anatomische Heilung durchaus nicht conditio sine qua non für eine gute Funktion, so wird im allgemeinen und besonders bei gelenknahen Frakturen das funktionelle Resultat doch dort am besten sein, wo die Fragmentstellung anatomisch eine möglichst ideale ist. Doch darf man über der anatomisch korrekten Frakturheilung die Funktion nicht vergessen, denn eine mit gewisser Dislokation, aber ohne Gelenkversteifung und Muskelatrophie geheilte Fraktur ist immerhin noch besser, als eine anatomisch ideal geheilte mit adhäsiver Arthritis und irreparabler Inaktivitätsatrophie oder ischämischer Kontraktur der Muskeln. Es kommt somit vor allem darauf an, die richtigen Gesichtspunkte für die Frakturbehandlung im allgemeinen und für die Auswahl der im einzelnen Fall geeigneten Methode zu gewinnen. Dies ist der Zweck der folgenden Kapitel.

Kapitel 2.

Allgemeine Aufgaben der Frakturbehandlung.

Bevor wir die einzelnen Methoden der Frakturbehandlung besprechen, empfiehlt sich eine kurze Umschreibung der Aufgaben der Frakturbehandlung.

I. Die Wiederherstellung normaler Stellung der Bruchenden; Reposition.

Die erste Aufgabe der Behandlung einer frischen Fraktur liegt in der Reposition, d. h. in der Wiederherstellung möglichst normaler anatomischer Beziehungen zwischen den Fragmenten. Die Reposition ist unnötig bei allen Frakturen ohne erhebliche Verschiebung, sie ist oft unnötig, häufig direkt schädlich bei eingekeilten Frakturen. Eine Reposition soll bei eingekeilten Frakturen nur dann ausgeführt werden, wenn Fragmentverschiebungen vorliegen, die voraussichtlich später zu Funktionsstörung Anlaß geben, indem z. B. ein vorragendes Fragment bei gewissen Gelenkbewegungen an benachbarten Knochen anstoßen und ein Bewegungshindernis bilden, oder zu Schädigung benachbarter Sehnen, Nerven und Gefäße führen könnte.

Der Reposition stellen sich in der Regel gewisse Hindernisse entgegen, und zwar kommen in Betracht: Zwischenlagerung von Weichteilen, Verhackung gezackter Bruchflächen, vor allem jedoch der Widerstand der Muskulatur und des retrahierten Bindegewebes, der um so erheblicher ist, je länger die Fraktur besteht. Zuppinger hat den Satz aufgestellt, daß Verkürzungen, die am 3. bis 5. Tage nicht reponiert sind, nur mit großer Mühe oder überhaupt nicht mehr ausgeglichen werden können; das gilt jedoch nur mit Einschränkung. Es ist von großer Bedeutung, sich bei den Repositionsmaßnahmen durch eine klare Vorstellung von der Verschiebung der Fragmente leiten zu lassen damit keine unzweckmäßigen oder schädigenden Bewegungen ausgeführt werden. Eine möglichst genaue Reposition ist bei jeder Fraktur anzustreben, denn wenn auch, wie bereits erwähnt, die funktionelle Heilung sich nicht mit der anatomischen deckt, so geben zweifellos die anatomisch am vollkommensten ausgeglichenen Frakturen auch die funktionell besten Resultate, wenn nicht über der anatomischen Knochenheilung wichtige Rücksichten auf Muskulatur, Zirkulation und Gelenke vernachlässigt werden. Stellt sich der Reposition ein erheblicher Widerstand entgegen, handelt es sich um empfindliche Patienten, besonders Kinder, oder um Frakturen mit sehr erheblicher Verkürzung, um Knochenbrüche, die schon mehrere Tage zurückliegen, so empfiehlt sich zur Vornahme der Reposition Einleiten der Narkose. Im allgemeinen wird hier viel zu wenig Gebrauch von der Narkose gemacht, was sich in unvollständigen

Repositionen und schlechten Heilungen äußert. Auch Lokal- und Leitungsanästhesie kann gelegentlich angewendet werden; so eignet sich die Anästhesierung des Plexus brachialis nach Kulenkampff für das Einrichten von Frakturen des unteren Humerusendes und der Vorderarmknochen.

Die Reposition geschieht durch Zug und Gegenzug, wobei aus später zu erörternden Gründen der Zug ganz langsam gesteigert, gleichsam eingeschlichen wird. Bei erheblichen Widerständen, wie man sie bei Oberschenkelfrakturen mit starker Verkürzung oder bei alten Frakturen antrifft, werden zum Ausgleich der Verkürzung gelegentlich besondere Extensionsapparate mit Vorteil zu Hilfe genommen. Recht zweckmäßig für die Reposition von Frakturen der unteren Extremität ist in vielen Fällen der Extensionsapparat von Schede, dessen Bau und Anwendung aus Abb. 200 zu ersehen sind. Wo der äußere Zug an der Extremität nicht genügt, kann man den Repositionszug mit Hilfe der

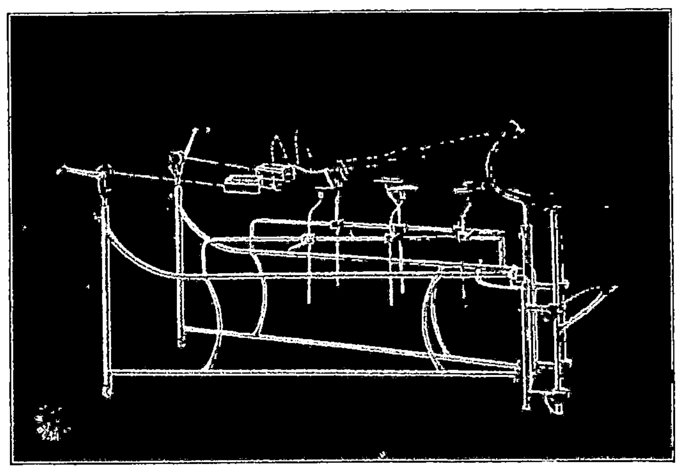

Abb. 200.   Extensionsapparat für Frakturen der unteren Extremität und Hüftgelenkluxationen (nach Schede).

Nagelextension direkt am Knochen angreifen lassen. Oft gelingt es zunächst nicht, die Verkürzung vollständig auszugleichen. In diesem Falle erreicht man unter Umständen das Ziel, wenn man die beiden Fragmente in stark winklige Stellung bringt, nun versucht, die beiden Bruchflächen an einer Stelle miteinander in Kontakt zu bringen, zu verhacken, und dann die winklige Verschiebung durch Hebelbewegung am peripheren Fragment langsam auszugleichen, womit auch die Verkürzung behoben ist (vgl. Abb. 413 b). Torsionsverschiebungen werden durch entsprechende Drehbewegungen ausgeglichen, indem man zunächst analog dem Vorgehen bei der Reduktion von Luxationen die pathologische Rotation noch etwas vermehrt, um Verzahnungen zu lösen, und in entgegengesetztem Sinne bis zum Ausgleich der Rotationsverschiebung dreht. Zuerst muß jedoch für Ausgleich der Verkürzung gesorgt werden! Ist die Längenverschiebung durch Zug möglichst ausgeglichen, so versucht man die noch bleibende Seitenverschiebung durch lokalen vorsichtigen Druck zu beseitigen.

Gewisse Repositionshindernisse sind auch in Narkose nicht zu überwinden. Vor allem kommen hier in Betracht Weichteilinterposition, starke Fixierung spitzer Bruchenden in der Muskulatur, besonders bei Anspießung der Haut von innen, Zwischenlagerung von Stückfragmenten bei Splitterung, Fälle mit begleitender Luxationsfraktur oder mit starker Einkeilung. Oft ist es auch unmöglich, auf eines der beiden Fragmente eine genügende mechanische Einwirkung auszuüben, um die Reposition zu bewerkstelligen, auch nicht durch Vermittlung peripherischer oder zentral gelegener Gliedabschnitte. Das kann der Fall sein bei Schlücselbeinfrakturen, Kondylusfrakturen des Humerus, bei gewissen suprakondylären Frakturen des Femur oder Humerus mit starker Drehung der Fragmente um eine quere Achse sowie bei Abrißfrakturen. Derartige auch in Narkose nicht ausgleichbare Verschiebungen gehören in das Gebiet der operativen blutigen Frakturreposition. Eine Reposition kann als gelungen gelten, wenn die Bruchflächen in breiter Ausdehnung in Kontakt gebracht sind. Bei Querfrakturen ist dann die Verkürzung vollständig, bei Schrägfrakturen zum größten Teile behoben. Strenger als bei gelenkfernen Diaphysenfrakturen sind die Anforderungen an eine genügende Reposition bei gelenknahen Frakturen zu stellen. Wo die primäre Reposition in einer Sitzung nicht gelingt, vermag unter Umständen gesteigerter permanenter Zug die Fragmente in richtige Stellung zu bringen oder doch die sekundäre Reposition wirksam vorzubereiten. Es handelt sich hier um sukzessive Reposition gegenüber der Immediatreposition.

II. Die Aufrechterhaltung guter Stellung der Fragmente; Retention.

Ist die Reposition erfolgt, so liegt die weitere Aufgabe der Frakturbehandlung darin, die gute Stellung der Fragmente bis zu erfolgter Konsolidation zu erhalten. Wir bezeichen das als Retention der Fragmente. Die besondere Aufgabe der Fragmentretention ist verschieden je nach der Form der Fragmente; wo es sich um eine schräg verlaufende Fraktur handelt, erstreben die elastischen Retraktionskräfte sowohl der Muskeln wie der Weichteile und die kontraktive Muskelwirkung ständig eine neue Verschiebung. Es muß somit verhindert werden, daß die Fragmente mit schrägen Bruchflächen sich wieder aneinander in der Längsrichtung und seitlich verschieben. Bei der Gipsverbandbehandlung wird diese Aufgabe so zu lösen versucht, daß man den reponierenden Längszug und eventuelle seitliche Einwirkungen aufrecht erhält, bis der Verband erhärtet ist. Dann soll die starre Wand des Verbandes, die sich zwischen proximal und distal von der Frakturstelle gelegenen Stützpunkten wie eine Strebe ausspannt, nachträglich die Verkürzung verhindern. Bei Unterschenkelfrakturen bilden derartige Stützpunkte für den Verband der Tibiakopf, die Auswölbung der Malleolen und der Fußrücken. Bei Femurfrakturen wird die Gipsverbandstrebe zwischen Sitzknorren und Trochanteraußenfläche einerseits und Fußrücken andererseits eingespannt. Wir werden sehen, daß der Gipsverband dieser Aufgabe der Retention in den meisten Fällen nur unvollkommen zu genügen vermag. Bedeutend besser ist ein ständiger Längszug, der bis zur Konsolidierung der Fraktur aufrecht erhalten wird, imstande, einer Verkürzungsverschiebung entgegen zu wirken, und es besteht deshalb kein Zweifel, daß für Frakturen mit Längsverschiebungstendenz die permanente Extension das beste Retentionsverfahren darstellt.

Bei Querfrakturen, bei denen es gelungen ist, durch Reposition die breiten Fragmentflächen aufeinander zu stellen, sind die Retraktionskräfte nicht imstande, eine neuerliche Längsverschiebung zu bewirken; hier besteht somit die Aufgabe der Retention hauptsächlich in der Vermeidung seitlicher und namentlich winkeliger Verschiebungen. Das kann durch einen starren Hülsenverband zweifellos geleistet werden, aber ebensogut durch einen Zugverband, da ein Längszug, der den ganzen Weichteilzylinder in der Längsrichtung dehnt, zugleich einen ständigen konzentrisch wirkenden Seitendruck auf die Fragmente unterhält. Besteht eine erhebliche Neigung zu ständiger Querverschiebung der Bruchenden, so wird bis zum Eintritt genügender Kallusbildung die Verschiebung durch entgegengesetzte Quer- oder Schrägzüge verhindert. In analoger Weise sind Rotationszüge zur Aufrechterhaltung korrigierender Drehung anzubringen.

Hinsichtlich der Anforderungen an die Retentionsmaßnahmen ist ein Unterschied zu machen zwischen belasteten und unbelasteten Frakturen und zwischen den verschiedenen Stadien der Frakturbehandlung. So können Frakturen, bei denen vor Eintritt der Konsolidation nur durch kräftigen Zug eine Längsverschiebung zu verhindern war, in einem späteren Stadium, wenn bereits eine teilweise Konsolidation stattgefunden hat, mit Lagerung behandelt werden. Ebenso genügt bei Quer- oder Schrägfrakturen mit Verzahnung, die zunächst im Gipsverband fixiert wurden, in späteren Stadien einfache Lagerung; will man dagegen Patienten mit derartigen Frakturen herumgehen lassen, so müssen sie zum Schutze gegen nachträgliche Verschiebungen bis zu vollständig solider Verheilung einen starren Hülsenverband oder einen Schienenhülsenapparat tragen. Belastete Frakturen erfordern somit länger wirkende und ausgiebigere Retentionsmaßnahmen. Sehr zuverlässig wird die Retention der Fragmente durch verschiedene Arten operativer Fragmentvereinigung gewährleistet, so durch direkte Verschraubung oder Nagelung, durch Aufschrauben von Metallplatten, Einlegen von Bolzen in die Markhöhle und durch eine Reihe weiterer Methoden, die im Abschnitt über operative Frakturbehandlung besprochen werden.

III. Berücksichtigung der Weichteilveränderungen und der Gelenkfunktion.

Sind die Fragmente bis zur vollständigen soliden Vereinigung in guter Stellung zurückgehalten worden, so ist die Aufgabe der Behandlung, was die Verletzung des Knochens anbetrifft, gelöst. Doch ist es von größter Wichtigkeit, während der Konsolidierungsperiode die Rücksicht auf die anstoßenden Gelenke, die Muskeln, Sehnen, den ganzen Zirkulations- und Innervationsapparat und auf die bedeckende Haut nicht in den Hintergrund zu stellen, denn es ist klar, daß die schönste, anatomisch durchaus korrekte Knochenheilung wenig bedeutet, wenn die pathologischen Veränderungen in den Weichteilen nicht berücksichtigt wurden, oder wenn gar Muskulatur, Gefäße, Nerven und anstoßende Gelenke während der Zeit der Frakturbehandlung noch ernstlich Schaden litten. Es ist somit von großer Wichtigkeit, den ganzen pathologischen Komplex der Fraktur, wie wir ihn in einem früheren Abschnitt geschildert haben, bei der Behandlung von Anfang an gleichmäßig zu berücksichtigen. Neben der gleichmäßigen Erhaltung korrekter Fragmentstellung ist deshalb für Resorption und Abfuhr des flüssigen und zelligen Exsudates sowie der Zerfallsprodukte, für möglichst vollwertige Regeneration der geschädigten Muskeln, Sehnen und Bänder, für Erhaltung normaler Funktion der Gelenke, Muskeln, Sehnen und Sehnenscheiden zu sorgen, eine Aufgabe, die, wie wir gesehen haben, nur durch frühzeitige funktionelle Inanspruchnahme all dieser Gebilde unter Vermeidung immobilisierender und einschnürender Verbände erfüllt werden kann. Nach diesem Gesichtspunkte sind die verschiedenen Methoden der Frakturbehandlung zu bewerten.

Das Ideal der Frakturbehandlung, die Wiederherstellung normaler Funktion der gebrochenen Extremität schon während der Konsolidationsperiode, wird sich bei vielen Knochenbrüchen nie völlig erreichen lassen. Vielmehr bedarf es nach Eintritt solider Verheilung meist noch einer besonderen, der Wiederherstellung normaler Funktion gewidmeten Nachbehandlung. Doch ist stets ein möglichst weitgehendes Zusammenfallen dieser Behandlung mit der Konsolidationsperiode zu erstreben.

Kapitel 3.

Die Bedeutung der korrelaten Flexionsstellungen für die Behandlung der Knochenbrüche.

Bei Besprechung der pathologischen Physiologie der Muskeln gebrochener Extremitäten haben wir gesehen, daß die Muskeln des frakturierten Gliedabschnittes sich in pathologischer Weise retrahieren und durch lokale, an der Frakturstelle zur Einwirkung gelangende, wesentlich auf reflektorischem Wege wirkende Reize übermäßig aktiviert werden.

Als Reiz im Sinne einer weiteren Aktivierung der schon in einem gewissen Kontraktionszustand befindlichen Muskulatur wirkt in erster Linie jeder Versuch, den elastisch und durch reflektorische Kontraktion verkürzten Muskel zu dehnen, sei es durch irgendwelche Bewegungen oder durch Zugbelastung. Je größer die Belastung ist und je unvermittelter der Zug angreift, desto erheblicher ist auch der reflektorisch ausgelöste Gegeneffekt.

Zwischen der Dehnung eines elastisch retrahierten Muskels und der Dehnung eines anorganischen, elastischen Körpers bestehen erhebliche Unterschiede. Zunächst ist darauf hinzuweisen, daß bei jeder Schädigung des Muskels, wie sie auch bei den Frakturen gegeben ist, die Ausdehnungsfähigkeit am meisten und in erster Linie leidet, und es bleibt deshalb ein verschieden großer Verkürzungsrückstand zurück, der nur durch unverhältnismäßig große Gewalt überwunden werden kann. Wird ferner ein elastisch verkürzter Muskel eine Zeitlang unbeeinflußt in verkürztem Zustand gelassen, so wird der neue Längenzustand anatomisch fixiert, besonders wenn die Muskeln inaktiv bleiben. Das wurde auch als nutritive Verkürzung bezeichnet, in der Annahme, daß verschieden bedingte Ernährungsstörungen die Ursache der Muskelschrumpfung darstellten.

Wollen wir einen anorganischen elastischen Körper dehnen, so benötigen wir dafür Kräfte, die der angestrebten Verlängerung direkt proportional sind. Bedarf es z. B. für die Verlängerung eines Drahtes von bestimmtem Querschnitt um einen Millimeter eines Gewichtes von 1 kg, so bewirken 2 kg eine

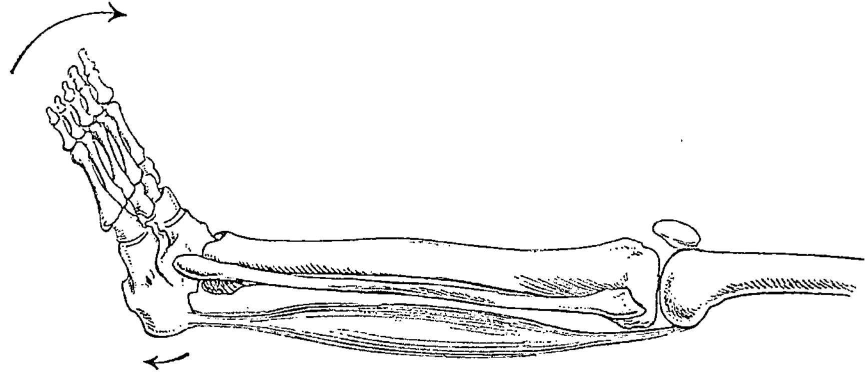

Abb. 201. Anspannung der zweigelenkigen Wadenmuskeln beim Versuch, den Fuß bei gestrecktem Kniegelenk dorsalwärts zu extendieren.

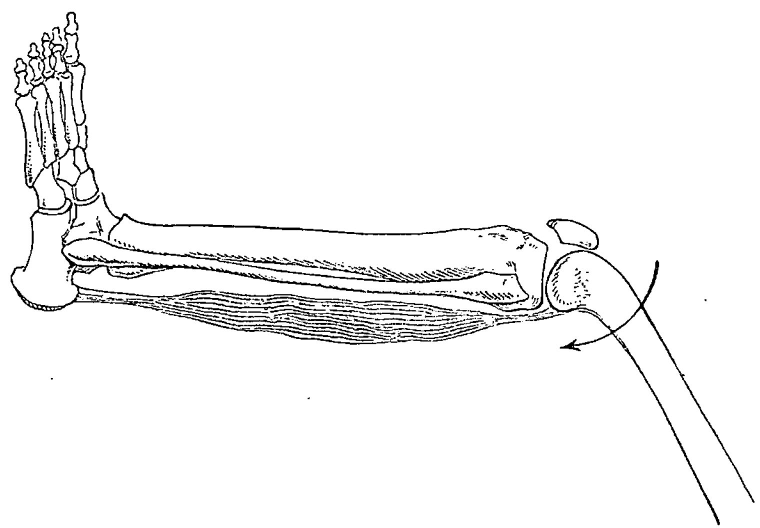

Abb. 202. Entspannung der zweigelenkigen Wadenmuskeln durch Beugung des Kniegelenks.

Verlängerung von 2 mm, 3 kg eine solche von 3 mm. Diesem Hookschen Gesetz ist nun der Muskel, obschon er auch einen elastischen Körper darstellt, nicht unterworfen. Vielmehr ist nach dem von den Gebrüdern Weber aufgestellten Gesetz das für die elastische Verlängerung eines Muskels notwendige Gewicht ungefähr dem Quadrate der angestrebten Verlängerung proportional. Bedürfen wir für die Verlängerung

eines Muskels um 1 cm eines Gewichtes von 1 kg, so sind für die Dehnung um
2 cm 4 kg, für eine Dehnung um 3 cm ungefähr 9 kg erforderlich. Die erforderlichen Zuggewichte wachsen also mit der erstrebten Verlängerung ganz erheblich. Je größer die Muskelspannung, von der die Extension ausgeht, desto

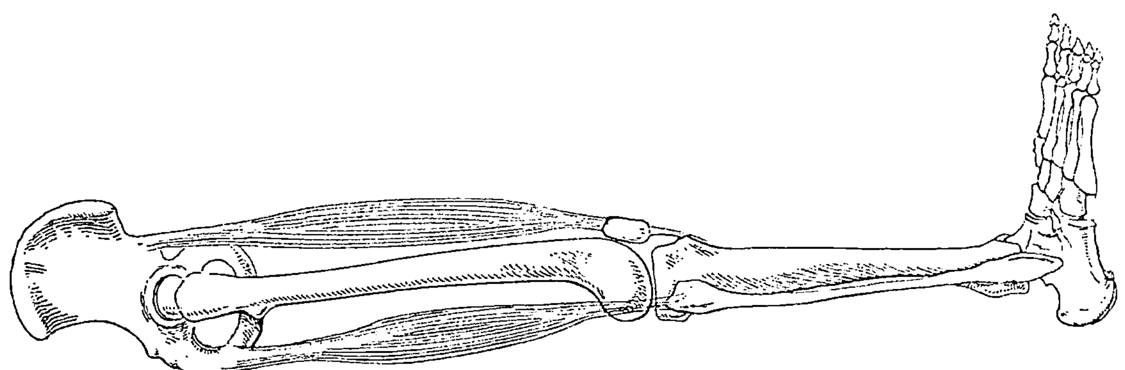

Abb. 203 a. Anspannung der zweigelenkigen Beugemuskeln des Kniegelenks bei gestrecktem Hüftgelenk.

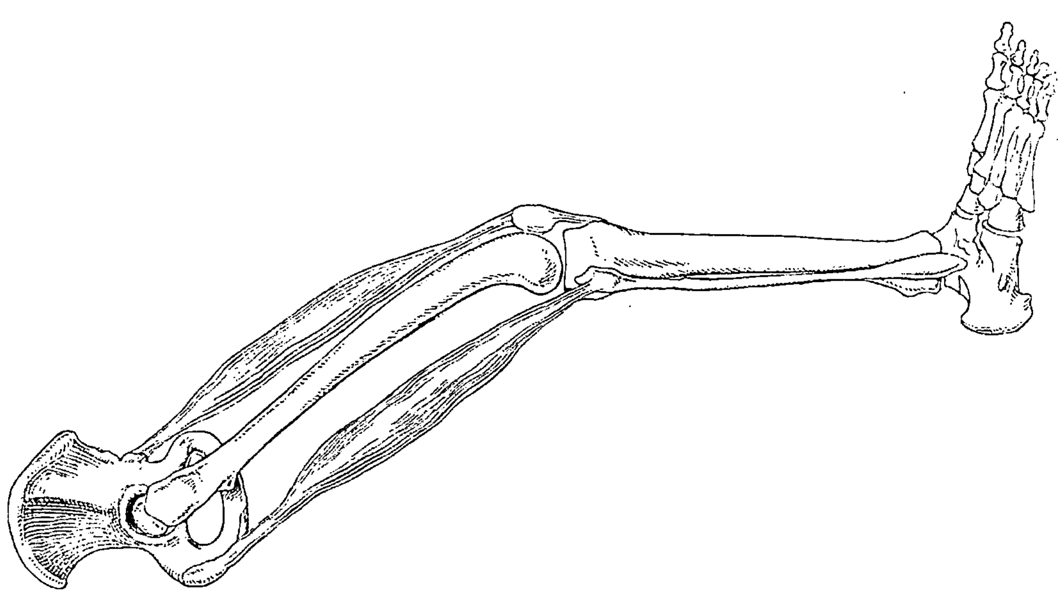

Abb. 203 b. Entspannung der zweigelenkigen Beugemuskeln des Kniegelenks bei korrelater Beugung des Hüft- und Kniegelenks.

größer ist natürlich auch das für die Dehnung um 1 cm erforderliche Gewicht.
Da nun, wie wir gesehen haben, die Belastung für den Muskel einen aktivierenden
Reiz darstellt, haben wir einen doppelten Grund, eine Extensionslage zu wählen,
in der die primäre Spannung der Muskeln eine möglichst geringe ist, von der
aus sich der Ausgleich der Verkürzung also mit möglichst geringer Kraft bewerkstelligen läßt; dann ist sowohl das für die Ausdehnung des Muskels um
die erste Längeneinheit als auch das für die weitere Dehnung notwendige Ge-

wicht möglichst gering, und die reflektorische Aktivierung der retrahierten Muskeln erreicht keinen erheblichen Grad. Wie schon Pott bewiesen hat, gibt es nun tatsächlich Gelenkstellungen, in denen die elastische Dehnung und damit die Spannung der Muskeln minimale sind. Je stärker ein Muskel gedehnt ist, d. h. je weiter sein Ansatz- und sein Insertionspunkt voneinander entfernt sind, um so größer wird seine elastische Spannung und damit seine potentielle Energie.

Wie im Abschnitt über die pathologische Physiologie bereits besprochen wurde, ist der Muskel normalerweise gezwungen, eine größere Länge einzunehmen als seiner Ruhelänge, d. h. dem Zustand des elastischen Gleichgewichts, entsprechen würde. Besonders die mehrgelenkigen Muskeln befinden sich je nach der Stellung der Gelenke, über die sie hinwegziehen, in verschiedenem Spannungszustand; die Größe der elastischen Spannung zwei- und mehrgelenkiger Muskeln ist, ganz allgemein gesagt, von der jeweiligen Stellung der zwischenliegenden Gelenke abhängig. Wir können deshalb die maximale Erschlaffung nur durch

korrelate Beeinflussung der Stellung zweier oder mehrerer Gelenke herbeiführen, und zwar entsprechen die Stellungen geringster Spannung im allgemeinen denjenigen, die man in der sog. Ruhelage der Extremitäten beobachtet. Dabei sind allerdings die Muskeln alle noch um ca. 50 % ihrer natürlichen Länge gedehnt. Gleichwohl können wir stundenlang in dieser bequemen physiologischen Neutral- oder Gleichgewichtslage verharren, ohne zu ermüden.

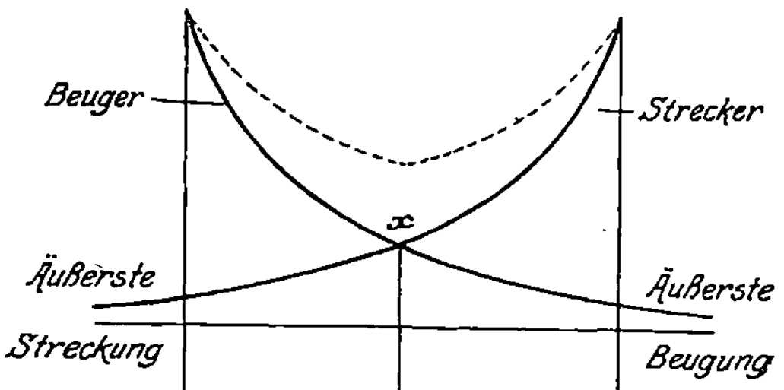

Abb. 204. Graphische Darstellung der Muskelspannung bei verschiedenen Gelenkstellungen. Die ausgezogenen Linien stellen die Spannungskurven der Beuger und Strecker dar, die punktierte Linie entspricht der Gesamtmuskelspannung. Geringste Gesamtspannung bei x, also in Mittelstellung.

Zwei Beispiele mögen diese Verhältnisse erläutern. Wenn wir bei gestrecktem Kniegelenk den Fuß maximal dorsal extendieren, so entsteht bei einer individuell schwankenden Dorsalextensionsstellung ein unangenehmes Spannungsgefühl in der Wadenmuskulatur, weil der Triceps surae, besonders die über die Kniegelenkrückfläche zum Oberschenkel verlaufenden Gastrocnemii, stark angespannt werden (Abb. 201). Auch die gleichzeitige Anspannung des Nervus tibialis wird unangenehm empfunden. Sobald wir nun das Kniegelenk beugen, verschwindet infolge Annäherung der Ursprungs- und Ansatzpunkte der Gastrocnemii das Spannungsgefühl, und wir können gleichzeitig die dorsale Extension des Fußes erheblich weiter treiben, bevor wieder Spannungsgefühl auftritt (Abb. 202). Diese Erfahrung macht man sich schon lange bei Klumpfuß- und Spitzfußverbänden zunutze. Ein ähnliches Verhalten treffen wir bei den zweigelenkigen Unterschenkelbeugern an der Oberschenkelrückfläche, den Semimuskeln und dem langen Kopfe des Bizeps. Erheben wir in aufrechter Stellung das im Kniegelenk gestreckte Bein nach vorne, so tritt bei einer Flexionsstellung des Hüftgelenks von ca. 135° ein starkes Spannungsgefühl an der Oberschenkelrückfläche auf, und wir können das Bein nicht weiter heben. Beugen wir jetzt das Kniegelenk, so werden die Ansatzpunkte der zweigelenkigen Kniebeuger einander genähert, die betreffenden Muskeln entspannt, und wir können die Erhebung des Oberschenkels erheblich weiter treiben (Abb. 203a und b).[1]

Es ist leicht ersichtlich, daß, wenn durch Beugung in einem Gelenk die Ansatzpunkte gewisser Muskeln einander genähert, diese Muskeln somit entspannt werden, die Ansatzpunkte anderer Muskelgruppen sich dann voneinander entfernen, die betreffenden Muskeln somit etwas stärkere An-

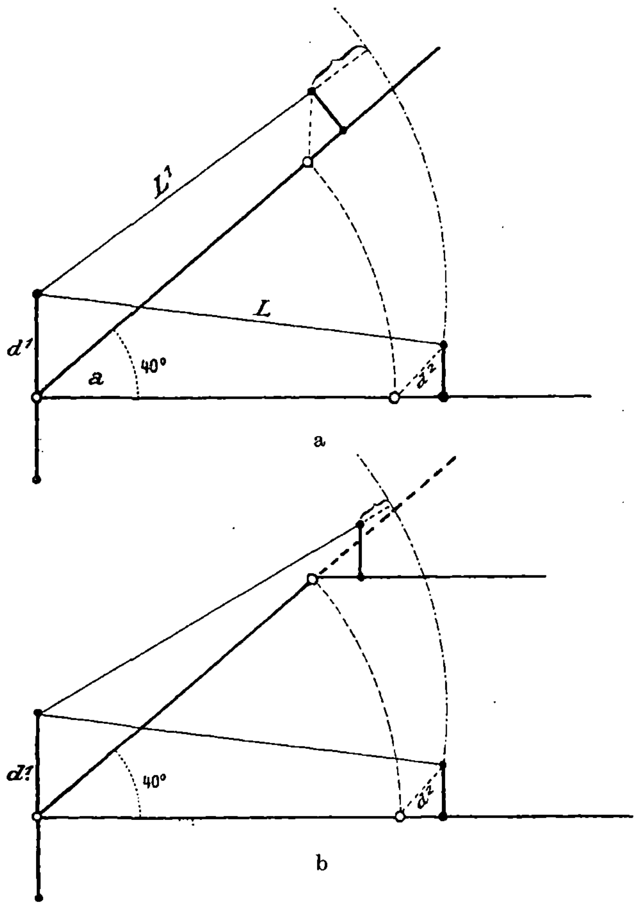

Abb. 205 a.   Schematische Darstellung der Entspannung des Rectus femoris bei Hüftgelenkbeugung.
Abb. 205 b.   Die Verlängerung des Rectus femoris durch Beugung des Kniegelenks ist geringer als die Entspannung durch Beugung des Hüftgelenks (schematisch, Bezeichnungen s. Text).

spannung erfahren. Beugen wir dann auch das benachbarte Gelenk, über das die zweigelenkigen Muskeln hinwegziehen, so finden wir auch hier Entspannung der einen, Spannung der anderen Muskelgruppe. Eingehende Untersuchungen haben jedoch gezeigt, daß es Neutral- oder Mittelstellungen gibt, bei denen die entspannende Wirkung bedeutend größer ist als die spannende, so daß eine minimale Gesamtspannung entsteht.

[1] Muskeln, die sich derart verhalten, werden als passiv insuffizient bezeichnet (Henke).

Zuppinger hat für die Veranschaulichung der Muskelspannung vorstehende graphische Darstellung gegeben (Abb. 204). Wir ersehen aus ihr, daß die Gesamtmuskelspannung, d. h. die Spannung sowohl der Extensoren wie der Flexoren, in einer Mittellage bei x den geringsten Wert hat, und es ist deshalb unbedingt wünschenswert, die Extension in dieser Stellung vorzunehmen, in der die elastische Spannung aller Muskeln das überhaupt erreichbare Minimum aufweist.

Gegen die Forderung, Frakturen in einer entspannenden Mittelstellung zu extendieren und auch zu reponieren, wurde der Einwand erhoben, daß jede Entspannung einer Muskelgruppe durch eine Gelenkbewegung eine entsprechende Spannungsvermehrung in der antagonistischen Muskelgruppe zur Folge habe. Dagegen spricht, wie Christen betont, schon die Tatsache, daß die korrigierende Extension einer Oberschenkelfraktur in Streckstellung der Gelenke ungefähr fünfmal größere Gewichte erfordert als die Extension in sogenannter Semiflexion. So wird nach den früheren Angaben Bardenheuers für die Überwindung der elastischen Muskelretraktion bei einer Oberschenkelfraktur junger kräftiger Männer eine Belastung mit 25 kg benötigt; demgegenüber gibt Henschen an, daß bei Extension in Semiflexion auf jeden

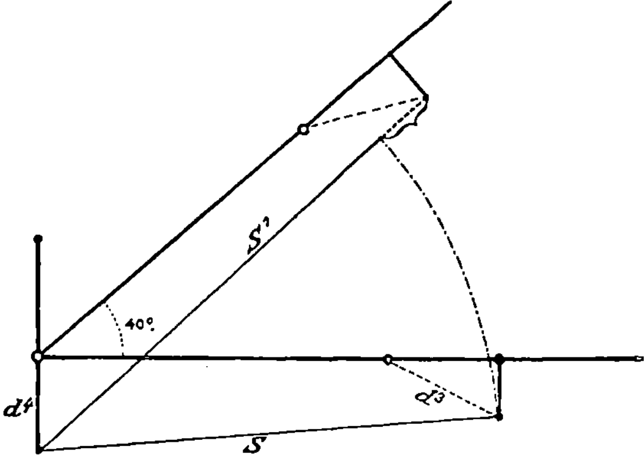

Abb. 206 a. Schematische Darstellung der Anspannung, welche die zweigelenkigen Beuger des Kniegelenks bei Flexion des Hüftgelenks erfahren.

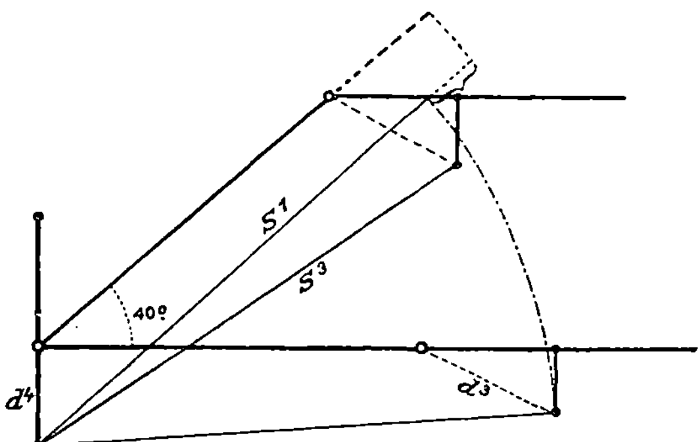

Abb. 206 b. Durch Beugung des Kniegelenks wird eine Entspannung der zweigelenkigen Kniegelenksbeuger erzielt, die größer ist als die Spannung durch Hüftgelenksbeugung (schem., Bezeichnungen s. Text).

Zentimeter des Maximalumfanges der gebrochenen Extremität 100—120 g Zuggewicht zu rechnen sind, was für einen kräftigen Oberschenkel von 50 cm Umfang 5—6 kg ausmacht. Daraus geht mit Sicherheit hervor, daß die Summe der Muskelspannungen bei mittleren Gelenkstellungen geringer ist als in völliger Streckstellung. Die Gesamtspannung würde nur gleich bleiben, mit anderen Worten die Entspannung einer Muskelgruppe würde durch Mehrspannung der Antagonisten kompensiert werden, wenn die Abstände der Sehnen- und Muskelansätze von den Gelenkachsen gleich wären, ebenso die Querschnitte beider Muskelgruppen. Nun sind aber, wie die schematischen Figuren (Abb. 205 und 206) zeigen, die Hebelarme der Sehnen bzw. Muskeln mit Bezug auf die Gelenkachsen verschieden, ebenso die Querschnitte, und da zudem die Spannungszunahme und -abnahme nicht gemäß dem Hookschen Gesetz der Verlängerung bzw. Verkürzung des Muskels direkt, sondern ungefähr ihrem Quadrat proportional ist, entsprechend dem Weberschen Gesetz, kann eine Entspannung durch Verkürzung erheblich beträchtlicher sein, als die Spannungszunahme durch Verlängerung der Antagonisten.

Analysieren wir die besprochenen Verhältnisse für die zweigelenkigen Muskeln des Oberschenkels, so sehen wir, daß durch Beugung des Oberschenkels im Hüftgelenk der Rectus femoris entspannt wird (Abb. 205a), und zwar re-

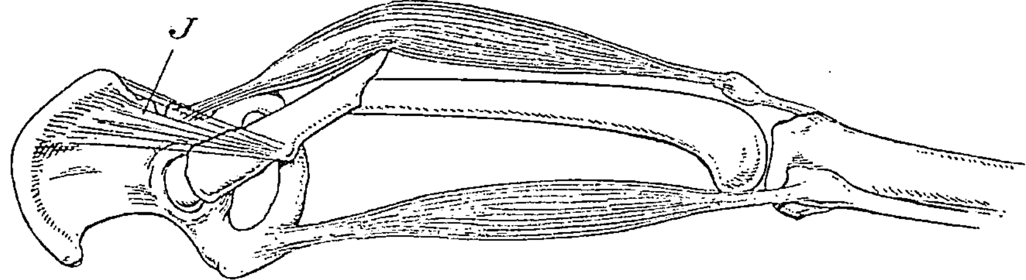

Abb. 207. Fraktur im oberen Femurdrittel mit starker Elevation des oberen Fragmentes. J. M. ileopsoas.

duziert sich seine Länge von L auf L^1, bei Beugung im Hüftgelenk um einen Winkel a. Gleichzeitig werden, wie aus der Abb. 206a ersichtlich, langer Bizepskopf und Semimuskeln von S auf S^1 verlängert und entsprechend angespannt. Beugen wir nun das Kniegelenk um den korrelaten Winkel a, um Bizeps und Semimuskeln wieder zu entspannen, so wird der Rectus femoris wieder verlängert (Abb. 205b). Da jedoch der Hebelarm des Rektusansatzes mit Bezug auf die Beugungsachse des Hüftgelenks d^1 größer als der Hebelarm des Ligamentum patellae von der Vorderkante der Tibia zur Kniegelenksachse, d^2, ist,

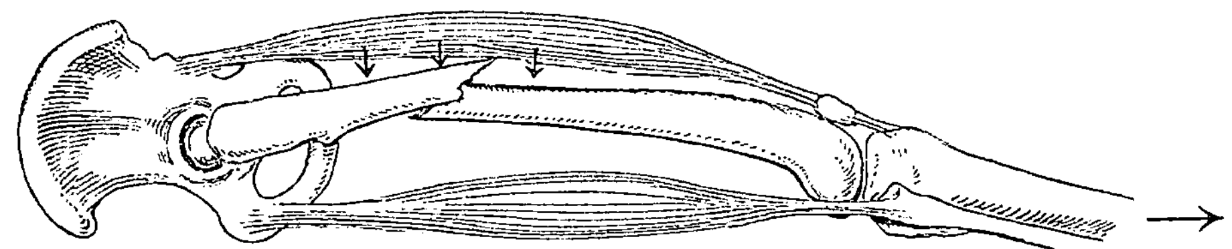

Abb. 208. Unzweckmäßige Wirkung des horizontalen Längszuges.

so bleibt die Anspannung des Rektus durch Kniegelenkbeugung erheblich hinter der Entspannung durch Hüftgelenkbeugung zurück. In analoger Weise ist die Entspannung der Semimuskeln und des Bizeps durch Kniebeugung größer als ihre Anspannung durch Beugung des Hüftgelenks (Abb. 202b), weil der Hebelarm ihres Ansatzes mit Bezug auf die Kniegelenksachse d^3 größer ist als die kürzeste Distanz zwischen Ansatz am Tuber ischii und Hüftgelenksachse d^4. Verschränkt wirkende Zweigelenker wie Sartorius und Gracilis erfahren sowohl durch die Beugung des Hüftgelenks wie auch durch die Kniebeugung eine Entspannung. Aus der korrelaten Beugung des Hüft- und Kniegelenks resultiert somit für die Muskulatur des Oberschenkels eine Herabsetzung der Gesamtspannung.

Die Größe der Beugungswinkel ist keine bestimmte; vor allem ist es weder nötig noch immer zweckentsprechend, genau mittlere Flexion zu wählen, wie man aus der Bezeichnung Semiflexion schließen könnte. Für die untere Extremität beträgt die Beugung je nach der Frakturform 130—150° im Kniegelenk, und entsprechend 60—30° im Hüftgelenk[1]). Für die Großzahl der Fälle erhält man die günstigsten Bedingungen für die Extension, wenn Beugung

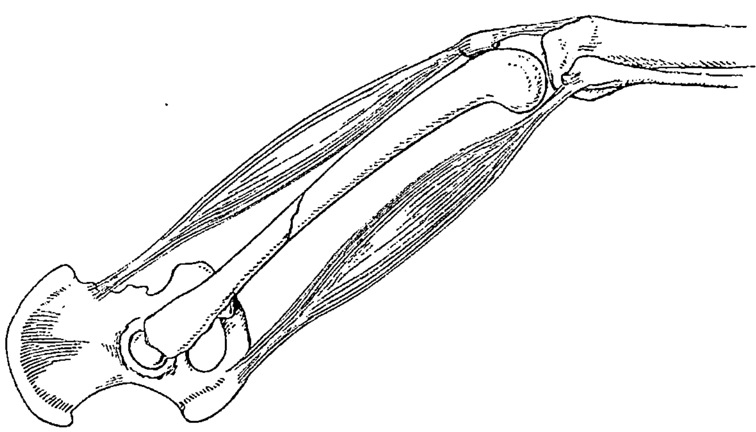

Abb. 209. Koaptation der Fragmente durch Längszug bei gebeugtem Hüftgelenk.

im Knie- und Hüftgelenk korrelat sind, d. h. wenn stärkerer Beugung im Hüftgelenk auch stärkere Beugung im Kniegelenk entspricht.

Einige Beispiele mögen die praktisch wichtigsten Verhältnisse erläutern. Bei allen Frakturen am oberen Ende der Femurdiaphyse geht das obere Fragment unter der Wirkung des M. ileopsoas in Flexionsstellung (Abb. 207). Wird nun ein Längszug parallel der Unterlage ausgeübt, so erfolgt ein teilweiser Aus-

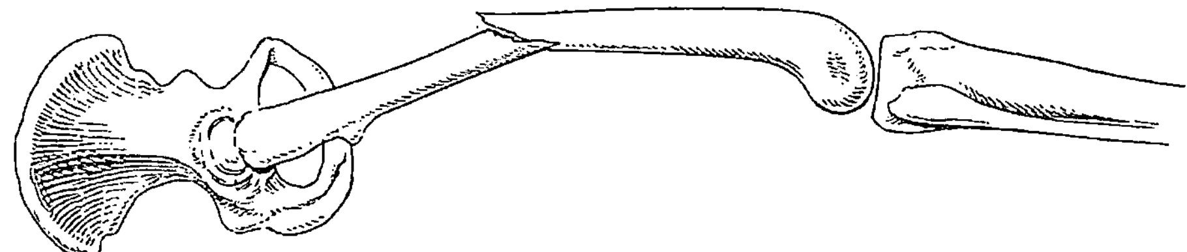

Abb. 210. Zurückhaltung des oberen Femurfragmentes durch das untere.

gleich der winkligen Knickung, indem durch den Seitendruck bzw. durch die konzentrische Wirkung des stark gespannten Muskelmantels die Fragmente unvollständig in die Längsachse gedrückt werden (Abb. 208). Dabei bohrt

---

[1]) Anmerkung: Die angegebenen Zahlen beziehen sich für den Kniegelenkswinkel auf den von der Unter- und Oberschenkelachse gebildeten Winkel, für den Flexionsgrad des Hüftgelenks auf den Winkel, den die Oberschenkellängsachse mit der Horizontalen distalwärts vom Hüftgelenk (also mit der Unterlage) bildet. Einheitlicher wäre die Angabe des stumpfen Winkels zwischen frontaler Rumpfebene durch das Hüftgelenk und Oberschenkelachse; doch ist die Angabe des Elevationswinkels für den Oberschenkel üblicher.

sich unter Umständen die Spitze des oberen Fragments in die Muskulatur ein. Die Einwirkung auf das obere Fragment ist jedoch ungenügend, und wir können eine Koaptation der Bruchflächen nur erzielen, wenn wir das distale Fragment in die Verlängerung der Achse des proximalen Fragments führen. Der Längszug muß also in Flexionsstellung des Hüftgelenks ausgeübt werden (Abb. 209). Eine bestimmte primäre Flexionsstellung des proximalen Fragments wird durch Elevation des distalen Fragments etwas verstärkt, infolge der eintretenden Entlastung durch Anheben des peripherischen Fragments. Die optimale Flexionsstellung im Hüftgelenk für die Extension wird deshalb im allgemeinen

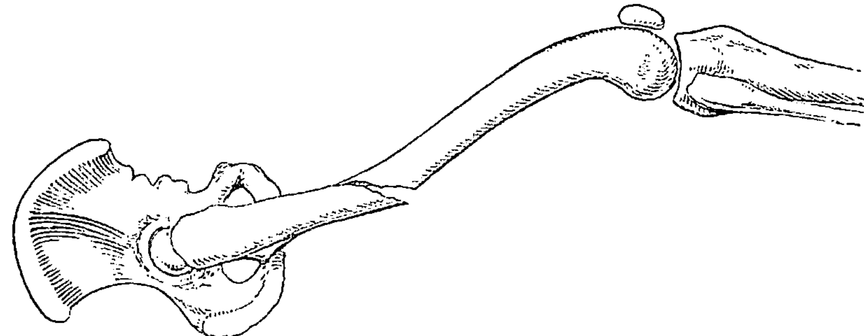

Abb. 211. Scharnierwirkung zu hochgradiger Elevation des unteren Fragmentes.

etwas größer sein müssen, als die primäre Flexionsstellung des proximalen Bruchstückes. Verläuft die Frakturebene des Femur von hinten unten nach vorne oben (Abb. 210), so kann das proximale Fragment nicht vor das distale treten. In einem derartigen Falle würde nun durch erhebliche Flexion ein nach vorne offener Winkel gebildet und der Bruchflächenkontakt an der Rückseite zum größten Teile aufgehoben (Abb. 211). Deshalb ist derjenige Flexionsgrad zu wählen, der die genaueste Koaptation unter geringstem Zuge gibt, was meist einem Winkel unter 45° entsprechen wird (Abb. 212). Verläuft die Frakturebene von vorne unten nach hinten oben, so werden durch zu starke

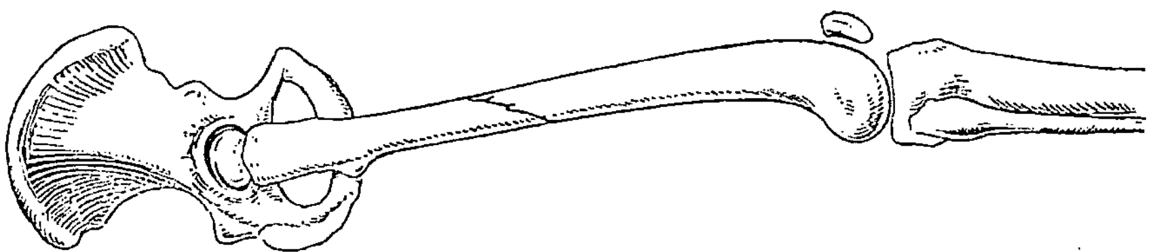

Abb. 212. Siehe Text.

Elevation des distalen Fragments die Bruchflächen ebenfalls in ihrem hinteren Bereich auseinander gehebelt (Abb. 213). Doch ist bei diesen Fällen wegen der primär stärkeren Elevation des proximalen Fragments der optimale Flexionswinkel meist etwas größer als im vorhergehenden Beispiel.

Je näher die Frakturlinie dem oberen Drittel der Diaphyse liegt, desto mehr ist die Flexion des zentralen Fragments mit Abduktion verbunden (Abb. 214). Durch einfachen Längszug ist gewöhnlich nur ein teilweiser Ausgleich der Verkürzung zu erzielen und eine befriedigende Reposition wird wegen mangelhafter Beeinflussung des oberen Fragments durch den Längszug auch hier nicht

erreicht (Abb. 215). Der Extensionszug muß deshalb auch in der Horizontalebene richtig orientiert werden, indem wir den Zug in entsprechender Abduktion
des distalen Fragments einwirken lassen, wodurch eine achsengerechte Reposition
der Fragmente erzielt wird (Abb. 216).

Jeder erfahrene Praktiker wird instinktiv diejenige Flexionsstellung im
Hüft- und Kniegelenk und diejenige Abduktion im Hüftgelenk wählen, bei der
sich die Verkürzung am leichtesten ausgleichen läßt und dabei feststellen, daß
die am besten entsprechende Flexionsstellung bei den verschiedenen Frakturformen weitgehend variieren kann, von einer ganz mäßigen Flexion bis zu
senkrechter Elevation. Die Beugung im Kniegelenk ist dabei nicht immer
eine korrelate; oft gestattet stärkere Beugung im Kniegelenk die Ausübung
einer Hebelwirkung auf das untere Fragment, wodurch erst der Bruchflächen-

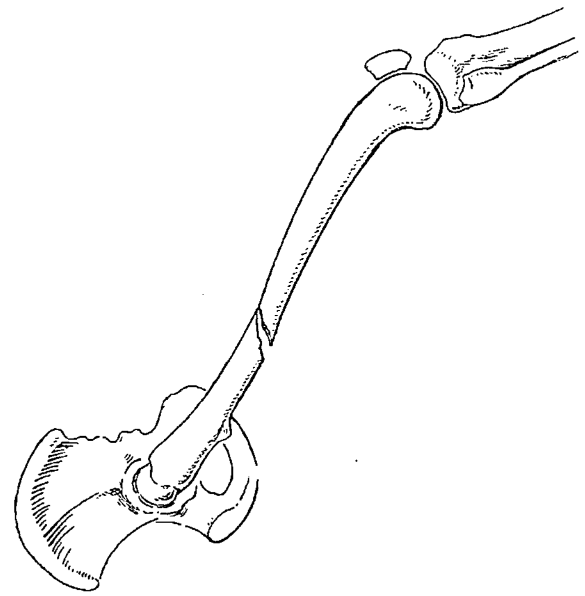

Abb. 213.   Siehe Text.

kontakt ein vollständiger wird. Man darf also bei Auswahl der Flexionswinkel
nicht gedankenlos nach einem starren Prinzip vorgehen, sondern muß die gegebenen mechanischen Momente stets sinngemäß berücksichtigen.

Auf Einzelheiten werden wir im speziellen Teil eingehen.

Das Wesentliche dieser Ausführungen liegt darin, daß die
Wahl von Gelenkstellungen, bei denen die Gesamtmuskelspannung
eine möglichst geringe ist, die Reposition erleichtert, daß wir bedeutend geringere Repositions- und Retentionszüge benötigen und
auf diese Weise der durch das Webersche Gesetz gegebenen gewaltigen Gewichtssteigerung entgehen, wodurch auch der akti
vierende Reiz des Zuges auf die Muskulatur erheblich vermindert
wird. Gleichzeitig vermeiden wir Gelenkschädigungen und Druckschädigungen
der Haut, wie man sie bei Verwendung großer Zuggewichte sieht.

Extendieren wir dagegen in Streckstellung, so geraten wir in einen circulus vitiosus, indem wir bei größerer Gesamtmuskelspannung mit dem Ausgleich der Verkürzung beginnen, somit erheblich größere Zugkräfte benötigen, die sich nach dem Weberschen Gesetze mit jedem Zentimeter auszugleichender Verkürzung im Quadrat steigern; je größer die einwirkenden Kräfte, desto größer

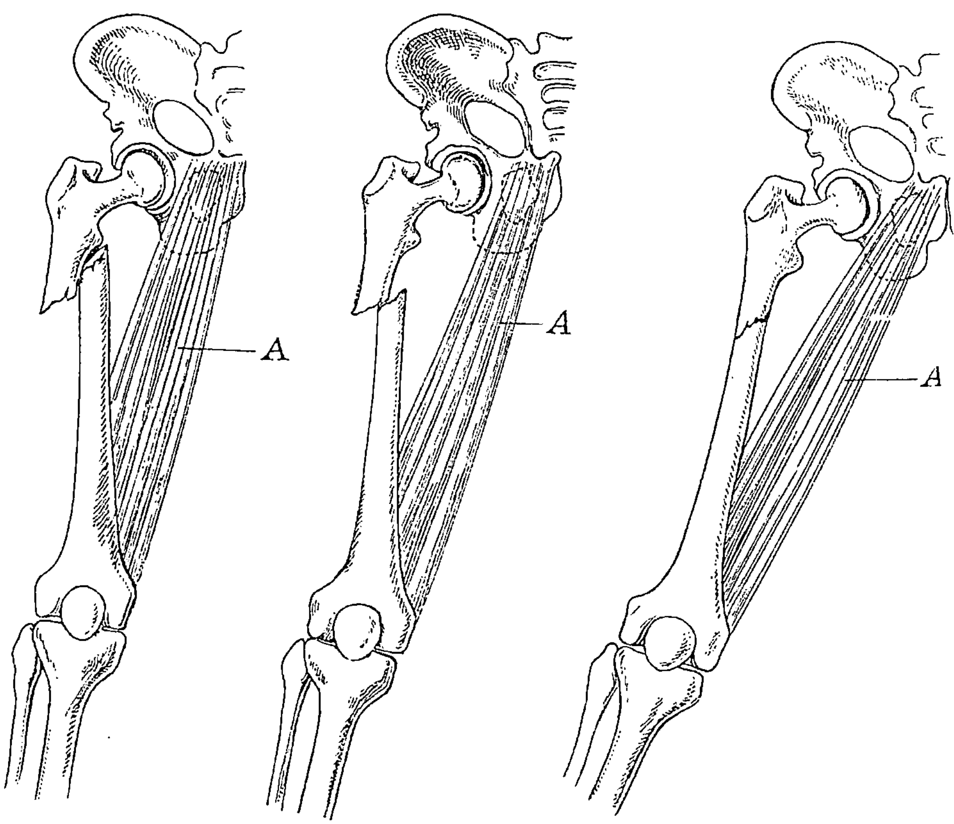

Abb. 214.   Abb. 215.   Abb. 216.

Abb. 214. Abduktion des oberen Fragmentes und Einwärtsverlagerung des unteren Fragmentes bei subtrochanterer Femurfraktur. — Abb. 215. Unvollständige Wirkung des Längszuges. — Abb. 216. Koaptation der Fragmente durch Zug in Abduktion.

auch der reflektorische aktivierende Reiz auf die retrahierte Muskulatur, woraus sich neuerdings eine Steigerung der notwendigen Extensionsgewichte ergibt.

Wer sich einmal davon überzeugt hat, wie leicht eine Oberschenkelfraktur in korrelater Beugestellung des Hüft- und Kniegelenks reponiert werden kann, während in Streckstellung der Ausgleich auch unter Verwendung größter Gewichte, welche nicht lange ertragen werden, kaum gelingt, der wird die Vorteile der Semiflexion nicht mehr missen wollen.

Kapitel 4.

Indikationen für Spitalbehandlung.

Die zunehmende Erkenntnis der großen sozialen Bedeutung korrekter Frakturbehandlung hat dazu geführt, daß der Kreis der in häuslicher Pflege zu behandelnden Knochenbrüche immer mehr eingeengt, das Indikationsgebiet der zu hospitalisierenden Frakturen immer mehr vergrößert wurde.

In Spitalbehandlung gehören alle Frakturen mit erheblicherer Dislokation, deren Behebung nur unter guter Assistenz und mit besonderen Maßnahmen für Extension und Kontraextension möglich ist, deren zuverlässige Retention wiederholter Röntgenkontrolle und unter Umständen wiederholter Nachkorrekturen bedarf. In erster Linie kommen hier die Frakturen der unteren Extremität in Betracht, während die Röntgenkontrolle von Knochenbrüchen der oberen Extremität eher ambulant durchführbar ist, wegen der geringeren Transportschwierigkeiten und Gefahren. Ferner gehören alle Frakturen mit erheblicher Splitterung, solche mit Repositionshindernissen, Gelenkfrakturen, offene Knochenbrüche und solche, die durch primären Gefäß- und Nervenverletzungen kompliziert sind, wenn möglich in Spitalbehandlung.

Dagegen ist es durchaus unrichtig, daß die Extensionsbehandlung unbedingt Hospitalisierung voraussetze, wie man noch häufig liest. Unterschenkelfrakturen und Femurfrakturen ohne große Verschiebungstendenz sowie unkomplizierte Brüche der oberen Extremität, die keine ständige Überwachung des Zugverbandes und keine häufige Röntgenkontrolle erfordern, können sehr gut in häuslichen Verhältnissen mit Extension behandelt werden, sobald die unerläßlichen äußeren Bedingungen vorhanden sind oder ohne zu starke finanzielle Belastung der Patienten geschaffen werden können. Der häuslichen Behandlung verbleiben so noch eine große Zahl von Frakturen, und zudem kann auch die Nachbehandlung, schon im Interesse der Entlastung der Spitäler, in weitgehendem Maße den praktischen Ärzten übertragen werden. Frakturbehandlungen dagegen, die ständige Überwachung, häufige Kontrolle und wiederholte Erneuerung der Verbände erfordern, kann ein beschäftigter Praktiker mit gutem Gewissen nicht übernehmen. Wo jedoch Schienenbehandlung oder vorübergehende Fixation im Kontentivverband oder gar einfache Lagerung genügen, würde es eine unangebrachte Schädigung der Interessen der praktischen Ärzte bedeuten, wollte man Spitalbehandlung verlangen, ganz abgesehen davon, daß aus diesem Prozedere eine unerwünschte Überlastung der Spitäler resultieren würde.

Allem voran steht natürlich das Interesse einer möglichst idealen, namentlich auch funktionell einwandfreien Heilung; wo die mannigfaltigen Bedingungen zur Erreichung dieser komplexen Forderung nicht in häuslicher oder ambulanter Sprechstundenbehandlung erfüllt werden können, hat unbedingt Spitalbehandlung der Frakturen zu erfolgen.

Kapitel 5.

Die verschiedenen Behandlungsmethoden.

I. Erste Hilfeleistung bei Frakturen.

Bevor eine Fraktur in die eigentliche Behandlung gelangt, stellt sich die Aufgabe, den Transport des Verletzten nach seiner Wohnung oder ins Spital derart zu gestalten, daß jede weitere Schädigung und damit auch Schmerzen nach Möglichkeit vermieden werden. Von irgendwelchen Repositionsmaßnahmen an der Unfallstelle ist abzusehen, soweit es sich nicht um Beseitigung von bedrohlichen, zu Nerven- und Gefäßläsion sowie zu Hautdurchstechung neigenden Fragmentstellungen handelt. Für Brüche der oberen Extremität genügt es, zum Transport den Arm in eine Mitella zu legen; dabei soll rechtwinklige Flexion des Ellbogengelenks bei gelenknahen oder bei Gelenkfrakturen des Humerus nicht erzwungen werden. Bei Humerusfrakturen kann der Oberarm durch eine Binde oder mit Hilfe eines Verbandtuches an den Thorax fixiert werden, eventuell unter Verwendung einer vorbereiteten oder behelfsmäßigen Außenschiene. Frakturen des Unterarms sind mit Lagerung in einer Mitella genügend versorgt, vorausgesetzt, daß der ganze Vorderarm einschließlich der Hand gestützt ist. Frakturen der unteren Extremität sind ohne Verwendung von Schienen nicht ausreichend für den Transport zu fixieren, immerhin kann man mit Vorteil die ungebrochene Extremität als Schiene benützen, indem man das gebrochene Bein an mehreren Stellen durch Binden oder durch kravattenartig· zusammengelegte Tücher an der gesunden Extremität festbindet. Hinsichtlich der mannigfaltigen Notverbände muß auf die Lehrbücher der Verbandlehre verwiesen werden.

Bei schweren Zertrümmerungsfrakturen großer Knochen und bei ausgedehnter Quetschung des Fettgewebes denke man daran, daß unvorsichtiger, mit starken Erschütterungen verbundener Transport zu Fettembolie Anlaß geben kann.

II. Lagerungsverbände.

Für Frakturen ohne Verschiebungs- und ohne Verkürzungstendenz, besonders subperiostale Formen, genügen einfache Lagerungsverbände. Für die untere Extremität bedient man sich zu deren Herstellung am besten der altbewährten Volkmannschen Schiene (Abb. 217), die in verschiedenen Größen käuflich ist. Den gleichen Dienst leisten rinnenförmige Drahtschienen (Abb. 218, 219. 220) und Schienenapparate, die mit winkliger Verbindung zwischen Ober- und Unterschenkelschiene versehen sind. Wesentlich bei diesen Schienenapparaten ist die zweckmäßige

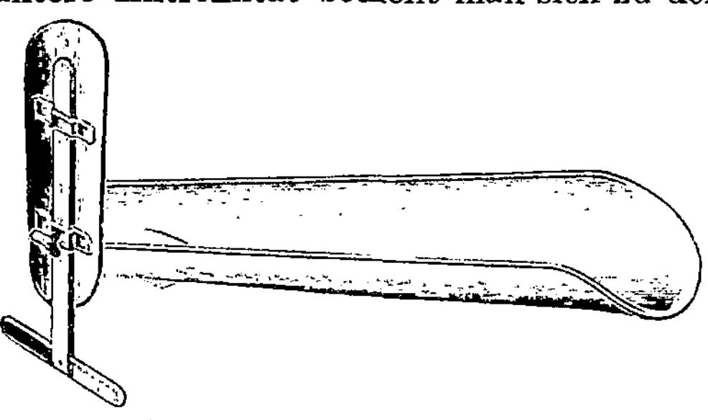

Abb. 217. Volkmannsche Schiene.

Lagerung des Fußes und besonders die Vermeidung einer Auswärtsdrehung des unteren Fragmentes durch den nach außen kippenden, schon normalerweise leicht auswärtsrotierten Fuß. Für tiefe Unterschenkelfrakturen sollen diese Schienen grundsätzlich nur bis zu der Kniekehle reichen, damit

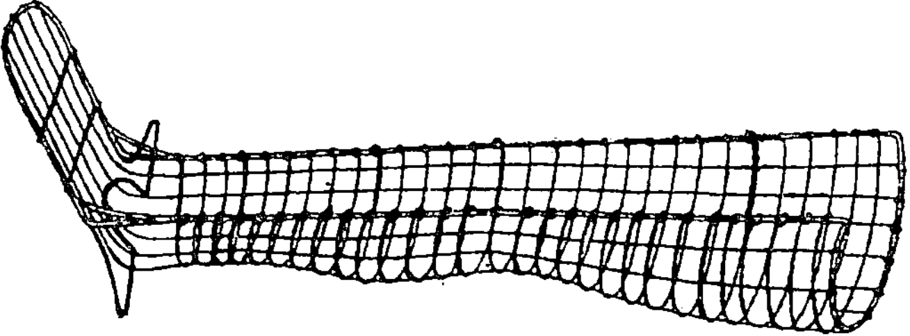

Abb. 218. Drahtrinnenschiene für die untere Extremität.

das Bein im Knie- und Hüftgelenk leicht gebeugt werden kann. Die Schiene wird dann auf eine 20—40 cm hohe Unterlage, am einfachsten auf ein Spreuerkissen, gelagert.

Lagerungsverbände sind auch dort angezeigt, wo eine an sich geeignetere Behandlungsweise aus bestimmten, zwingenden Gründen nicht Anwendung finden kann. Das ist der Fall bei offenen Frakturen und solchen mit ausgedehnten Weichteilverletzungen, die ständige Überwachung der Wunde erfordern, ebenso bei infizierten Knochenbrüchen, bei solchen mit drohender Hautperforation durch ein schwer zurückhaltbares Fragment, bei Frakturen mit starker Blutung nach außen und Knochenbrüchen, bei denen Verdacht auf eine Verletzung eines großen Gefäßes mit drohender Gangrän vorliegt. Gegen die Folgen all dieser unangenehmen Überraschungen sichert man sich am besten durch eventuell nur vorübergehende Anwendung einfacher Lagerungsverbände.

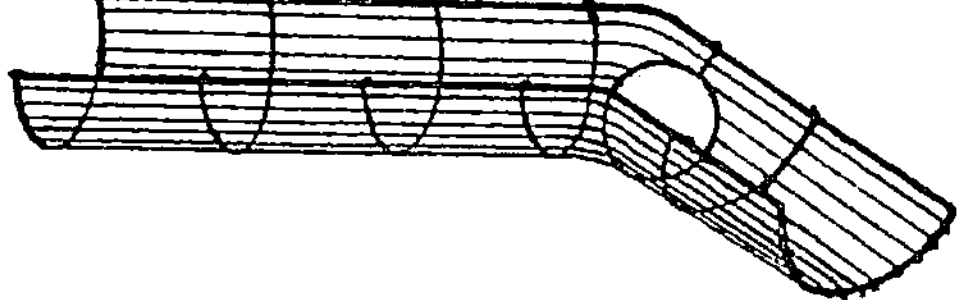

Abb. 219. Drahtrinnenschiene für die obere Extremität.

Neben den verschiedenen einfachen Schienenmodellen können auch die mannigfaltigen Apparate, die für die Behandlung der Unter- und Oberschenkelfrakturen in Semiflexionsstellung angegeben wurden, und die wir zum Teil noch kennen lernen werden, als Lagerungsapparate Verwendung finden. Der älteste derartige Lagerungsapparat ist die Beinlade nach Petit (Abb. 221); mehr nur historisches Interesse haben heute noch das

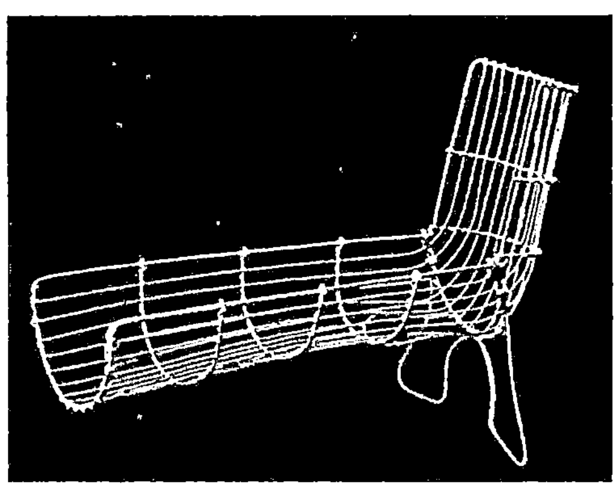

Abb. 220. Drahtrinnenschiene für den Unterschenkel und Fuß.

Planum inclinatum duplex, in der zweckmäßigen Modifikation Esmarchs, sowie die Sautersche Schwebe (Abb. 222), die dem Patienten gestattet, mit dem gebrochenen Glied in gewissem Umfange den Bewegungen des Rumpfes

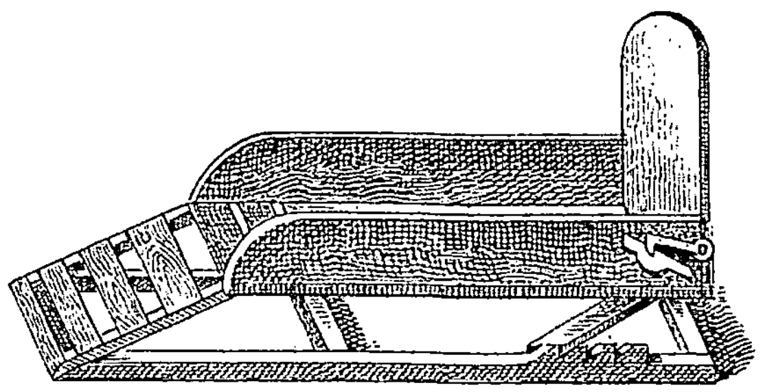

Abb. 221. Beinlade nach Petit (nach Bruns.)

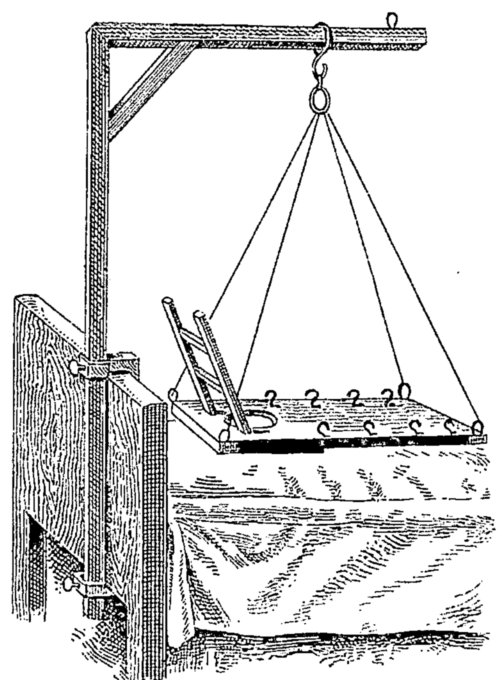

Abb. 222. Sautersche Schwebe (nach Bruns.)

zu folgen, ohne daß schmerzhafte oder schädliche Verschiebungen der Fragmente stattfinden. Das Anwendungsgebiet der Lagerungsverbände ist nach diesen Ausführungen und nach unseren früheren Betrachtungen naturgemäß ein beschränktes.

III. Bindenverbände und Heftpflasterverbände.

Eine Reihe von Frakturen kann mittels einfacher Binden- oder Heftpflasterverbände ausreichend behandelt werden. Diese Verbände vermögen

Korrekturstellungen bei unwesentlicher Verschiebungstendenz der Fragmente aufrechtzuerhalten, und bezwecken hauptsächlich die Verhinderung unzweckmäßiger Bewegungen, die zu nachträglichen Verschiebungen nach erfolgter Reposition führen könnten. Erheblichen mechanischen Anforderungen sind sie dagegen nicht gewachsen und fallen deshalb außer Betracht, wo die Fragmente eine irgendwie größere Verschiebungstendenz haben.

Bindenverbände werden bei Frakturen am zweckmäßigsten mittels Flanellbinden, Stoffbinden, oder, wo eine komprimierende Nebenwirkung erstrebt wird, mittels elastischer sog. Ideal- oder Rekordbinden angelegt. Solche Bindenverbände verwendet man mit Vorteil zur Bandagierung von Radiusfrakturen und Malleolarbrüchen ohne wesentliche Verschiebung oder Verschiebungstendenz nach Reposition, wenn man von Anfang an mit Massage und warmen Bädern behandeln will. Zu diesem Zwecke werden die Binden ein- bis zweimal täglich abgenommen. Voraussetzung ist Anlegen der Binden in Korrekturstellung, d. h. in einer Stellung, die in allen Punkten der pathologischen Stellung vor der Reposition entgegengesetzt ist. Wir werden das von Lexer angegebene entsprechende Verfahren, wie es Abb. 223 illustriert, im speziellen Teil für die Radiusfraktur und für die Malleolarfrakturen kennen lernen.

Heftpflasterverbände. Dem gleichen Zwecke relativer Fixation und besonders der Verhinderung schädlicher Bewegungen dienen die Heftpflasterverbände. Ihre Zugwirkung ist ebenfalls gering und auf die Dauer ohne häufigen Ver-

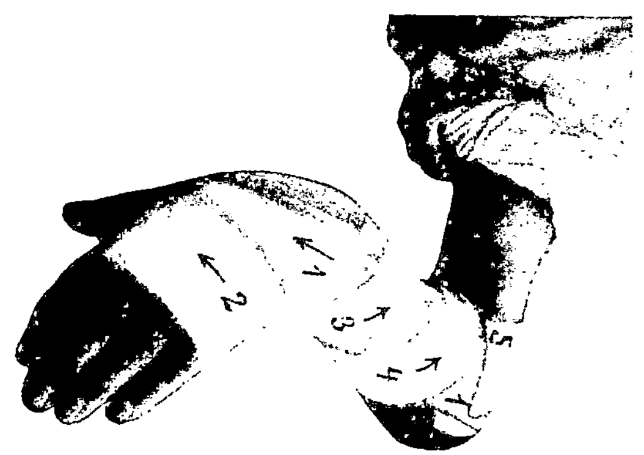

Abb. 223. Bandagieren einer typischen Radiusfraktur in Korrekturstellung nach Lexer. Man beginnt die Flanellbinde über dem Condylus externus humeri anzulegen und legt die Touren in der Weise an wie Richtung der Pfeile und Numerierung der einzelnen Touren angeben.

bandwechsel nicht zuverlässig, aber doch größer als die der Bindenverbände. Man benutzt zu ihrer Herstellung gutklebendes Heftpflaster in Streifen von 4—6 cm Breite. Die Pflasterstreifen werden auf die gereinigte und mittels Äther oder Benzin entfettete Haut — unter peinlicher Vermeidung von Faltenbildung oder von sichtlichem Einschneiden der Ränder — angelegt. Über den Heftpflasterverband kann man einige Gazebindentouren anlegen, um das Loslösen der Pflasterstreifen zu verhindern. Typen des Heftpflasterverbandes sind der Sayresche Verband für die Retention der Schlüsselbeinbrüche und der dachziegelförmige Thoraxverband bei Rippenfrakturen. Beide werden an entsprechender Stelle geschildert.

In neuerer Zeit ist die Bedeutung dieser Anwendungsgebiete des Heftpflasterverbandes weit zurückgetreten gegenüber der Verwendung des Heftpflasters zur Übertragung von Extensionsgewichten auf die Extremitäten.

IV. Schienenverbände.

Die Schienenverbände wurden schon zur Zeit des Hippokrates in der Frakturbehandlung verwendet, und stellten bis zur Einführung der erstarrenden Hülsenverbände die üblichste Methode dar. In der Ära des Gipsverbandes dienten sie hauptsächlich nur noch zur provisorischen oder ausnahmsweisen Versorgung der Knochenbrüche. Erst die Verwendung plastischer Schienen, die man etwa der Hälfte der Zirkumferenz des gebrochenen Gliedes anmodelliert, haben neuerdings zu einer ausgedehnteren Anwendung der Schienenverbände in der Frakturbehandlung geführt. Schienenverbände können, wenn sie richtig angelegt sind, besonders Verschiebungen nach der Seite, Achsenknickungen und Torsionsverschiebungen verhindern. Dagegen leisten sie wenig, was die Verhinderung von Verkürzungen betrifft, wo es sich nicht um quere Frakturebenen mit fester Verzahnung der Fragmente oder um Einkeilung handelt. Das Hauptanwendungsgebiet der Schienenverbände bildet die provisorische Frakturversorgung für Transportzwecke. Wie die Lagerungsverbände finden sie auch dort mit Vorteil Verwendung, wo wegen bereits vorhandener oder zu erwartender Komplikationen ein vollständig umschließender, erhärtender Verband nicht angelegt werden darf. Auch Frakturformen, bei denen man mög-

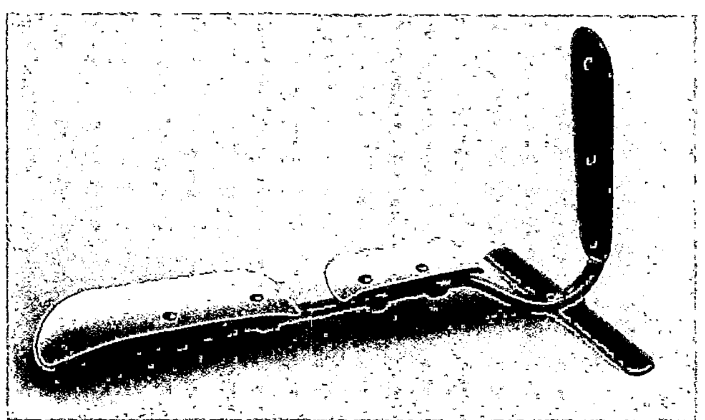

Abb. 224. Ausziehbare Blechschiene für Unterschenkel und Fuß.

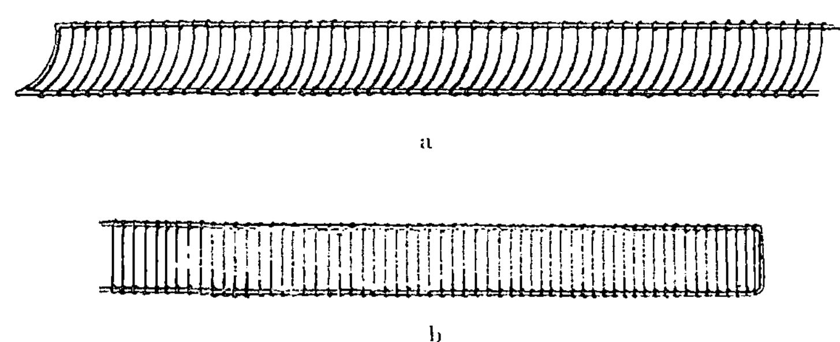

Abb. 225. Cramersche Schienen; a gebogen, b flach.

lichst frühzeitig mit Massage und Bewegungsübungen beginnen will, werden mit Vorteil in Schienenverbänden behandelt, die leicht abgenommen und wieder neu angelegt werden können. Für das Anlegen eines Schienenverbandes wird das Glied in genau gleicher Weise durch Entwicklung mit Watte gepolstert, wie wir dies beim Gipsverband beschreiben werden. Über diesem Polster werden die Schienen angelegt, und mittels Gaze oder Stoffbinden festgewickelt. Wo sich die Schiene an Knochenvorsprüngen anlagert, muß sie besonders gut unterpolstert werden.

Als Schienenmaterial kommen zur Verwendung Holz, Eisenblech, Drahtgittergewebe, Guttapercha, Pappe, Filz, Celluloid und Gips. Die Schienen sind zum Teil vorbereitet, gelenkig verbunden, zum Ausziehen und Zusammenschieben eingerichtet (Abb. 224), damit sie dem Glied angepaßt werden können. Die größte Bedeutung unter den vorbereitenden Schienen haben die verschiedenen Modelle biegsamer Drahtgeflechtschienen, wie sie von Cramer (Abb. 225a

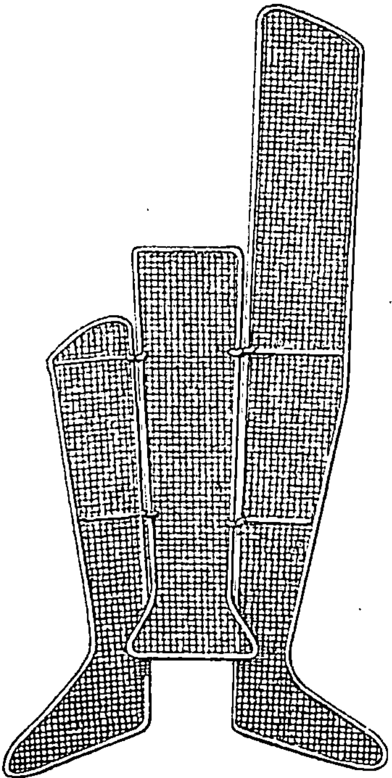

Abb. 226. Dreiteilige Transportschiene für die untere Extremität, nach Friedrich.

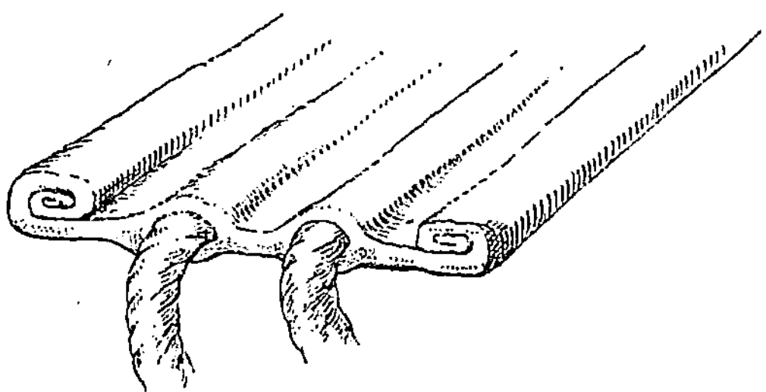

Abb. 227. Gipsschiene, verstärkt durch Einbeziehung von Hanfschnüren und Einrollen der Ränder (nach Brun).

und b) u. a. angegeben wurden. Diese Schienen sind besonders deshalb praktisch, weil sie sich beliebig biegen lassen, ohne an Stabilität wesentlich einzubüssen, und eignen sich in erster Linie als vorbereitetes Material für die Zwecke erster Hilfeleistung und des Transportes, besonders im Kriege. So finden sich Cramersche und andere Drahtschienen im Material der Sanitäts-

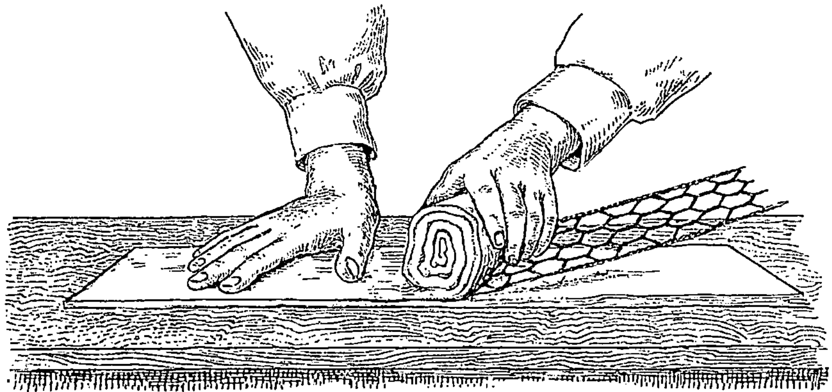

Abb. 228. Armierung einer Gipsschiene mit Drahtgitterstreifen (nach Brun).

formationen sämtlicher Heere. Recht zweckmäßige Transportlagerungsapparate lassen sich durch seitliche gelenkige Verbindung von 3 Schienen vorbereiten; der gegenwärtige Krieg hat eine Reihe derartiger Drahtschienenkombinationen gebracht, von denen hier nur die Friedrichsche erwähnt sei (Abb. 226). Pappeschienen werden am besten für den einzelnen Fall zurechtgeschnitten, indem man die Konturen des zu schienenden Gliedes auf den Pappdeckel aufzeichnet.

Besser passen sich den zu schienenden Körperteilen die plastischen Schienen an. In erster Linie kommt hier wieder in Betracht die Pappe, die sich nach Durchtränkung mit Wasser gut biegen, dem entsprechenden Körperteil anschmiegen läßt und die nach dem Trocknen einmal erlangte Form ziemlich gut behält. Nachteilig ist, daß die Pappe unter der Einwirkung der Feuchtigkeit an Stabilität einbüßt, und relativ lange Zeit zum Trocknen braucht. Wundsekret und Schweiß erweichen

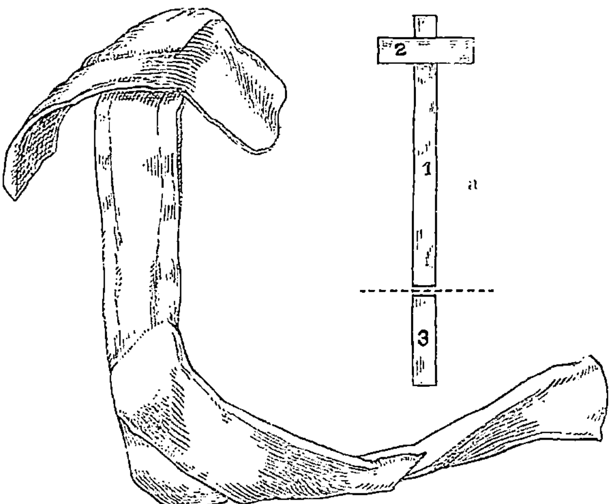

Abb. 229. Armierte Gipsschiene mit Querbügel für Becken-Oberschenkelverbände. Bei a Verhältnis der Längs- zur Querschiene (nach Brun).

Abb. 230. Gipsschiene für die obere Extremität mit Schulterbügel und äußerem Verstärkungsstreifen am Ellbogen. Bei a Verhältnis der einzelnen Bestandteile: ¡1 Längsschiene. 2 Schulterstreifen, 3 Verstärkungsstreifen für den Ellbogen.

zudem die Pappe. Zum Schutz gegen Durchnässung und Erweichung kann man den Karton mit einer alkoholischen Schellacklösung (600/1000) durchtränken, oder mit undurchlässigem Stoff belegen.

Ferner dient zur plastischen Schienung in Schellacklösung getauchter Filz, der ganz hart wird, sich jedoch bei hoher Temperatur biegen läßt. Das Anpassen muß aber schnell geschehen, weil unter der Abkühlung die Biegsamkeit sofort wieder verschwindet. Weiter läßt sich Guttapercha, nachdem man es in warmes Wasser gelegt hat, ganz den Körperformen anbiegen. Bei der Abkühlung erfolgt rasch Erhärtung.

Die besten plastischen Schienen stellt man sich aus Gips her in der Weise, daß man entweder eine ca. 1 cm dicke Gipsmehlschicht zwischen zwei Gazelagen ausbreitet, die Ränder der Gaze über dem Gips zusammenfaltet und diese „Gipskompresse" ordentlich durchfeuchtet, was durch Besprengen mit Wasser oder durch kurzes Eintauchen in warmes Wasser geschehen kann. Dann wird dieses „Gipskataplasma" der betreffenden Extremität nach Reposition der Fraktur über einem nicht zu dicken Wattepolster oder über einem Trikotschlauch angewickelt und bis zur Erstarrung liegen gelassen. Die Schiene soll etwa die Hälfte der Extremität umfassen und kann, da sie sich beim Trocknen infolge Volumzunahme des erstarrenden Gipsbreis etwas vergrößert, nach der Erstarrung, wenn nötig, etwas nachgepolstert werden. Zweckmäßiger ist die Herstellung von Gipsschienen aus Gipsbinden. Man legt Gipsbinden von entsprechender Breite nach Durchtränkung mit Wasser und nachdem man sie gut ausgepreßt hat, in fünf- bis zwanzigfacher Lage — je nach Güte der Binden und Stärke der

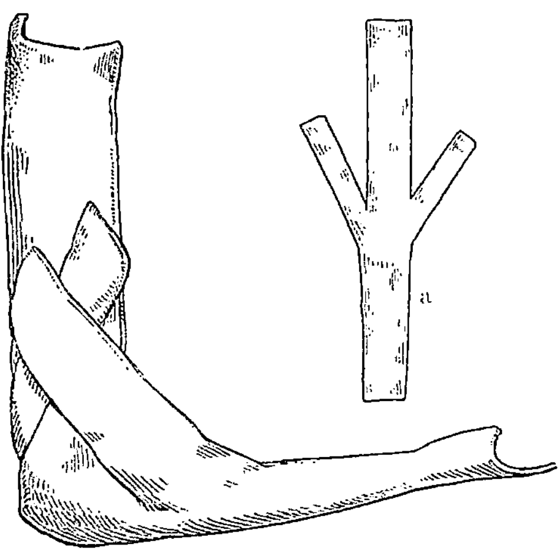

Abb. 231. Gipsschiene zur rechtwinkligen Fixation des Ellbogengelenks, mit beidseitigen Verstärkungsstreifen. Bei a Grundriß der Schiene (nach Brun).

Extremität — auf einem Brett oder Tisch in der gewünschten Länge übereinander und wickelt diesen mehrfachen Gipsbindenstreifen in gleicher Weise wie ein Gipskataplasma der Extremität an. Derartige Gipsschienen können,

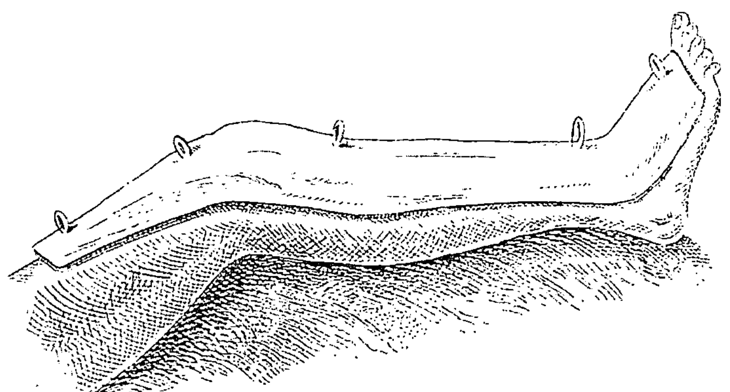

Abb. 232. Gipshanfschiene mit Suspensionsringen nach Beely.

wenn man Becken- oder Schulterstücke hinzufügt, sehr gut für die Fixation von Oberarm- und Oberschenkelfrakturen verwendet werden, wie beigegebene Abbildungen zeigen. Durch Einbeziehen von Hanfschnüren, durch Einrollen

14*

der Ränder oder durch Armierung mit Drahtgeflechten lassen sich die Gipsschienen erheblich verstärken (Abb. 227—231). Sehr empfehlenswert sind auch die fertig zu beziehenden Gipshanfschienen nach Beely. Ihre Herstellung sei kurz angegeben: „Man bildet aus gut ausgehächeltem Hanf, dessen Fasern parallel liegen, oder aus Flachs 50—80 cm lange, 3—4 cm breite, 1 cm dicke Bündel, die zu Fingerstärke zusammengedreht werden. Dann mischt man Gipspulver und Wasser ungefähr zu gleichen Teilen, zieht die Hanfbündel durch den Gipsbrei, bis sie gehörig durchtränkt sind, und legt sie in der Längsrichtung auf das Glied, bis man eine Schiene von gewünschter Länge und Breite und etwa 1 cm Dicke hergestellt hat." In analoger Weise können auch Gipsschienen mit Strohbüscheln angefertigt werden. Sollen die Gipsschienen zur Suspension einer Extremität dienen, was am Unterschenkel erwünscht sein kann, wenn Verletzungen an der Beugefläche oder Dekubitus über der Achillessehne oder an der Ferse vorhanden ist, so werden Metallringe in die Schiene eingegipst (Abb. 232).

V. Schienenverbände für Kieferbrüche.

Ein besonderes Gebiet der Schienung bilden die Brüche des Ober- und Unterkiefers, wie sie namentlich im Kriege als Folge von Schußverletzungen gehäuft zur Beobachtung kommen. Die häufigen komplizierenden Kommunikationen der Frakturstelle mit der Mundhöhle haben schon bei den Friedensfrakturen der Kiefer die frühere Methode der Wahl, nämlich die Knochennaht, in Mißkredit gebracht, wegen der häufigen sekundären Vereiterung der Naht-

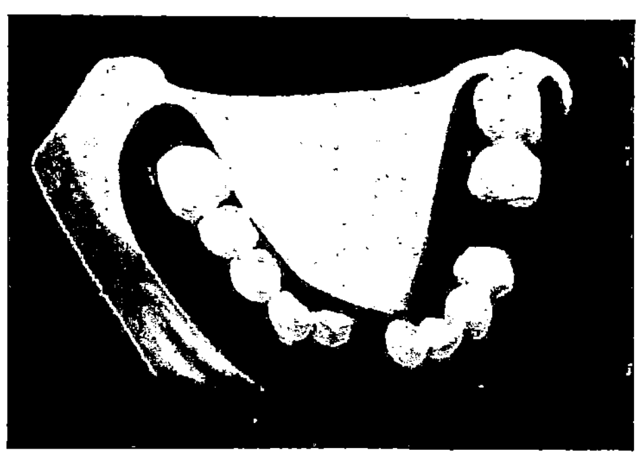

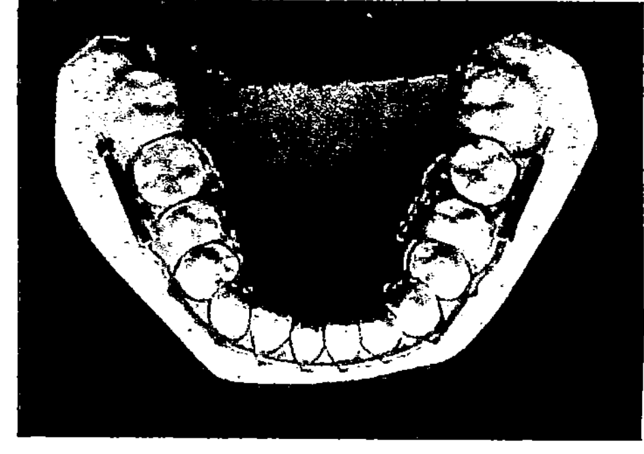

Abb. 233. Massive Zahnschiene aus Guttapercha, mit schiefer Ebene.

Abb. 234. Drahtschienenverband nach Sauer-Angle.

stelle mit Ostitis und Ausstoßung der Naht. Im Weltkrieg hat sich die kombinierte chirurgisch-zahnärztliche Behandlung der Kieferbrüche endgültig durchgesetzt. Die Fragmente werden vom Zahnarzt unter Verwendung der noch festsitzenden Zähne als Haltepunkte geschient, und die Schienung bis zu erfolgter Wundheilung aufrechterhalten. Als Schienungsmaterial finden Verwendung Kautschuk, Zinn, Guttapercha (Abb. 233), vor allem aber Metalldrähte. Die von Hammond eingeführten, lingual und labial geführten Drahtbügelverbände, die besonders durch Sauer und Schröder verbessert wurden, haben den großen Vorteil, eine Reinhaltung des Mundes zu gestatten, ohne daß die Fixationsschienen herausgenommen werden müssen (Abb. 234). Die Befestigung der Schienen geschieht, wie Abb. 234 zeigt, an festsitzenden Molarzähnen mittels Anglescher Klammerbänder, an weiteren Zähnen durch Drahtligaturen. Um die Einwärtsverschiebung des hinteren Fragmentes zu verhindern, kann der Drahtschiene ferner ein- oder beidseitig eine schiefe Ebene oder Gleitschiene aufgesetzt werden, die beim Zubeißen an der Außenfläche der Oberkieferzähne oder, falls es sich um eine Gleitschiene handelt (Abb. 235), in einer den gegenüberliegenden Oberkieferzähnen ebenfalls mittels eines Drahtbügels aufgesetzten Metallrinne gleitet. Dadurch werden bei der schiefen Ebene die Unterkieferfragmente beim Zubeißen nach außen in richtige Lage gedrückt, durch die

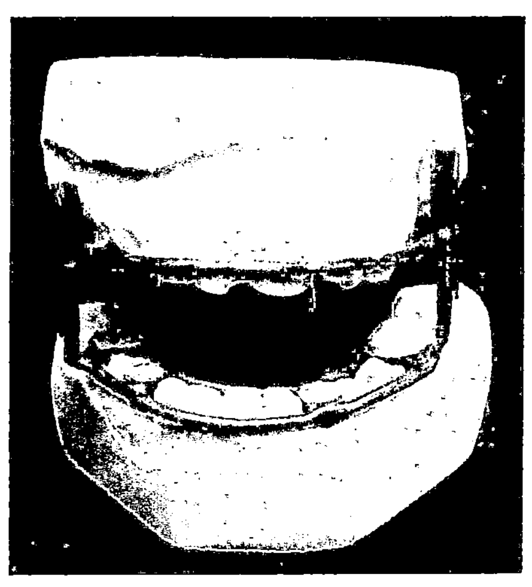

Abb. 235. Drahtschienenverband mit Gleitschienen.

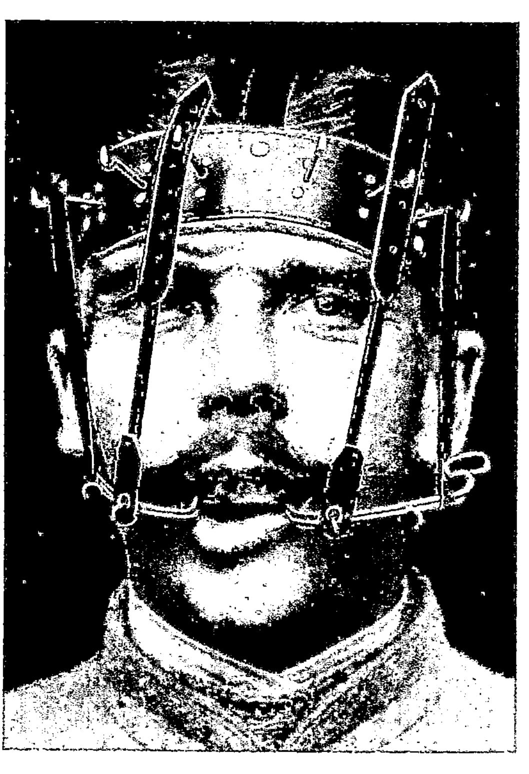

Abb 236 Kopfkappenverband für Frakturen des Oberkiefers.

Gleitschiene zwangsläufig in der richtigen Artikulationsebene gehalten. Stellungskorrekturen werden in der Weise erzielt, daß man beiden Zahnreihen Drahtschienen aufzementiert und an diesen Schienen Gummi-, Feder- oder Schraubenzüge anbringt. Jedes Fragment kann auch für sich geschient, und beide Schienen nach sukzessiv erfolgter Reposition verschraubt werden. Einfachere Drahtverbände bei Unterkieferbrüchen kann auch der Arzt anlegen; in der Regel soll das jedoch durch einen orthodontisch geschulten Zahnarzt geschehen. Oberkieferbrüche werden, da beide Fragmente gegeneinander stark beweglich zu sein pflegen, geschient und durch Vermittlung von Kopfkappen fixiert (Abb. 236). Einzelheiten der Technik sind im 2. Bande nachzusehen.

VI. Die zirkulären erhärtenden Verbände.

1. Vor- und Nachteile der zirkulären Kontentivverbände.

Wenn wir von Kontentivverbänden sprechen, verstehen wir darunter wesentlich die zirkulären erhärtenden Verbände, die bestimmt sind, um das gebrochene Glied herum eine rings geschlossene, starre Hülse zu bilden, die sich der Form des Gliedes aufs genaueste anschmiegt, und während einiger Zeit, gelegentlich bis zur vollständigen Konsolidation, liegen bleiben soll. Diese Verbände werden deshalb auch als permanente Verbände bezeichnet. Die gute Festhaltung der Fragmente, der Wegfall des häufigen Verbandwechsels und der damit für den Patienten verbundenen Schmerzen, bilden neben der technisch meist leichten Handhabung wohl den Hauptgrund für die große Beliebtheit, deren sich die Gipsverbände lange Zeit ausschließlich erfreuten und auch noch heute in mehr als angebrachtem Maße, bei den praktischen Ärzten wenigstens, erfreuen. Ein wesentlicher Vorteil der zirkulären starren Verbände liegt ferner darin, daß sie schon bald einen gewissen Gebrauch des gebrochenen Gliedes erlauben, und daß auf diese Weise bei Frakturen der unteren Extremität der Patient nicht völlig ans Bett gefesselt ist. Das hat seine großen Vorzüge bei Kranken, bei denen längere Bettlage schlimmere Folgen nach sich ziehen kann. In Betracht fallen hier besonders Veränderungen der Zirkulations- und Atmungsorgane, wie sie oft bei älteren Leuten vorliegen und zu hypostatischer Pneumonie disponieren. Einleuchtend ist auch der Wert der starren Hülsenverbände bei unruhigen Kranken und Deliranten, sowie für längere Transporte. In letzterer Hinsicht vermag allerdings der technisch korrekt angelegte Gipsschienenverband die Konkurrenz mit dem zirkulären Gipsverband sehr gut auszuhalten. Ein fernerer Vorzug der starren Hülsenverbände liegt in einer gewissen komprimierenden Wirkung auf die Frakturstellen, die einer starken lokalen Schwellung entgegenzuwirken vermag. Doch sei darauf hingewiesen, daß gerade die starke nachträgliche Anschwellung bei früh angelegten Gipsverbänden gelegentlich zu schweren Druckschädigungen führt. Man kann deshalb nicht genug davor warnen, eine frische Fraktur vor Auftreten der Schwellung, welche besonders durch die Blutung und durch die lokale entzündliche Infiltration verursacht wird, einzugipsen. Ein permanenter zirkulärer starrer Verband darf deshalb im allgemeinen nicht vor Ablauf von zweimal 24 Stunden angelegt werden, wo mit erheblicher lokaler Schwellung nicht mehr zu rechnen ist.

Wenn Bardenheuer in einer seiner letzten Arbeiten über Frakturbehandlung sagt, die Forderung, daß ein Gipsverband erst angelegt werden dürfe, wenn die Schwellung der Bruchstelle zurückgegangen sei, bestehe nicht mehr zu Recht, so könnte das leicht zu Mißverständnissen führen. Das Wesentliche ist die Forderung, den Verband nicht anzulegen, bevor die zu erwartende maximale Schwellung aufgetreten ist. Gipst man vor völliger Abschwellung ein, so muß man allerdings damit rechnen, daß der Verband bald relativ zu groß wird, an korrigierender Wirkung verliert und deshalb erneuert werden muß. Ich habe von sofortigem Anlegen von Gipsverbänden so schreckliche und irreparable Schädigungen gesehen, daß ich das Anlegen eines Gipsverbandes

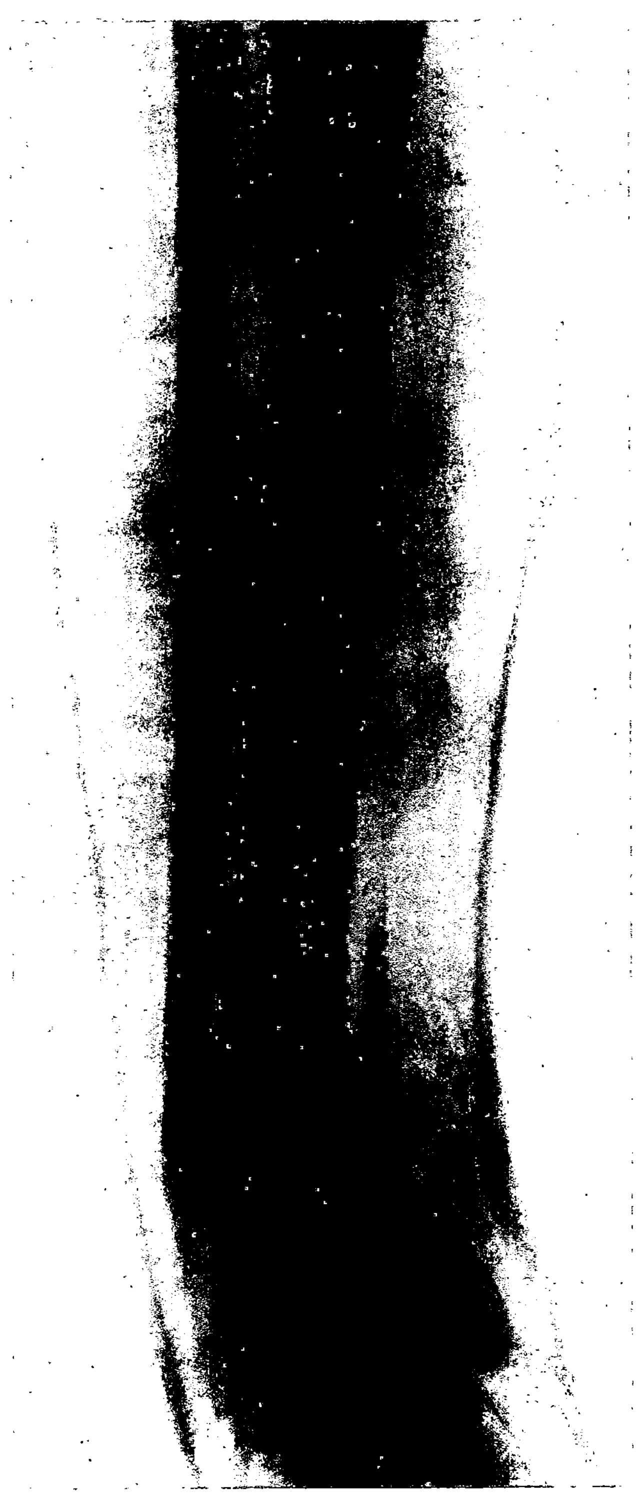

Abb. 237. Längsverschiebung und winklige Knickung einer Unterschenkelfraktur im Gipsverband.

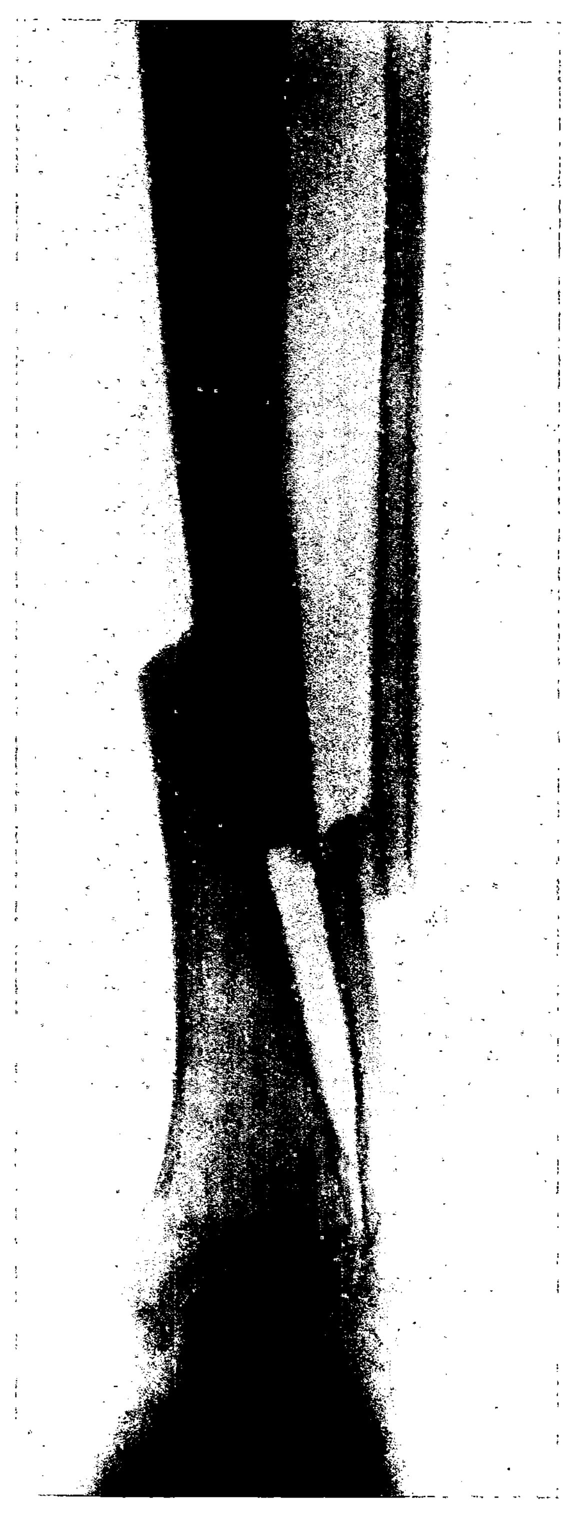

Abb. 238. Längsverschiebung und seitliche Verschiebung bei einer im Gipsverband behandelten Unterschenkelfraktur.

vor dem Eintritt der maximalen Anschwellung direkt als Kunstfehler bezeichnen möchte. Ausnahmen sind nur gestattet, wo es sich um kurze Zeit liegende Transportverbände handelt.

Große Vorteile vermag auch der gefensterte Gipsverband zu bieten, wo es sich um die Behandlung von schwer infizierten offenen Knochenbrüchen handelt, bei denen die möglichst ausreichende Fixation, und damit die Ausschaltung jeder mechanischen Gewebsschädigung für den Wundverlauf von maßgebender Bedeutung sein kann. Diesen Vorteilen steht jedoch eine Reihe von überwiegenden Nachteilen gegenüber. Zunächst vermag der Gipsverband seinen beiden Hauptaufgaben, nämlich die Längenverschiebung durch dauernde

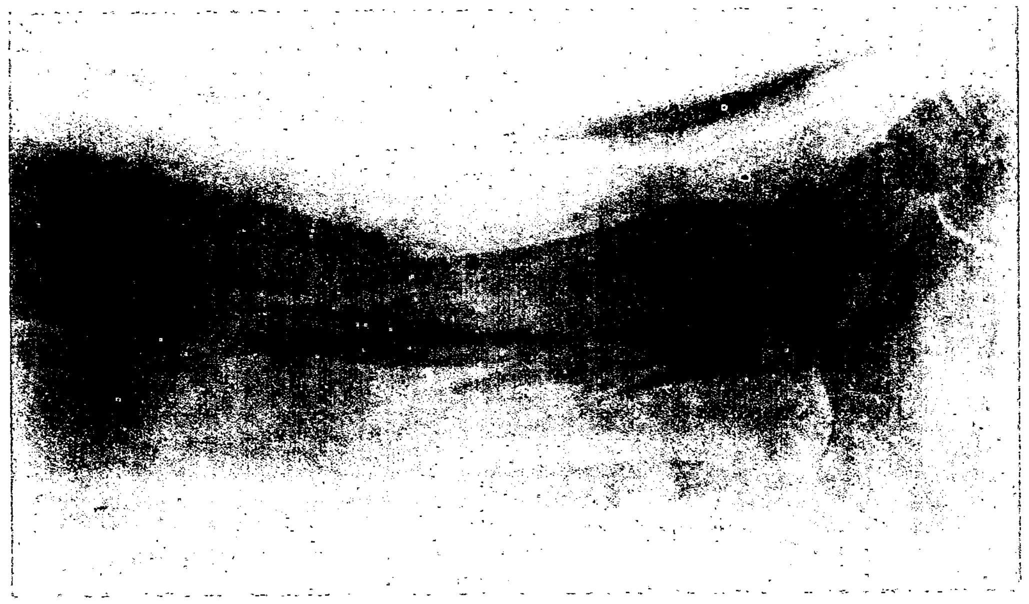

Abb. 239. Rekurvationsstellung einer Unterschenkelfraktur im Gipsverband.

Extensionswirkung zu beheben und durch Seitendruck reponierend und retinierend zu wirken, nur in ganz bestimmten Fällen zu genügen.

Schon während des Anlegens des Gipsverbandes gewinnen die retrahierenden Kräfte des gebrochenen Gliedabschnittes oft das Übergewicht über die Muskelkraft des Assistenten; auch wo dies nicht der Fall sein sollte, oder bei maschineller Extension im Schedeschen Apparat, ist der Gipsverband nicht imstande, die nötige Extension auch dauernd aufrechtzuerhalten. War die Wattepolsterung reichlich, so wird das Polster unter der Wirkung der retrahierenden Kräfte zusammengedrückt, wodurch die Extensionskraft vermindert und bald eine neue Verschiebung der Fragmente ermöglicht wird. Wurde der Verband dagegen dicht, über dünnem Polster, der Extremität anmodelliert, so kommt es bald zu Druckschädigungen der Weichteile, die zu Wegnahme des Verbandes zwingen. Bekannt ist auch die Tatsache, daß man während des Eingipsens sehr bald in der Beurteilung der Fragmentstellung unsicher wird. Der Gipsverband vermag deshalb bei irgend

nennenswerter Retraktion die Längenverschiebungstendenz
der Fragmente nicht wirksam zu bekämpfen (Abb. 237), ebenso-
wenig kann er Fragmente mit starker Neigung zu seitlicher Verschiebung
dauernd zurückhalten (Abb. 238). Dagegen ist er der Verhütung von Achsenknickungen und Rotationsverschiebungen etwas besser gewachsen. Bei all
diesen Aufgaben, die man dem Gipsverband stellt, ist noch zu berücksichtigen, daß unter dem Druck des Verbandes das Glied abschwillt, so daß
auch ein eng angelegter Verband nach einigen Tagen zu weit wird und seine
verschiedenen Einwirkungen mangelhafter werden. Ein zu eng angelegter
Verband aber involviert die Gefahr der Gangrän und ischämischer Muskelschädigung. Über eventuell auftretende Schädigungen an einem eingegipsten
Gliede kann man sich nicht sicher orientieren, wenn man den Verband nicht
abnimmt. Berüchtigt ist ferner die Rekurvationsstellung, die im Gipsverband behandelte Frakturen des unteren Unterschenkeldrittels so häufig zeigen
(Abb. 239). Sie beruht zunächst darauf, daß man im Bestreben, den Fuß im
Fußgelenk völlig rechtwinklig zu stellen, eine Hebelwirkung am unteren Frag-

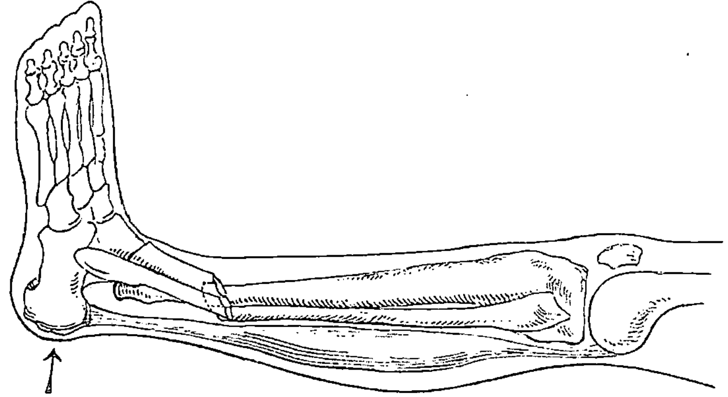

Abb. 240. Entstehung der Rekurvation beim Eingipsen einer Unterschenkelfraktur
durch Druck auf den vorragenden Fersenhöcker.

ment ausübt, die zu einer nach vorne offenen, stumpfwinkligen Knickung
an der Frakturstelle führt. Zur Täuschung gibt namentlich der nach hinten
vorragende Fersenhöcker Anlaß; auch wo dieser zunächst im normalen Niveau
bleibt, d. h. etwas nach hinten vorragt, genügt der Druck der Unterlage auf den
Fersenhöcker während des Trocknens des Verbandes, um noch eine nachträgliche
Verschiebung im Sinne der Rekurvation hervorzurufen (Abb. 240). Dem
kann man nur durch geeigneten Querzug nach vorne während des Anlegens
des Verbandes (Abb. 248) begegnen, sowie dadurch, daß man den Fersenhöcker
bis zu völligem Trocknen des Verbandes nicht unterstützt, sondern frei
über der Unterlage stehen läßt. Auch wenn die Rekurvationsverschiebung
während der Verbandanlage vermieden wurde, kann durch den Längszug der
Wadenmuskeln sekundär im Verbande eine Rekurvation, von Längsverschiebung
begleitet, sich einstellen (Abb. 239); wenn die Fragmente gut verzahnt sind,
so daß eine Längsverschiebung nicht eintreten kann, bewirkt der Längszug
der Muskeln gelegentlich eine Antekurvation an der Bruchstelle. Nicht
weniger mißlich ist die häufige Entstehung eines Spitzfußes bei Unter-

schenkelbrüchen, die im Gipsverband behandelt werden. Zur Vermeidung
der oben erwähnten Hebelwirkung auf das untere Fragment wird man den
Fuß in leichter Plantarflexionsstellung eingipsen; auch wo diese Rücksicht
nicht geboten ist, nimmt das Fußgelenk erfahrungsgemäß während des Anlegens
des Verbandes eine entspannende Flexionsstellung ein, die nur bei rechtwinklig gebeugtem Knie leicht zu überwinden ist. Diese pathologische Stellung fixiert sich im starren Verbande außerordentlich rasch und erfordert
oft Monate mechanischer Nachbehandlung zu ihrer Beseitigung, wenn
diese überhaupt völlig gelingt. Dauernde Spitzfußstellung jedoch bedingt
eine erhebliche Störung der Gehfunktion. Bardenheuer glaubt ferner, daß
im Gipsverband gegenüber den
Streckverbänden der interfrag-
mentale Druck größer sei, woraus ein stärkerer entzündlicher
Reiz auf die umgebenden Weichteile resultiere; auch soll die Kallusproduktion reichlicher, die Tendenz zu luxurierenden Kalluswucherungen größer sein. Letzteres trifft wohl nur soweit zu,
als die Fragmentstellung im Gipsverband schlechter ist.

Der größte Nachteil des Gipsverbandes jedoch liegt in der völligen Immobilisierung der gebrochenen Extremität, in der
Verunmöglichung funktio-
neller, oder, wie sich Bardenheuer ausdrückt, gymnastischer Behandlung. Infolge der
völligen Ruhigstellung der Gelenke kommt es zu den früher
schon beschriebenen adhäsiven,
chronisch entzündlichen Gelenkveränderungen, infolge Kompression und Ruhigstellung der Mus-

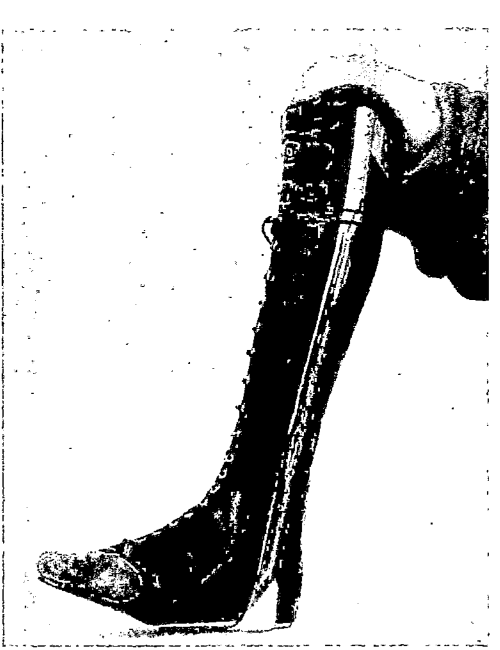

Abb. 241.   Schienenhülsenapparat zur Nachbehandlung einer Unterschenkelfraktur bis zur
ausreichenden Konsolidation.

kulatur zu Inaktivitäts- und Druckatrophie mit bindegewebiger Umwandlung
kontraktilen Gewebes unter Wucherung des Muskelbindegewebsapparates. Die
zirkuläre Kompression führt weiterhin zu venöser Stauung und zu Lymphstau-
ung; in gleichem Sinne wirkt die Inaktivität, indem die zirkulationsfördernde
Pumpwirkung der Muskelbewegung wegfällt. Hartnäckige Ödeme,
Varizenbildung, Phlebitis, Verwachsungen zwischen Sehnenscheiden und Sehnen, Gelenkversteifungen, hochgradige
Atrophie sind die Folgen dieser immobilisierenden Behandlung. Dazu kommt noch die nicht zu unterschätzende Gefahr schwerer
Druckschädigungen, besonders an der Bruchstelle, und dort, wo sich der Gipsverband zum Zwecke der extendierenden Wirkung auf Knochenvorsprünge
stützt. Nachdem nun die Röntgenkontrolle ergeben hat, daß die Fragment-

stellungen im Gipsverband sehr häufig unbefriedigend sind, ist das Indikationsgebiet der starren Kontentivverbände glücklicherweise sehr eingeschränkt worden.

Um die Nachteile der Inaktivierung zu umgehen, hat man die abnehmbaren Gipsverbände, die Etappengipsverbände und die Gehgips-
verbände empfohlen. Doch geschieht sowohl die Anwendung der Etappengipsverbände als auch der abnehmbaren Gipsver-
bände auf Kosten des anatomischen Resultates, so daß die Freude über den durch die — übrigens zu kurzdauernde — intermittierende Massage und Gymnastik erzielten Gewinn keine ungetrübte ist. Gehgipsverbände vermögen besonders bei Brüchen des oberen Femur-
endes und des oberen Tibia-
drittels den mechanischen Anforderungen an die Fragment-
retention nicht zu genügen, und zudem ist ihre Technik gar nicht leicht. Da man sie, wie z. B. im Schedeschen Apparat, in Streckstellung anlegen muß, be-
gibt man sich zudem des Vor-
teils der entspannenden Wirkung der Semiflexion. Legt man die Gipsverbände, wie es in jüngster

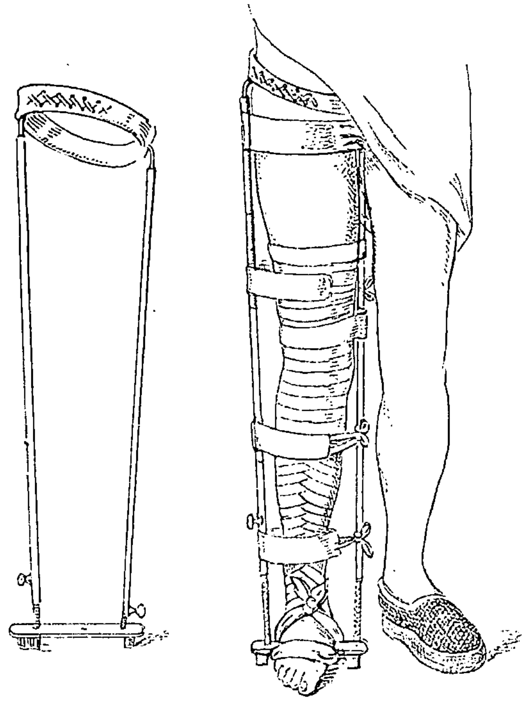

Abb. 242. Einfache Gehschiene nach v. Bruns.

Zeit empfohlen wurde, in Semiflexion an, so können die Patienten in diesen
Verbänden nicht mehr herumgehen. Dagegen werden die retrahierenden Kräfte
erheblich reduziert, was der Fragmentstellung bei Transportverbänden zugute
kommen kann.

Aus allen diesen Gründen empfiehlt sich eine möglichst
weitgehende Einschränkung des Anwendungsbereichs der Gipsverbände, besonders für die Frakturen der unteren Extremität. Besser ist es, die zirkulären Verbände durch Gipsschienenverbände
oder Schienenhülsenapparate zu ersetzen. Auch an Stelle von Gehgipsver-
bänden benutzt man besser vom Bandagisten konstruierte Schienenhülsenapparate (Abb. 241), die so einfach gehalten werden können, daß die Kosten
nicht zu hohe sind. Sonst können auch die Brunssche oder Heusnersche
Gehschiene verwendet werden, die zugleich Extension gestatten, wie übrigens
auch die Schienenhülsenapparate (Abb. 242).

2. Anwendungsgebiet der starren Kontentivverbände.

Von vielen Chirurgen wird die Gipsverbandbehandlung eingeschränkt auf
folgendes Indikationsgebiet: 1. Transportverbände, besonders im Kriege;

2. offene, schwer infizierte Frakturen, die möglichste Immobilisierung erfordern;
3. Frakturen bei Deliranten. Man kann aber ruhig den Kreis etwas erweitern und der Gipsverbandbehandlung, teilweise allerdings fakultativ, zuweisen: Vorderarmfrakturen, Unterschenkelfrakturen mit querem Verlauf der Bruchebene ohne Längsverschiebungstendenz, Radiusepiphysenfrakturen — die jedoch alle nur 8—14 Tage im Gips zu belassen sind —, ebenso Knöchelfrakturen, Oberschenkelfrakturen alter Leute, operativ reponierte und vereinigte Frakturen einschließlich Transplantationen bei Pseudarthrosen, aber nur für die erste Zeit nach der Operation, Unterschenkelfrakturen nach erfolgter teilweiser Konsolidation, die man zur Abkürzung der Bettlage im Gehverband nachbehandeln will.

In vielen Fällen wird man jedoch den Gipsverband auch hier auf Kosten des anatomischen und funktionellen Resultates benutzen, und einer längerdauernden Nachbehandlung zur Beseitigung der Immobilisierungsstörungen bedürfen. Wir verwenden also die starren Kontentivverbände, indem wir bewußt oder unbewußt ganz bestimmte Nachteile mit in Kauf nehmen.

3. Der Gipsverband.

a) Material.

Gips, Kalziumsulfat, schwefelsaurer Kalk, findet sich in der Natur an Kristallwasser gebunden. Durch Erwärmung kann dieses abgespalten werden. Es bleibt dann ein je nach der Reinheit mehr oder weniger weißes Pulver übrig, das große Affinität zum Wasser besitzt und dieses sofort wieder als Kristallwasser an sich bindet, wenn es mit ihm in Berührung kommt. Auch der atmosphärische Wasserdampf wird durch den Gips aufgenommen; er ist somit stark hygroskopisch. Gipspulver, im Überschuß mit Wasser gesättigt, verwandelt sich zu einer steinharten, kompakten Masse, unter gleichzeitiger Wärmeentwicklung. Nach einigen Minuten ist die Mischung erstarrt, unter Vergrößerung des Volumens. Der zirkuläre Gipsverband wird also beim Erstarren etwas enger, schmiegt sich der Form des Gliedes besser an. Wird Gipspulver langsam mit dem Wasserdampf der Luft gesättigt, so verwandelt es sich in ein hartes, grobkörniges Pulver, das kein Wasser mehr aufnimmt und zu Verbandzwecken unbrauchbar wird. Der Gips muß deshalb unter Luftabschluß aufbewahrt werden, am besten in gläsernen Flaschen oder Blechbüchsen. Das Erstarren des Gipswassergemenges erfolgt in wenigen Minuten, das vollständige Trocknen dagegen erfordert mehrere Stunden (nach van Eden).

Der Gipsverband wird am besten mittels Gipsbinden hergestellt, die man sich am einfachsten von Hand verfertigt, durch sukzessives Abrollen, Bestreuen mit Gips und Einrollen der bestreuten Bindenpartien. Neben einfacher Gaze können auch Binden aus Kleistergaze, Flanell, Trikot oder Cambric Verwendung finden. Will man ausgiebige Gipsbinden herstellen, so empfiehlt es sich, das Gipspulver nicht nur aufzustreuen, sondern in die Maschen des Bindenstoffes einzureiben. Diese Herstellung muß natürlich mit Rücksicht auf die Hygroskopie des Gipses mit trockenen Händen vorgenommen werden. Damit die einzelnen Binden während des Anwickelns nicht zu früh erstarren, empfiehlt es sich, die Binden nicht mehr als 4—5 m lang zu wählen. In gleicher Weise können kürzere Gipsbindenstreifen zu Verstärkungen angefertigt werden. Recht bequem für die Herstellung von Gipsbinden sind auch improvisierte

Vorrichtungen, deren einfachste man aus einer Zigarrenkiste verfertigt, indem man die Längswände des Kistchens 5 mm über dem Boden wegnimmt, so daß beiderseitig ein schmaler Schlitz entsteht. Durch die gegenüberliegenden schlitzförmigen Öffnungen wird nun eine Gazebinde durchgezogen, das Kistchen teilweise mit Gipspulver gefüllt; die durchgezogene Binde nimmt dann gerade soviel Gipspulver mit, wie nötig ist, und wird einfach sukzessive aufgerollt

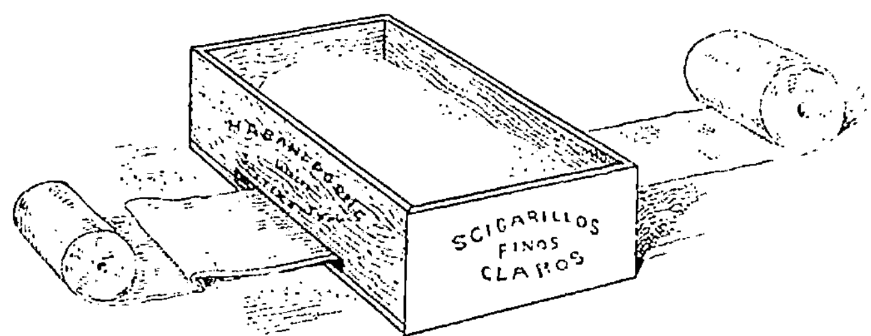

Abb. 243. Herstellung von Gipsbinden.

(Abb. 243). Praktisch ist auch die in Abb. 244 dargestellte Vorrichtung. Käufliche Gipsbinden sind relativ teuer, gestatten aber, dank der technisch vollkommeneren Herstellung, mit einer weniger großen Zahl von Binden einen guten Verband anzulegen. Durch Zusatz einer Hand voll Kochsalz oder Alaun zu dem Wasser, in das man die Gipsbinden eintaucht, kann man die Erhärtungszeit

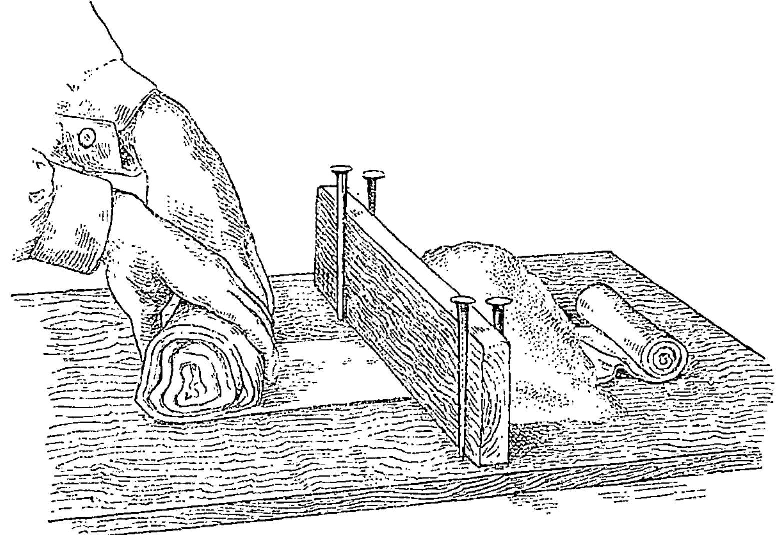

Abb. 244. Herstellung von Gipsbinden mittels improvisierter Vorrichtung (nach Brun).

des Gipsverbandes abkürzen. Vogel setzt dem Gipspulver folgendes Gemisch im Verhältnis von 1 : 5 zu : Gummi arabicum 10,6, Stärke 20, weiße gepulverte Kreide 27. Es kommt dann zur Entwicklung von Kohlensäure, wodurch größere Porosität und Leichtigkeit des Verbandes bedingt werden soll. Zur Verstärkung der Gipsbindenverbände benötigt man gelegentlich noch Gipsbrei, der durch Einstreuen von Gipspulver in warmes Wasser hergestellt wird. Man bringt soviel Gipspulver in eine mit Wasser gefüllte Schüssel, daß ein Brei von der Konsistenz dicken Sirups entsteht. Während des Einstreuens muß deshalb ständig umgerührt werden. Derartigen Gipsbrei streicht man entweder außen auf den Gipsbindenverband, oder stellt sich durch Ausbreiten zwischen Gaze-schichten Gipskataplasmen her.

b) Die Gipsverbandtechnik.

Zunächst wird die einzugipsende Extremität, natürlich nach erfolgter Reposition, mit einer gleichmäßigen Lage nicht entfetteter Polsterwatte um-geben (Abb. 245), am besten indem man sich Wattebindenrollen von 6—12 cm Breite, je nach Dicke der Extremität, zurechtschneiden läßt. Nicht entfettete

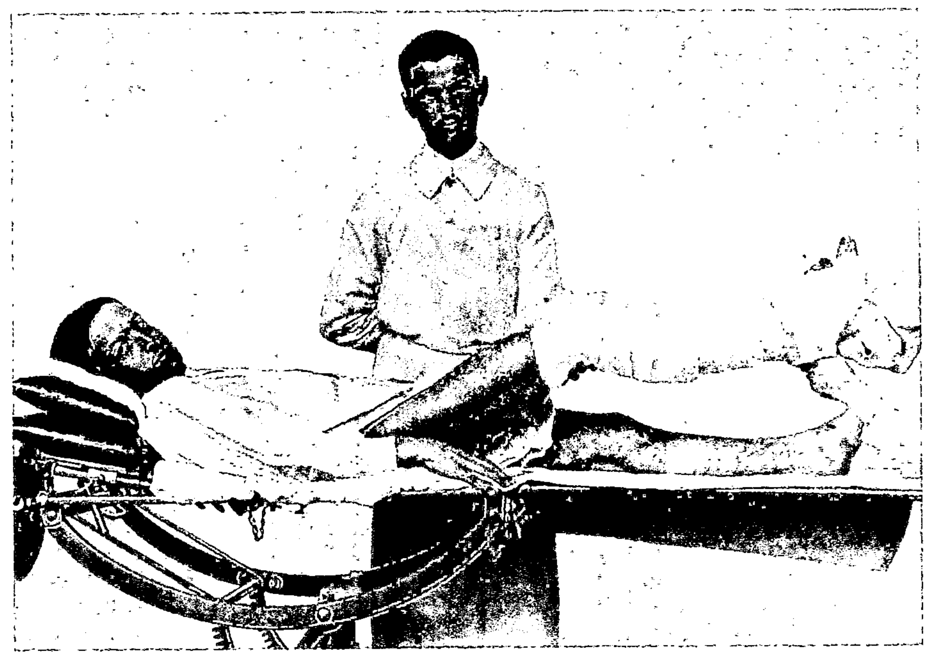

Abb. 245. Wattepolsterung zum Gipsverband.

Watte verliert ihre Elastizität nicht so rasch, wie die sog. v. Brunssche Watte, und wird deshalb weniger rasch zusammengedrückt. Über Knochenvorsprüngen, besonders wenn sich der Gipsverband zu Extensionszwecken an ihnen stützt, ist das Wattepolster reichlicher zu bemessen, ebenfalls dort, wo man noch nachträgliche Anschwellung erwartet. Die Frakturstelle, sowie Malle-olen, Fußrücken, Ferse, Achillessehne, Femurkondylen, Sitz-knorren, Olekranon und Epicondylus internus des Humerus sind also bei der Polsterung ganz besonders zu berücksichtigen, damit über ihnen keine Druckschädigungen der Haut ent-stehen. Bei Gehverbänden für Oberschenkelbrüche, bei denen es darauf an-kommt, daß die Extremität nicht direkt belastet, sondern durch den Gips-verband eine direkte Stütze am Sitzknorren des Beckens gewonnen wird, ist ein sehr reichliches 5—8 cm dickes Wattepolster auf die Fußsohle zu legen und darüber ein Sohlenbrett, das ebenfalls eingegipst wird. Auch kann ein Tretbügel aus Bandeisen nach Lorenz in den Verband einbezogen werden (Abb. 246). Die Polsterung mit Trikotschläuchen oder das Anlegen von Gipsverbänden direkt auf die eingeölte oder eingefettete Haut ist nur für die Anfertigung von Gipsabgüssen zulässig, nicht aber für Dauerverbände.

Für das Anlegen von Becken-Oberschenkel-Extensionsverbänden[1]) lagert man die Patienten mit Vorteil auf Tische mit Dammsattel und Beckenstütze (Abb. 247), wie auch der Schedesche Extensionsapparat sie trägt, und läßt den Extensionszug wirken, bis der Verband trocken ist. Bevor nun der eigent-

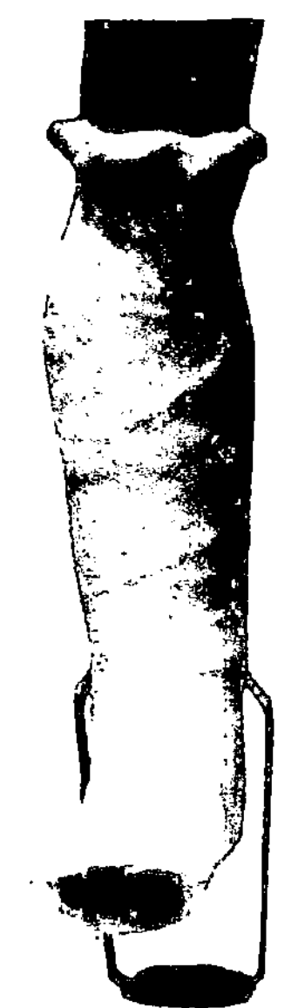

Abb. 246. Unterschenkelgipsverband mit Tretbügel nach Lorenz.

liche Gipsbindenverband begonnen wird, ist die Reposition nochmals zu kontrollieren. Längszüge, die von Hand nicht zuverlässig genug aufrechterhalten werden können, ersetzt man durch Stiefelzüge aus Stoffbinden, und ebenso legt man Querzüge und Gegenzüge mittels einfacher Stoffbindenzügel an den entsprechenden Stellen an (Abb. 248). Da diese Bindenzügel teilweise in den Gipsverband einbezogen werden, müssen sie noch besonders unterpolstert werden, sobald ein erheblicherer Zug an ihnen ausgeübt wird.

Über der ausreichenden Polsterung, die noch durch einige Gazebindentouren festgewickelt werden kann, wird nun der Gipsverband mit Hilfe von Gipsbinden angelegt. Zu diesem Zwecke taucht man die Binden in warmes Wasser — dem eventuell Kochsalz oder Alaun zugesetzt ist —, bis keine Luftblasen mehr aufsteigen. Die Binden sollen nicht wesentlich länger im Wasser liegen, weil sie sonst hart werden, müssen also sukzessive eingelegt werden. Dann werden sie fest ausgedrückt, und nun der Extremität unter Vermeidung von Umlege- (Renversé-) Touren und zu starken Zuges angewickelt. Ist das Glied in ganzer Ausdehnung des anzulegenden Verbandes mit einer Gipsbindenschicht bedeckt, so werden zur Verstärkung Schusterspäne, mehrfach zusammengelegte Zeitungen, Furnierholzstreifen (Abb. 249), dünne Aluminiumblätter, Drahtgitterstreifen oder auch Gipsbindenstreifen aufgelegt und durch eine zweite Lage von Gipsbinden festgewickelt. Diese Verstärkungen sind namentlich zur Überbrückung der Gelenke reichlich zu verwenden, um späteres Einknicken der Verbände an den Gelenkstellen zu verhindern. Die Dicke des Gipsverbandes wechselt je nach der Stärke der Extremität und dem Zwecke des Verbandes. Gehverbände müssen stärker ausgeführt werden als Kontentivverbände für die nicht belastete obere Extremität. Zur Verstärkung kann dann der Gipsbindenverband noch mit Gipsbrei überstrichen werden. Wichtig ist die sog. Manschettenbildung an den Enden des Verbandes, die so geschieht, daß man die Polsterwatte ein bis mehrere Zentimeter über die randständige Gipsbindentour zurückstreift und nun unter Freilassung der Umbiegungsstelle mittels einiger Gipsbindentouren festwickelt. Diese Manschetten-

---

[1]) Anmerkung: Die Technik dieser Verbände für die verschiedenen Oberschenkelbrüche wird im speziellen Teil behandelt.

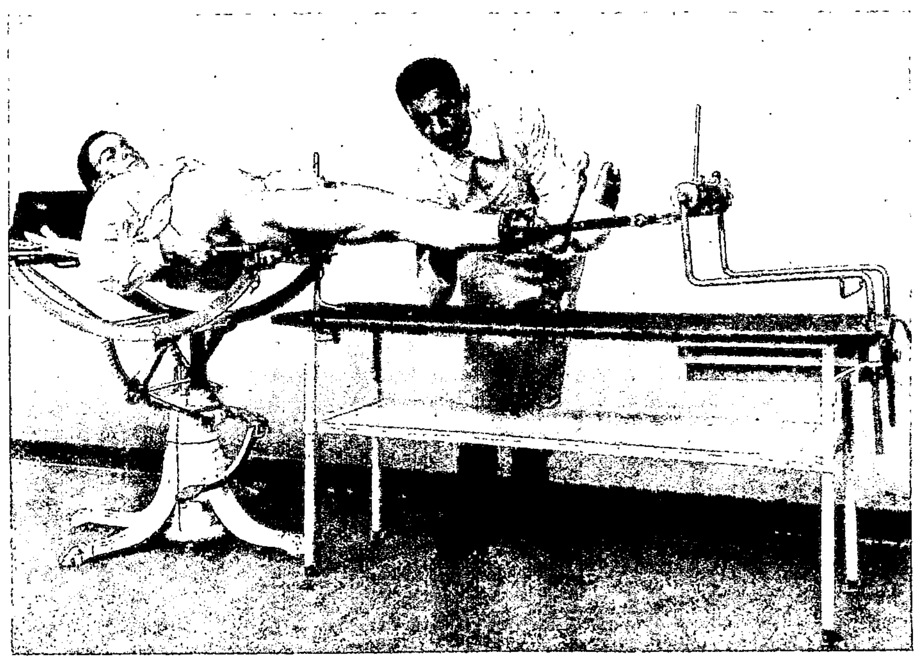

Abb. 247. Extension zum Anlegen eines Becken-Oberschenkel-Extensionsgipsverbandes.

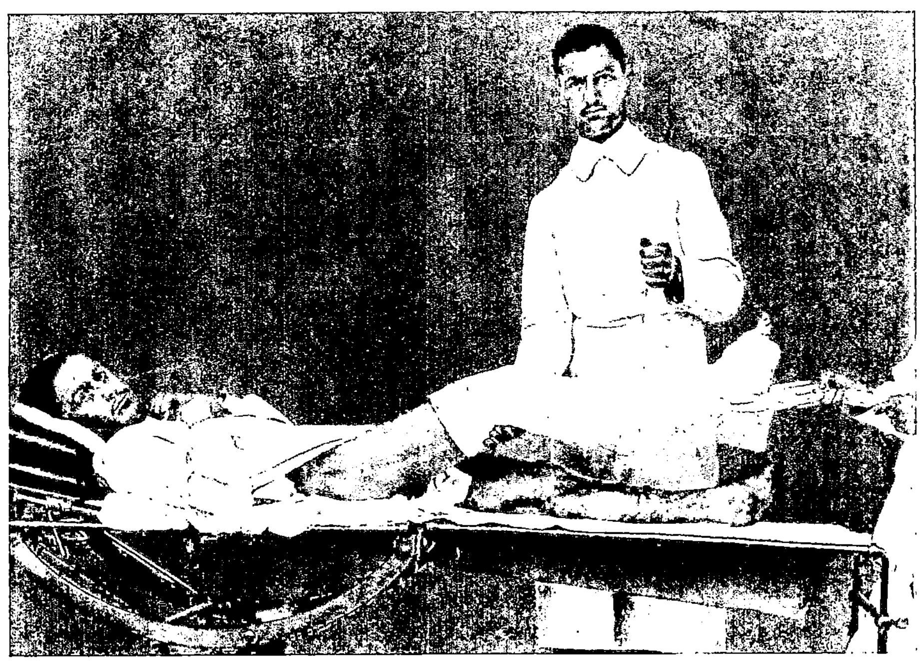

Abb. 248. Längs- und Querzug mittels Stoffbinden zum Anlegen eines Gipsverbandes.

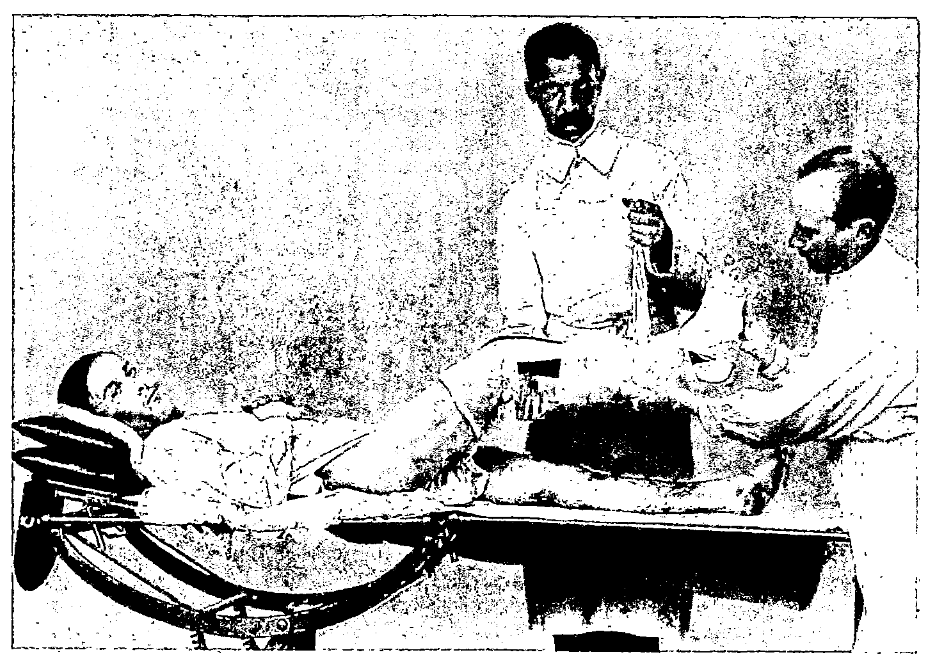

Abb. 249. Verstärkung des Gipsverbandes mittels Fournierholzstreifens.

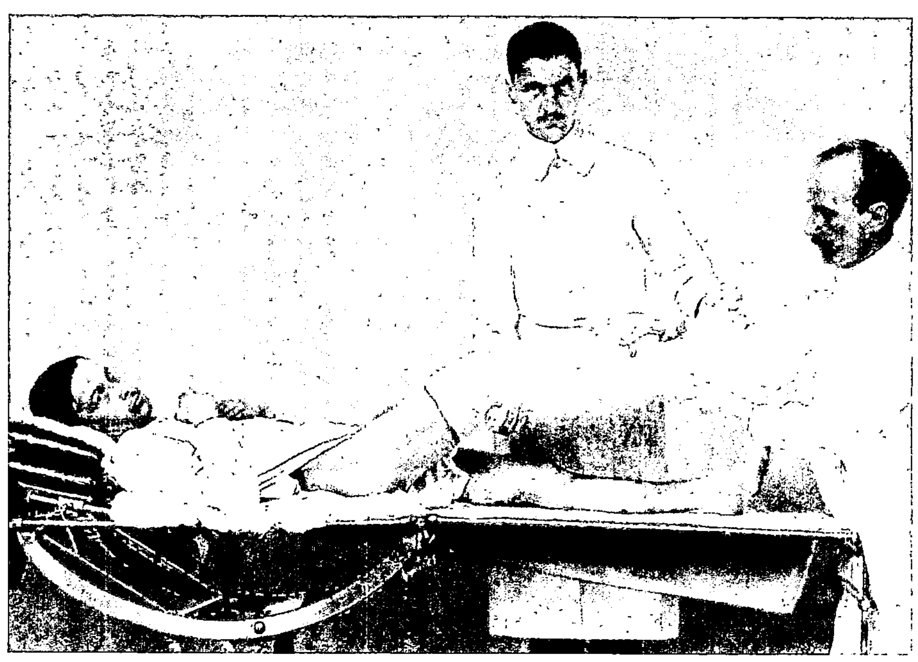

Abb. 250. Überdecken der abgeschnittenen Stoffbindenzügel.

bildung kann auch mit Stärkekleisterbinden geschehen, wie es überhaupt die
Solidität und Eleganz der Gipsverbände erhöht, wenn man nach völligem
Trocknen noch die ganze Oberfläche mit Kleisterbindentouren bedeckt. Der

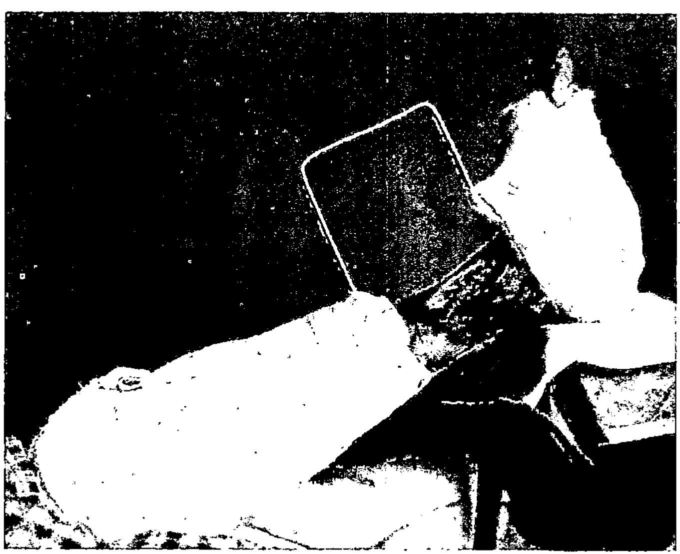

Abb. 251. Gipsbrückenverband, unter Verwendung von Aluminiumschienen hergestellt;
infizierte Schußfraktur.

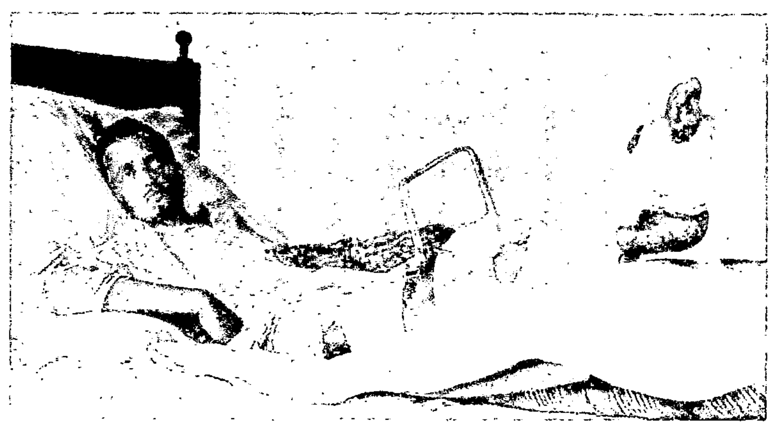

Abb. 251a. Gipsbrückenverband mit Gipsfenster am Ober- und Unterschenkel; infizierte
Oberschenkelschußfraktur mit sekundärer Vereiterung des Kniegelenks und Zellgewebs-
phlegmone am Unterschenkel.

Verband kann auch mit Wasserglas, Firnis oder alkoholischer Schellacklösung überstrichen werden. Manche ziehen einfaches Polieren der oberflächlichen Gipsbreischicht mit den Händen vor. Bindenzügel werden, sobald der
Verband ein wenig trocken ist, dicht an der Oberfläche des Gipsverbandes
abgeschnitten und durch einige Gipsbindentouren überdeckt (Abb. 250).

15*

Will man eine bestimmte Stelle der Extremität freihalten, so konstruiert man sog. Gipsbrückenverbände. Der Verband wird dann, wie Abb. 251 zeigt, zweiteilig angelegt, und die beiden Hülsen mittels gerader und gebogener Eisen oder Aluminiumschienen verbunden, die den freizuhaltenden Extremitätenabschnitt überbrücken. Für die Überbrückung der Beugeseite des Beins genügt auch eine Holzschiene, wenn die Extremität nicht im ganzen zirkulären Umfange zugänglich bleiben muß. Diese Gipsbrückenverbände haben sich für die Behandlung von infizierten, offenen Frakturen ausnehmend gut bewährt.

Müssen nur umschriebene Teile der Zirkumferenz freigelegt werden, so verfertigt man Gipsfenster (Abb. 251a). Auf die freizulegende Stelle wird ein größerer Wattebausch gelegt, die entsprechende Stelle beim Anlegen der Gipsbinden ausgespart, und nach dem Trocknen der dünne Gipsrand um den Watte-

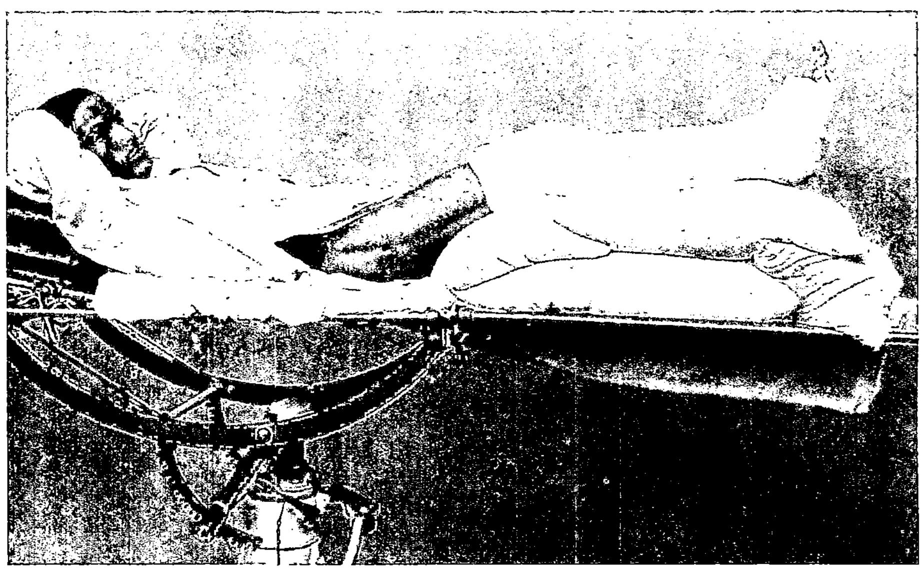

Abb. 252 a. Fertiger Gipsverband, zum Trocknen in ganzer Ausdehnung unterstützt gelagert.

bausch herum weggeschnitten, der Rand mit Gaze umkleidet, die allseitig unter das Wattepolster geschoben und auf dem Gipsverband festgeklebt wird. Gehverbände für die untere Extremität müssen das ganze Becken einbeziehen. Handelt es sich dabei um Frakturen, bei denen das obere Fragment in Abduktionsstellung steht, so muß der das Becken umfassende Teil des Verbandes bis nach erfolgter Konsolidation stehen gelassen werden; anderenfalls kann man nach einigen Tagen die Beckenhülse zum größten Teile wegschneiden.

Sollen die Gipsverbände abnehmbar sein, so werden sie beiderseitig der Länge nach aufgeschnitten, und zwar legt man die Schnittlinien etwas vor die frontale Halbierungsebene, damit eine geräumige Schale und ein schmälerer Deckel entstehen.

Um einigermaßen zu trocknen, brauchen Gipsverbände je nach ihrer Dicke 1—2 Stunden. Solange ist zuverlässige Unterstützung und absolute Ruhigstellung notwendig. Für weitere 24 Stunden, bis zu völliger Trocknung, sollen die Verbände ebenfalls in ganzer Ausdehnung unterstützt gelagert (Abb. 252) und zur Beförderung der Trocknung abgedeckt werden. Für Gipsverbände der oberen Extremität empfiehlt sich als bequeme und sichere Lagerungsmethode die Suspension, wie sie Abb. 252 b zeigt.

Außerordentlich wichtig ist die genaue Überwachung der Gipsverbände wegen Druck- und Gangrängefahr. Zunächst soll das eingegipste Glied zur Förderung des Rückflusses von Blut und Lymphe etwas hochgelagert werden, aber nicht mehr als 20—30 cm. Sodann sind an den peripherisch zum Verband herausragenden Zehen und Fingerspitzen Farbe, Temperatur, Sensibilität wie auch die Motilität wiederholt zu prüfen. Zyanose, Anämie, Schwellung, Sensibilitäts- und Motilitätsstörungen irgend nennenswerter Art sind Beweise für zu großen Druck durch den Verband. Nehmen

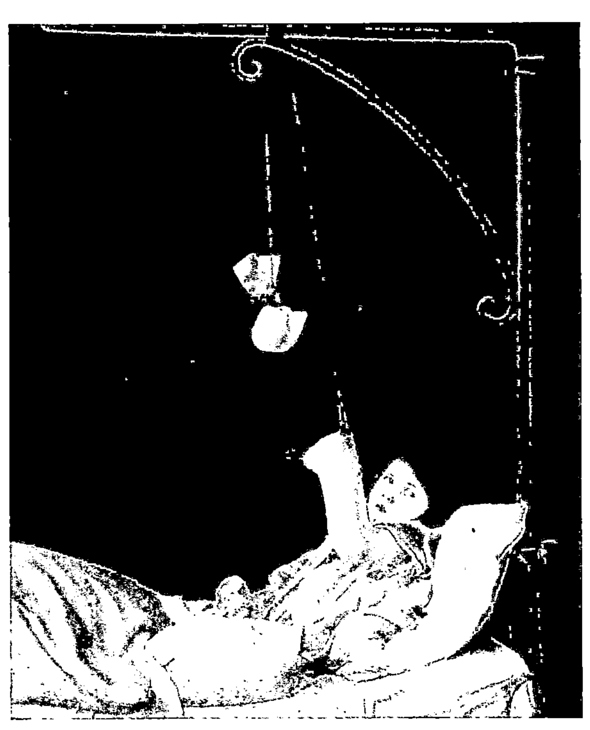

Abb. 252 b. Suspension eines Vorderarmgipsverbandes, zur Vermeidung sekundärer Deformation. Die Suspensionsschnur ist an einer eingegipsten Dorsalschiene befestigt. (Unblutige Korrektur einer winklig geheilten Vorderarmfraktur.)

die Störungen zu, klagt der Patient über Parästhesien in Zehen und Fingern, über Schmerzen im Verband, so ist dieser ohne

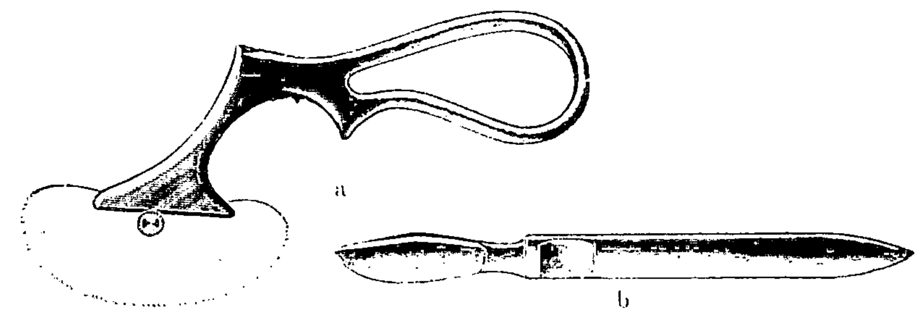

Abb. 253. a) Gipssäge. b) Gipsmesser.

Säumen zu öffnen, will man nicht irreparable Störungen riskieren. Besser einen Verband zu viel aufmachen als einen zu wenig oder zu spät! Denn lokale Nekrose kann außerordentlich rasch auftreten.

Das Aufschneiden des Gipsverbandes ist oft eine recht harte Arbeit, wenn es sich um dicke Gipsverbände handelt. Man kann sich namentlich für Verbände, die man abnehmbar gestalten will, die Arbeit sehr erleichtern, indem über der Polsterung in der entsprechenden Linie eine Giglisäge eingelegt

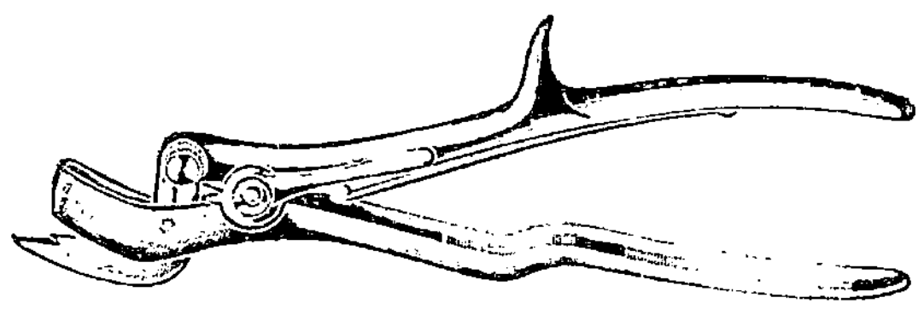

Abb. 254. Gipsschere nach Stille.

und mit eingegipst wird. Mit Hilfe dieser Säge gestaltet sich das Aufschneiden des Verbandes äußerst einfach. Die gleiche Technik, unter Verwendung von vier Sägen, dient zur Vorbereitung und zum Herausschneiden von Fenstern beliebiger Größe aus dem Verbande. Gewöhnlich schneidet man die Verbände mit Hilfe besonderer Instrumente auf, von denen wir praktische und bewährte Modelle abbilden (Abb. 253a und b, 254). Es ist empfehlenswert, Schere, Gipsmesser und Säge zur Verfügung zu haben. Das Aufschneiden kann erheblich erleichtert werden, wenn man die Schnittzone tags vorher mit Leinöl bepinselt, oder einige Stunden vorher mit Essig befeuchtet. Starke Erweichung des Gipses tritt auch ein, wenn man Salz aufstreut und mit Wasser befeuchtet.

Die Gipsverbandtechnik ist nicht ganz leicht; nur durch größere Übung lernt man auch in schwierigen Fällen zuverlässige, solide und doch nicht monströse Verbände anlegen. Ganz besonders trifft das für Gehverbände und Becken-Oberschenkelgipsverbände zu.

4. Wasserglasverbände.

Zu ihrer Herstellung verwendet man sirupartige Lösungen von Kalium- oder Natriumwasserglas (kieselsaures Natrium oder Kalium, Natrium- oder Kaliumsulfat, mit gleichen Teilen Wasser). In diese Masse werden Binden mehrere Stunden eingelegt, vor dem Gebrauch kurz ausgepreßt und über einer nicht zu dicken Polsterung angewickelt. Leinene und baumwollene Binden werden vor gewöhnlichen Gazebinden bevorzugt, weil letztere das Wasserglas nicht genügend festhalten. Die Verstärkung wird in analoger Weise vorgenommen wie beim Gipsverband. Wasserglasverbände trocknen langsam und brauchen zu ihrer Erhärtung mehrere Tage. Das Trocknen kann befördert werden durch Bestreuen der Binden mit Kreide, Kalk oder Zement. Da sich der Verband beim Trocknen erweitert, müssen die Binden gut angezogen werden. Ein Vorteil des Verbandes ist sein geringes Gewicht. Zu berücksichtigen ist die unangenehme Eigenschaft des Wasserglases, schwer zu vertreibende Flecke in Wäsche und Bettzeug zu verursachen.

5. Kleisterverbände.

Man stellt Kleisterbrei her, indem Stärke fein gerieben und mit wenig kaltem Wasser zu einem gleichmäßigen Brei gemischt wird. Unter fortwährendem Rühren gießt man dann eine größere Menge kochendes Wasser hinzu. Dieser Brei wird mit einem Pinsel zwischen die aufeinanderfolgenden Touren

von Gaze oder Cambricbinden gestrichen. Auch können Binden vorher durch
den Kleister gezogen, sofort wieder aufgerollt und in feuchtem Zustand angelegt werden. Am einfachsten ist die Verwendung von fabrikmäßig vorbereiteten Kleisterbinden, die in warmem Wasser vollständig durchfeuchtet und über
einer Flanellbinden- oder Wattepolsterung angelegt werden. Im Gegensatz zu
den Gipsbinden müssen die Kleisterbinden kräftig angezogen werden, weil
der Verband durch das Trocknen weiter wird. Die Verstärkung der Kleister-
verbände geschieht wie bei den Gipsverbänden. Kleister braucht viel längere
Zeit zum Trocknen als Gips, deshalb muß der Verband viel länger in Ruhe
gelassen und gelagert werden. Größere Festigkeit besitzen diese Verbände
nicht und sind deshalb nur geringer mechanischer Inanspruchnahme gewachsen.
Sie werden hauptsächlich noch zu vorübergehender Versorgung von Radius-,
Handwurzel- und Knöchelbrüchen verwendet.

6. Leimverbände.

Leimverbände sind für die Versorgung von Frakturen kaum noch im
Gebrauch, können aber als Ersatzverbände von Wert sein. Sie werden hergestellt
durch Einstreichen von warmem Leim zwischen sukzessive angewickelte Gaze-
oder Leinwandbindenlagen. Die Erhärtung geschieht etwas langsamer als die
der Gipsverbände, jedoch rascher als bei Kleister- und Wasserglasverbänden.

7. Zement-, Tripolith-, Gummi-, Kollodium-, Zelluloid-, Dextrin-, Stearin- und Paraffinverbände.

Diese sind alle als Modifikationen der bereits genannten erstarrenden
Verbände zu betrachten und werden in ganz ähnlicher Weise angelegt. Ihr
Gebrauch ist jedoch sehr beschränkt, und wir erwähnen sie hier nur der Voll-
ständigkeit wegen.

Zement wird nie allein, sondern stets mit doppelter oder dreifacher
Menge Gips vermengt gebraucht.

Tripolith, ursprünglich ein Geheimmittel, besteht aus einem Gemenge
von Gips, Kohlenpulver und Wasserglas.

Gummi, Dextrin und Zelluloid werden im gelösten Zustande gebraucht, die beiden ersten im Wasser, das letztere in Azeton gelöst. Beim
Eintrocknen der Lösungen entsteht eine harte Masse. Gummi wird zur Erzielung größerer Festigkeit bisweilen mit gepulverter Kreide vermischt.

Kollodium ist eine Lösung von Schießbaumwolle in Schwefeläther.
Der Äther verdunstet und die Schießbaumwolle bleibt als eine feste Schicht
zurück. So kann ja erfahrungsgemäß bei der Behandlung von kleinen
Wunden, hauptsächlich nach aseptischen Operationen, die ganze Wunde in
dieser Weise mit einer Kollodiumschicht bedeckt und von der Luft abgeschlossen werden.

Stearin- und Paraffinverbände sind in England und Amerika sehr
beliebt. Zu ihrer Anfertigung wird eine Binde in geschmolzenes Paraffin oder
Stearin gelegt und dann schnell, bevor diese Stoffe wieder hart geworden sind,
über dem leicht gepolsterten Gliedabschnitt angewickelt (nach van Eden).

8. Gipsverbände mit Distraktionsklammern.

Im Jahre 1893 hat v. Eiselsberg einen Apparat angegeben, der an den beiden Teilen eines zirkulär getrennten Gipsverbandes mittels Gipsbinden befestigt wurde und gestattete, durch Wirkung eines elastischen Gummizuges die beiden Teile des Verbandes voneinander zu entfernen und so einen distrahierenden Zug auf beide Fragmente auszuüben. In Anlehnung an dieses Verfahren hat Käfer im Jahre 1901 einen Distraktionsapparat konstruiert, der die Entfernung der beiden Gipsverbandhälften durch Schraubenwirkung erzielt. Dieser Käfersche Distraktionsapparat wurde nur an einer Seite des Verbandes

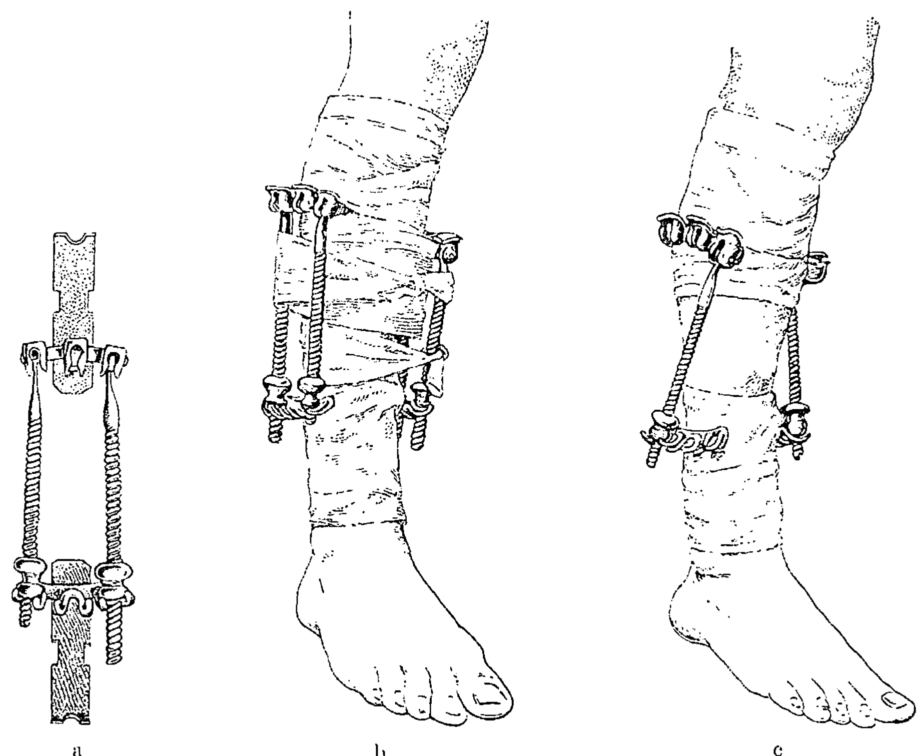

Abb. 255. a Distraktionsklammer nach Desguin. b Geradlinige Distraktion einer Unterschenkelfraktur mit Desguinschen Klammern. c. Distraktion und Korrektur einer Rotationsverschiebung nach Desguin.

eingegipst; 10 Jahre später veröffentlichte Hackenbruch seine nachstehend beschriebene Methode der Distraktionsklammerbehandlung, die prinzipiell zwei gegenüberliegende Distraktionsklammern zur Erzielung einer ständigen Extensionswirkung während der Gipsverbandbehandlung verwendet, wodurch gleichzeitig eine korrigierende Einwirkung auf die Fragmente gemäß dem Parallelogramm der Kräfte ermöglicht wird. Doch ist die Verwendung von Distraktionsklammerpaaren schon im Jahre 1907 durch Desguin der belgischen Gesellschaft. für Chirurgie vorgelegt worden. (Abb. 255 zeigen die Desguinschen Klammern und ihre Anwendung bei der Unterschenkelfraktur.)

Durch die Kombination zirkulär getrennter Gipsverbände mit Distraktionsklammern soll die mangelhaft extendierende Wirkung der einfachen Gipsverbände umgangen werden, während man sich gleichzeitig die Vorteile des Gehverbandes sichert. Wir beschränken uns auf die Beschreibung der praktisch bewährten Hackenbruchschen Distraktionsmethode.

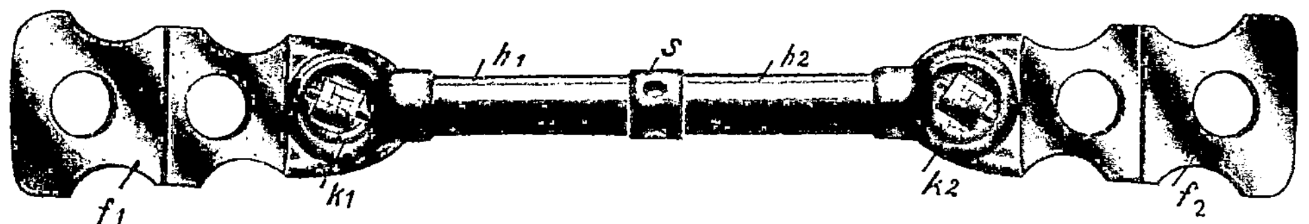

Abb. 256. Hackenbruchsche Distraktionsklammer[1]). (Bezeichnungen s. Text.)

Die Hackenbruch-Klammer (Abb. 256), die stets paarweise verwendet wird, besteht aus je 2 perforierten Fußplatten f^1 und f^2, die zur Fixierung der Klammern auf dem Gipsverband dienen; ferner aus 2 Metallhülsen h^1 und h^2, welche durch die Drehung der Scheibe s gleichmäßig auseinandergeschoben werden und zur Distraktion dienen. Die Fußplatten sind mit den

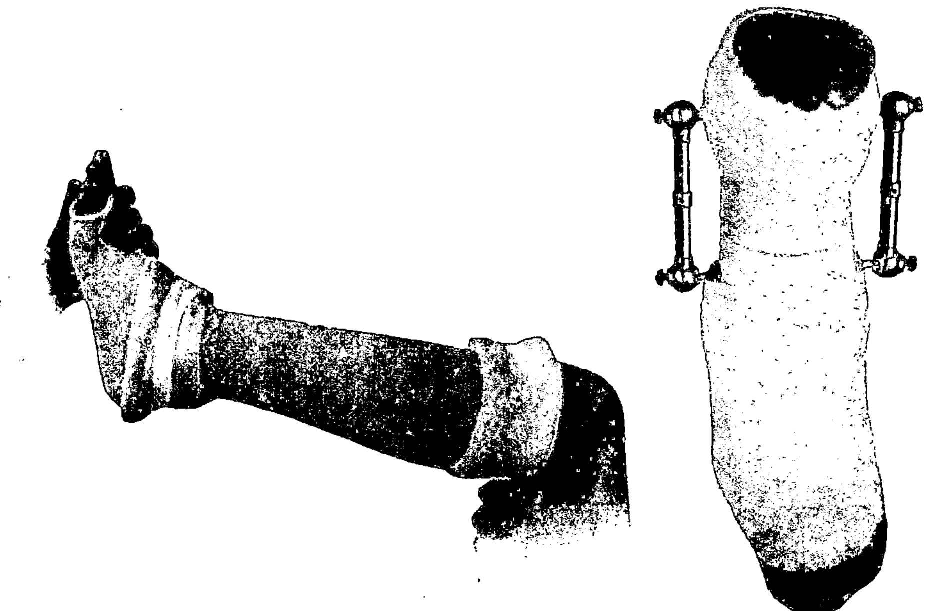

Abb. 257. Polsterung der Druckstellen mit Gummikissen.

Abb. 258. Zirkuläre Durchtrennung des Verbandes und Eingipsen der Klammer.

Hülsen durch die Kugelgelenke k^1 und k^2 nach allen Seiten drehbar beweglich verbunden und lassen sich durch Anziehen der auf ihnen befindlichen Schrauben fixieren. Dadurch wird ein wirksamer Einfluß auf die genaue Einrichtung der distrahierten Fragmente des Knochenbruchs und die Erhaltung in dieser reponierten Stellung bis zur knöchernen Vereinigung ermöglicht. Die An-

---

[1]) Zu beziehen durch M. Schaerer, A.-G. Bern-Berlin.

wendung der Distraktionsklammern gestaltet sich bei einem Schrägbruch beider Unterschenkelknochen, um ein besonders geeignetes Anwendungsgebiet herauszugreifen, nach den Angaben des Autors in folgender Weise:

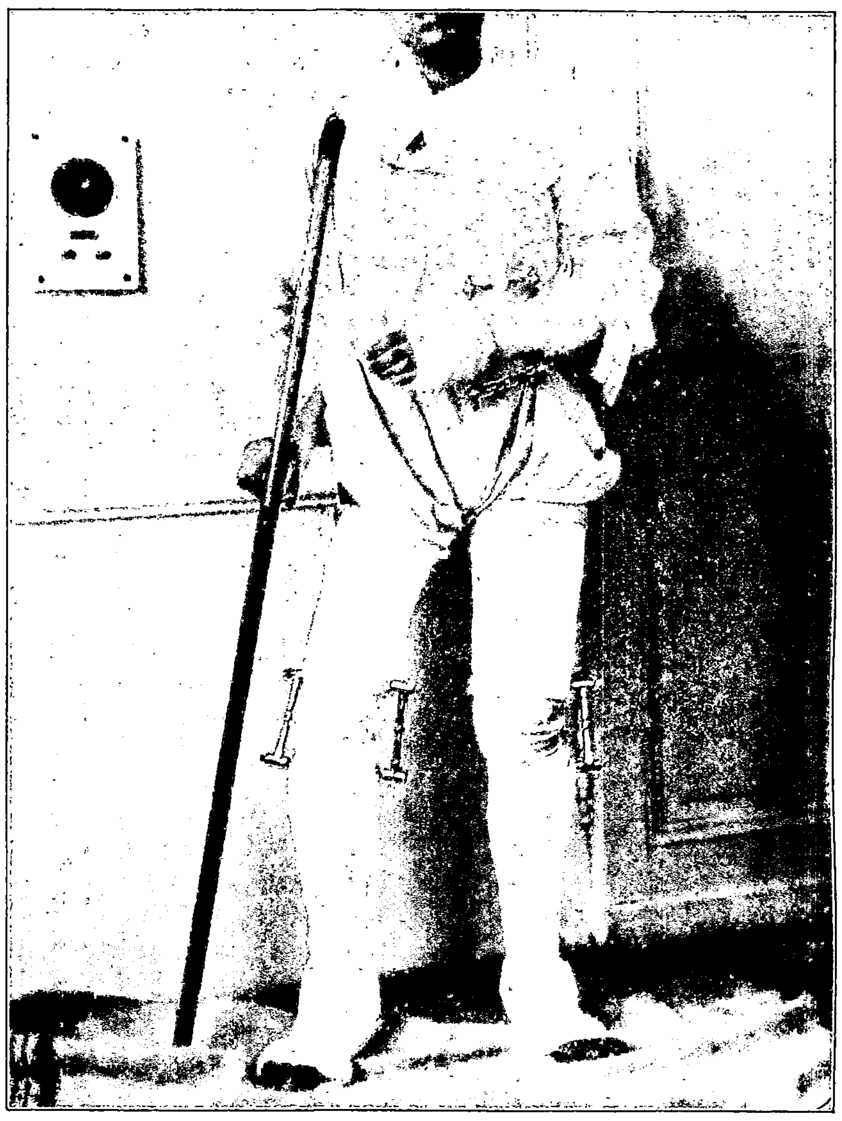

Abb. 259. Distraktion der beiden Teile des Gipsverbandes am Vorderarm; Verwendung der Distraktionsklammern zur gelenkigen Verbindung von Ober- und Unterschenkelgipsverbänden.

Nach manueller Reposition der Fragmente wird bei rechtwinklig gebeugtem Knie ein Trikotschlauch von den Zehen bis zum Knie gezogen oder Fuß und Bein in gleicher Ausdehnung mit Cambricbinden eingewickelt. Zur Polsterung verwendet Hackenbruch käufliche flache Faktiskissen (pulverisierter Gummi), welche oben am Knieanteil des Unterschenkels und unten am Fuß mittels Heftpflasterstreifen fixiert und mit Cambricbinden angewickelt werden (Abb. 257). Darüber kommt — ebenfalls bei rechtwinklig gebeugtem Knie — ein dünnschaliger Gipsverband, welcher von den Zehen bis an das Knie reicht. Sobald der Gipsverband erhärtet ist, wird er in der Bruchebene mit einem Messer zirkulär durchschnitten (Abb. 258), dann werden die längsgestellten Fußplatten der Distraktionsklammern (zu beiden Seiten symmetrisch, innen und außen) derartig an dem Verband durch Gipsbinden befestigt, daß die Drehknöpfe des Gewindestabes ungefähr in die Ebene des zirkulären Spaltes im Gipsverband zu liegen kommen (Abb. 259); es dienen dann die beiden Distraktionsklammern vorläufig als stützende Schienen des quer durchtrennten

Gipsverbandes. Der Patient bleibt mit rechtwinklig gebeugtem Knie und entsprechend hochgelagertem Bein zu Bett. Anderen Tages wird in dieser Beinlage durch Umdrehen der Drehknöpfe der Gewindestäbe (abwechselnd innen und außen) die Distraktion begonnen und kann dank der Faktispolsterung in kurzer Zeit schon so weit getrieben werden, daß der quere, zirkuläre Spalt im Gipsverbande die Breite von mehreren Zentimetern erreicht (Abb. 259).

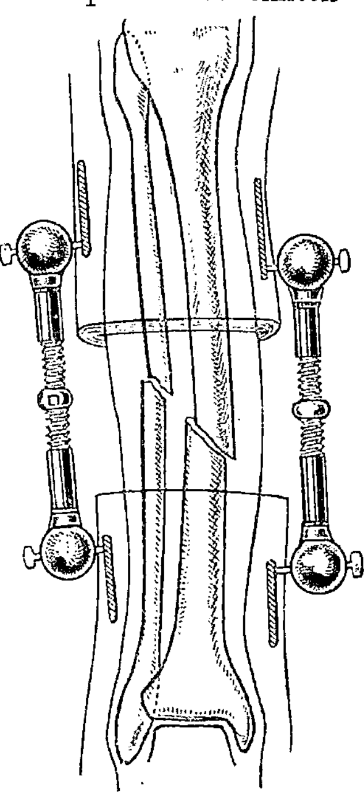

Abb. 260. Verschiebung des Klammerpaars im Sinne des Parallelogramms, zur Korrektur einer Seitenverschiebung.

Ergibt die Röntgenaufnahme die Ausgleichung der Verkürzung, so bleibt noch übrig, die unteren, meist nach außen seitlich abgewichenen Bruchstücke an die oberen heranzubringen. Durch Lösung der Druckschrauben der 4 Kugelgelenke an den Distraktionsklammern wird der untere Teil des Gipsverbandes (und mit ihm die unteren Bruchstücke) nach allen Seiten beweglich, so daß man die Bruchflächen der unteren Fragmente zu denen der oberen hinüberschieben und gleichzeitig auch eine abnorme Rotationsstellung des Fußendes beseitigen kann. Zu diesem Zwecke muß man den oberen, d. h. den Knieanteil des Gipsverbandes, manuell gut fixieren lassen. Glaubt man das Fußende des Verbandes genügend weit seitlich verschoben zu haben, so wird die erreichte Stellung durch schnelles Zudrehen der Druckschrauben an den Kugelgelenken fest fixiert. Es ist dann das Klammerpaar von der Figur eines Rechteckes zu der eines schrägen Parallelogramms verschoben (Abb. 260).

Ergibt die Röntgenaufnahme, daß die Bruchflächen richtig zueinander stehen, so kann der Patient aufstehen und mit Krücken oder Stöcken Gehversuche machen, da die Stahl-Distraktionsklammern zuverlässige Stütze gewähren. Zur Fixierung der Gewindestäbe wird bei gelösten Kugelgelenken ein Sicherungsdrahtbügel in die Löcher der Drehscheiben gesteckt.

Zeigt jedoch die Röntgenaufnahme, daß die seitliche Dislokation der unteren Fragmente noch nicht genügend aufgehoben ist, so sucht man nach Lösung der Kugelgelenke durch kräftiger ausgeführte Verschiebung eine genaue Adaptierung der Fragmente zu erreichen.

In solch schwierigen Fällen benutzt Hackenbruch eine kleine Hilfs-
schraubenvorrichtung (Abb. 261), welche aus einer Druckpelotte, einem ver-
bindenden Schraubenstift mit rundlicher Schraubenmutter und einem gabel-
förmigen oberen Ansatzstück besteht. Die Pelotte wird auf das wegzudrückende
Knochenende gesetzt, das gabelförmige Ansatzstück gegen den Längsgewinde-
stab der gleichseitigen Distraktionsklammer; durch Umdrehen der rundlichen
Schraubenmutter an dem Verbindungsstift kann man dann auf das betreffende
Knochenstück einen seitlichen Druck ausüben und dasselbe nach der gewünschten
Seite hinüberschieben.

Bei den supramalleolären Knochenbrüchen, die zumeist Neigung zur
seitlichen Dislokation zeigen, legt man die Distraktionsklammern so an, daß
die ideelle Achse der unteren sich gegenüberstehenden Kugelgelenke in die un-
gefähre Drehungsachse des Sprunggelenks zu liegen kommt,
während die unteren Fußplatten im stumpfen Winkel zu
den Längsgewindestäben in ihren Kugelgelenken parallel zur
Längsachse des Fußes fixiert werden. Nach guter Reposition
(mit oder ohne Hilfe der Pelotten-Schraubenvorrichtung) und
bei beginnender Konsolidation des Knochenbruches sind dann
nach Lockerung der beiden unteren Kugelgelenke Bewegungen
im Sprunggelenk möglich.

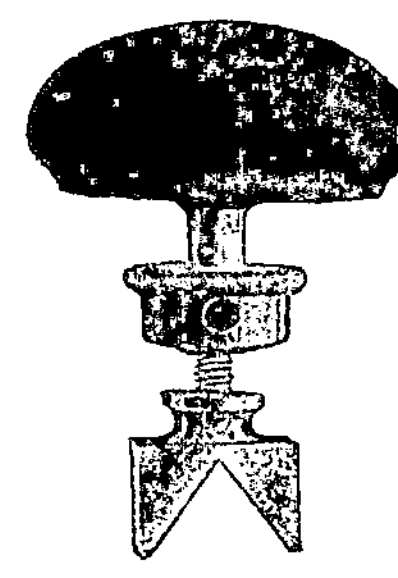

Abb. 261. Hilfs-
schraubenvorrich-
tung nach Hacken-
bruch, mit Pelotte
zur Einwirkung
auf vorragende
Fragmente.

In entsprechender Weise werden die Distraktions-
klammerverbände bei anderweitigen Frakturen der oberen
und unteren Extremität angelegt. Die Verbände sollen
4—6 Wochen liegen bleiben, d. h. so lange, bis keine Dislokation mehr zu fürchten ist. Die mit abwaschbarem Überzug
versehenen Faktiskissen können mehrmals Verwendung
finden, weshalb auf Vermeidung jeglicher Schädigung durch
die Gipsinstrumente bei der Verbandabnahme zu achten ist.

Der unverkennbare Vorteil des Hackenbruchschen Verfahrens liegt in
der Ermöglichung einer wirksamen, je nach dem Ergebnis der Röntgenkontrolle
dosierbaren Extensionswirkung, wodurch ein Hauptmangel der gewöhnlichen
Gipsverbände behoben wird. Von Wert sind ferner die Möglichkeit, das Parallelogramm der Kräfte zur Korrektur von seitlichen und Rotationsverschiebungen
auszunutzen und den Verband als Gehverband zu benutzen. Daß durch Los-
schrauben der Kugelgelenke bei gelenknahen Frakturen nach einiger Zeit
Gelenkbewegungen ermöglicht werden, bedeutet einen weiteren Vorzug der
Hackenbruchschen Methode (Abb. 259). Auch ist sie selbstverständlich
zur Herstellung von Gipsbrückenverbänden geeignet. Ist das Hackenbruchsche Verfahren somit dem gewöhnlichen Gipsverband in vielen
Fällen vorzuziehen, so teilt es mit ihm doch eine Reihe von Nachteilen,
die vorstehend dargelegt wurden. Dazu kommt, daß von verschiedenen
Seiten auf die größere Gefahr von Druckkomplikationen hingewiesen wird,
trotz reichlicher Polsterung. Der ausreichenden Polsterung der bekannten
Druckzonen ist deshalb bei Anwendung des Distraktionsverfahrens ganz
besondere Aufmerksamkeit zu schenken; ferner ist allzu starke Distraktion
zu vermeiden.

VII. Die mobilisierende und Massagebehandlung nach Lucas Championnière.

Wir haben schon im historischen Teil erwähnt, daß Lucas Championnière die Nachteile der fixierenden Verbände bei der Frakturbehandlung durch Anwendung von Massage und Frühmobilisation auszuschalten versuchte, und dieses Verfahren methodisch ausbildete. Diese Methode, die besonders durch die französische Schule bevorzugt wurde, berücksichtigt in erster Linie Weichteile und Gelenke, vernachlässigt aber notgedrungen die eigentliche anatomische Frakturheilung, die von Anfang an in den Hintergrund gestellt wird. Daraus geht hervor, daß nur Frakturen mit fehlender oder ganz geringer Verschiebungstendenz nach Lucas Championnière behandelt werden dürfen; sonst resultieren aus dem Verfahren Verkürzungen, deforme Knochenheilungen mit der daraus sich ergebenden unphysiologischen Funktion, übermäßige Kalluswucherungen und bei gelenknahen Frakturen — trotz der Frühmobilisation — auf knöchernem Hindernis beruhende Gelenkversteifung. Bei Gelenkfrakturen sah Bardenheuer nach Massagebehandlung oft Myositis ossificans.

Championnière empfiehlt:

1. Bei allen Frakturen, die keine wesentliche Verschiebungstendenz zeigen, oder bei denen der Grad der Verschiebung eine normale Funktion voraussichtlich nicht hemmen wird, eine sofortige und regelmäßig fortgesetzte Massage. Hier kommen namentlich in Betracht subperiostale Frakturen, eingekeilte Frakturen und solche mit breit anliegenden, gut verzahnten Bruchflächen. Die gleiche Behandlung empfiehlt sich bei Gelenkbrüchen, wenn die Stellung der Fragmente durch die Bewegungen nicht ungünstig beeinflußt wird.

2. Für Frakturen mit erheblicher Verschiebung und Verschiebungstendenz empfiehlt Championnière vor dem Anlegen des Verbandes die Frühmassage.

3. Bei mäßiger Verschiebung und Verschiebungstendenz ist nach Championnière häufiger Verbandwechsel angezeigt, mit Einschaltung von Massagesitzungen zwischen die Verbände. Dieses Verfahren, dem Championnière namentlich Diaphysenbrüche zuwies, wird als méthode mixte bezeichnet.

4. Bei Frakturen mit sehr starker Beweglichkeit der Fragmente und entsprechend großer Verschiebungstendenz wird die gebrochene Extremität zunächst für kurze Zeit vollständig immobilisiert, Oberschenkelfrakturen werden im Hennequinschen Apparat extendiert, bis sich eine provisorische Verkittung der Fragmente ausgebildet hat; dann folgt Massage und Bewegungsbehandlung wie bei den anderen Gruppen.

Für die Massage, die nie roh, sondern langsam steigernd ausgeübt werden soll, gibt Championnière besondere Vorschriften. Aktive Gymnastik läßt er nicht ausführen, sondern begnügt sich mit passiven Bewegungen.

Trotz der großen Bedeutung, welche der Lehre von Lucas Championnière hinsichtlich Berücksichtigung der Weichteile und Gelenke, der Zirkulation und der normalen Gliedfunktion zukommt, ist es angebracht, das Anwendungsgebiet der Methode praktisch auf die erste Gruppe von Fällen einzuschränken, wenn man keine schlimmen Erfahrungen machen will. Man wird deshalb Radiusfrakturen ohne Verschiebung oder mit geringer Verschiebungstendenz nach erfolgter Reposition, Fibulafrakturen, intraartikuläre Humeruskopf- und Schenkelhalsfrakturen — die beiden letzteren eventuell nach Vorschaltung einer kurzen Extensionsperiode —, ferner Kondylusfrakturen des Ellbogens, soweit sie nicht operative Behandlung bedingen, Handwurzelfrakturen und Knöchelfrakturen mit Vorteil frühzeitig massieren, sowie passiv und aktiv bewegen lassen. In Erweiterung der Championnièreschen Maßnahmen ist auf frühzeitige Ausführung aktiver Bewegungen, also gymnastischer Behandlung, großes Gewicht zu legen. Wir werden im speziellen Teil auseinandersetzen, welche Frakturformen von Anfang an kombiniert, d. h. mit leichter Fixation und intermittierender Massage, passiven und aktiven Bewegungen sowie warmen Applikationen, besonders Heißluftbädern, zu behandeln sind. Als besonders praktisches gemischtes Verfahren werden wir die Bandagierung der Radius- und Knöchelfrakturen nach den Angaben Lexers kennen lernen; durch das Einbinden in Korrekturstellung (vgl. Abb. 217) wird den Patienten jede Möglichkeit genommen, Bewegungen auszuführen, die zu einer Verschiebung der reponierten Fragmente führen könnten. Bei Kindern verzichtet Lexer auf Frühmobilisation und Massage, weil diese Maßnahmen seiner Erfahrung nach gern zu übermäßiger Kallusbildung führen, während Feststellung im Verband den kindlichen Gelenken keinen Schaden bringe. Doch habe ich auch bei Kindern sehr hartnäckige Immobilisierungsversteifungen gesehen.

VIII. Die Dauerzugbehandlung (Extensionsbehandlung).

1. Vor- und Nachteile der Behandlung im Zugverband.

Die Extension ist das einzige unblutige Verfahren, welches ermöglicht, den retrahierenden, eine Verschiebung erstrebenden Kräften in genügender Weise so lange entgegenzuwirken, bis eine knöchernde Vereinigung erfolgt ist. Dabei handelt es sich nicht nur um Ausübung von ständigem Längszug entgegengesetzt den verkürzenden Kräften, mit entsprechender Kontraextension, sondern auch um andauernden Ausgleich von seitlichen Verschiebungen und von Dislokationen im Sinne der Torsion durch korrigierende Seiten- und Rotationszüge. Achsenknickungen werden meist durch genügenden Längszug ausgeglichen, doch können sie auch durch passende Seitenzüge aufgehoben werden. Wir werden im speziellen Teil zeigen, wie durch sinngemäß kombinierte Einzelzüge hochgradig verschobene Fragmente in anatomisch vollkommener Weise reponiert und bis zu vollkommener Verheilung in normaler Lage gehalten werden können, so daß man Heilungsresultate erzielt, wie sie durch blutige, operative Reposition und Vereinigung der Fragmente nicht vollkommener ermöglicht werden.

Eine gute Behandlung der Knochenbrüche hat, wie wir gesehen haben, vor allem die Wiederherstellung der normalen Funktion des verletzten Gliedes zu erstreben. Zu diesem Zwecke müssen erstens die Bruchstücke in möglichst exakter Weise bis zur knöchernen Verheilung festgehalten werden; zweitens müssen aber schon während der eigentlichen Frakturbehandlung, d. h. im Zeitabschnitt der Kallusbildung, Bewegungen des verletzten Gliedes in sämtlichen mitbeteiligten Gelenken möglich sein, ohne daß der Bruchflächenkontakt aufgehoben wird. Diesen von Bardenheuer aufgestellten Postulaten vermögen auch die getrennten Gipsverbände mit Scharnierschienen nicht in vollkommener Weise zu genügen. Einzig die permanente Extension ist imstande, beide Forderungen gleichzeitig in praktisch vollkommener Weise zu erfüllen. Die Dauerzugbehandlung wirkt in erster Linie während der ganzen Behandlungsdauer der elastischen und entzündlichen Retraktion der Muskeln entgegen. Da die Stellung der Fragmente eine möglichst korrekte ist, so fällt die Reizwirkung der Fragmente auf die Muskulatur weg. Ferner verhindert der Dauerzug die elastische Retraktion des Bindegewebes, und zwar sowohl des Füllgewebes als besonders der mechanisch differenzierten Bindegewebszüge, vor allem der Faszien, der gröberen intermuskulären Septen und der Sehnen. Auf die Untersuchungen von Roux aufbauend, hat besonders Henschen die Bedeutung der funktionellen Orientierung des Bindegewebes hervorgehoben. Der adäquate Reiz für die Wiederherstellung der funktionell wichtigen Bindegewebsorgane liegt in genügendem Längszug, der während der ganzen Dauer der Heilung aufrechterhalten werden muß. Unter seiner Einwirkung bilden sich die mechanisch wichtigen Bindegewebszüge im Bereiche der Frakturstelle wieder aus, wo wir sonst nur eine undifferenzierte, zu erheblicher Schrumpfung neigende Bindegewebsnarbe bekommen. Gleichzeitig wirkt die Zugbeanspruchung des Bindegewebes, weil unter ihrer Wirkung eben nur die funktionell erforderlichen Faserzüge zur Ausbildung kommen, gegen eine übermäßige Bindegewebsproliferation und besonders auch gegen Ausbildung eines parostalen Kallus. Es ist leicht nachzuweisen, daß die Schrumpfung der Sehnen und Faszien eine der erheblichsten Ursachen der Gelenkversteifung bei ungenügend behandelten Frakturen bildet, und es ist ebenso leicht ersichtlich, daß die permanente Anspannung der Faszien die beste Maßnahme gegen die Faszienschrumpfung darstellt. Nun könnte man den Einwand erheben, daß unter dem dauernden Zuge die elastischen Gebilde, und zwar sowohl die Muskeln wie die übrigen Weichteile, ihre Elastizität infolge von Überdehnung wenigstens teilweise verlieren. Dagegen ist zu bemerken, daß durch Dehnung die Elastizität viel weniger geschädigt wird, als durch weitgehende Gewebsretraktion. Extendiert man nach dem Prinzip der Semiflexion, so wird die Gefahr der Überdehnung zudem bedeutend vermindert, und ferner ist durch die Ermöglichung leichter Bewegungen während der Behandlung den Muskeln Gelegenheit zu aktiver Verkürzung gegeben. Der Zugverband erhält deshalb durch physiologische Dehnung der Muskeln bei gleichzeitiger Ermöglichung aktiver Zusammenziehung die normale Elastizität der Muskulatur. Wir verweisen auf die Ausführungen über das Verhalten der Muskulatur im dritten Abschnitt, Kapitel 1.

Ein fernerer Vorzug der Extension liegt darin, daß durch den konzentrischen Druck der gespannten umgebenden Gewebe Bluterguß und entzündliches Exsudat rascher resorbiert werden. Ferner sieht Bardenheuer in der Herabsetzung des interfragmentalen Druckes, wie sie durch die permanente Extension bewirkt wird, den wesentlichen Grund für die geringe Kallusproduktion. Wenn auch der Hauptgrund für die geringe Kallusbildung bei der Extensionsbehandlung in der guten Stellung der Fragmente liegen dürfte, so ist doch nicht von der Hand zu weisen, daß ein starker interfragmentaler Druck im Sinne

eines übermäßigen mechanischen Reizes auf die Kallusproduktion wirken
könnte. Da Bardenheuer unter 10 000 Diaphysenfrakturen mit seiner Behandlungsart keine Pseudarthrose beobachtet hat, bei Gelenkbrüchen nur eine
einzige, und zwar nach Schenkelhalsfraktur, während sonst nach der großen
Zusammenstellung von Bruns' auf 200—250 Frakturen mit einem Fall von
Pseudarthrosenbildung zu rechnen ist, kann man sich des Eindrucks nicht erwehren, daß die Extensionsbehandlung auch die Pseudarthrosenbildung erheblich vermindert. Bardenheuer weist besonders darauf hin, daß gerade
bei subkapitalen Schenkelhalsfrakturen der vermehrte Druck, den die retrahierten Muskeln durch Vermittlung des Schaftfragmentes auf den gebrochenen
Kopf ausüben, die Pseudarthrosenbildung begünstige, durch Behinderung der
an dieser Stelle schon normalerweise mangelhaften Zirkulation; die permanente
Extension dagegen bewirkt eine Druckentlastung, fördert damit die Blutzufuhr und begünstigt die Ernährung des Kopffragmentes. Es
liegt also nahe, anzunehmen, daß die Dauerzugbehandlung infolge der mit ihr
verbundenen Herabsetzung des interfragmentalen Druckes jedoch vor allem
infolge der durchschnittlich guten Fragmentstellung einerseits übermäßige
Kallusproduktion verhindert, andererseits auch die Entstehung von Pseudarthrosen einschränkt.

Die Ermöglichung leichter Bewegungen unter der Extension
hat eine Reihe wichtiger Wirkungen, die zur Wiederherstellung
der normalen Funktion beitragen. In erster Linie wird das Entstehen
einer hochgradigen Inaktivitätsatrophie verhindert. Dabei kommt allerdings
auch dem Wegfall des zirkulären Druckes, der bei Gipsverbänden ganz abgesehen
von der Immobilisierung zu Atrophie führt, eine erhebliche Bedeutung zu.
Auch die Knochenatrophie, die nach längerer Gipsverbandbehandlung oft
außerordentlich hochgradig ist, erreicht nicht annähernd den Grad, wie bei
Behandlung im Kontentivverband. Durch regelmäßige Aktivierung der Muskeln
wird die Lymph- und Blutzirkulation gefördert; es fällt das Stauungsödem weg,
das eine so unangenehme und hartnäckige Begleiterscheinung der Frakturbehandlung im starren Verbande bildet, die Gefahr der Thrombophlebitis sowie
sekundärer Bildung oder Verschlimmerung von Varizen ist bedeutend geringer,
und zugleich wird die Wegschaffung der Gewebstrümmer sowie die Resorption
des Blutergusses und des Exsudates an der Frakturstelle gefördert. Damit
bleibt auch die Bindegewebswucherung aus, die man im Gefolge chronischer
Stauung beobachtet. Von ganz hervorragender Wichtigkeit ist schließlich die
Verhütung von Gelenk- und Sehnenversteifung mit ihren zum Teil irreparablen
oder doch sehr hartnäckigen anatomischen Veränderungen.

Zur Erreichung all dieser Wirkungen sind nur ganz kleine aktive Bewegungs-
ausschläge notwendig, so daß ergiebige passive Bewegungen, für welche eigene
Apparate, zum Teil sogar mit Motorantrieb, angegeben wurden, durchaus überflüssig sind. Wird auch eine Nachbehandlungsperiode nicht vollkommen überflüssig gemacht, so fallen doch bei der Zugbehandlung die Maßnahmen
für Wiederherstellung der Funktion weitgehend mit der eigentlichen Frakturbehandlung zusammen, so daß in dieser Hinsicht
das ideale Behandlungsziel beinahe erreicht wird.

Diesen mannigfaltigen Vorteilen gegenüber fallen die Nachteile der
Dauerzugbehandlung kaum ins Gewicht. Vor allem hört man immer wieder

den Einwand, die Zugbehandlung sei technisch schwierig, und erfordere ständige Überwachung und häufige Erneuerung des Verbandes. Daß die Technik der Extensionsverbände nicht immer einfach ist, eine gewisse Übung erfordert, und daß man sich während der ganzen Behandlung stets wieder davon überzeugen muß, ob die einzelnen Züge ihrem Zweck auch entsprechen, ist ohne weiteres zuzugeben. Doch ist die Anfertigung eines korrekten Zugverbandes sicher leichter, als die Herstellung eines gutsitzenden Extensions-Gipsverbandes, und auch die Überwachung und Nachkorrektur der Extensionen erfordert kaum mehr Mühe als der unumgängliche Wechsel der Gipsverbände. Soweit die Gipsverbandbehandlung ihrer Einfachheit und der geringen, mit ihr verbundenen Mühewaltung wegen die bevorzugte Methode des Praktikers darstellt, erkauft sie diese Popularität mit schwerwiegenden Nachteilen. Die beliebte Methode, Frakturen einzugipsen und dann nicht mehr anzusehen, bis die Konsolidationszeit abgelaufen ist, hat manche schlimme, nicht wieder gutzumachende „Heilung" mit schweren anatomischen und funktionellen Störungen auf ihrem Sollkonto.

Ferner wird darauf aufmerksam gemacht, daß die Zugbehandlung der Extremitätenfrakturen die Patienten allzu lang an das Bett feßle, und damit auch die Belegeziffer der Krankenhäuser zuungunsten anderer Kranker unnötig erhöhe. Für die Brüche der unteren Extremität sind nun aber die Vorteile der Zugbehandlung so erheblich, daß dieser Einwand außer Diskussion fällt. Gegenüber der gewaltigen volkswirtschaftlichen Bedeutung, die den unerreichten, nur durch die Zugbehandlung realisierbaren anatomischen und funktionellen Heilungsresultaten bei Frakturen der unteren Extremität zukommt, spielt die längere Hospitalisierung keine Rolle. Zudem kann die Zugverbandbehandlung auch bei Brüchen der unteren Extremität, besonders des Unterschenkels, nach einiger Zeit durch Gehverbände oder Gehapparate ersetzt werden, wodurch sich Dauer der Bettlage und des Krankenhausaufenthaltes erheblich abkürzen lassen. Von den Brüchen der oberen Extremität aber kann man eine große Anzahl von Anfang an außer Bett und somit ambulant mit Extension behandeln, und bei den anfänglich in liegender Position zu extendierenden Formen läßt sich die Bettlage und damit der Spitalaufenthalt bedeutend erheblicher abkürzen, als bei Frakturen des Beins, weil es sich ja um sog. unbelastete Brüche handelt, soweit man von der Belastung durch Muskeldruck absieht.

Eine Gruppe von Einwänden bezieht sich auf die Folgen ungenügender Technik. Was zunächst die sog. Distraktionsschädigungen der Gelenke betrifft, so fallen diese, seitdem man infolge der Semiflexionsspannung nicht mehr die gewaltigen Extensionsgewichte von 25 und mehr Pfund benutzt, kaum mehr in Betracht. Wird die Extension nur soweit getrieben, daß die Muskeln gerade bis zum Ausgleich der Verschiebung gedehnt werden, so kommt eine Dehnung der Gelenkbandapparate nicht in Frage, und es entstehen auch keine Schlottergelenke. Zudem liegt in der Erhaltung einer möglichst normalen und kräftigen Muskulatur, wie dies gerade ein Hauptziel der Zugbehandlung ist, der beste Schutz gegen Entstehung von Schlottergelenken. Wir werden bei Besprechung der Nagelextension nochmals auf diese Frage eingehen.

Druckschädigungen der Haut und Sehnen kommen nur bei unzweckmäßigem Anbringen von Heftpflastertouren zustande, selten einmal bei Kranken mit empfindlicher Haut. Durch sorgfältige Technik lassen sich diese Schädigungen auf ein bedeutungsloses Maß zurückschrauben. Auch der Einwand ungenügender Fragmentfixation bei komplizierten Frakturen trifft bei guter Technik, besonders auch der Lagerung, nicht zu. Dagegen ist die Feststellung der Bruchstücke bei schwer infizierten Knochenbrüchen oft tatsächlich keine genügende, besonders mit Rücksicht auf den erforderlichen häufigen Verbandwechsel der stark eiternden Wunden. In solchen Fällen muß die Extension mit Schienenbehandlung kombiniert oder durch Behandlung mit gefensterten oder armierten Gipsverbänden ersetzt werden.

Weniger bekannt ist die Tatsache, daß die Zugbehandlung ohne gleichzeitige Fixation durch Schienen bei Frakturen rachitischer oder osteomalazischer Knochen oft übermäßig verzögerte Konsolidation zur Folge hat. Als anatomische Ursache muß eine wesentlich nur die Fragmentenden betreffende Knochenatrophie in Form auffälliger Osteoporose betrachtet werden, die sich während der Extension einstellt. Obschon die Inaktivitätsatrophie unter der Zugbehandlung im allgemeinen erheblich geringer ist, als bei Gipsverbandbehandlung, ist an der erwähnten Tatsache nicht zu zweifeln. Fixiert man dann derartige Frakturen, indem man die Extension mit Schienenbehandlung kombiniert, oder indem man einen Kontentivverband anlegt, so erfolgt gewöhnlich ungestörte, wenn auch immer noch etwas verzögerte Konsolidation. Offenbar ist die Verkalkungstendenz bei diesen pathologisch veränderten Knochen so gering, daß nur absolute Ruhigstellung zur Ausbildung solider „Knochenbrücken" zu führen vermag. Da man die besprochene Atrophie besonders häufig bei Oberschenkelfrakturen kleiner Kinder sieht, die nach Schede suspensiert werden, so läßt sich auch vermuten, daß eine relative Zirkulationsstörung infolge der senkrechten Suspension mit im Spiele ist.

Auch bei anscheinend normalen Knochen kann man eine verzögerte Konsolidierung unter Zugbehandlung sehen, wobei Fixation durch Schienen oder Gipshülse die solide Heilung zweifellos fördert. Diese Fälle gehören in das Gebiet der verzögerten Frakturheilung und vermögen keinen allgemeingültigen Einwand gegen die Zugbehandlung zu geben. Denn auch die Extensionsbehandlung hat, wie jede andere Behandlungsmethode, ihre ganz bestimmten Kontraindikationen, die an der Vorzüglichkeit des Verfahrens nichts ändern.

2. Anwendungsgebiet der Zugverbandbehandlung.

Nach vorstehenden Ausführungen ist der Zugverband das Verfahren der Wahl bei allen Knochenbrüchen mit dauernder und erheblicher Verschiebungs-, besonders Verkürzungstendenz, sofern nicht bei Frakturen der unteren Extremität vitale Gründe gegen eine liegende Behandlung sprechen. Die Vorzüge des Verfahrens sind so einleuchtend, daß man versucht ist, die Anwendung starrer Hülsenverbände für die Behandlung von Schaftfrakturen mit starker Verkürzungstendenz als Mißgriff zu bezeichnen. Der Extensionsbehandlung gehören deshalb vor allem die Ober- und Unterschenkeldiaphysenbrüche, soweit es sich nicht um alte Leute mit Neigung zu hypostatischer Pneumonie handelt, oder um breit verzahnte Unterschenkelfrakturen ohne Verschiebungstendenz im Sinne der Verkürzung. Von den Brüchen des Humerus werden alle Kontinuitätsfrakturen des oberen Endes, des Schaftes und des unteren Endes ebenfalls am besten mit Extensionsverbänden versorgt, sofern nicht rein subperiostale Brüche oder solche vorliegen, bei denen nur operativ eine befriedigende Fragmentstellung erzielt werden kann. Von den Vorderarmbrüchen müssen diejenigen mit Zugverbänden behandelt werden, die im Kontentivverband größere Neigung zu winkliger Knickung zeigen, was häufig bei Brüchen im oberen Drittel der Fall ist. Diese Tendenz zu Flexionsknickung könnte nur durch Gipsverbandbehandlung in Streckstellung des Ellenbogengelenks wirksam bekämpft werden, wovon wegen der Versteifungsgefahr mit Nachdruck abzuraten ist.

Die Besprechung der Nachteile der Extensionsbehandlung hat uns eine Anzahl G e g e n a n z e i g e n kennengelehrt. Unruhige Patienten, auch unverständige Kinder können oft nicht mit Zugverbänden behandelt werden; hier treten die starren Verbände oder die Schienenverbände in ihr Recht. Bei Kindern braucht man sich zudem vor der Anwendung von Kontentivverbänden nicht so sehr zu scheuen, weil längere Feststellung den kindlichen Gelenken gewöhnlich keinen Schaden bringt. Immerhin macht die Beseitigung versteifter Gelenke nach Fixation im Gipsverband auch bei Kindern gelegentlich große Mühe.

Auch stark infizierte, offene Frakturen können oft nicht im Zugverband behandelt werden, weil die Bekämpfung der Eiterung vollständigere Immobilisierung, d. h. Ausschaltung jeder mechanischen Schädigung erfordert. Ferner zwingen verzögerte und ausbleibende Frakturheilung gelegentlich, den Zugverband durch einen starren Verband zu ersetzen.

3. Die Technik der Zugverbände.

a) Angriff der Zugkräfte (Extension).

Der Konstanzer Arzt S a u t e r, der als erster die Semiflexion mit der Zugbehandlung verband, ließ das Zuggewicht am unteren Ende zweier seitlich anbandagierter Oberschenkelschienen angreifen, bei mäßiger Flexionsstellung des Kniegelenks, wie überlieferte Abbildungen zeigen. Bei der Äquilibrialmethode von Moj'sisovics griff die Zugkraft bzw. die Suspensionskraft mittels Schiene und Tuchschlinge (Abb. 262), bei der Balancier- oder Hebelschwebe von M i d d e l d o r p f mittels gepolsterter Blechrinne an der Wadenfläche des Unterschenkels an (Abb. 263). L o r i n s e r legte als erster einen eigentlichen Adhäsionszug in der Längsrichtung des Oberschenkels an; der Oberschenkel wurde mit Binden eingewickelt und in eine mit Roßhaar gefütterte, mit Leder überzogene Schnürbinde einbandagiert, die Extensionsschnüre am unteren Ende der Schnürbinde in besonderen Ringen festgeknüpft. Über die Schnürbinde kam zur Verstärkung noch ein Schienenverband. Kontraextension mittels beiderseitiger Schenkelriemen und Lagerung auf ein doppelt geneigtes Polsterkissen vervollständigten die Zugvorrichtung. Wir bilden diesen L o r i n s e r schen Zugverband, der als Vorläufer der modernen Semiflexions-Zugbehandlung zu gelten hat, in Abb. 264 ab.

Die Anregung der Amerikaner G u r d o n B u c k und C r o s b y, zur Behandlung von Oberschenkelbrüchen die Zugkraft angehängter Gewichte durch Vermittlung von Heftpflasterstreifen auf die Haut zu übertragen, ermöglichte die Verteilung des Extensionszuges auf ausgedehntere Hautpartien, indem man die Heftpflasterstreifen weit über die Frakturstelle hinauf bis an die Basis der verletzten Extremität gehen ließ.

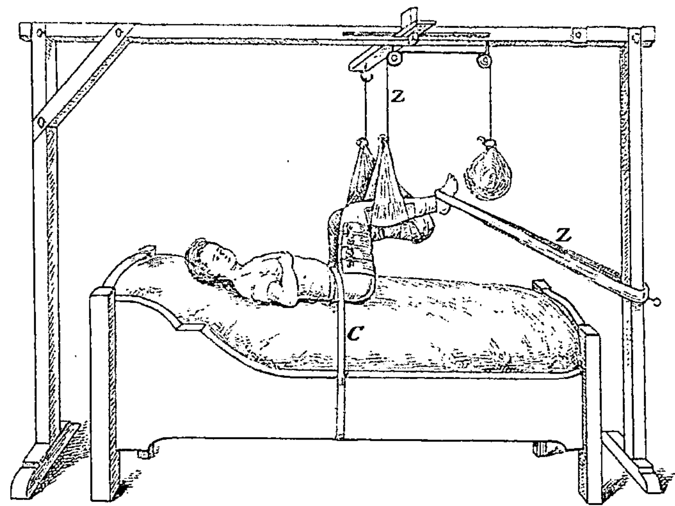

Abb. 262. Äquilibrialschwebe nach Mojsisovics (nach Henschen).

Durch Haut, Faszien, intermuskuläre Septen und Muskeln, also durch den ganzen, den Knochen umgebenden Weichteilzylinder wird dann der Längszug auf die Fragmente übertragen. Man trifft oft die irrtümliche Auffassung, daß die Heftpflasterzüge nur bis zur Frakturstelle reichen und nicht auf das

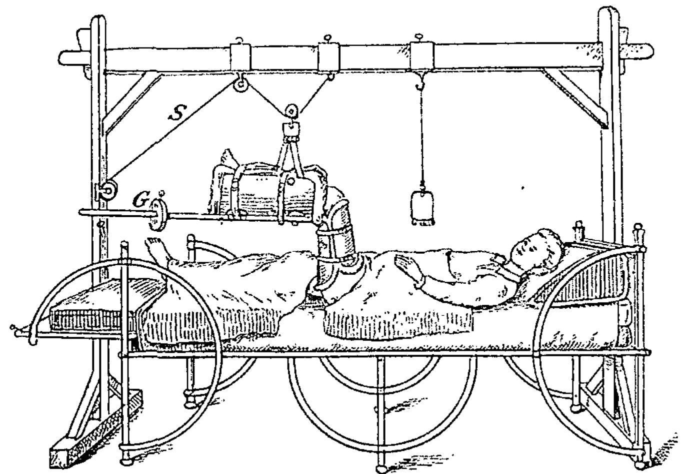

Abb. 263. Balancier- oder Hebelschwebe nach Middeldorpf (nach Henschen).

Gebiet des proximalen Fragments übergreifen dürften, wenn sie genügend auf das distale Fragment wirken sollen, und daß bei Einbeziehung des proximalen Fragments wirksame Kraft für die Extension des distalen verloren gehe. Diese Auffassung trifft nicht zu. Erstens ist zu bedenken, daß bei erheblicher Zer-

reißung der Weichteile im Frakturquerschnitt die erwünschte Einwirkung auf
das zentrale Fragment nur durch Vermittlung von Periost, Muskeln und Faszien
ungenügend ist. Lassen wir aber die Extensionszüge auf den Bezirk des oberen
Fragments übergreifen, so wird
schon durch den konzentrischen
Druck, der mit der Längsdehnung
der Weichteile verbunden ist, auch
das obere Fragment redressiert.
Ist die Weichteilzerreißung nur
unbedeutend, so ist der reponie-
rende Einfluß, den der Zugverband
vom distalen Gliedabschnitt her
durch Vermittlung der Haut, Muskeln, Faszien und unter Umständen
auch des Periosts auf das proximale
Fragment ausübt, schon erheblicher.
Reicht der Zugverband jedoch über
die Frakturstelle hinaus, so wird
ein Teil des Zuges durch Haut,
Faszien und Muskulatur in wirk-

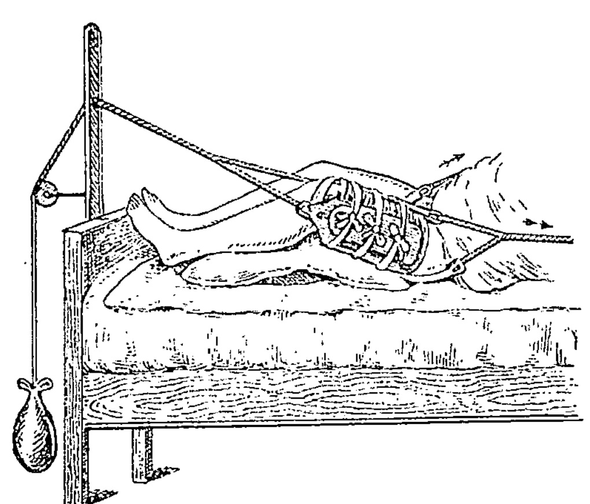

Abb. 264.   Lorinsers Zugverband (nach
Henschen).

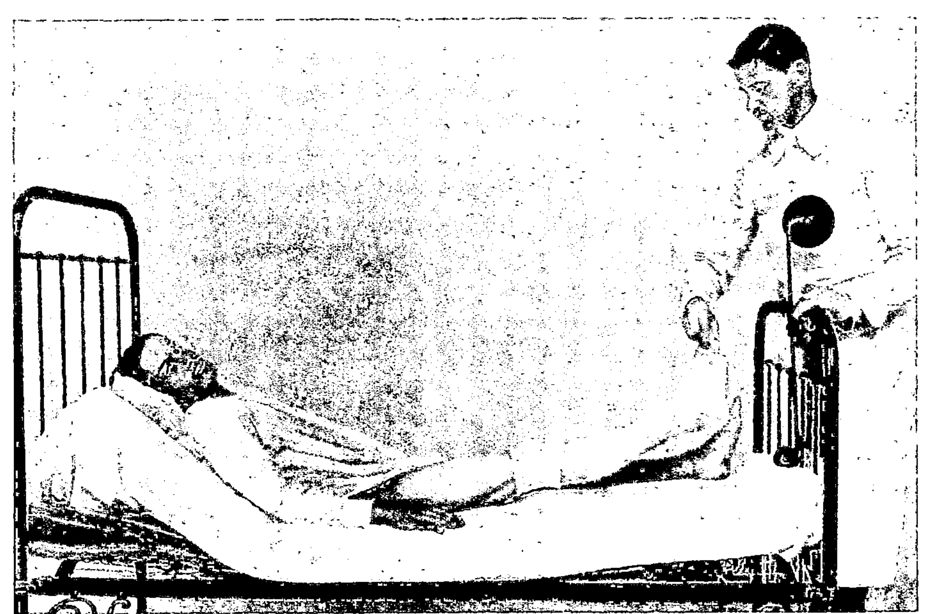

Abb. 265.   Polsterung zum Extensionsverband für die untere Extremität. Die Polsterung
beschränkt sich auf das Knie und auf den Fuß bis handbreit oberhalb der Knöchel.

samer Weise direkt auf das obere Fragment übertragen und zu dessen achsengerechter Einstellung verwendet. Allerdings wird ein Teil der Extensionskraft auf die Weise durch die Dehnung des proximalen Anteils des
Weichteilzylinders verbraucht, doch ist die Dehnung des Weichteilzylinders

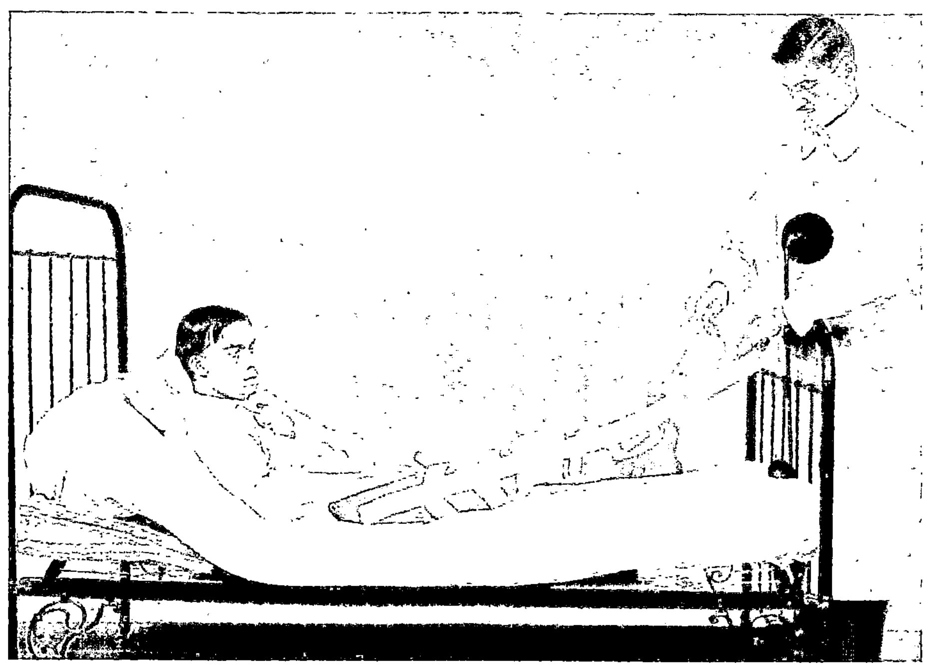

Abb. 266. Anlegen der längs und zirkulär verlaufenden Heftpflasterstreifen.

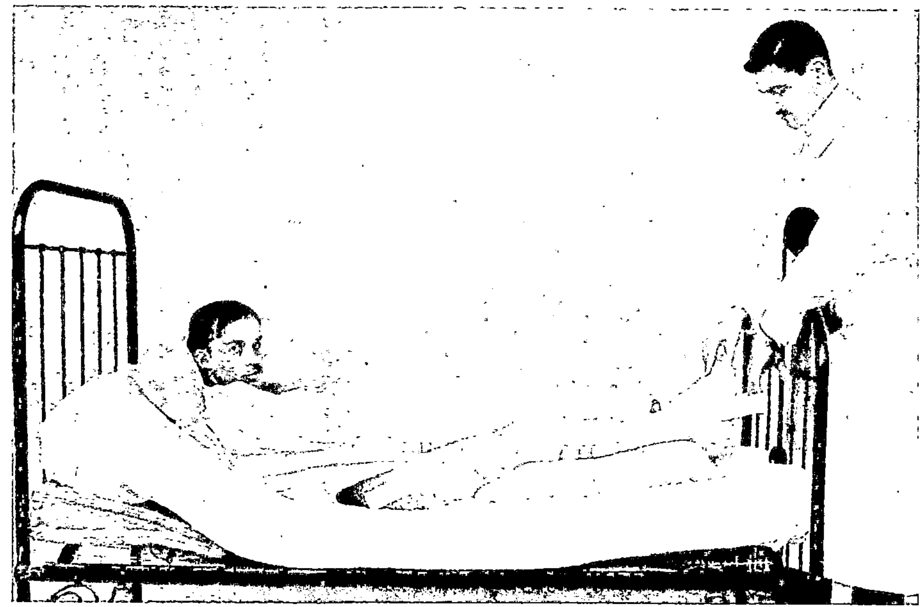

Abb. 267. Einwickeln des Heftpflastersystems mit feuchter Gazebinde. Achsengerechte
Haltung des Spreizbrettes.

ja gerade unerläßliche Voraussetzung für einen wirksamen Ausgleich der Längendislokation, ganz abgesehen davon, daß in Semiflexionslage die erforderlichen
Zugkräfte so gering sind, daß für die Extension des distalen Gliedabschnittes
und damit für den Ausgleich der Verkürzung noch genügend Kraft zur Verfügung steht. Die Heftpflasterstreifen sollen deshalb soweit über
die Frakturstelle nach oben geführt werden, daß sie in das Ansatzgebiet der Muskeln reichen, die einen Einfluß auf das distale
Fragment haben, bei Oberschenkelbrüchen somit bis in das Niveau des
Trochanter major bzw. des vorderen oberen Darmbeinstachels. Auf diese Weise

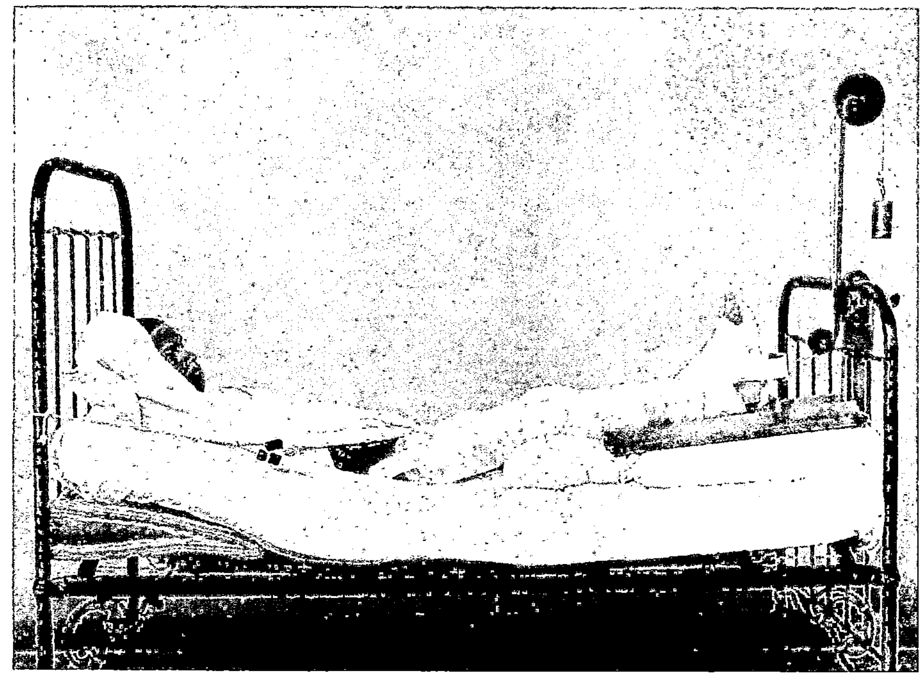

Abb. 268. Fertige Extension; leichte Flexion des Hüft- und Kniegelenks; Lagerung
der Unterschenkelschiene auf dem Gleitbrett; Kontraextension mittels gepolstertem
Dammschlauch.

wird der Gewichtszug zudem auf eine größere Hautfläche verteilt, so daß es
weniger leicht zu Druckschädigungen kommt.

Die Haut des zu extendierenden Gliedes wird zunächst sauber rasiert,
um das unangenehme Zerren an den Haaren sowie die Entstehung von Follikelentzündungen zu verhüten. Dann wird die Haut mit Äther oder Benzin entfettet und das Heftpflaster ohne Faltenbildung und ohne Ausübung
eines stärkeren Zuges glatt auf die Haut geklebt. Für die Längszüge
benützt man Heftpflaster von 5—6 cm Breite, und zwar am besten zugfestes
Segeltuchheftpflaster. Am empfehlenswertesten sind Zinkheftpflaster,
Collemplastrum Zinci, (chemische Fabrik Helfenberg) die sogenannten Leukoplaste (Beiersdorf) oder Bonnaplaste (Sauter-Genf). Ein zu
Extensionszwecken brauchbares Heftpflaster muß gut kleben und darf

die Haut nicht reizen. Diesen Bedingungen entsprechen die erwähnten käuflichen Heftpflaster. Für den Sommerbedarf werden von den Fabriken Heftpflaster mit weniger weicher Klebmasse geliefert als für den Winterbedarf.

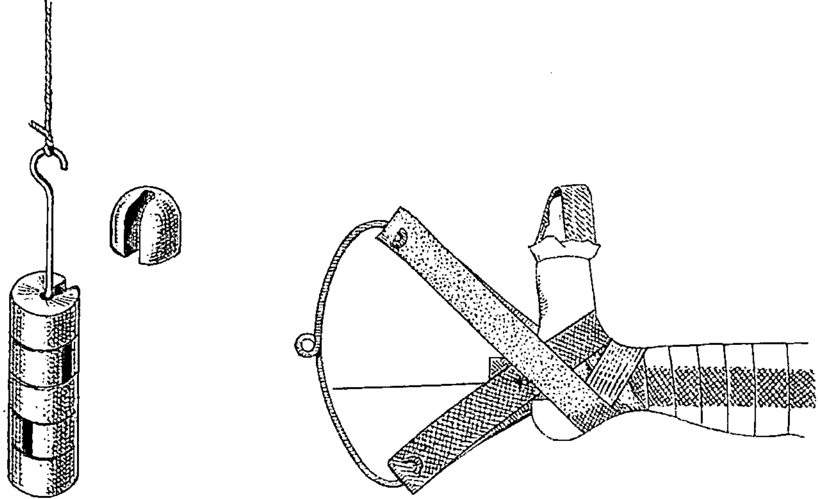

Abb. 269. Gewichtssatz zur Extension.

Abb. 270. Rückerscher Stiefelzug für den Fuß; Führung der Heftpflasterstreifen.

Das Anlegen eines Heftpflasterzuges an der unteren Extremität wird durch die Abb. 265—268 erläutert. Zunächst wird die rasierte Haut über Knochenvorsprüngen und über exponierten Sehnen mit Watte ausreichend

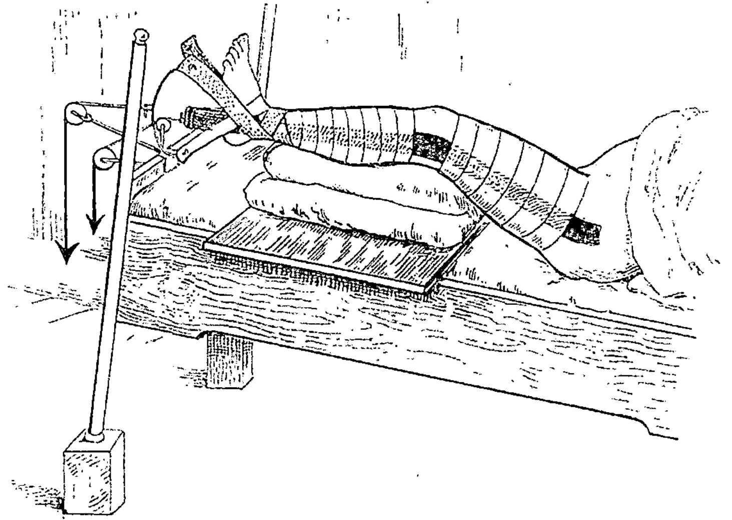

Abb. 271. Extension mit Längszug verstärkt durch Rückerschen Stiefelzug.

gepolstert und dieses Wattepolster mit wenigen Gazebindentouren festgewickelt (Abb. 265). Dann legt man, an der Basis des Oberschenkels beginnend, der medialen Fläche des Ober- und Unterschenkels entlang einen Längszugstreifen

an, der 5—10 cm von der Fußsohle entfernt in Steigbügelform über ein kleines
Spreizbrett geleitet wird, dessen Breite der Breite des Heftpflasters, dessen
Länge ungefähr dem bimalleolären Durchmesser entspricht. Nun wird der
Heftpflasterstreifen an der Außenseite des Gliedes bis zur Trochantergegend

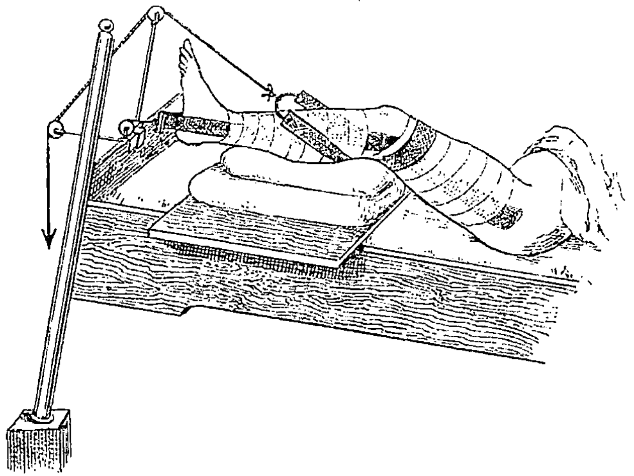

Abb. 272. Kniegelenkszug nach Grune.

emporgeführt und der Haut in ganzer Ausdehnung flach angedrückt (Abb. 266).
Zu diesen Längszügen verwendet man zugstarke 5—6 cm breite Heftpflasterstreifen aus Segeltuch. Bis zur Belastung mit dem Zuggewicht wird das Spreizbrett von einem Gehilfen so festgehalten, daß der Steigbügel möglichst in der

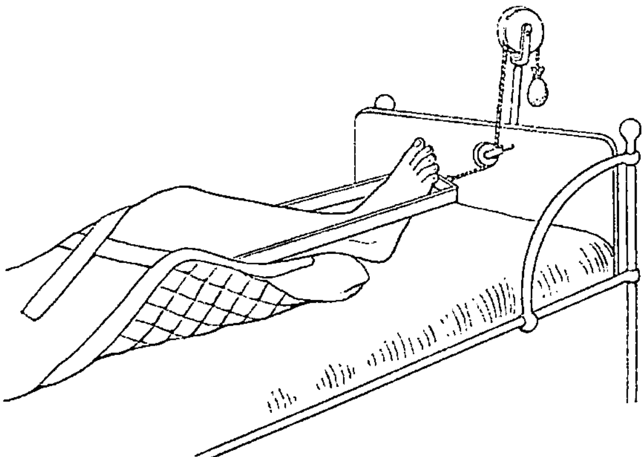

Abb. 273. Steinmann-Grunescher Heftpflasterzug.

Achse der Längsstreifen steht (Abb. 267). Es ist sorgfältig darauf zu achten,
daß die beiden, den Fuß nach unten überragenden Teile der Heftpflasterstreifen genau gleich lang ausfallen, das Fuß- oder Spreizbrett somit der
Fußsohle parallel steht. Ist das nicht der Fall, so wirkt der Zug ungleich-
mäßig und es kommt rasch zu ungleichmäßigem Abgleiten der Längsstreifen
nach der Zugrichtung hin.

Zur besseren Befestigung des Hauptzuges, den man als Achsenzug bezeichnen kann, werden nun in Abständen von 2—5 cm eine Reihe von zirkulären und schrägen Heftpflastertouren angelegt, wobei jeder stärkere Zug, der zu einem Einschneiden des Heftpflasters führen würde, strengstens zu vermeiden ist. Zu diesen Schräg- und Zirkulärtouren verwendet man 2—4 cm breite gewöhnliche Heftpflasterstreifen, mit Ausnahme des Oberschenkels, wo das breite Längszugpflaster auch für diese Touren Verwendung finden kann (Abb. 266). Es empfiehlt sich, die einzelnen Schrauben- und zirkulären Touren nicht aus fortlaufenden Heftpflasterstücken anzulegen; vorsichtiger ist es, nach Bekleben des halben Gliedumfanges die Heftpflasterstreifen zu unterbrechen, weil sich zirkuläre Einschnürungen auf diese Weise besser vermeiden lassen. Ferner ist zu berücksichtigen, daß mit der Zeit das ganze Heftpflastersystem sich unter der Wirkung des Längszuges peripheriewärts verschieben kann. Man darf deshalb Zirkulärtouren nicht allzu nahe an Stellen anlegen, wo der Umfang des Gliedes zunimmt, weil sonst der distalwärts verschobene nächste Zirkulärstreifen sukzessive in die Haut und

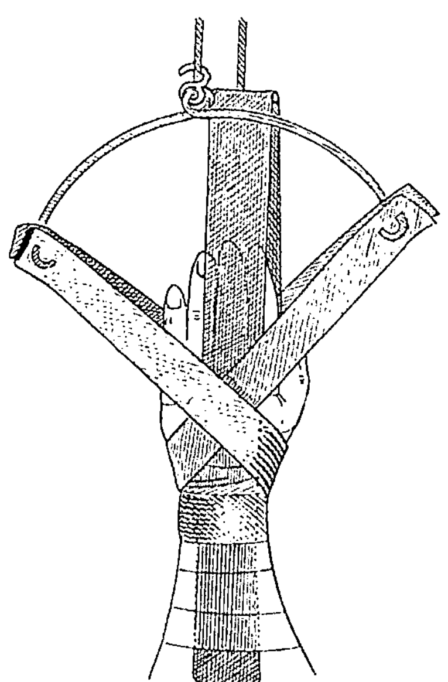

Abb. 274 a. Kombinierter Verstärkungszug am Handgelenk nach Grune.

Unterhaut einschneidet. Deshalb soll besonders über der Achillessehne keine Zirkulärtour angelegt und auch die Gelenke sollen freigelassen werden. Bardenheuer empfiehlt, die Zirkulärtouren dachziegelförmig anzulegen, so daß sich die Streifen zum Teil decken. Um die Hautausdünstung nicht allzu sehr zu beeinträchtigen, verwendet er zu diesen zirkulären Touren perforiertes, „mildes" Kautschukheftpflaster (Emplastrum mite). Einfacher ist es, die Zirkulärstreifen in Abständen anzulegen, da die Verbindung mit der Haut auch so eine ausreichende wird. Das ganze System der Heftpflasterstreifen wird mit einer

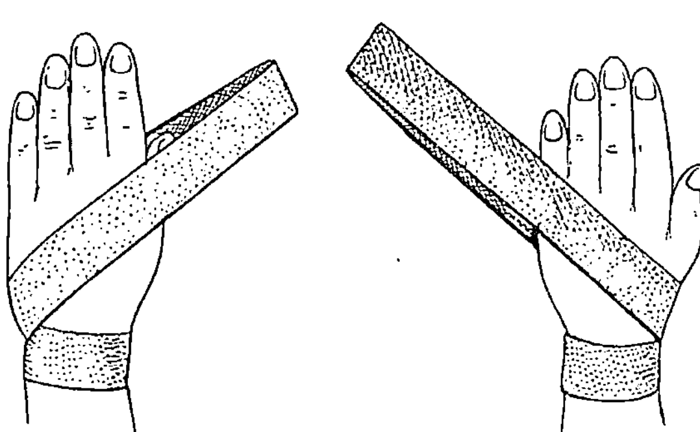

Abb. 274 b. Streifenführung zum Gruneschen Handgelenkszug.

in Wasser durchtränkten, gehörig ausgedrückten Gazebinde festgewickelt (Abb. 267). Da sich die Binde beim Trocknen zusammenzieht, werden die Heftpflasterstreifen fest gegen die Haut gepreßt, und zugleich bildet die Gazewicklung einen Schutz gegen das Aufkrempeln der Streifenränder. Die Haftung und Haltbarkeit der Zugverbände wird auf diese Weise nicht unerheblich gesteigert. An einzelnen Spitalabteilungen ist es auch üblich, zur Steigerung der Haltbarkeit über die Heftpflasterstreifen einen dünnen Stärkekleisterverband anzulegen, was jedoch unnötig ist. Die auf solche Weise mit einem adhäsiven Heftpflastersystem versehene Extremität wird nun in eine gepolsterte Volkmannsche Schiene aus Blech oder Pappe gelegt und durch einige Gazebindentouren fixiert. Die Schiene kommt auf ein Gleitbrett, das man zur Erzielung leichter Flexion auf Spreuerkissen lagert (Abb. 268). Zur Anbringung des Zuges wird über dem in der Mitte durchbohrten Spreizbrett der Heftpflasterstreifen durchlöchert, eine starke gedrehte Extensionsschnur durchgezogen, zentral vom Spreizbrett mit einem Knoten versehen, der nicht durch das Bohrloch schlüpfen kann, die Schnur am Bettende über eine Rolle geleitet und mit dem Gewicht belastet. Als Zuggewichte dienen eigens konstruierte käufliche Gewichtssätze, die beliebige Dosierung des Zuges gestatten (Abb. 269), einzelne Bleigewichte (Abb. 268) oder Leinwandsäcke, die bis zu der gewünschten Belastung mit Steinen, Sand, Schrot und Bleikugeln oder mit gewöhnlichen Gewichten gefüllt werden. (Vgl. Abb. 275.) Man kann sich auch Schrot oder Blei zu 1—2 Pfund in Stoff einnähen und dann diese Gewichtseinheiten in die Leinwandsäcke einlegen.

Bis das Heftpflaster ordentlich festgeklebt ist, d. h. für die ersten 2 Stunden,

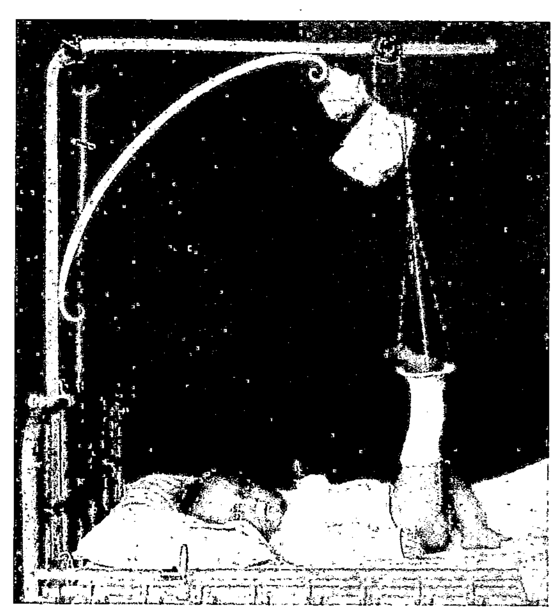

Abb. 275. Extension mit Trikotschlauch und eingenähtem Drahtring.

soll die Belastung nur 1—2 kg betragen und dann erst allmählich zu der gewünschten Höhe gesteigert werden, soweit nicht die Aufrechterhaltung guter Fragmentstellung von Anfang an größere Belastung erfordert. Um die Wirkung dieses einfachen, längs verlaufenden schlingenförmigen Heftpflasterzuges mit queren und schrägen Hilfstouren zu steigern, wurden besondere Hilfszüge angegeben, die im Bereich des Hand-, Fuß- und Kniegelenks angreifen. Rücker, ein Schüler Bardenheuers, hat zur Verstärkung der Zugwirkung bei Unterschenkelfrakturen den sog. Stiefelzug beschrieben, dessen Anlage aus Abb. 270 und 271 hervorgeht. Es handelt sich um zwei in Achtertourenform angelegte Heftpflasterstreifen, deren Kreuzungspunkte diametral gegenüberliegen, der eine auf der Achillessehne, der andere auf der Vorderseite des Fußgelenks. Dieser Stiefelzug findet seine Anwendung gleichzeitig mit dem gewöhnlichen Längszug.

Zur Verstärkung des korrigierenden Längszuges bei Oberschenkelfrakturen empfiehlt ein anderer Schüler Bardenheuers, Grune, den sog. Kniegelenkszug. Wie Abb. 272 zeigt, handelt es sich hier wieder um einen in Achterform angelegten Heftpflasterstreifen, der über entsprechendem Polster auf die Quadrizepssehne im Bereich des Recessus subquadricipitalis aufgelegt, nach der Kniekehle geführt, dort gekreuzt und zu beiden Seiten des oberen Unterschenkeldrittels nach vorne geleitet wird; die Enden des Streifens werden durch einen Extensionsbügel verbunden, wie Abb. 272 darstellt.

Steinmann hat diesen Kniezug in der Weise modifiziert, daß er zwei Streifen, an der Vorder-Seitenfläche des Oberschenkels oberhalb des Knies beginnend, schraubenförmig um die Kniekehle herum nach der entgegengesetzten Seitenfläche des Unterschenkels führt (Abb. 273). Zur Verstärkung des Längszuges bei der Extensionsbehandlung gewisser Oberarmfrakturen hat Grune einen kombinierten Handgelenkzug angegeben. Das Prinzip des Rückerschen Stiefelzuges ist einfach auf die Handgelenkgegend

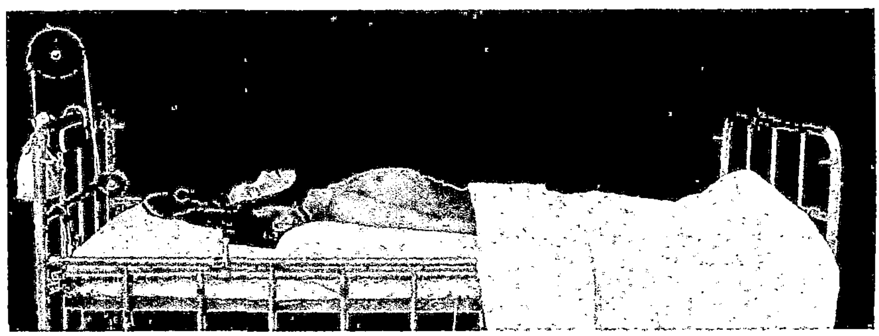

Abb. 276. Extension mit der Glissonschen Schlinge.

übertragen. Die Kreuzungsstellen der beiden Achtertouren kommen auf die ulnare und radiale Kante des Vorderarmes dicht oberhalb des Handgelenks (Abb. 274a und b). Die Rückerschen und Gruneschen Züge werden nicht, wie die gewöhnlichen Heftpflasterzüge, direkt auf die Haut geklebt, sondern aus doppelten Heftpflasterstreifen hergestellt, deren Klebeseiten aufeinandergeklebt sind. Auch kommen die Achtertouren nicht direkt auf die Haut zu liegen, sondern werden mit Mullkompressen unterpolstert. Gleichwohl tragen diese Achtertourzüge, die übrigens auf die Hennequinsche Anordnung des Kraftangriffes zurückzuführen sind, die Gefahr erheblicher Druckschädigungen in sich, da die Achterschleife große Neigung zum Einschneiden hat. Die Steinmannsche Abänderung des Kniezuges vermindert diese Gefahr erheblich, doch zeigen auch direkt belastete Schraubenzüge eine vermehrte Tendenz zum Einschneiden in die Haut. Die Gruneschen und Rückerschen Züge sind bei der Extension in entspannender Beugestellung meist entbehrlich; sie verdanken ihre Empfehlung dem Bestreben, die großen Bardenheuerschen Gewichtsbelastungen zu reduzieren, und doch genügende Zugwirkung zu erzielen. Auch sollen sie die Anwendung der Nagelextension einschränken helfen. Ich habe diese verschiedenen Verstärkungszüge geschildert, weil sie, vorübergehend ange-

wendet, in Fällen mit hochgradiger Retraktion, so bei nicht ganz frischen
Frakturen, wertvolle Dienste leisten können. Die Abkürzung der Anwendungs-
zeit vermindert die Gefahr der Druckschädigung bedeutend. Die Anwendung
der beschriebenen Verstärkungszüge kann deshalb vor allem zum Ausgleich
der Verkürzung während operativer Koaptation der Fragmente, oder während
des Anlegens eines Extensionsgipsverbandes empfohlen werden.

Das Anbringen von Seitenzügen und Rotationszügen wird im Kapitel
über die Bardenheuersche Extensionsmethodik genauer beschrieben.

In gleicher Weise wie beim Rückerschen Stiefelzug kann über einem
guten, den Fuß von den Zehen bis handbreit über die Knöchel einhüllenden
Wattepolster mittels Stoffbinden, die an den Kreuzungsstellen flach vernäht
werden, eine zweckmäßige Zugübertragung erzielt werden. Mit Vorteil verlegt

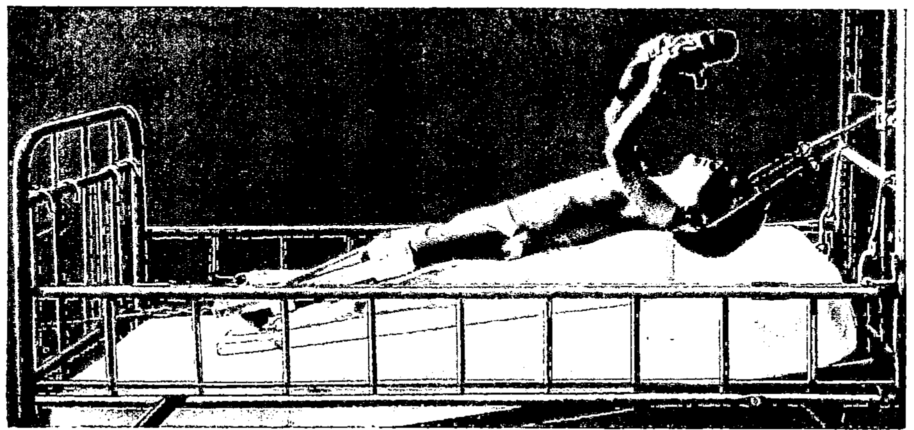

Abb. 277. Extension mit der okzipito-frontalen Schlinge nach Guye.

man dabei die Kreuzungsstelle der Bindenstreifen seitlich unterhalb die Knöchel;
die beiden Enden jedes Bindenstreifens werden dann unter sich verknüpft,
und in die entstehenden Schlaufen kann direkt der Extensionsbügel aus Holz
oder starkem Draht eingelegt werden. (Vgl. Abb. 248.)

In neuerer Zeit werden Zugverbände auch hergestellt, indem man Trikot-
schläuche oder 6—10 cm breite Binden von rauhem Woll- oder Baumwollstoff
mittels Mastisol, Mastisolersatz [1]) oder Heusnerscher Klebemasse [2]) an der
rasierten Haut der gebrochenen Extremität festklebt.

Arnd empfiehlt als Klebemasse Zinkleim, der ebenso wie die Heusnersche
Klebemasse reizlos, aber etwas teurer ist.

Die Technik dieser Verbände ist einfach. Auf die rasierte, entfettete
und gut getrocknete Haut werden Mastisol, Mastisolersatz oder Zinkleim mittels

---

[1]) Dammarharz 60,0
   Benzol   100,0

[2]) Terebint. venet. 50,0
   Spiritus   100,0
   (Es darf nur frischer, reinster Terpentin verwendet
   werden.)

eines Pinsels aufgestrichen, während die Heusnersche Mischung durch einen Zerstäuber aufgetragen werden kann. Über die mit der Klebemasse versehene Haut wird ein knappsitzender Trikotschlauch gerollt oder gezogen, so daß er die Fußspitze oder die Fingerspitzen noch etwas überragt. Dann schneidet man in der vorderen und hinteren Mittellinie den Trikotschlauch bis oberhalb des Fußgelenks bzw. bis oberhalb des Handgelenks auf, faltet oder dreht die so entstehenden seitlichen Zipfel des Trikotstoffes zusammen und verknüpft sie direkt mit den Extensionsschnüren, die durch ein Spreizbrett auseinandergehalten, weiter weg verknüpft und über eine Rolle geleitet werden (s. Abb. 317). Auch kann man beide Stoffzipfel durch einen Extensionsbügel verbinden, an dem die Gewichtsschnur angebracht wird.

An Stelle von Trikotschläuchen kann man auch sog. Köper- oder Flanellbinden verwenden, die mittels der Klebemasse festgeklebt, durch zirkuläre Touren gleicher Binden oder einfacher Gazebinden angewickelt und im übrigen gleich behandelt werden, wie die längsverlaufenden Heftpflasterstreifen.

Eine zweckmäßige Modifikation der Trikotschlauchverbände, die bei empfindlicher Haut und größerer Behandlung im Bereich der Achillessehne und des Fußgelenks gern zu Druckschädigung führen, bildet das Einnähen von großen, über die Extremität zu stülpenden Drahtringen an ihrem unteren Ende, wobei die gewichttragenden Schnüre seitlich an den Ringen angeknüpft werden. Die extendierte Extremität ist dann, wie die Abb. 275 zeigt, im Bereich des Fußgelenks allseitig frei und keinerlei Druck ausgesetzt. Diese Abänderung nach Ramser hat sich uns bei Kindern sehr bewährt.

Eine weitere Art, die Zugkraft angreifen zu lassen, liegt in der Verwendung von gepolsterten Ledermanschetten, die vom Bandagisten hergestellt werden und über das leicht mit Watte gepolsterte Fuß- oder Handgelenk geschnallt werden. Um an der unteren Extremität die größere Zugkraft zu verteilen, legt man auch oberhalb des Kniegelenks eine Ledermanschette an; beide Manschetten werden dann durch seitliche Längsriemen verbunden, in deren Fortsetzung die Zugkraft durch Vermittlung eines Spreizbügels angreift.

Für das Angreifen von Zug oder Gegenzug am Kopf bedient man sich der sog. Glissonschen Schlinge, die aus einer an Kinn und Hinterhaupt angreifenden Ledermanschette mit zwei gegenüberliegenden Seitenriemen besteht; an den Enden dieser Riemen sind Ringe angebracht, an denen beiderseitig der Extensionsbügel angreift (Abb. 276). Auch durch einen von der Stirn zum Hinterhaupt verlaufenden Riemen nach den Angaben von Guye kann man genügenden Halt für einen Extensionszug am Kopf gewinnen, wenn der Kopf frei schwebend in reklinierte Lage gebracht wird. Die Übertragung des Zuges geschieht ebenfalls durch zwei seitlich angebrachte Längsriemen (Abb. 277). Diese Anordnung nach Guye hat den Vorteil, die Öffnung des Mundes in keiner Weise zu hindern, so daß während der Mahlzeiten die Gewichte nicht abgehängt zu werden brauchen. Ferner fällt bei Extensionen, die während mehrerer Monate oder Jahre einwirken müssen — wie bei Spondylitiden — der wachstumshemmende und zu Inkongruenz der Zahnreihen führende Druck der Kinnschlinge auf den Unterkiefer weg.

Da alle diese Arten der Zugübertragung nicht genügen um eine ausreichende Extensionswirkung zu erzielen, wenn es sich um veraltete Knochenbrüche oder um besondere Formen mit ungewöhnlich starker Verkürzung und Retraktion handelt, da ferner bei gleichzeitigen ausgedehnten Verletzungen der Haut, oder bei schwer infizierten Frakturen, die zu multiplen Inzisionen Anlaß gaben, die Angriffsfläche für adhäsive Züge fehlen kann, ist man gelegentlich genötigt, nach dem Vorschlage von Codivilla und Steinmann den Zug direkt am Knochen angreifen zu lassen in Form der Nagelextension. Der Knochen wird peripher von der Frakturstelle quer mittels eines Nagels durchbohrt, und der Gewichtszug direkt an den nach außen vorragenden Enden des Nagels angebracht.

Eine weitere Art des direkten Angriffs der Extension am Knochen ist durch die Verwendung des Tavelschen Bügels gegeben, der die Zugkraft in der Weise auf den Knochen überträgt, daß schräg von oben her zwei stachelförmig zugespitzte Schrauben, die in schrägen Gewinden des Bogens laufen, an gegenüberstehenden Stellen in den Knochen gebohrt werden (vgl. Abb. 338). Für die Extension am Unterschenkel dienen als Angriffsstelle die Malleolen oberhalb ihrer stärksten Auswölbung. Technik, Vor- und Nachteile dieser direkten Angriffsmethoden, die im Malgaigneschen Stachel ihren Vorläufer haben, werden in einem besonderen Kapitel besprochen.

b) Angriff der Gegenzugkräfte (Kontraextension).

Um eine gehörige Zugwirkung ausüben zu können, ist eine entsprechende Gegenkraft, allgemein Kontraextension genannt, anzubringen. Handelt es sich um Extension einer Oberschenkelfraktur bei einem schweren Patienten, so genügt oft die Reibung des Körpers auf der Unterlage als Gegenkraft. Bei stärkerer Belastung der Extension gleiten aber die Patienten, dem Längszug folgend, gegen das Bettende hin. Es empfiehlt sich deshalb, mit dem gesunden Fuß gegen einen Holzklotz oder eine kleine Kiste treten zu lassen, die man gegen die Fußlade anstellt. Auch kann man bei leichten Patienten das Bettende, nach welchem hin der Zug verläuft, durch Unterschieben von Klötzen um 10—20 cm heben; auf diese Weise wird die Kontraextensionswirkung durch Reibung des Körpers auf die Unterlage gesteigert. Die Schedesche Vertikalsuspension zur Behandlung kindlicher Oberschenkelbrüche benützt das Körpergewicht als Gegenkraft; das gleiche ist der Fall bei vertikaler oder schräger Suspensionsextension des Armes. Selbstverständlich muß dabei das Extensionsgewicht zunächst für das Gewicht der extendierten Extremität aufkommen, bevor eine distrahierende Zugwirkung einsetzt. Die Kontraextensionswirkung kann durch Festschnallen des Körpers am Bett verstärkt werden. Bei horizontaler oder leicht schräger Extension hat das Extensionsgewicht ebenfalls zunächst die Reibung des peripheren Gliedabschnittes auf der Unterlage zu überwinden, bevor die distrahierende Wirkung des Zuges eintritt. Um diese Reibung, soweit sie der Distraktion der Fragmente hinderlich ist, möglichst zu vermindern, sind Lagerungsschienen mit Rollen hergestellt worden, die wie Eisenbahnräder auf entsprechenden Schienen eines Schienenbrettes rollen. Einfacher sind Bretter mit zwei kantigen Gleitschienen (Abb. 268), auf welchen der Querbügel der Volkmannschen Schiene gleitet. Da nur der periphere Gliedabschnitt auf diese Gleitschienen gelagert wird, kommt die Reibung des proximalen Gliedabschnittes noch der Gegenextension zugute. Je hochgradiger die Elevation des extendierten Gliedes, desto größer die Gegenzugwirkung des Körpergewichtes. Bei der ambulanten Extension am rechtwinklig gebeugten Oberarm wird die Kontraextension teilweise dadurch erreicht, daß man Hand und vorderes Ende des Unterarms in eine um den Nacken gelegte Schlinge legt (Abb. 278). Für die Längsextension von stark verkürzten Unterschenkel- und Oberschenkelfrakturen genügt nun häufig die Kontraextension durch Reibung auf der Unterlage nicht. In diesen Fällen bewirkt man den Gegenzug am besten durch einen mit Watte gepolsterten Gummischlauch oder durch eine mit Watte gepolsterte und mit Gaze übernähte Schnur- oder Stoffschlinge, die nach Art eines Schenkelriemens in die Oberschenkel-Dammfalte gelegt, vorn und hinten über die Hüftgegend nach außen geleitet und oberhalb des Beckenkammes geknüpft bzw. zusammengebunden wird. Diese Schlinge wird am Kopfende des Bettes festgemacht, wie Abb. 268 zeigt. Bei der Behandlung von Frakturen des oberen Femurendes legt man mit Vorteil beiderseitig eine derartige Kontraextension an, damit die quere Beckenachse nicht schräg verschoben wird, so daß man jederzeit den Grad der Abduktion der Beine mit Sicherheit beurteilen kann. Natürlich müssen dann auch beide Beine extendiert werden.

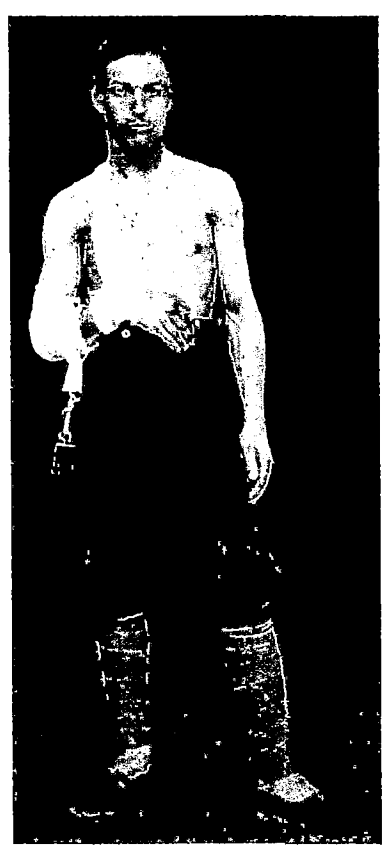

Abb. 278. Kontraextension durch Suspension des Vorderarmes in einer Nackenschlinge.

Zur Kontraextension des Oberarmes wird eine entsprechende Schlinge in die Axilla gelegt. Bezüglich der Einrichtungen für den Gegenzug bei den Extensionsapparaten von Bardenheuer und Borchgrevink sei auf die Beschreibung dieser Apparate verwiesen.

c) Extensionsbetten.

Obschon man in jedem guten Bett unter Verwendung geeigneter Hilfsapparate, wie Lagerungsschienen und Rollenträger, eine Zugbehandlung durchführen kann, empfiehlt es sich doch, für den Krankenhausbetrieb eigene Extensionsbetten anzuschaffen, die ohne große Schwierigkeiten das Anbringen aller Extensionszüge gestatten, die für die Behandlung von Frakturen der unteren und oberen Extremität in Betracht kommen. Extensionsbetten müssen in erster Linie lang genug sein, länger als die gewöhnlichen Spitalbetten. Von großer Wichtigkeit ist ferner die Konstruktion der Unterlage. Am empfehlenswertesten sind Betten mit gitterartigen Federmatratzen, auf die eine gute, nicht zu weiche Roßhaarmatratze kommt. Am Fuß- und Kopfende des Bettes finden sich die nötigen Vorrichtungen für das Anbringen der verschiedenen Rollen und Rollenkombinationen in wechselnder Höhe. Ferner gehört zu einem Extensionsbett ein abgebogener Mast oder Galgen aus Eisen, der sowohl am Kopfende als auch am Fußende des Bettes angebracht werden kann und

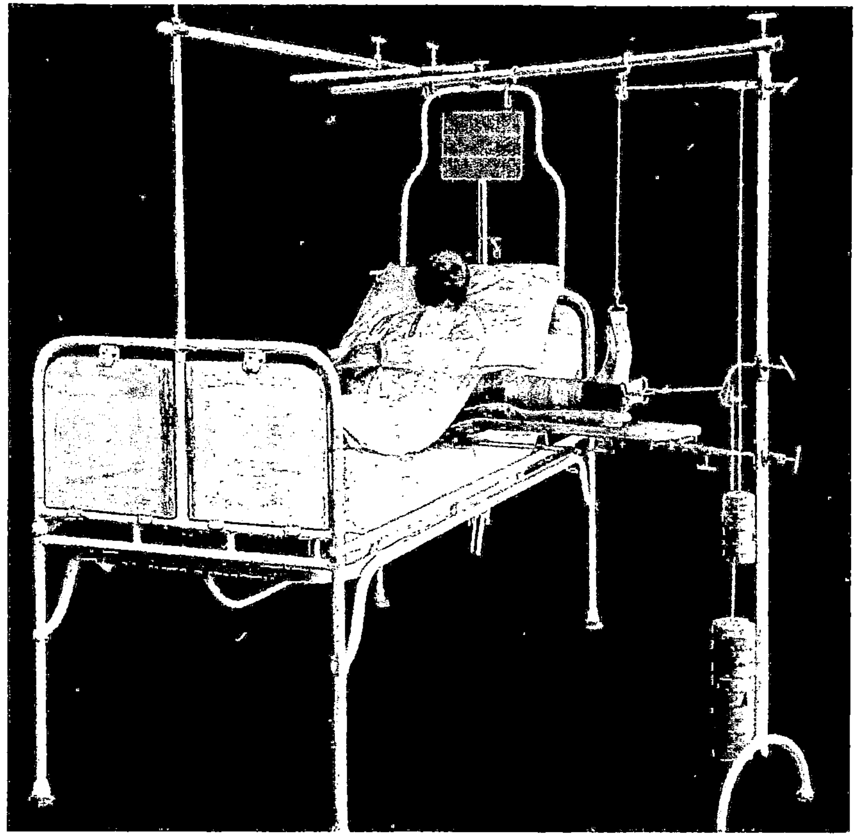

Abb. 279. Extensionsbett mit Gestell zur Extension des Beins in Abduktionsstellung. Modell van Galen*).

der Befestigung von Rollen zur Aufnahme schräger oder senkrechter Extensionszüge dient (Abb. 279 und 280). Zur Behandlung von Frakturen des oberen Femurendes in Abduktionsstellung müssen die Extensionsbetten in ihrer unteren Hälfte seitlich um etwa 50 cm verbreitert werden können. Das geschieht durch Anbringen ausziehbarer oder aufklappbarer Rahmen, auf die kleine Roßhaarkissen als Teilmatratzen gelegt werden, oder durch eigene, an das Bett heranzuschiebende Eisenständer (Abb. 279). Praktisch ist auch die Verwendung von T-förmigen Holzgestellen, wie Abb. 281 zeigt.

---

*) Fabrikant Galenuswerk, Rees a. Rhein; Lieferant M. Schärer A.-G., Bern-Berlin.

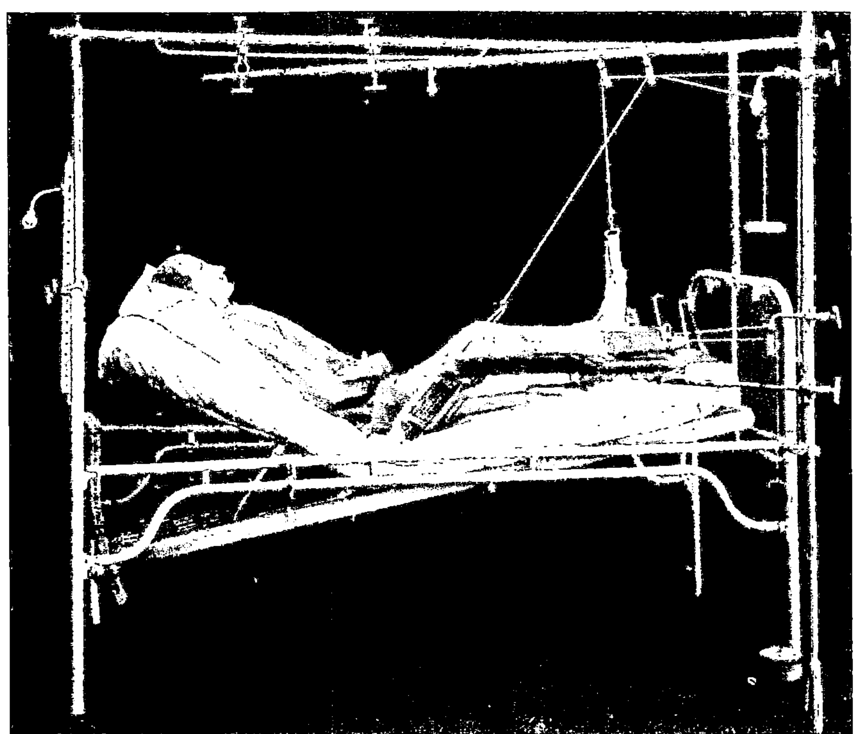

Abb. 280. Extensionsbett, Modell van Galen; Disposition für die Extension einer Oberschenkelfraktur.in Semiflexionsstellung.

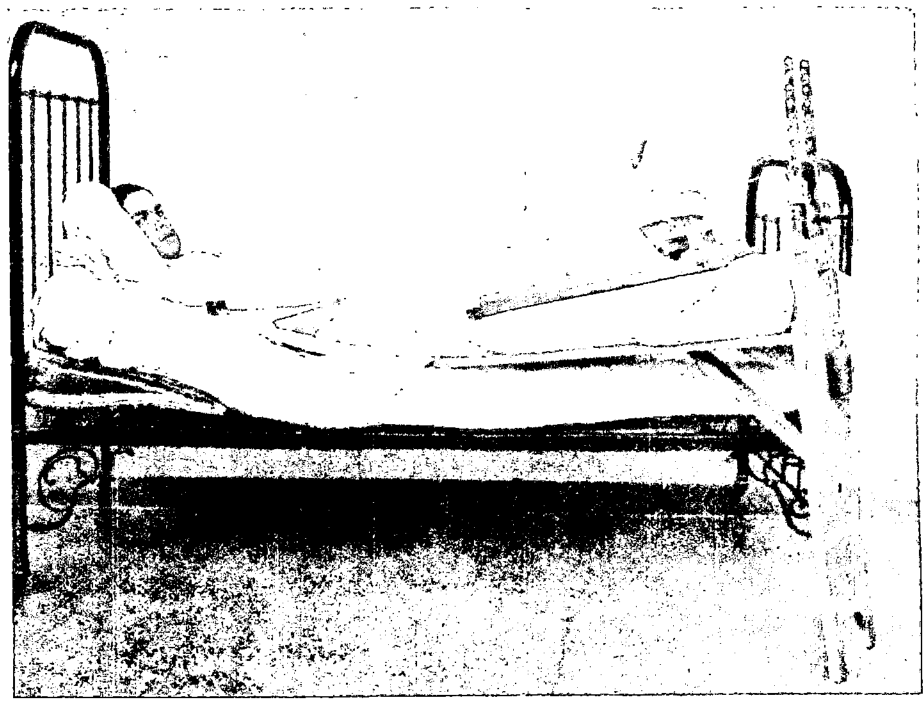

Abb. 281. Einfaches T-förmiges Holzgestell zur Extension hochsitzender Oberschenkelfrakturen in Abduktionsstellung.

Die Konstruktion eines guten Extensionsbettes geht aus Abb. 279 und 280 hervor*). Ebenso bilden wir praktische Modelle von Rollenträgern ab, die an jedem Bett angebracht werden können (Abb. 268 und 281). Um die Rollen-

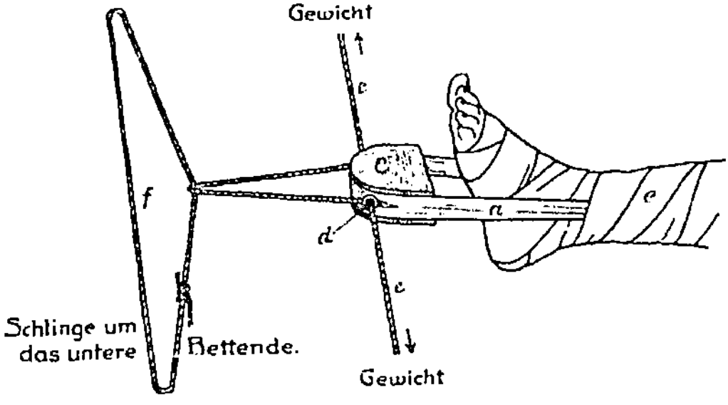

Abb. 282. Umsetzung der longitudinalen Extension in doppelseitig transversale nach Hofmann.

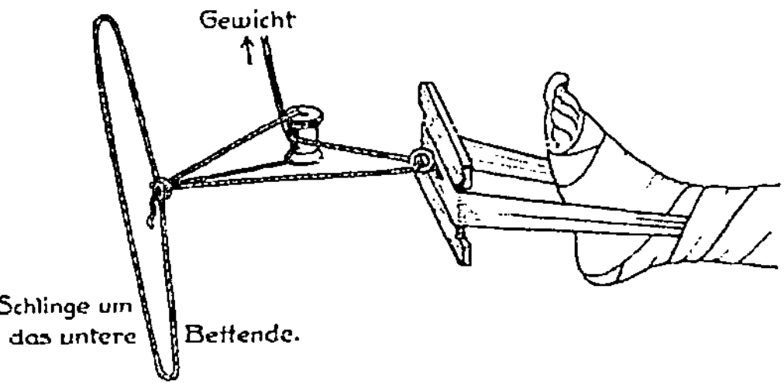

Abb. 283. Umsetzung der longitudinalen Extension in einseitig transversale nach Hofmann.

träger zu umgehen, hat Hofmann ein Verfahren beschrieben, das gestattet, Längszüge in quere Züge umzuwandeln. Das Verfahren wird durch die beiden Abb. 282 und 283 erläutert.

4. Die einzelnen Extensionsmethoden.

a) Die Extension nach Bardenheuer.

Wir verdanken Bardenheuer und seiner Schule eine sorgfältig ausgebildete Extensionstechnik, die möglichst vollständigen Ausgleich aller Dislokationen durch kombinierte Anwendung von Längszug, Seiten- und Rotations-

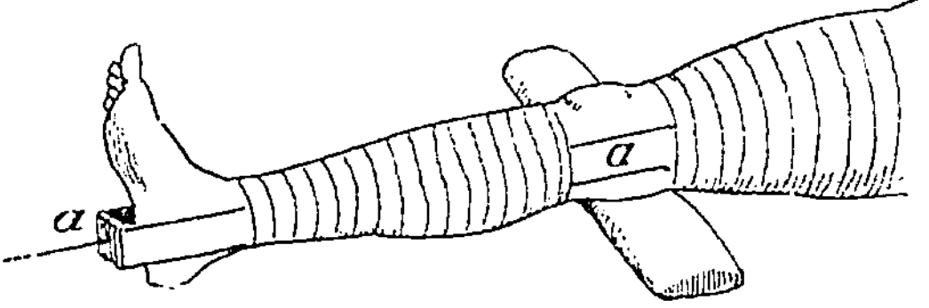

Abb. 284. Extension an der unteren Extremität nach Bardenheuer.

zügen bezweckt. Zur Anwendung gelangen ausschließlich Heftpflasterzüge. Für die Frakturen der unteren Extremität bevorzugte Bardenheuer lange Zeit Extension in Streckstellung, wenn man absieht von einer leichten Beugung

---

*) Bei der Konstruktion moderner Betten für chirurgische Spitalabteilungen wird auf die Bedürfnisse der Extensionsbehandlung Rücksicht genommen.

des Kniegelenks durch ein untergeschobenes Rollkissen (Abb. 284); dadurch sollte namentlich Überstreckung des Kniegelenks und damit Zerrung und Dehnung des Bandapparates verhütet werden. In neuerer Zeit hat Bardenheuer jedoch ebenfalls die stärkere Semiflexion eingeführt, die durch Lagerung

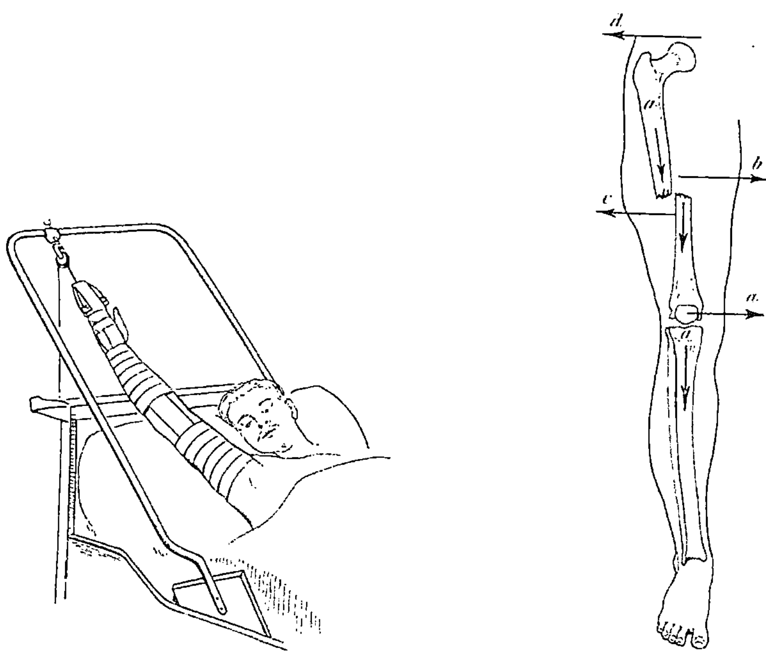

Abb. 285. Extension am elevierten Oberarm bei Klavikulafraktur, nach Bardenheuer.

Abb. 286. Darstellung der Quer- und Gegenzüge bei Oberschenkelfraktur nach Ausgleich der Längsdislokation (nach Bardenheuer-Graeßner).

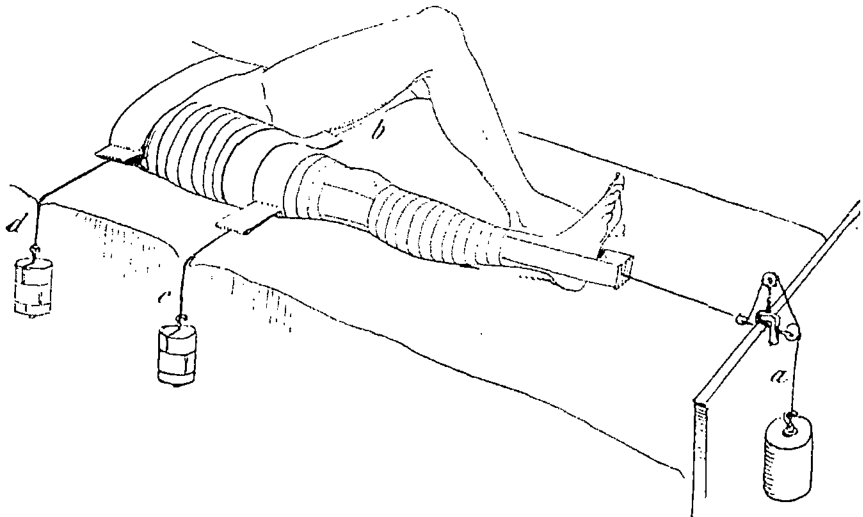

Abb. 287. Extension einer Oberschenkelfraktur durch kombinierte Quer- und Längszüge bei Verschiebung des oberen Fragmentes nach außen, des unteren Fragmentes nach innen, nach Bardenheuer. Die Fraktur liegt zwischen den Querzügen b und c.

der Extremität auf Häcksel- oder Polsterkissen bewerkstelligt wird. Zur Herabsetzung des Reibungswiderstandes werden die Lagerungskissen auf glattpolierte Gleitbretter gelegt. Trotzdem ein prinzipieller Unterschied zwischen der

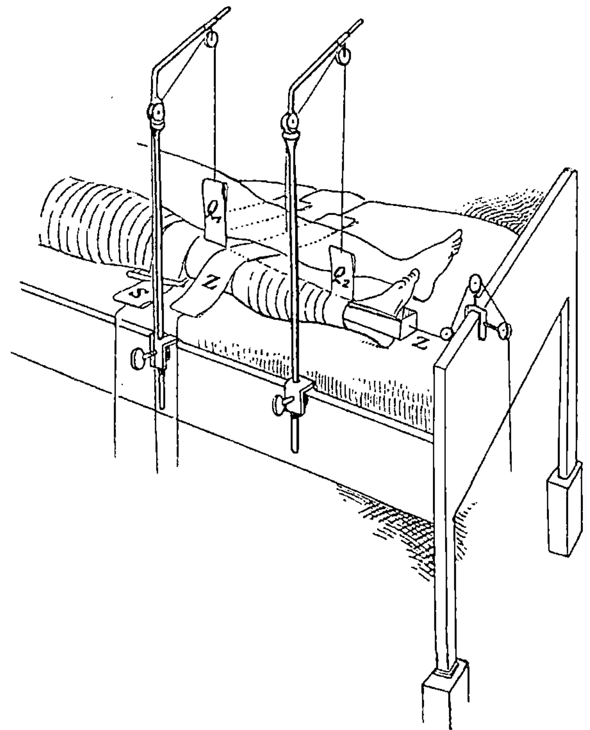

Abb. 288. Kombinierte Behandlung einer suprakondylären Femurfraktur nach Bardenheuer. Der Schlittenzug S drückt das nach vorne abgewichene obere Fragment nach hinten, der Querzug Q_1 führt das nach hinten abgewichene untere Fragment nach vorne. Der über dem Kniegelenk liegende Zug Z drückt das Knie nach hinten und dient als Gegenzug für Q_1; Querzug Q_2 bewirkt Streckung des Kniegelenks, wodurch winklige Stellung des unteren Femurfragments vermieden werden soll. Der Längszug Z sorgt für Ausgleich der Verkürzung.

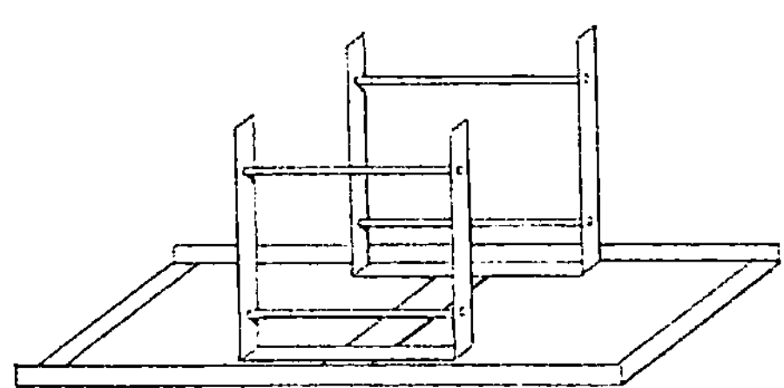
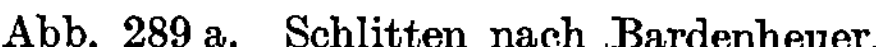
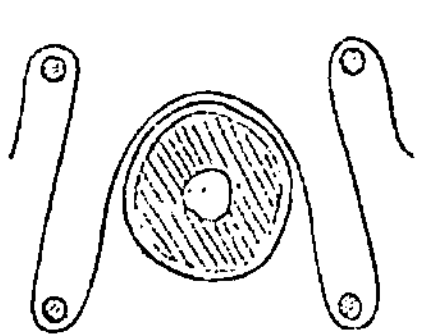

Abb. 289 a. Schlitten nach Bardenheuer.　　Abb. 289 b. Schematische Darstellung der Schlittenzugwirkung im Querschnitt.

Bardenheuerschen und neueren Extensionsmethoden hinsichtlich Beachtung des Prinzips der Semiflexion nicht mehr besteht, verdient die durchgearbeitete Technik Bardenheuers doch eine besondere Schilderung.

Von einer vollständigen Polsterung des Fußgelenks mit Watte wird nach Bardenheuerscher Vorschrift abgesehen; Tibiakante und Malleolen werden nur durch glatt zusammengelegte etwa achtfache, längliche Gazestücke geschützt. Die Heftpflaster-Längsstreifen werden durch dichtliegende, dachziegelförmig sich deckende zirkuläre Touren perforierten Heftpflasters befestigt, unter Freilassen der Gelenke (Abb. 284). An der oberen Extremität wird der Längszug an der Beuge- und Streckseite, unter Bildung einer Schlinge an den Fingerspitzen, angelegt (Abb. 285); gepolstert wird nur das Olekranon. Über

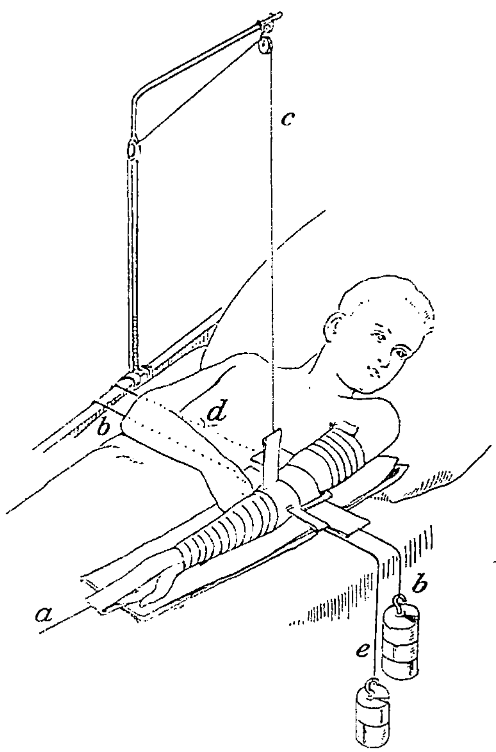

Abb. 290. Verwendung des Schlittenzuges zur Rückwärtsführung des nach vorne abgewichenen oberen Humerusfragmentes bei suprakondylärer Humerusfraktur. Dem Schlittenzug b wirkt der das Olekranon umgreifende Zug c entgegen; Zug d zieht das nach außen abgewichene obere Fragment nach innen. Zug e das nach innen abgewichene untere Fragment nach außen. Längszug a behebt die Verkürzung (nach Bardenheuer).

das Heftpflaster kommt ein Mullbindenverband. Zur Aufhebung der seitlichen Verschiebungen (Abb. 286) verwendet Bardenheuer Querzüge mittels 6 cm breiten Segeltuchheftpflasterstreifen, die um die Extremität herumgeführt und in der Mitte der Seite, nach welcher der Zug wirken soll, unter Bildung einer Schlaufe dicht an der Oberfläche der Extremität vernäht oder mit einer Sicherheitsnadel zusammengesteckt werden (Abb. 287 und 288). Die Extensionskordel kommt in ein Knopfloch der aufeinandergeklebten Heftpflasterstreifen. Damit keine Rotationskomponente zustande kommt, muß die Vernähung des Seitenzugstreifens genau in der Halbierungsebene der Extremität erfolgen. Legt man die Naht höher an (hochgenähter Seitenzug), so erfolgt bei Belastung

des Zuges eine Rotation nach der Unterlage hin; liegt die Naht tiefer als die
Halbierungsebene, so erfolgt eine Rotation in entgegengesetzter Richtung, also
nach oben, unter gleichzeitiger Abschwächung des Zuges.
Ein Querzug nach hinten wird von Bardenheuer durch
den sog. Schlittenzug ersetzt, dessen Wirkung aus den
beigegebenen Abb. 289a und b und 290 ersichtlich wird.
Für diese Schlittenzüge verwendet man Heftpflaster von
doppelter Länge, nach dessen Halbierung Klebefläche
auf Klebefläche gelegt wird, damit die nicht klebende
Seite des Pflasters ohne Hemmung über die Rollen des
Schlittenzugapparates laufen kann. Da sich die kleinen
Schlitten (Abb. 291) leicht verschieben, wodurch die Zugwirkung an andere als die beabsichtigte Stelle verlegt
wird, hat Schrecker auf einem großen Unterlagebrett
verstellbare Schlitten konstruiert (Abb. 292).

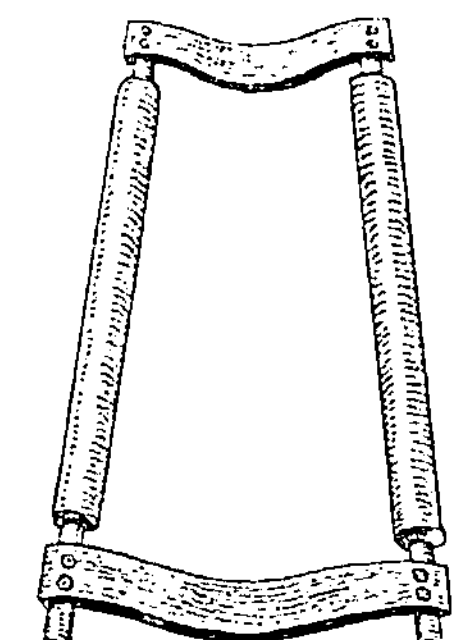

Abb. 291. Flacher
Schlitten nach Barden-
heuer.

Um einen nach beiden Seiten in entgegengesetzter
Richtung wirkenden Querzug zu erzielen, verwendet
Bardenheuer den sog. durchgreifenden Zug, der z. B. ermöglicht,
bei interkondylären Gelenkbrüchen die beiden Kondylen aneinander zu
drücken. Die Abb. 293 zeigen, wie man einen derartigen Zug anlegt.

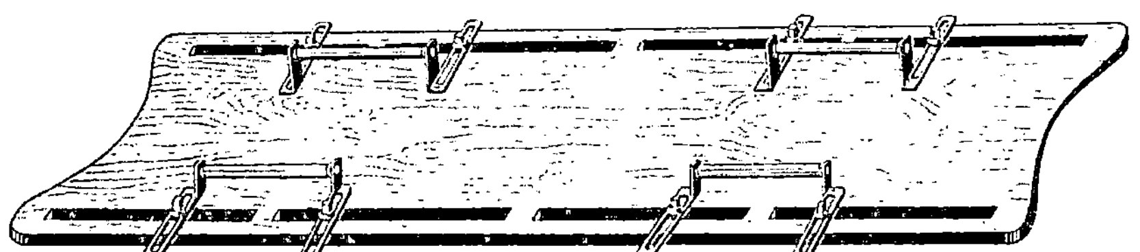

Abb. 292. Brett mit Schlitten nach Schrecker (nach Bardenheuer-Graessner).

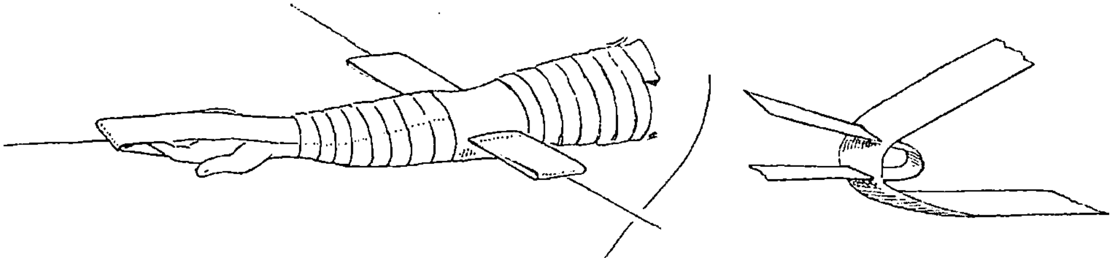

Abb. 293 a. Durchgreifender Zug nach Bardenheuer.   Abb. 293 b. Herstellung des durchgreifenden Zuges nach Barden-
heuer.

Schließlich verwendet Bardenheuer noch Rotationszüge, die aus einer
vollständigen zirkulären Tour bestehen; das freie Ende des Heftpflaster-
streifens wird so zusammengelegt, daß die Klebeflächen eine Strecke weit
aufeinander liegen, und dann bringt man dicht am freien Ende des Streifens
ein Knopfloch zur Befestigung der Extensionskordel an.

Bardenheuer behandelt alle Brüche der unteren Extremität durch Extension in Bettlage. Für die Frakturen der oberen Extremität mit Ausnahme der-

jenigen des Schultergürtels sowie einiger schwerer Frakturen des oberen Humerus-endes und des Ellbogengelenks benutzt er besondere Extensionsschienen, um eine ambulante Behandlung zu ermöglichen. Bei diesen Schienen wird die Extension nicht durch Gewichte, sondern durch Federkraft ausgeübt. Die Anwendung der Bardenheuerschen Oberarmschiene geht aus Abb. 294 und beigegebener Erklärung hervor. Diese Extensionsapparate, so sinnreich und

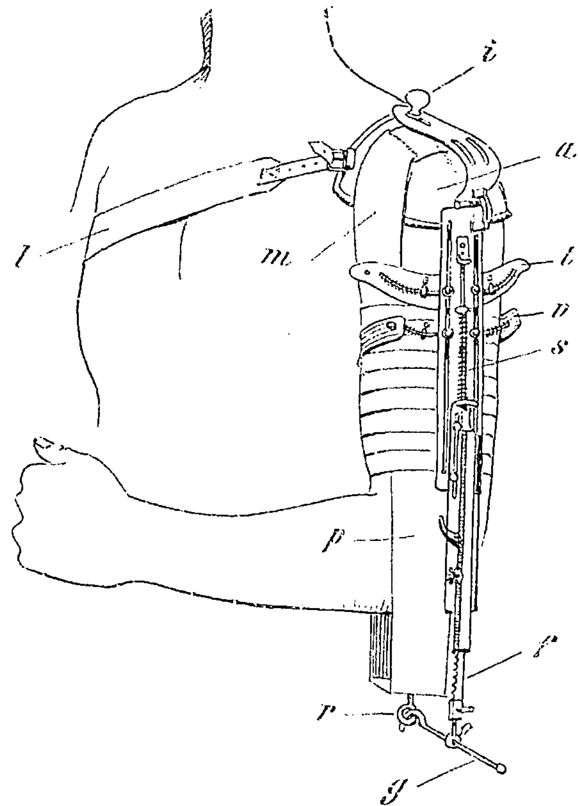

Abb. 294. Extensionsschiene nach Bardenheuer für den Oberarm; der Längszug p gleicht die Längsverschiebung aus, die Querbrücke t drückt das nach außen abgewichene obere Fragment nach innen, der Querzug v zieht das nach innen abgewichene untere Fragment nach außen; a Schulterkappe, l Achselriemen zur Befestigung der Schulterkappe, m Heftpflasterstreifen zur Befestigung der Schulterkappe am Oberarm; i Schraube zur Befestigung der Oberarmschiene an der Schulterkappe, s Extensionsfeder, deren Druck auf die ausziehbare Zahnzange f sich überträgt; g Querstange, die in die Öse r des Spreiz-brettes eingreift und den Extensionszug auf die Heftpflasterschlinge überträgt.

zweckmäßig sie ausgedacht sind, können bei der Frakturbehandlung entbehrt werden, denn auch ohne Verwendung von besonderen Extensionsapparaten kann man eine große Zahl von Frakturen der oberen Extremität ambulant behandeln. Wo dies zunächst nicht geht, läßt sich die Zeit der liegenden Be-handlung doch auf ein Minimum beschränken. Zudem sind die Apparate teuer (45 Mark). Immerhin wird man gelegentlich einen nach Bardenheuer-schen Prinzipien konstruierten Apparat, am ehesten noch bei Brüchen des Vorderarms, mit Vorteil verwenden.

b) Extensionsapparate nach Borchgrevink.

Auch Borchgrevink hat Apparate für die Extensionsbehandlung von Frakturen der oberen Extremität angegeben und behandelt diese Frakturen durchwegs ambulant. Der Zug wird bei diesen Apparaten nicht durch Federkraft, sondern durch Gummistränge bewirkt. Die Schienen bestehen aus einem Brett, das am unteren Ende eine Rolle zur Überleitung der Extensionsschnur auf die der Extremität abgekehrte Seite des Brettes trägt. Auf der gleichen Seite des Brettes ist ein Gummischlauch proximal befestigt, mit dessen peripherischem Ende das Ende der Extensionsschnur verknüpft wird. Die Extension wird nach den gewöhnlichen Regeln mit Heftpflasterstreifen übertragen. Zur Behandlung von Oberarmfrakturen findet das Brett seine Stütze in der Axilla mittels eines Metallbügels, der in das Armloch einer Weste eingenäht und durch einen Perinealschlauch am Abgleiten verhindert wird (Abb. 295). Bei Extension von Vorderarmbrüchen stützt sich die Schiene mittels eines Schlaufenbügels gegen die Vorderfläche des rechtwinklig gebeugten Oberarms (Abb. 296), während die Hand-Fingerschiene durch zirkuläre Heftpflasterstreifen am muskulösen Teil des Vorderarmes Halt gewinnt (Abb. 297). Durch Vermittlung von Schraubösen kann man, wie die schematische Skizze (Abb. 298) zeigt, auch Seitenzüge anbringen. Die Schienen von Borchgrevink haben den Vorteil, billig zu sein und sich leicht improvisieren zu lassen. Doch sind sie komplizierteren Aufgaben, wie sie z. B. schwere suprakondyläre Humerusfrakturen mit starker Fragmentverschiebung

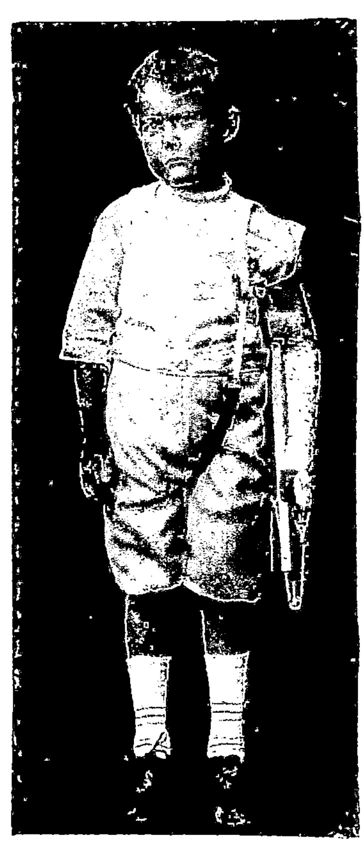

Abb. 295. Extension einer Oberarmfraktur mit der kombinierten Ober-Unterarmschiene nach Borchgrevink. (Erklärung s. Text.)

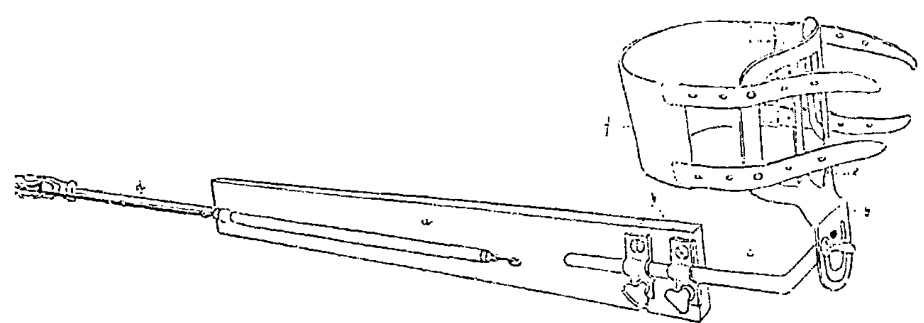

Abb. 296. Unterarmschiene nach Borchgrevink.

der Behandlung stellen, nicht immer gewachsen. Bei derartigen Fällen ist
vorübergehende Zugbehandlung bei Bettruhe nicht zu umgehen.

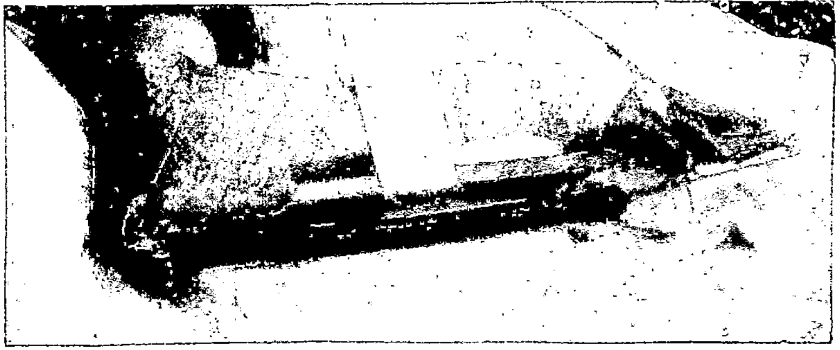

Abb. 297. Angelegte Hand-Fingerschiene nach Borchgrevink.

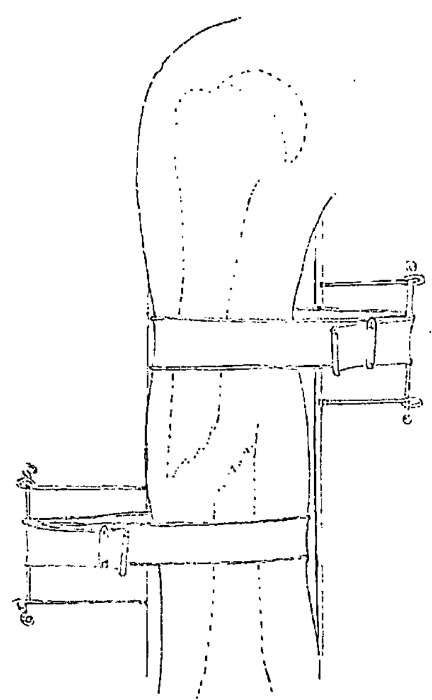

Abb. 298. Anbringen elastischer Züge mittels Schraubösen, die auf Längsschienen festgeschraubt und durch Querstangen verbunden sind (nach Borchgrevink).

c) Die automatischen Extensionsapparate von Zuppinger.

Gegenüber der ursprünglichen Bardenheuerschen Extensionsbehandlung,
die sich die entspannende Wirkung der Semiflexion nicht zunutze machte,
brachte die Einführung der Semiflexionsbehandlung durch Zuppinger einen
erheblichen Fortschritt. Zuppinger konstruierte unter Verzicht auf die
Rollen-Gewichtsextension automatische Apparate für die Behandlung von
Oberschenkel- und Unterschenkelfrakturen, die sich vielerorts bewährt haben.
Wie aus den folgenden Beschreibungen hervorgeht, wird die Extension bei
Anwendung der Zuppingerschen Apparate durch das Gewicht der Extremität
plus dem des beweglichen Apparatanteils besorgt.

Apparat für Unterschenkelfrakturen*).

Das Prinzip des Unterschenkelapparates wird durch die schematische Abb. 299 erläutert. Hier ist ein bewegliches System von 2 Stangen vorhanden,

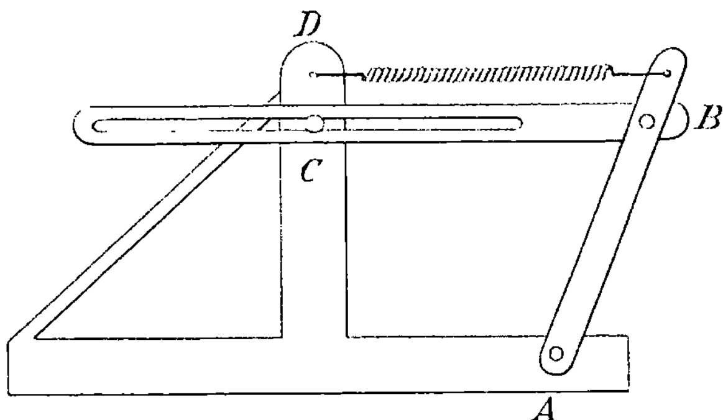

Abb. 299. Schema der Zuppingerschen Unterschenkelschiene, modifiziert nach Christen.

von denen die obere, horizontale mit ihrer hinteren Hälfte in einer Führung des vertikalen Stützbalkens läuft. Belasten wir die horizontale Stange, so sinkt sie nach unten, Punkt B entfernt sich von Punkt C, unter Anspannung der zwischen D und B eingeschalteten Feder. Den nach diesen Grundsätzen gebauten Unterschenkelapparat veranschaulicht Abb. 300.

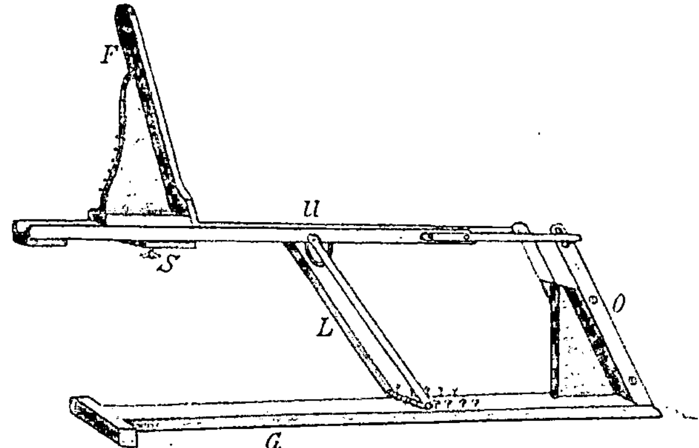

Abb. 300. Unterschenkelapparat von Zuppinger. G Grundbrett mit Arretierstiften; O Oberschenkelauflage, U Unterschenkelschiene, L Längsstange, F Fußbrett, S Schraube zum Feststellen des Fußbretts (nach Henschen).

Da die Wirksamkeit der Zuppingerschen Behandlungsweise in hohem Maße von genauer Befolgung der vorgeschriebenen Technik abhängig ist, lassen wir die Vorschriften nach den Angaben von Henschen folgen.

Verbandtechnik für Unterschenkelfrakturen.

1. Polsterung des Apparates, soweit er mit dem Gliede in Berührung kommt. Das Fußbrett wird mit schweißaufsaugendem Material (Watte, Binde) in dünner Auflage überpolstert. Der leere Raum zwischen beiden Längsleisten der Unterschenkelschiene wird aufwärts mit Einschluß einer Strecke der Metallstangen mit einer Kalikot- oder Flanellbinde in Touren, die sich nach Art eines Gurtenlagers in der Mitte kreuzen,

*) Fabrikant der Zuppingerschienen Hausmann A. G. St. Gallen.

überspannt und ausgefüllt, locker am Fersenausschnitt, etwas fester im Wadenteil; darüber kommt eine fingerdicke, locker mit Längsbinde fixierte Watteschicht. Der ausgesparte Abschnitt der Oberschenkelauflage wird in ähnlicher Weise mit einer Binde ausgefüllt. Die Lücke zwischen diesen beiden Bindengurtenlagern wird mit einem weichen Verbandkissen überdeckt. Die Gurtenpolsterung soll hier an der Kniekehle besonders weich und locker ausgeführt werden.

2. Anlegung der Pflasterstreifen. Das gewöhnliche amerikanische Pflaster, Kautschukpflaster, Leukoplast, ist für unsere Verbandzwecke wegen seiner glatten Außenfläche untauglich; brauchbar sind die Segeltuchheftpflaster mit rauher Rückseite (von Helfenberg-Dresden Gutzeit und Braun-Königsberg, Hausmann-St. Gallen, Sauter-Genf). Aus diesem Pflaster schneidet man sich 6—8 ca. 1$^1/_2$—2 cm breite Streifen zurecht, deren Länge sich danach bemißt, daß sie von der Ferse aus in Schraubentouren mindetens um den halben Gliedumfang über die Bruchstelle hinaufreichen müssen. Nach Ätherreinigung der Haut werden jederseits, ausgehend vom inneren und äußeren Knöchel, 3—4 nach der Vorder- und Rückseite des Unterschenkels in steilen links- und rechtsgängigen Schraubentouren laufende Pflasterriemen angelegt; der erste Streifen wird am inneren Knöchel angedrückt und in steiler Schraubenlinie über die Tibiakante nach der Gegen- und Rückseite, wenn nötig noch weiter, geführt, während fußwärts der Streifen

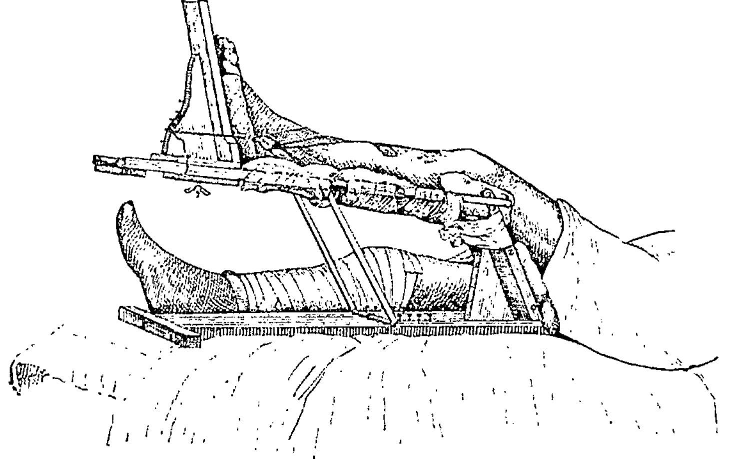

Abb. 301. Unterschenkelschiene von Zuppinger im Gebrauch. Erklärung s. Text (nach Henschen).

ca. 5 cm den Knöchel überragt; in gleicher Weise läuft ein zweiter Streifen vom äußeren Knöchel nach der Innenseite des Unterschenkels und von da in Spiraltour weiter. Ein dritter und vierter Streifen verlaufen je vom inneren resp. äußeren Knöchel, einander kreuzend, steil aufwärts über die untere Wadenpartie nach der anderen Seite. Die vier letzten Streifen werden wie der erste bis vierte angelegt, nur in weniger steilen Touren. Die acht Streifen bilden ein beim Anziehen nach Art der Sandalenschnürung netzartig sich straffendes Maschenwerk und je vier treffen sich auf einem Knöchel. Da die Streifen erst nach einiger Zeit solide ankleben, müssen sie für mehrere Tage mit einer Baumwollbinde angedrückt werden. Die je am inneren resp. äußeren Knöchel zusammenlaufenden vier Streifen werden auf irgend eine Art mit einer Schnur zusammengebunden, die vorragenden Pflasterenden aufwärts geschlagen und darüber nochmals geknotet.

3. Festmachen des Beines auf dem Apparat (Abb. 301). Nunmehr wird der Apparat unter das im Knie gebeugte Bein untergeschoben, bis der Oberschenkel sicher und bequem auf seiner Auflage ruht, das Fußbrett durch Aufdrehen der Flügelschraube gelockert, namentlich aber muß durch eine assistierende Hand der Unterschenkelteil des Apparates ausgiebig, d. h. annähernd soweit gegen die Oberschenkelauflage hinaufgeschoben werden, als es die Länge der Gleitstangen gestattet. Denn nur wenn diesen eine gleitende Verschiebung zwischen den Kerbnieten

möglich ist, findet überhaupt Zugausübung und eine Verlängerung statt. Der Unterschenkel wird auf die Schiene abgelegt, das Fußbrett an die Sohle herangeschoben und festgeschraubt, worauf die beiden Schnüre um das Fußbrett herumgeknüpft werden. Die kleinen Nagelstifte an der Fußbrettstrebe hindern ein Abrutschen der Schnüre, die übrigens nicht allzustraff gebunden werden müssen, da sie sich bei Einsetzen der Zugwirkung sofort stramm spannen. Wenn nötig, wird zwischen Fußsohle und -brett ein Sperrholz eingeschoben. Der Fuß wird, um sein Abrutschen zu verhüten, mit einer Flanellbinde fixiert, ebenso der obere Teil des Unterschenkels an der Schiene.

Läßt die unterstützende Hand los, so sinkt die Unterschenkelschiene ein weniges herunter und der Längszug setzt ein. Die das Pflasternetz andrückende Binde kann nach 2—3 Tagen aufgeschnitten und entfernt werden, so daß der Bruch der ständigen Augen- und Palpationskontrolle zugänglich ist.

4. Die Kontraextension ist in einfachster Weise durch das Anstemmen des Oberschenkels gegen seine Auflage und die Rumpflast geleistet.

5. Die Dosierung der extendierenden Kraft ist innerhalb weiter Grenzen dadurch möglich, daß die Lenkstange beliebig in bestimmte Lager eingestellt werden kann: Je weiter zurück gegen den Oberschenkel sie gestellt wird, desto kräftiger wird der Zug. Die Bestimmung des effektiven Zuges geschieht leicht mit gewöhnlichen Handfederwagen: hängt man ihren Haken am Fußbrett ein und zieht die Wage mit einer Schnur parallel zur Unterschenkelschiene aufwärts gegen das Knie, bis das Fußende sich zu heben beginnt, so kann man den Zug direkt in Kilo ablesen.

Bei Erwachsenen genügt, sofern die Fraktur frisch zur Extension kommt, ein Zug von 3—3$^1/_2$ kg, da alle Reibung fehlt und der ganze retraktive Apparat abgespannt ist; kann erst nach dem 2. Tag extendiert werden, so sind im Anfang mindestens 4—5 kg notwendig.

Wenn Schnur und Pflaster in den ersten Tagen eine starke Dehnung erfahren, wodurch das Fußende stark herabsinkt und wobei die Metallstangen bis zu ihren Arretierstiften heruntergeglitten sind, so wird das Fußbrett locker geschraubt, fußwärts geschoben, während gleichzeitig wieder die Unterschenkelschiene kniewärts gehoben wird; das Fußbrett wird dann wieder in der neuen Stellung festgeschraubt, die Schnüre wieder geknotet.

Der Verband hält bei richtiger Technik mehrere Wochen; Zirkulationsstörungen etwa durch Einschnürung des Pflasternetzes treten nie, Blasenbildungen durch Pflasterreiz ab und zu auf. Die Pflasterriemen dürfen nie über den vorspringenden Abschnitt der Achillessehne geführt werden, da die Haut sonst nekrotisiert. Druckwirkungen auf der Tibiakante treten bei glatter Pflasterführung nicht auf; wenn einer der Pflasterstreifen drückt, wird er durchtrennt, da die übrigen Streifen völlig ausreichen.

Nach der provisorischen Verkittung der Fragmente, also durchschnittlich nach ca. 3—3$^1/_2$ Wochen, kann die Zugwirkung ausgeschaltet und der Apparat weiterhin nur noch als Lagerungsapparat benützt werden.

Auch offene Brüche mit kleinerer Wunde können leicht auf den Apparat bandagiert werden.

Die Einleitungsmassage zur Offenhaltung der Resorptionswege, von dem Pflasternetz an aufwärts, soll schon mit dem 1. Behandlungstag einsetzen. Das gebrochene Bein wird etwa nach 3$^1/_2$—4 Wochen von dem Apparat heruntergenommen, die fernere Behandlung, je nach Art und Schwere der Fraktur, nach den Prinzipien Championnières mit Massage oder mit abnehmbaren Gehverbänden weitergeführt. Schrägfrakturen dürfen ohne Verband nicht zu früh belastet werden,

Die Längsverschiebung — Sonderfälle wie Frakturen von Alkoholdeliranten usw. immer ausgenommen, die bei allen Methoden unter den „Versagern" rangieren — gleicht sich von selbst und vollständig, Winkel- und Seitenverstellung zum größten Teile aus. Der Rest von Lateraldeviation, der sich durch einmalige manuelle Reposition nicht beheben läßt, muß durch direkte Querzüge im Sinne Bardenheuers korrigiert werden, die sich technisch leicht und einfach anbringen lassen, Für diese direkte Querextension genügt eine Dauer von 1$^1/_2$ Wochen,

Das auf dem Apparat bandagierte Glied wird mit einem Bettuch, nacktliegende Partien werden bei Kältegefühl mit wärmender Watte bedeckt. Belastet man den Unterschenkel noch mit dem Gewicht der Bettdecke, so wird natürlich die Zugkraft wesentlich gesteigert. Höherstellen des unteren Bettendes oder Einlegen von Anstemmklötzen gegen das gesunde Bein ist unnötig. Der Kranke muß bequem und schmerzfrei liegen; Schmerzen von längerer Dauer sind immer ein Zeichen eines technischen Fehlers. Übereifriges Unterlegen von Watte zum Zwecke der Unterpolsterung erzeugt Winkelverstellung oder eine Prokurvation an der Bruchstelle.

Apparat für Oberschenkelfrakturen.

Das Prinzip der Zuppingerschen Oberschenkelschiene wird durch nebenstehendes Schema (Abb. 302) am besten klargemacht. Das schräg nach rechts eingestellte System gelenkig verbundener Stangen A B C D wird, sich

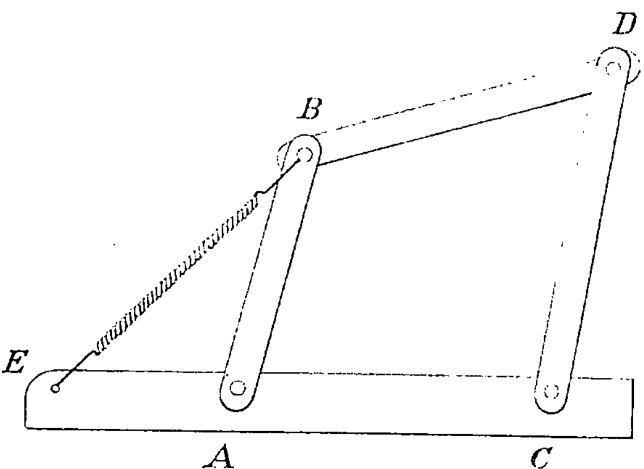

Abb. 302. Schema der Zuppingerschen Oberschenkelschiene, modifiziert nach Christen.

selbst überlassen, nach rechts umkippen. Die zwischen E und B angebrachte Feder verhindert das Umkippen des Stangensystems, wobei sie entsprechend der Einwirkung des beweglichen Stangensystems gedehnt wird. Denken wir

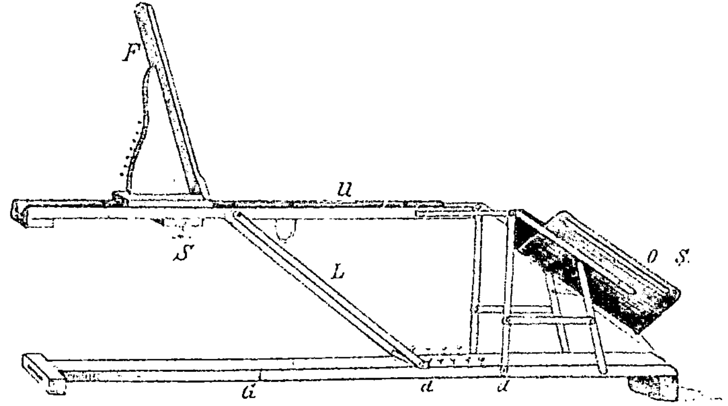

Abb. 303. Oberschenkelschiene von Zuppinger. O S Oberschenkelrinne; U Unterschenkelrinne, F Fußbrett mit Flügelschraube S, G Grundbrett, L Leitstange, d Arretierstifte.
(Nach Henschen).

uns nun die Feder durch den gebrochenen Oberschenkel ersetzt, den Unterschenkel auf der Stange B D gelagert, so wird das belastete Stangensystem sich noch weiter nach rechts zu senken suchen, und es ist leicht ersichtlich, daß dabei durch das Gewicht der Extremität die retrahierten elastischen Elemente des Oberschenkels, vor allem die Muskeln, gedehnt werden, unter gleichzeitigem Ausgleich der Längsdislokation.

Der Oberschenkelapparat ist nun genau diesem Schema entsprechend gebaut; seine Konstruktion wird aus Abb. 303 ersichtlich.

Verbandtechnik für Oberschenkelfrakturen.

1. Die Polsterung des Apparates geschieht mit Hilfe gurtenartig sich kreuzender Touren einer Kalikotbinde; die Gurtenführung muß im Fersen- und Kniekehlenteil eine weiche und lockere sein. Dünne, schweißsaugende Polsterauflage am Fußbrett. Der Anstemmwulst an der Unterfläche des Grundbrettes wird, soweit er mit der Haut in Berührung kommt, mit einer kleinen gesteppten Decke, einer Unterlage, einem Zellstoffkissen oder ähnlichem eingehüllt, da er sonst das Bettleinen durchscheuert. Der tote Raum der Oberschenkelrinne, wie auch das Gurtenlager, werden mit Watte ausgefüllt. Das Grundbrett muß horizontal gestellt bleiben; ein beschwerender Sandsack gibt ihm größere Stabilität.

2. Der Heftpflasterverband, in Spiral- resp. Schraubentouren mit 6—8 Streifen zu einem Netz- oder Maschenwerk angelegt, reicht von den Knöcheln bis zum Knie.

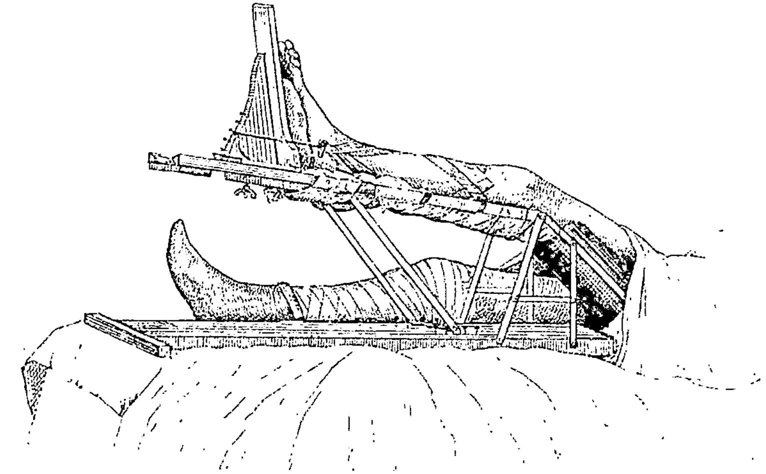

Abb. 304. Zuppingers Oberschenkelschiene im Gebrauch. Erklärung s. Text. (Nach Henschen.)

3. Beim Anbandagieren des Beines auf dem Apparat (Abb. 304) wird letzterer soweit untergeschoben, bis der Sitzknorren am unteren Grundbrettwulst anstößt, hernach wird die Unterschenkelschiene so gehalten, daß ihr Fußende höher steht als das Knieende, das Bein abgelegt, das Fußbrett an die Sohle herangeschoben und festgeschraubt, worauf die Schnüre der Pflasterstreifen über dem Fußbrett geknotet werden. Eine Flanellbinde fixiert den Fuß am Fußbrett, eine zweite die obere Hälfte des Unterschenkels an seiner Schiene. Die Bruchstelle selbst liegt, wenn keine Querzüge notwendig werden, frei zutage. Vom ersten Tag an Massage nach Championnière.

4. Die Dosierung des Zuges erfolgt in wenig abgeänderter Weise: Ist das Bein samt Schiene stark eleviert, so ist der Zug gleich 0; erst wenn der Unterschenkel sich der horizontalen Lage nähert, beginnt ein wirksamer Zug. Er kann gesteigert werden durch Proximalstellen der Lenkstange und — sollte er nicht ausreichen — durch Überlasten mit der aufgelegten Bettdecke, durch Anhängen von Gewichten ($\frac{1}{2}$ bis $1\frac{1}{2}$ kg). Da die Reibung minim, das retrahierende System auf seine Mittelstellung abgespannt und damit dehnungsfähig ist, genügt ein Zug von 4—5,

höchstens 6 kg, dessen effektiver Wert durch Einhängen der Handfederwage in der Kniegegend leicht meßbar ist.

5. Die Kontraextension wird hier besorgt durch das Anstemmen des Sitzknorrens, bei Kindern eventuell noch durch queres Überlegen eines langen, schmalen Sandsackes über die Leistenbeuge.

Die Zuppingerschen Apparate führen die Zugbehandlung in Semiflexion durch, und vermitteln deshalb die mannigfaltigen, früher auseinandergesetzten Vorteile der Frakturbehandlung in Entspannungslage. Ferner wirken sie, theoretisch wenigstens, automatisch, indem der Extensionszug ständig aufrechterhalten wird, auch wenn sich das Heftpflastersystem distalwärts verschieben sollte. Immerhin kann diese Verschiebung so stark werden, daß Arretierung der Zugwirkung eintritt; in diesem Falle muß der Fuß unter Verkürzung der Extensionsschnur wieder an das Fußbrett herangezogen werden. Ein fernerer Vorteil ist die Möglichkeit, im Apparat schon frühzeitig kleine Bewegungen im Kniegelenk ausführen und Massage anwenden zu lassen, ohne daß man dabei die Zugvorrichtung zu stören braucht. Bei zweckentsprechender, sorgfältiger Anwendung sind denn auch die mit der Zuppingerschen Methode zu erzielenden Resultate, wie namentlich aus Beobachtungsreihen der Krönleinschen Klinik hervorgeht, sehr gute.

Trotz alledem ist es eine nicht wegzuleugnende Erfahrungstatsache, daß an vielen Krankenhäusern die Zuppingerschiene nach kürzeren oder längeren Versuchen wieder beiseite gestellt wird.

Bardenheuer klagt über ihre zu geringe Stabilität, und über die Schwierigkeit, Quer- und Rotationszüge anzubringen; auch betont er die Unmöglichkeit, im Verband Kontrollröntgenogramme anzufertigen, ein Einwand, den man nicht gelten lassen kann. Mit Ludloff und anderen ist Bardenheuer deshalb der Ansicht, daß die Apparate für die allgemeine Praxis sich nicht eignen. Geht auch dieses Urteil in seiner Verallgemeinerung zu weit, so kann doch als sicher gelten, daß die Zuppingerschienen nicht im vollen Sinne des Wortes automatisch wirken, sondern sorgfältiger und häufiger Nachkontrolle bedürfen, damit der Zug auch wirklich in der gewünschten Weise einwirkt. Auch der Einwand ungenügender Stabilität und nicht ganz leichter Technik muß als nicht unbegründet betrachtet werden. Ein permanenter Gewichtszug auf feststehender Unterlage erfordert zweifellos weniger Überwachung und ist in seiner Zugwirkung zuverlässiger. In der meist ausschließlichen Verwendung des Gewichtes der beweglichen Schienenteile plus dem Gewicht der Extremität zur Erzielung der Extensionswirkung kann gegenüber den geringen Gewichten, die bei Lagerung in Halbbeugestellung zur Korrektur der Verkürzung benötigt werden, ein durchschlagender Vorteil gegenüber letzterem Verfahren nicht erblickt werden, ganz abgesehen davon, daß bei Oberschenkelextensionen im Zuppingerapparat oft eine Mehrbelastung durch angehängte Gewichte nötig wird. Bei Oberschenkelbrüchen ist die automatische Extension im Zuppingerapparat zudem mit einer leichten Hebelwirkung auf das untere Fragment verbunden, die nicht immer günstig wirkt, wenn sie auch gelegentlich den Zwecken vollständiger Koaptation dienstbar gemacht werden kann.

De Quervain hat die Zuppingerschiene in zweckmäßiger Weise modifiziert, indem er das Anbringen von Seitenzügen, von Suspensionszügen für den

Fuß in der Richtung der Fußlängsachse ermöglichte und das Fußbrett durch Vermittlung einer Schraube mit Kurbel einstellbar gestaltete.*) Durch diese Vorrichtungen wird natürlich das Gewicht des Apparates vermehrt, und damit auch das absolute Extensionsgewicht, da ja der Unterschenkel innig mit der schwebenden Schiene verbunden wird. Dadurch nimmt gleichzeitig die Stabilität der Schiene zu.

Die Zuppingerschen Extensionsapparate, mit denen man zweifellos vorzügliche Resultate erzielen kann, sind nur für den Gebrauch im Krankenhaus zu empfehlen, wo ständige Überwachung möglich ist, und mit Auswahl anzuwenden. Zur Behandlung stark verkürzter Oberschenkelbrüche mit erheblicher Retraktionstendenz und zur Behandlung von Frakturen bei unverständigen oder unruhigen Patienten sind sie nicht gleichwertig den noch zu schildernden Methoden der Gewichtsextension in Halbbeugestellung.

d) Die Hängemattenextension nach Henschen.

Eine sehr wirksame Zugbehandlung in Entspannungslage erzielt man in etwas vereinfachter Weise mit der Hängemattenextension nach Henschen. Das Verfahren gestaltet sich nach den Angaben des Autors in folgender Weise:

1. Entfettung der Haut mit Äther. Von den Knöcheln an aufwärts bis zum Knie werden 6—8 ca. $1^1/_2$ cm breite Riemen von Segeltuchheftpflaster in glatt anliegenden Spiraltouren wie bei der Zuppingerschen Methode angelegt; da dieses Pflaster erst nach einiger Zeit solide anklebt, wird es mit queren Leukoplaststreifen oder einer Flanellbinde fixiert.

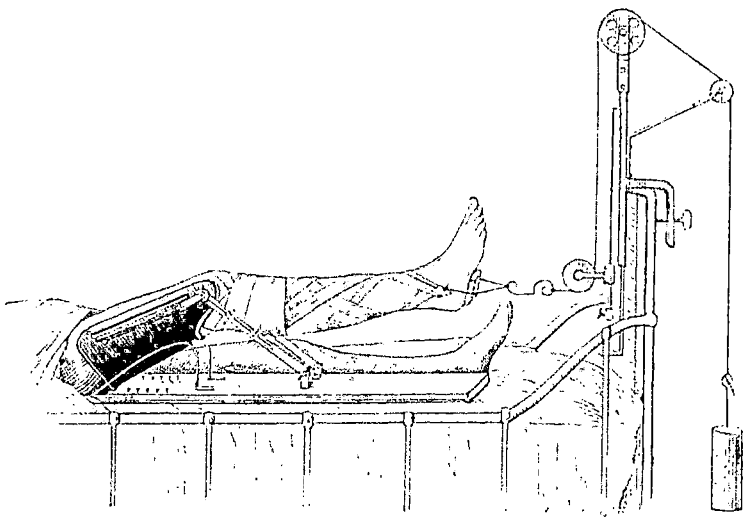

Abb. 305. Hängemattenextension nach Henschen. Die Oberschenkelrinne gleitet auf einem verstellbaren Drahtsteg, Heftpflastersystem angelegt, Extensionszug in Wirksamkeit.

Die an je einem Knöchel sich sammelnden Pflasterstreifen werden in eine Schnurschlinge eingeknotet, welche handbreit über die Fußsohle hinabreicht; die über einem Rollenträger geführte Gewichtsschnur wird in diese Schlinge eingehakt oder eingeknüpft. Ein die Knöchelbreite etwas überragendes Sperrbrettchen dient als Malleolenschützer.

2. Unter das Knie kommt ein Sandsack oder eine ans Bettuch angeheftete Kissenrolle von einem Dickendurchmesser, der das Knie bei horizontal gestelltem Unterschenkel

*) Fabrikant Hausmann A.-G. St. Gallen.

Mattl, Knochenbrüche. I.   18

in einem Winkel von 130—150° beugt; zwei Sandsäcke parallel dem Oberschenkel hindern ein Abrutschen von der Knieunterlage, ein quer über der Hüfte lagernder sanduhrähnlicher Sandsack besorgt die Kontraextension. Um eine zwangsläufige Geradführung des Oberschenkels zu verbürgen, ließ Henschen neuerdings eine mit Filz gefütterte, gegen die Kniekehle hin konkav ausgesparte Blechhalbrinne anfertigen, die auf einen Drahtsteig gleitet; sie ist auf einem Grundbrett mit einem ausziehbaren Stangenpaar artikulierend befestigt. Um je nach Sitz der Fraktur die Flexionswinkel von Hüft- und Kniegelenk variieren zu können, sind die Stangen ausziehbar und mit Stellschrauben versehen. Die seitlichen Längsschlitze gestatten das Anbringen von Querzügen (Abb. 305).

3. Der Unterschenkel kommt in einen weiten, von der Sohle bis zum Knie reichenden Trikotschlauch, welcher mit einem oben durchgesteckten, der Länge des Unter-

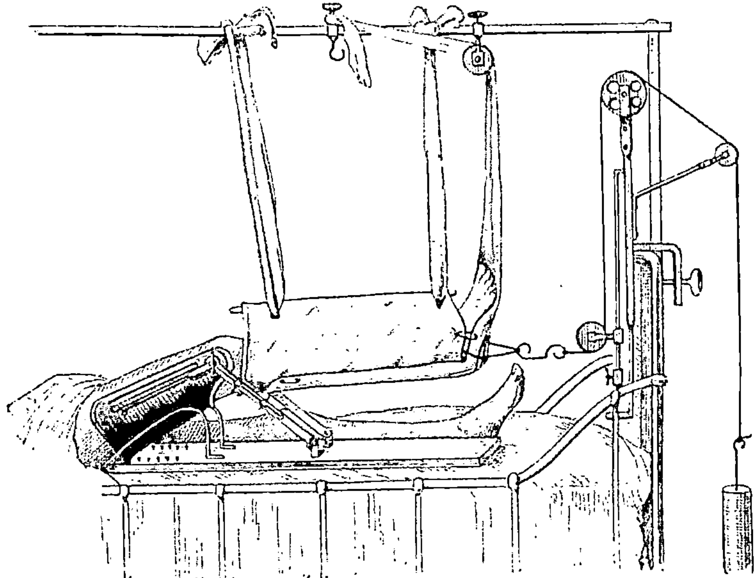

Abb. 306. Hängemattenextension nach Henschen, Unterschenkel in der Hängematte suspendiert, Fuß bequem in einer Tasche gelagert.

schenkels entsprechenden Stab und mit zwei Bindenzügeln an einem Bettgalgen aufgehängt wird. Der Unterschenkel ruht so, bequem gebettet, horizontal in einer Art Hängematte. Das untere Ende des Trikotschlauches wird zwischen der Schnurlasche nach oben gegen die Sohle umgeschlagen, durch Festheften mit Sicherheitsnadeln eine Tasche für den Fuß gebildet, welche den letzteren am Herausgleiten hindert. Belastung 3—5 Kilo (Abb. 306).

Das Spiel aller drei Gelenke wie das der Muskeln ist in zulässigen Grenzen freigegeben, die Lage bequem, Dekubitus ausgeschlossen, die Reibungswiderstände sehr klein. Die reelle Extensionskraft ist die Resultante zweier Kräfte, deren eine in der Oberschenkelachse zieht, deren untere Komponente (Schwerkraft) von der unterliegenden Knierolle aufgenommen wird; wird der Unterschenkel etwas schräg nach unten suspendiert, so wird noch ein Teil der Schwere in Zug umgewandelt.

Diese Methode, mit der Henschen recht zufriedenstellende Resultate namentlich bei Kindern erzielte, hat den Vorzug stabilerer Lagerung der gebrochenen Extremität und kann deshalb bei Kindern und unruhigen Patienten mit Vorteil Anwendung finden, wenn man in enger Anlehnung an die Zuppingersche Methode behandeln will.

e) Die Extensionsmethode von Hennequin.

In Frankreich hat Hennequin am Ende des letzten Jahrhunderts die Pottsche Lehre wieder aufgegriffen und besondere Extensionsmethoden für die untere Extremität angegeben, die sich in Frankreich ausgedehnter Anwendung erfreuen.

Oberschenkelbrüche extendiert Hennequin in der Weise, daß der Oberschenkel in Flexionsstellung höher gelagert, die Matratzenfüllung unter dem Unterschenkel in einem rechteckigen Abschnitt weggenommen und dadurch eine Beugung des Kniegelenks von ungefähr 140° erzielt wird. Achillessehne und Ferse ruhen so direkt auf der Untermatratze. Um die bei diesem Verfahren gelegentlich beobachteten Druckschädigungen an der Ferse zu vermeiden, legte Hennequin später den Unterschenkel in analoger Weise wie bei der gleich zu beschreibenden Extension der Unterschenkelbrüche in eine, mittels Rollen suspendierte Schiene. Der Zug greift durch Vermittlung einer Achterschlinge aus einem krawatten-

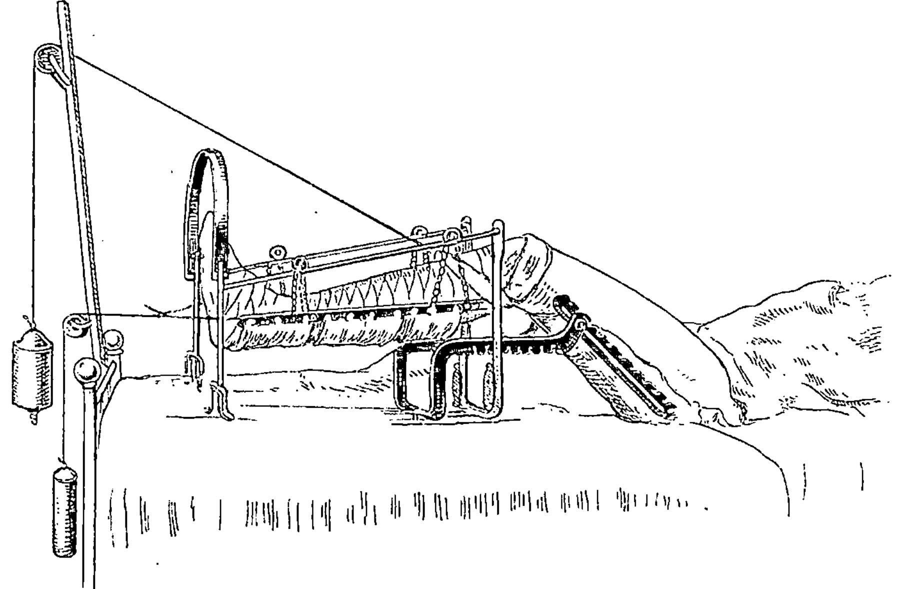

Abb. 307. Extensionsapparat nach Hennequin (nach Lejars). Erklärung s. Text.

artig zusammengelegten Tuch am unteren Ende des Oberschenkels an; die Krawatte wird mit ihrer Mitte über die Kniescheibe und oberhalb derselben angelegt, die beiden Enden seitlich nach der Kniekehle geführt, dort gekreuzt, und über der Vorderfläche des Unterschenkels geknotet. In die zugeknotete Schlinge kommt die in der Richtung der Oberschenkelachse laufende Zugschnur, die über Rollen geleitet und mit dem Extensionsgewicht verbunden wird. Der Oberschenkel kommt in eine zuschnürbare Drahthalbrinne. Die Zugwirkung, wie sie allein mittels der Achterschlinge ausgeübt werden kann, ist bei Brüchen mit starker Verkürzungstendenz nicht immer genügend. Unter gleichzeitiger Benutzung eines Heftpflasterlängszuges ist jedoch der Hennequinsche Oberschenkelapparat sehr brauchbar.

Unterschenkelfrakturen, besonders Schrägbrüche, behandelt Hennequin in einem recht zweckmäßigen Apparat, dessen Konstruktion aus beigegebener Abb. 307 hervorgeht. Der Oberschenkel kommt in eine geneigte Drahtrinne zu liegen, der Unterschenkel in eine winklig mit ihr verbundene, an Rollen laufende Suspensionsschiene. Die Schienen, auf denen die Räder des Unterschenkelsuspensionsapparates laufen, sind fußwärts geneigt, so daß unter der Belastung durch den Unterschenkel der Wagen fußwärts rollt; durch ein angehängtes Gewicht kann diese extendierende Bewegung beliebig verstärkt werden.

Um den Fuß kommt nun zunächst ein Gipsschuh, an dem in Steigbügelform eine Binde zum Anbringen des Zuges befestigt wird; der Unterschenkel wird in eine, mit dem Gipsschuh nicht verbundene Gipsrinne gelegt, die den Zweck hat, seitlichen Verschiebungen vorzubeugen und Achsenknickungen zu verhüten. Dann wird das Bein in Halbbeugestellung auf den Apparat gelagert, die Unterschenkelextension durch Belastung des Wagens in Tätigkeit gesetzt und durch entsprechende Gewichtsbelastung genügend verstärkt. In der Abb. 307 ist ein Schlingenzug am Oberschenkel neben der Unterschenkelextension angegeben; in einem solchen Falle spielt der Zug am Unterschenkel nur die Rolle eines Fixationszuges.

Durch die Benutzung des Unterschenkelgewichtes zur Erzielung einer Extensionswirkung durch das Eigengewicht der Extremität lehnt sich der Hennequinsche Apparat an die automatischen Zuppingerschienen an.

f) Die Technik der Heftpflasterextension nach dem Prinzip der Semiflexion mit achsengerechtem Gewichtszug.

Das zweckmäßigste Verfahren der Zugbehandlung ist die Extension in Halbbeugestellung, mit Längszug in der Richtung

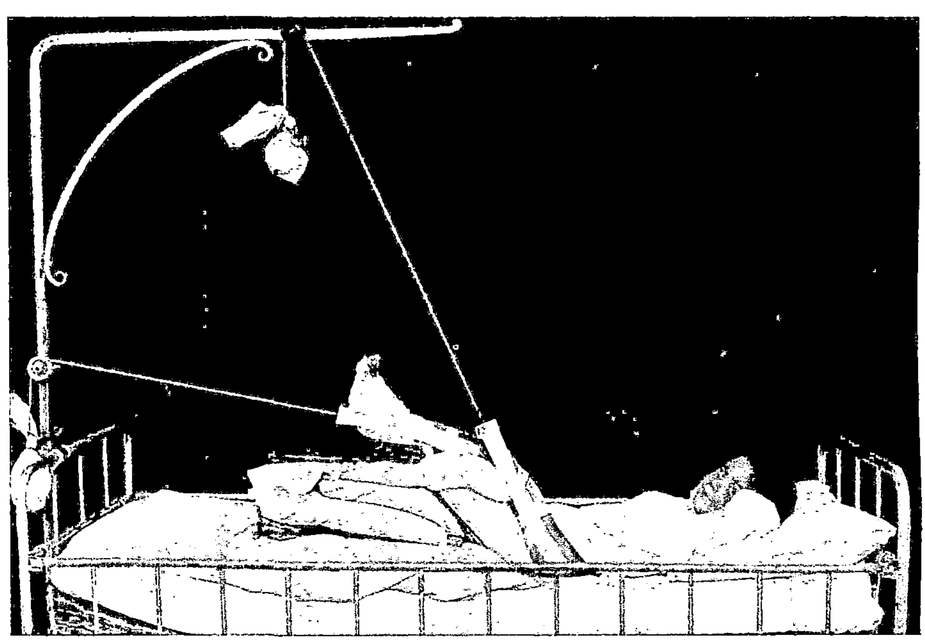

Abb. 308. Extension einer Oberschenkelfraktur in Semiflexion, mit achsengerechtem Gewichtszug. Fixationszug am Unterschenkel, Unterlage mittels Kissen und Gleitbrett improvisiert.

der Längsachse des gebrochenen Knochens. Korrigierende Seiten- und Rotationszüge werden in gleicher Weise angewandt, wie bei der Extension nach Bardenheuer. Das Hauptanwendungsgebiet der Semiflexionsbehandlung bilden die Ober- und Unterschenkelfrakturen; auch für die Behandlung der Oberarmbrüche bietet die Semiflexion häufig große Vorteile, ebenso macht sich die entspannende Wirkung deutlich geltend bei der Reposition stark verschobener Vorderarmfrakturen, wenn auch an der oberen Extremität nicht mit diesen gewaltigen Retraktionskräften zu rechnen ist, wie an den unteren Gliedmaßen.

Für die untere Extremität läßt sich eine entspannende Beugestellung im Hüft- und Kniegelenk durch Lagerung auf Spreuer- und Roßhaarkissen erzielen, die man auf ein glattpoliertes, breites Bett legt, damit das ganze System dem Extensionszuge folgend sich distalwärts etwas verschieben kann. Ebenso zweckmäßig ist es, die Kissen direkt auf die Matratze zu legen, und zur Herabsetzung des Reibungswiderstandes ein poliertes Brett auf die Unterlage für den Ober- und Unterschenkel zu geben. Unterschenkel und Fuß werden zur Vermeidung der Auswärtsrotation in eine Volkmannsche Schiene gelegt, die nur bis zum Knie reicht. Abb. 308 zeigt einen derartigen improvisierten Aufbau für die Behandlung einer Oberschenkelfraktur. Um dem ganzen Aufbau die nötige Stabilität zu geben, empfiehlt es sich, bei weichen Betten ein breites Holzbrett unter die Obermatratze zu legen. Sehr praktisch ist die Verwendung von eigenen Semiflexions-Lagerungsapparaten.

Extensionsschiene zur Frühmobilisierung nach Ziegler.

Der Zieglersche Apparat lehnt sich in der Konstruktion an die Zuppingerapparate an, verzichtet jedoch auf die selbsttätige Extension, vielmehr wird der Zug durch Gewichte ausgeübt. Der Apparat ist verstellbar und gestattet verschieden starke Flexion im Hüft- und Kniegelenk. Der Zug erfolgt in der Richtung der Unter- oder Oberschenkelachse über Rollen, die am Apparat selbst angebracht sind. Ziegler legt das Hauptgewicht auf die Ermöglichung der Frühmobilisierung durch Ausführung passiver Bewegungen mit dem Apparat, ohne daß dabei die Zugwirkung aufgehoben wird.

Beschreibung des Zieglerschen Apparates.

Auf einem Grundbrett a (Abb. 309), das an seinem unteren Ende zur Erhöhung der Stabilität eine Querleiste b und oben einen gegen das Tuber ischii anzustemmenden Klotz c trägt, erhebt sich, in allen vier Winkeln gelenkig verbunden, ein doppeltes Trapez, dessen aufsteigende Seiten d und e aus ausziehbaren Metallrohren bestehen und dessen obere, in der Ruhestellung mit dem Grundbrett parallele Seite f aus kräftigen, polierten Holzleisten gebildet wird. Das ganze System wird gestützt durch einen umlegbaren Bügel g, der am Grundbrett a drehbar angebracht, sich gegen die Oberschenkelstützplatte h anstemmt. Diese Stützplatte ist ausziehbar angeordnet und kann somit (durch Holzwollkissen gepolstert) wie das ganze Doppeltrapez in der Höhenrichtung beliebig ausgezogen werden, entsprechend der Länge des auf ihr ruhenden Oberschenkels. In der Ruhelage der Schiene beträgt die Winkelstellung der Oberschenkelstützplatte h mit dem Grundbrett a 60°, so daß also das aufgelegte Bein im Hüft- und Kniegelenk auf je 120° abgebogen, d. h. semiflektiert ist. Die ausziehbaren Stützen d und e tragen numerierte Graduierung und garantieren somit bei Einstellung gleicher Gradnummern die stete Parallelstellung der Leisten f mit der Grundplatte a. Der Fuß des Patienten kommt in ebenfalls leicht-(plantar-)flektierter Ruhestellung mit der Sohle auf die Platte i zu liegen; diese selbst ist auf einem Schlitten k montiert, der auf den Leisten f gleitet. Zur Vermeidung der Reibungswiderstände ist der Schlitten mit kleinen Gleitrollen versehen. Von ihm führt eine Schnur über die untere Rolle des Rollenträgers l und über den unteren Bettrand zu den freihängenden Gewichten.

Ein distal vom Fußbrett i an einer vertikalen Achse drehbar angebrachtes Brettchen m dient zur Befestigung der vom Unterschenkel herabziehenden Heftpflasterstreifen (des durch Zirkulärtouren befestigten Längsstreifens oder der Schnur, in welcher die schraubenförmig verlaufenden Pflasterwindungen endigen, oder aber der durch die Körperbinde gebildeten Schleife des Mastisolverbandes bzw. des gegabelten Endes des Trikotschlauches usw.).

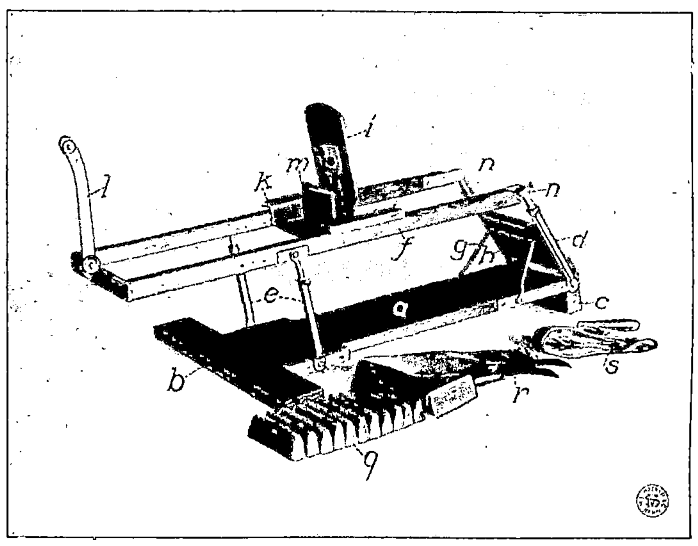

Abb. 309. Extensionsapparat nach Ziegler*). Bezeichnungen siehe Text.

Das Fußbrett i ist außerdem in der Achsenrichtung des Unterschenkels verschiebbar und kann beim Erlahmen resp. Gedehntwerden der Pflasterzüge der Fußsohle nachgeschoben werden, so daß der Fuß seine Winkelstellung zum Unterschenkel stets gleichmäßig beibehält. Ferner ist es um seine Längsachse drehbar behufs vollkommener Anpassung an den rechten und linken Fuß und läßt sich in vertikaler Richtung verstellen.

Beigegeben sind dem Apparat ferner:

2 Leinenbänder s, welche, durch Schlitze der Oberschenkelstützplatte h gezogen, den Oberschenkel umfassen,

6 weiche Lederbänder r, die um die Leisten f geschlungen dem Unterschenkel als Auflage und gleichzeitig für eventuelle Seitenzüge dienen,

1 Satz von 12 keilförmigen, mit Ösen versehenen Bleigewichten q von je ca. $^1/_2$ kg.

Zur Extension am Oberschenkel bedarf es eines weiteren Bügels o mit dem verstellbaren Rollenträger p. Dieser Bügel wird in die nach Bedarf

---

*) Fabrikant M. Schaerer A. G. Bern-Berlin.

ausgezogenen Stützen d (Abb. 310) eingeschoben und durch Schrauben in beliebiger Höhe fixiert. Der Unterschenkel wird dabei in gleicher Weise gelagert wie für die Unterschenkelbehandlung angegeben, mit oder ohne Extensionsbetätigung am Fuß. Die durch Gewichte belastete Zugschnur wird über die

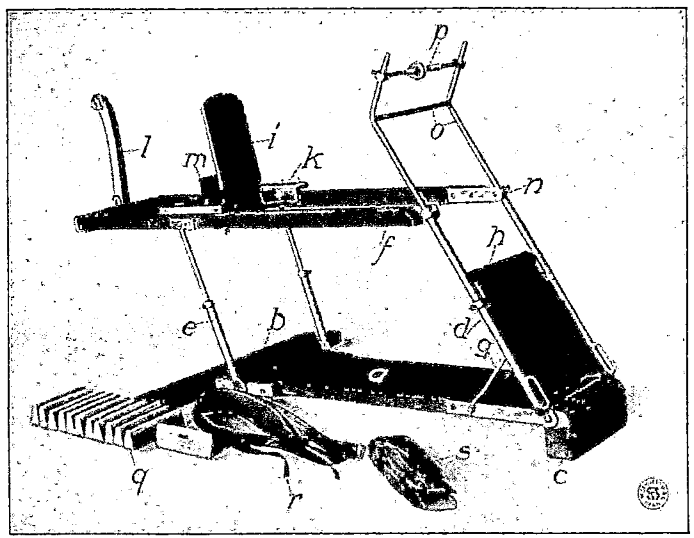

Abb. 310. Extensionsapparat nach Ziegler mit eingesetztem Bügel für die Extension des Oberschenkels. Bezeichnungen s. Text.

obere Rolle des Rollenträgers 1 und über die Rolle des Trägers p geführt und endigt in einem in seiner Breite variablen Metallplättchen, um das sich die Schleife des Heftpflasters oder der Körperbinde herumlegt (Abb. 314).

Für die Anwendung der Schiene gibt der Autor folgende Vorschriften:

1. Unterschenkel.

Der Unterschenkel wird wie bei allen Extensionsverfahren mit einem Klebeverband (Körperstoff oder Trikotschlauch mit Mastiol oder Heusnerscher Harzlösung befestigt, Segeltuchheftpflasterstreifen in Bardenheuerschen Zirkulär- oder Zuppingerschen Schraubentouren, Klebrobinden und dergleichen) versehen, der die Bruchstelle aufwärts ausgiebig übergreifen soll und unterhalb der Fußsohle eine Schleife von ca. 25 cm Weite bildet.

Der Apparat wird am gesunden Bein auf die richtige Höhe eingestellt, so daß die Kniegelenkachse und die Gelenkachse n—n der Schiene zusammenfallen. Darauf zieht man die Oberschenkelstützplatte h soweit aus, daß ihr oberer, umgebogener Rand ca. 3 cm von der Kniekehle absteht und polstert sie mit Watte oder Holzwollkissen. Um die beiden Leisten f werden proximal des Schlittens in gleichmäßiger Entfernung voneinander 3 bis 4 Lederbänder, Schnalle nach unten, herumgelegt, und soweit angezogen, daß sie sich der Wadenmuskulatur anpassen. (Um zu verhindern, daß sich diese Bänder in der Längsrichtung der Schiene verschieben, können sie an der Außenseite der Leisten f mit lose angedrückten Heftstiften fixiert bzw. geführt werden.) Diese breiten Riemen werden mit einem doppelt gefalteten Handtuch bedeckt und dienen so dem Unterschenkel als Unterlage (Abb. 311).

Die also vorbereitete Schiene wird mit angestemmten Stützbogen g auf der Seite des verletzten Gliedes so ins Krankenbett versetzt, daß die Querleiste b gegen die Fußwand des Bettes anstößt und die Schlußleiste mit dem Rollenträger 1 über dieselbe hinausragt. Bei Betten mit hoher Fußwand ist das Unterlegen einer weiteren Matratze geboten, damit der Apparat nicht aufsitzt; ebenso empfiehlt es sich, bei weichen Betten am Fußende ein Brett quer unter die Matratze zu legen.

Nun wird das verletzte Glied unter fortwährendem manuellem Längszug so auf die Schiene gelagert, daß sich das Tuber ischii dem Klotz c anstemmt und der Fuß auf das

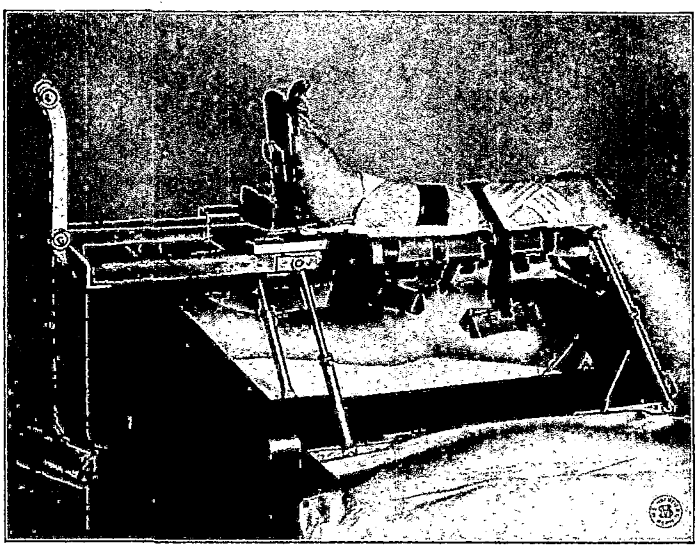

Abb. 311. Extension einer Unterschenkelfraktur im Zieglerschen Apparat.

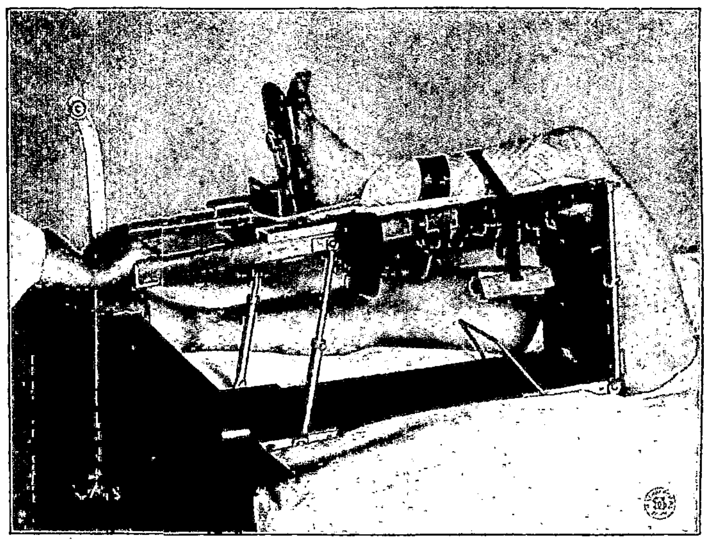

Abb. 312. Passive Bewegungen im Zieglerschen Apparat.

Stützbrett i zu liegen kommt. Die Schleife des Zugverbandes stülpt sich dabei über dieses Fußbrett i und das bewegliche Brettchen m und wird an letzterem, wie beim Volkmannschen Zug, befestigt. Dieses Brettchen ist doppelt durchbohrt, in vertikaler Richtung für seine Drehachse, in horizontaler für die Befestigung der Zugschnur. Diese letztere Öffnung läßt die metallene Vertikalachse auf ein kleines Stück frei; durch eine entsprechend angelegte Öffnung der Pflaster- oder Bindenschlinge wird die Zugschnur um die Achse gelegt. Das am anderen Ende der Schnur schon vorher befestigte Zuggewicht wird über die untere Rolle des Trägers l geleitet und hängt nun frei außerhalb des Bettrandes. Damit setzt der Längszug ein.

Die zwei Leinenbänder können nach Belieben schon jetzt durch die Ösen der Stützplatte h durchgezogen und (etwas gepolstert) um den Oberschenkel gelegt werden, oder aber erst im Zeitpunkt ihrer Betätigung, d. h. zu Beginn der aktiven Bewegungen.

Die ganze Manipulation erscheint, wenn einmal durchgeführt, ungemein einfach; erhöhte Aufmerksamkeit verlangt einzig die Lagerung des Unterschenkels. Sie soll in der Weise geschehen, daß die vordere Schienbeinkante parallel zu den Leisten f liegt und dieselben in ihrer ganzen Länge in vertikaler Richtung um 2—3 cm überragt. Dementsprechend sind die vier Lederbänder, die den Unterschenkel stützen

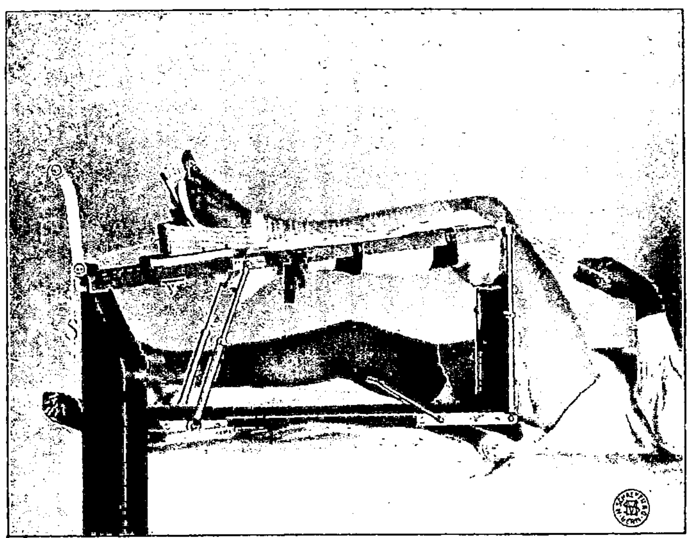

Abb. 313. Passive Bewegungen im Zieglerschen Apparat, durch den Patienten selbst mit Hilfe einer Schnurschlinge nebst Handgriff vorgenommen.

bzw. tragen, in ihrer Weite einzustellen. Diese Lagerung sichert die richtige Lokalisierung des Knies im Apparatgelenk n und vermeidet dadurch bei den passiven Bewegungen falsche Kräfteeinwirkung im Sinne einer Abweichung an der Frakturstelle.

Die passiven Bewegungen, die vom dritten Tage nach der Fraktur einsetzen dürfen, sollen selbstverständlich anfangs mit möglichster Schonung und in bescheidenem Umfange, vielleicht nur um 5 bis 10 Winkelgrade, vorgenommen und dann allmählich gesteigert werden. Sie geschehen am besten, wie Abb. 312, 313 (in übertriebenem Maße) zeigt, am Fußrand des Apparates, nachdem der Bügel g fußwärts umgeschlagen ist. Mit den aktiven Bewegungen darf in ebenfalls langsam ansteigendem Maße vom sechsten bis achten Tage an begonnen werden.

Seitenzüge. Sie sind nur ausnahmsweise indiziert, da bei der entspannten Muskulatur der Längszug meist zur Stellungskorrektur der Fragmente ausreicht. Sie kommen paarweise, als Antagonisten, zur Anwendung, je nach der Richtung der Fragmentabweichung:

a) Abweichung nach hinten (Rekurvation): die Stelle wird gestützt durch ein Lederband, das unter dem Glied um die beiden Leisten f geschlungen und mäßig angezogen wird.

b) Abweichung nach vorn: das Lederband wird um das Glied allein geschlungen und zwischen den Leisten f frei herabhängend mit Gewichten belastet.

c) Abweichung nach innen: das Band wird um das Glied geschlungen, mit beiden Enden über die äußere Leiste f geführt und mit Gewichten versehen.

d) Abweichung nach außen: umgekehrtes Verfahren wie bei c).

Abb. 311 und 312 zeigen die Anwendung von c) und d).

Durch entsprechende Kombinationen können andere Abweichungsarten korrigierend beeinflußt werden, ebenso lassen sich die wirkenden Kräfte durch die Zahl der angehängten Gewichte willkürlich bestimmen.

Bei dem ebenfalls selten benötigten Steinmannschen Nagelzug am Kalkaneus fällt der Schlitten weg. An seiner Stelle gleitet der Steinmannsche Bügel auf den Leisten f. Die umgeschlagene Zunge des Fußstürzbrettes i läßt sich verschiebbar in der Flügelschraube des Steinmannschen Apparates fassen, wo auch die Zugschnur angreift.

Wird der Apparat als Lagerungsschiene benutzt, so kann der Schlitten durch einfaches Umdrehen seiner beweglichen und mit Zähnung versehenen Metallquerleiste (die ihm den Halt an den Branchen f verleiht) festgestellt werden.

Es hat sich im Verlauf der jahrelangen Versuche gezeigt, daß in Ausnahmefällen auch die Ferse einer besonderen Stütze bedarf. Diese wird dann am besten hergestellt durch ein beliebiges, weiches Lederband, das in besonderen, am Schlitten beiderseitig angebrachten Metallknöpfen eingehängt werden kann (Abb. 312).

2. Oberschenkel.

Das Glied wird in gleicher Weise, wie bei der Unterschenkelbehandlung, gelagert, bei festgestelltem Schlitten und ohne Zug am Fuß. Der Bügel o, in die Stützrohre d eingeführt, wird in einer Höhe festgeschraubt, daß über dem Knie noch genügend Spielraum für die Schlinge, Platte und Zugschnur übrig bleibt. Das Metallplättchen x, an dem der Zug einsetzt, wird auf diejenige Breite ausgezogen, die dem Durchmesser der Femurkondylen entspricht. Die Extension macht sich nun in der durch Abb. 314 angegebenen Weise.

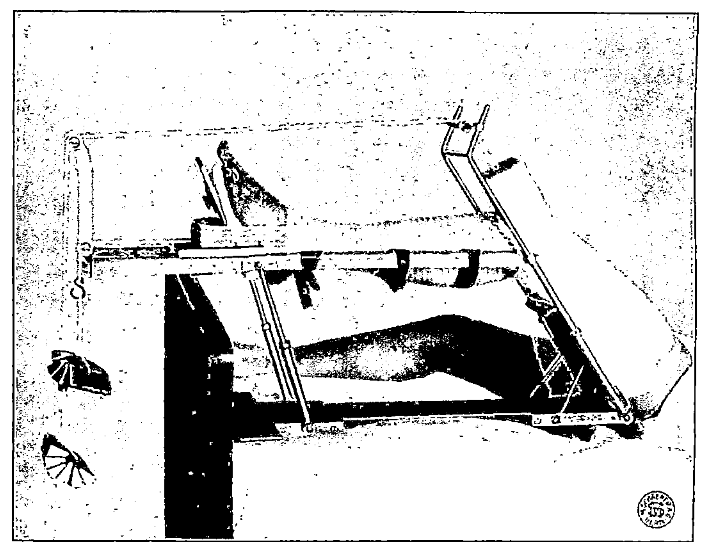

Abb. 314.   Extension einer Oberschenkelfraktur im Zieglerschen Apparat.

Durch Verstellen des Rollenträgers p kann Rücksicht auf die Oberschenkeldicke und auf die Fragmentkorrektur genommen werden. Seitliche korrigierende Beeinflussung des Zugs geschieht durch einfaches Drehen der Rolle um ihre mit Gewinde versehene Achse. Bei Abduktionsstellung des oberen Fragments läßt sich diesem das untere entgegenführen, indem man dem Apparat eine etwas schräge Stellung gibt im Sinne einer Abduktion.

Seitenzüge lassen sich dadurch und bei genügenden Gewichtssätzen meist erübrigen. In sagittaler Richtung sind sie aber auch hier leicht zu improvisieren, für frontal wirkende Züge dienen Zusatzrollenträger zur Befestigung am Oberschenkelstützbrett h.

Die passiven Bewegungen geschehen in gleicher Weise, wie dies für den Unterschenkel dargetan worden ist.

Die Zieglersche Schiene hat sich für die Behandlung der Ober- und Unterschenkelfrakturen gut bewährt, und wird auch zur Mobilisierung von Gelenken nach mobilisierenden Eingriffen mit Vorteil verwendet. Ihr Hauptvorzug liegt in der Ermöglichung zweckmäßiger Semiflexionslagerung, ohne daß man erst große Vorbereitungen treffen muß. Der ausgedehnteren Bewegung im Apparat während der eigentlichen Zugbehandlung kommt nicht zu große Bedeutung zu, weil die kleinen Bewegungen, die bis zum Eintritt einer gewissen Konsolidierung einzig angebracht sind, auch ohne besondere Mobilisierungsvorrichtungen ausführbar sind und für die Aufrechterhaltung der Funktion vollauf genügen. Dagegen vermag in den späteren Stadien der Behandlung, wo die Schiene vor Beginn mit Belastung mehr nur der Lagerung dient, die ausgedehntere aktive und passive Bewegung auf der Schiene die Wiederaufnahme normaler Funktion wirksam vorzubereiten.

Ein Nachteil der Zieglerschen Schiene liegt darin, daß die Gewichtsrollen für den Hauptzug am Apparat selbst angebracht sind, so daß die Schiene nicht nur durch das Gewicht der aufgelegten Extremität, sondern auch noch durch das Extensionsgewicht in die Matratze hineingepreßt wird. Doch läßt sich dieser Nachteil leicht beseitigen, indem man die Extensionsrollen am Bett anbringt.

Extensionsschiene zur Behandlung von Brüchen der unteren Extremität nach Angaben des Verfassers.

Praktische Bedürfnisse veranlaßten mich, eine Lagerungsschiene zur Semiflexionsbehandlung der Ober- und Unterschenkelfrakturen herstellen zu lassen, die sich in wesentlichen Beziehungen von allen anderen Schienenmodellen unterscheidet. Neben Erfüllung der an jede Flexionsschiene zu stellenden Anforderungen ermöglicht die Schiene Verstärkung des Oberschenkelachsenzuges durch einen Zug von der Unterschenkelrückfläche her, gestattet die unabhängige Lagerung von Fuß und Unterschenkel, was für die Behandlung der häufigen Frakturen im unteren Drittel des Unterschenkels von Belang ist, und gibt ferner durch einen auf die Seitenschienen des Unterschenkelrahmens aufsetzbaren Bügels die Möglichkeit, zur Bekämpfung der Rekurvationsknickung einen Zug nach vorne anzubringen. Nähere Konstruktionseinzelheiten gehen aus der Beschreibung des Apparates und aus Abb. 315 hervor*).

Beschreibung des Apparates.

Auf einem Rahmen G aus Stahlrohr, der zur Vermehrung der Stabilität am Fußende seitliche Ausbuchtungen hat, ist ein Trapez aufgebaut, dessen seitliche Streben ausziehbar sind, indem 4 Metallstäbe S in 4 Metallrohren R gleiten. Diese Metallstäbe können mittels Schrauben Sch in beliebiger Stellung fixiert werden. Zwischen den beiden beckenwärts gelegenen Hülsen ist die Oberschenkelstützplatte O angebracht, zwischen den entsprechenden Stäben das Verlängerungsstück der Oberschenkelstützplatte V. Die obere Seite des

---

*) Die schon seit Jahren in unserem Gebrauch stehende Schiene wird hergestellt durch das Sanitätsgeschäft M. Schaerer A. G. Bern.

Trapezes wird gebildet von einem ebenfalls aus Stahlrohr konstruierten Rahmen A, der mit den 4 Streben gelenkig verbunden ist, und die fußwärts gelegenen Streben überragt. Das ganze bewegliche System kann durch einen Bügel B in einer auf dem Grundrahmen angebrachten Zahnschiene Z in beliebiger Neigung festgestellt werden. Das ausziehbare Doppeltrapez kann somit jeder beliebigen Beugestellung des Hüftgelenks und auch der Oberschenkellänge angepaßt werden. Auf dem Unterschenkelrahmen ist durch je zwei seitliche Rollen eine leicht gebogene Schiene U für die Aufnahme des Unterschenkels beweglich aufgesetzt; in gleicher Weise durch je ein seitliches Rollenpaar das Fußbrett F, das ausziehbar und um eine querstehende Achse drehbar ist, damit der Fuß in beliebiger Plantarflexion fixiert werden kann. Fußbrett und Unterschenkelschale können durch den ausziehbaren Stab St, der in den Führungen I läuft und durch Schrauben feststellbar ist, zu einer einheitlichen Schiene verbunden werden. Nach Wegnahme der Verbindungsstange können Fußbrett und Unter-

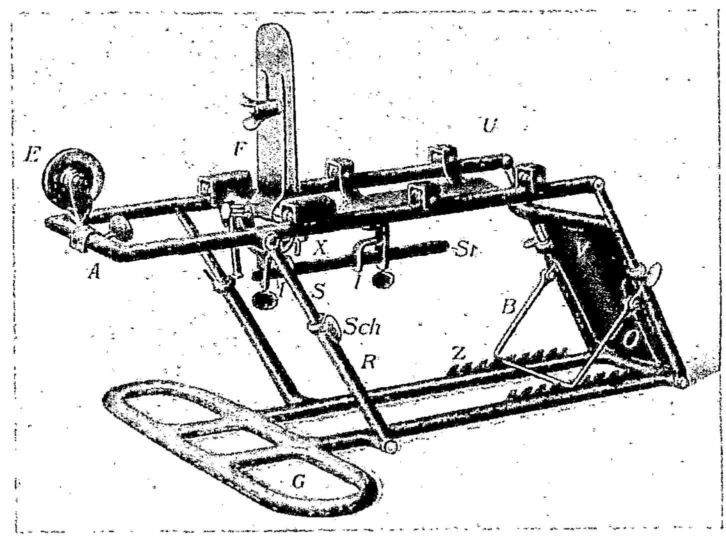

Abb. 315.   Extensions- und Lagerungsschiene für die untere Extremität nach Matti.
Bezeichnungen siehe Text.

schenkelschale auch getrennt verwendet werden. Auf die Stangen des Unterschenkelrahmens kann an beliebiger Stelle ein Bogen aus Stahldraht festgeschraubt werden; dieser Bogen trägt an der Kuppe eine rechtwinklig, also in der Längsachse des Apparates verlaufende Strebe. An diesem Bogenkreuz können besondere Züge zur Behebung von Rekurvationsknickungen befestigt werden (s. Abb. 316). Beigegebene verschiebliche Rollen E können an beliebiger Stelle des Unterschenkelrahmens angebracht werden, und dienen zur Überleitung der Extensionskordeln von Längs- oder Seitenzügen. Der Apparat ist zur Erzielung größerer Haltbarkeit und Stabilität aus Stahlrohr gebaut. Das hat gewisse Einschränkungen der freien Röntgenkontrolle gegenüber dem Zuppingerschen und dem Zieglerschen Apparat zur unvermeidlichen Folge, die uns jedoch in Praxi niemals hinderlich waren.

Die Anwendung des Apparates geschieht in folgender Weise:

Unterschenkelbrüche.

Nach erfolgter Reposition wird in üblicher Weise die Heftpflaster-, Mastiol- oder Heusnerextension angelegt. Nach Anpassung der Oberschenkelauflage an die Länge des Oberschenkels wird der Apparat einem Kniegelenkswinkel von ungefähr 140° angepaßt, und der obere Teil des Unterschenkels auf die leicht mit Gaze oder Watte gepolsterte Unterschenkelschale gelegt, und mittels einiger Bindentouren fixiert. Handelt es sich um eine Fraktur im unteren Drittel mit Rekurvationstendenz, so wird das Fußbrett getrennt verwendet, der Fußsohle in leichter Plantarflexion angelegt, festgeschraubt, und der Fuß

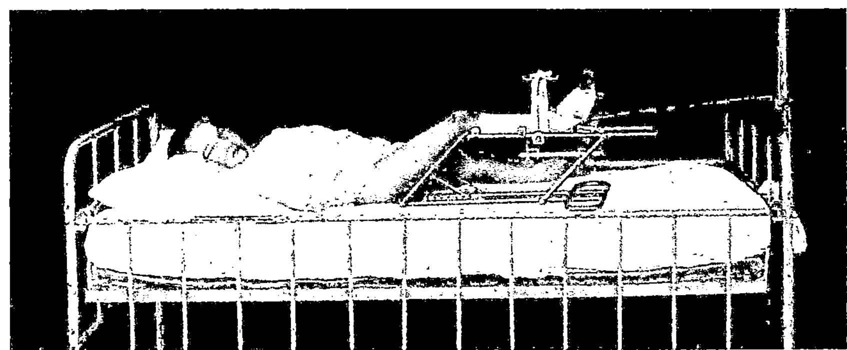

Abb. 316. Behandlung einer Unterschenkelfraktur im unteren Drittel. Längszug am Unterschenkel, Schlingenzug nach vorne zur Vermeidung der Rekurvation.

durch einige Bindentouren am Fußbrett festgebunden. Dann wird die Extensionsschnur über eine am Bettende festgemachte Rolle geleitet und das Gewicht angehängt. Zur Verhütung oder zum Ausgleich einer Rekurvation wird nun der Bogen über der Frakturstelle auf den Unterschenkelrahmen aufgesetzt, und ein Zug nach vorne, bzw. oben mit Heftpflaster, Stoffbinde oder Krawattentuch angebracht (Abb. 316). In umgekehrter Weise kann bei Antekurvation ein Zug nach hinten-unten erzielt werden. Bei Unterschenkelbrüchen ohne größere Verschiebungs- und Knickungstendenz können Fußbrett und Unterschenkelschale als einheitliche Unterschenkelschiene Verwendung finden.

Oberschenkelbrüche.

Bei der Extension von Oberschenkelbrüchen wird die Unterschenkelschiene als Einheit verwendet, und zunächst dem Unterschenkel angepaßt. Dann erfolgt Anpassung der Oberschenkelauflage an den Oberschenkel und Einstellung des Apparates in die für die Beseitigung der vorliegenden Dislokation günstigste Beugestellung. Am Oberschenkel wird in üblicher Weise eine Extension angelegt, die nur bis zum Knie reicht, das Bein auf die leicht gepolsterte Schiene gelagert und die Zugschnur über eine Rolle geleitet, die an einer am Fußende des Bettes angebrachten Stange festgeschraubt ist. Auf diese Weise erhält man einen korrigierenden Zug in der Richtung der Längsachse des Oberschenkels. Auch am Unterschenkel wird vorher eine Heftpflaster- oder anderweitige Extension angebracht und ebenfalls über eine Rolle am Bettende geleitet. Dieser Zug in der Richtung der Unterschenkelachse hat nur den Zweck, den Unterschenkel in richtiger Lage zu fixieren, ohne aktive und passive Bewegungen zu hindern (Abb. 317). Wirkt der Längszug am Oberschenkel ungenügend, so kann er verstärkt werden durch einen zweiten Zug, der am oberen Ende der Unterschenkelschiene angreift, wie Abb. 318 zeigt. Dieser Zug am einarmigen Hebel hat eine Drehung der Schiene um die quere Achse des Fußbrettes zur Folge; diese Drehung wird ermöglicht, indem man die Führungszungen X (Abb. 315) unter den beiderseitigen Rollenpaaren des Fußbrettes wegdreht.

Die Schiene erlaubt aktive und passive Bewegungen in gleicher Weise, wie der Zieglersche Apparat. Sie hat den Vorzug vollständigerer Vorkehren für die Behandlung von Unterschenkelfrakturen, ermöglicht das Anbringen eines Hülfszuges von der Wade her bei Oberschenkelbrüchen und vermindert durch die bewegliche Auflagerung der Unterschenkelschiene auf dem oberen

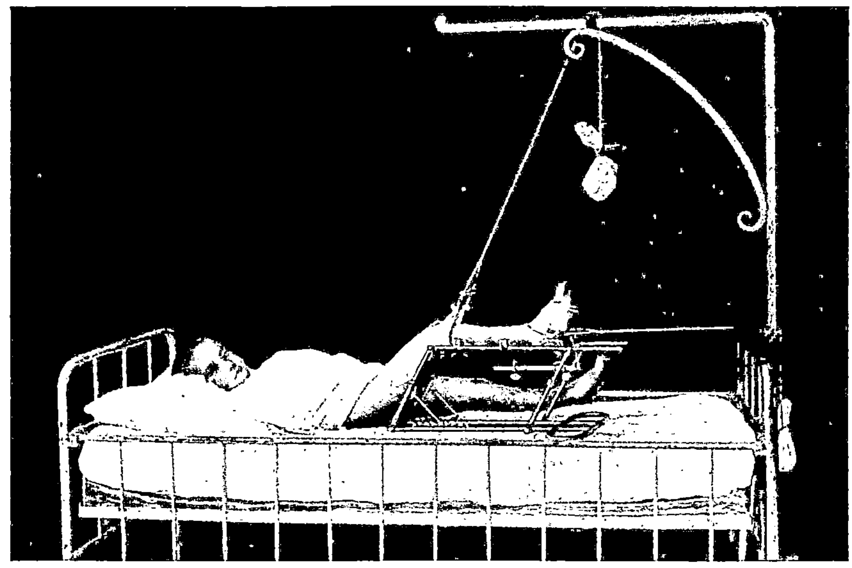

Abb. 317.   Extension einer Oberschenkelfraktur, achsengerechter Zug am Oberschenkel, Fixationszug am Unterschenkel.

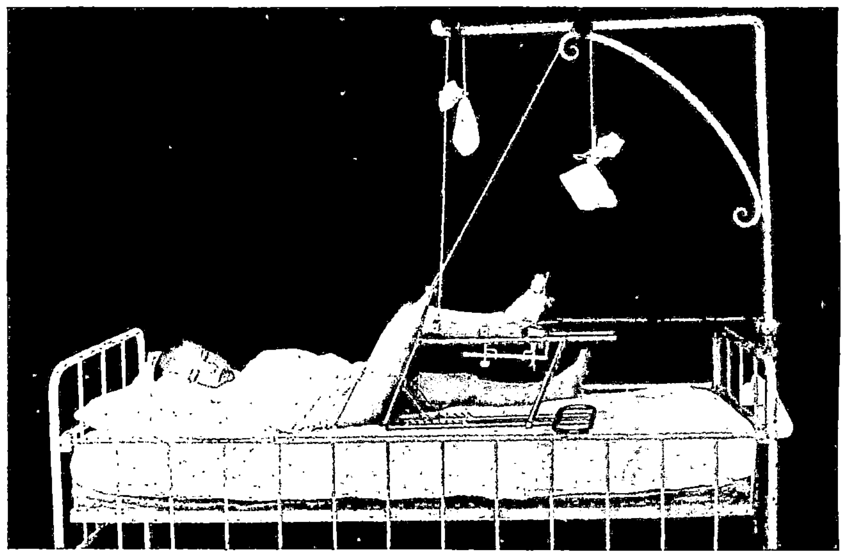

Abb. 318.   Extension einer Oberschenkelfraktur; Zug in der Oberschenkelachse und Verstärkungszug von der Wade her durch Vermittlung der Unterschenkelauflage.

Rahmen mittels Rollen die Reibung auf ein Minimum. Da auch das Fußbrett unabhängig rollen kann, kommt die Verminderung der Reibung bei

Behandlung von Frakturen des unteren Unterschenkeldrittels der Distraktion der Fragmente zugute, wie beim Zieglerschen Apparat.

Ob man nun eine Fraktur der unteren Extremität, besonders des Femur, auf einer improvisierten Unterlage oder auf einem der vielen Lagerungs-

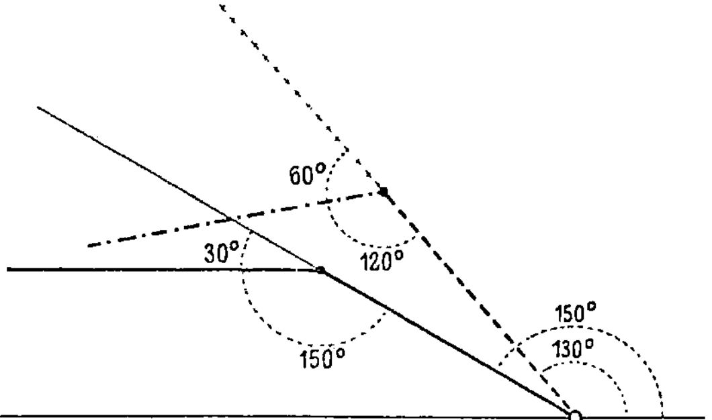

Abb. 319. Korrelate Flexion des Hüft- und Kniegelenkes, schematisch.

apparate in Halbbeugestellung behandle, stets ist unbedingt zu fordern, daß der hauptsächlich korrigierende Längszug in der Achse des

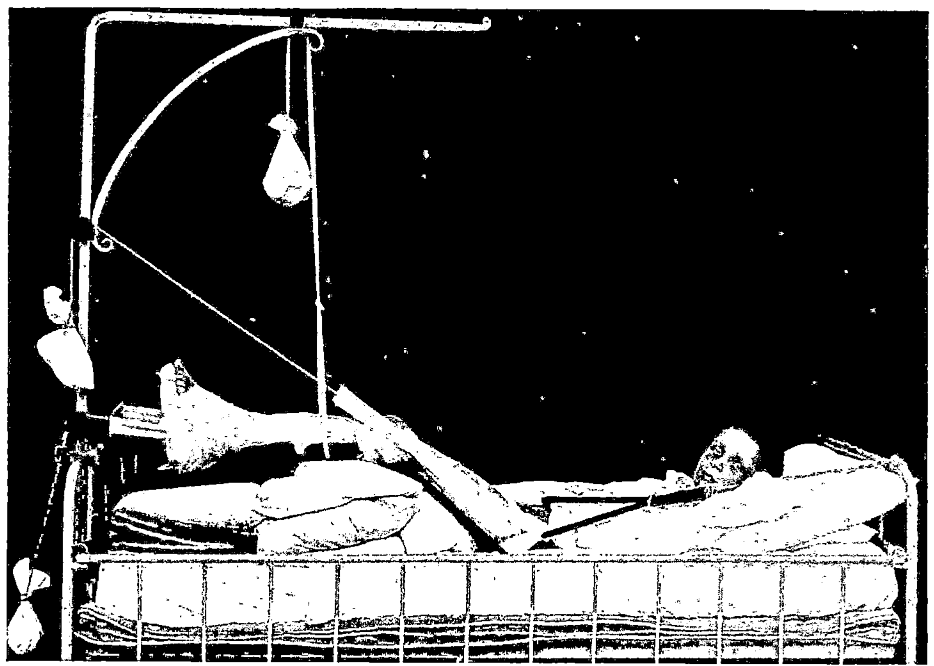

Abb. 320. Extension einer Oberschenkelfraktur; achsengerechter Oberschenkelzug, Verstärkungszug von der Wadenrückfläche her, Fixationszug am Unterschenkel. Behelfsmäßiger Aufbau für die Lagerung in Semiflexion.

gebrochenen Knochens wirke. Für die Oberschenkelbrüche ist deshalb stets ein besonderer Längszug in der Femurlängsachse anzulegen, der absolut sicher wirkt, jedenfalls sicherer als der frühere Bardenheuersche Längszug bei leicht gebeugtem Knie. Das Längszuggewicht kommt dann vollständig dem Ausgleich der Längendislokation zugute. Der Flexionswinkel ist, wie wir gesehen haben, nicht konstant; er schwankt, abgesehen von besonderen Fällen, zwischen 130—150⁰ für das Hüftgelerk, 60—30⁰ für das Kniegelenk (Abb. 319). Die Belastung des Zuges beträgt pro Zentimeter Maximalumfang des betreffenden Gliedabschnittes 100—120 g; das entspricht für den Unterschenkel einem Gewicht von 2—4 kg, für den Oberschenkel einem solchen von 4—6 kg. Den Verstärkungszug von der Wadenrückfläche her kann man auch anlegen, wenn die Semiflexionslagerung durch einen im-

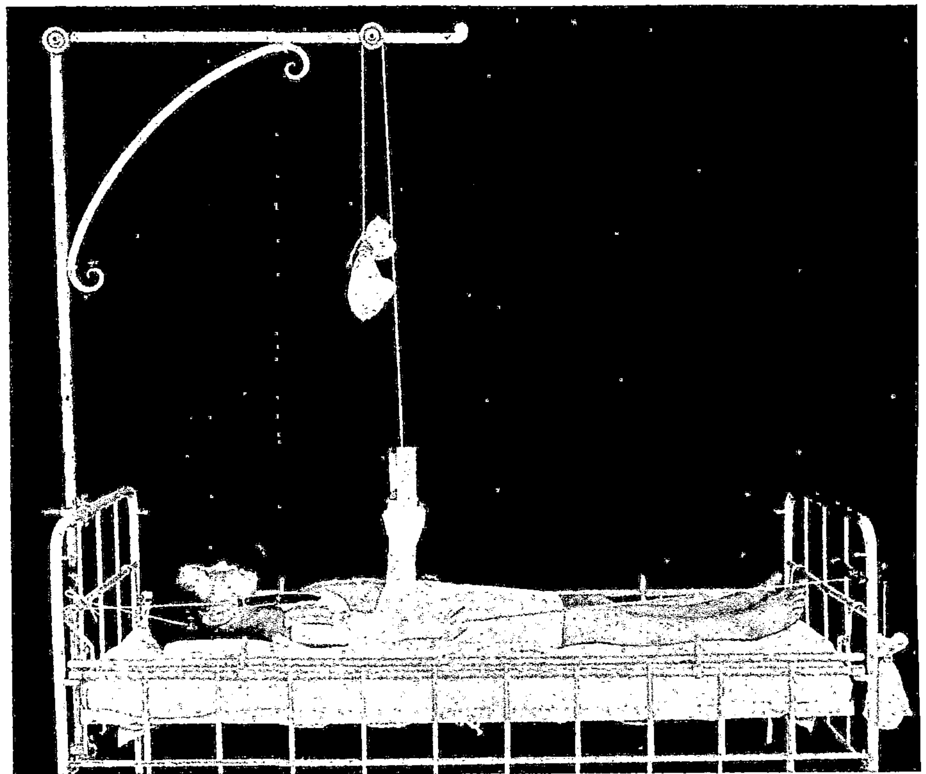

Abb. 321. Extension einer operativ reponierten pertuberkulären Humerusfraktur; Oberarm in mittlerer Rotationsstellung gehalten durch Suspensionszug am Vorderarm.

provisierten Aufbau bewerkstelligt wird; der Zug greift in diesem Falle an der Rückfläche der Volkmannschen Schiene an (Abb. 320). Die Belastung beträgt 1—3 kg. Für einfache Fixationszüge am Unterschenkel bei Extension von Oberschenkelbrüchen sind höchstens 2 kg erforderlich.

Für die Semiflexionsbehandlung kommen nicht in Betracht die eigentlichen Schenkelhalsbrüche, nämlich die Fractura colli femoris subcapitalis und intertrochanterica. Bei diesen Formen verläuft die Frakturebene ungefähr in einer Sagittalebene, die auf der Schenkelhalsachse leicht schräg steht. Flektieren wir nun, so dreht sich das untere Fragment um die Längsachse des Schenkelhalses, und es entsteht auf die Weise eine Rotationsverschiebung im

Sinne der Flexion zwischen Schenkelhals und Femurdiaphyse, die knöchern
fixiert und zu einem Extensionsdefekt führen würde. Schenkelhalsfrakturen
dürfen deshalb nur in ganz leichter Flexion im Hüftgelenk von höchstens 20—30°
zur Horizontalen extendiert werden. Bedeutend wichtiger ist bei diesen Frakturen, wie übrigens bei allen Brüchen des oberen Femurendes, die Orientierung der Extension in der Horizontalebene, weil das obere Fragment
in Abduktionsstellung gerät. Da eine genügende Einwirkung auf das obere
Fragment durch Zug nicht möglich ist, muß das untere Fragment durch Abduktion in die Verlängerung der Achse des oberen Fragmentes geführt werden.
Die Lagerung der abduzierten Extremität geschieht auf einem zweiten, heran-

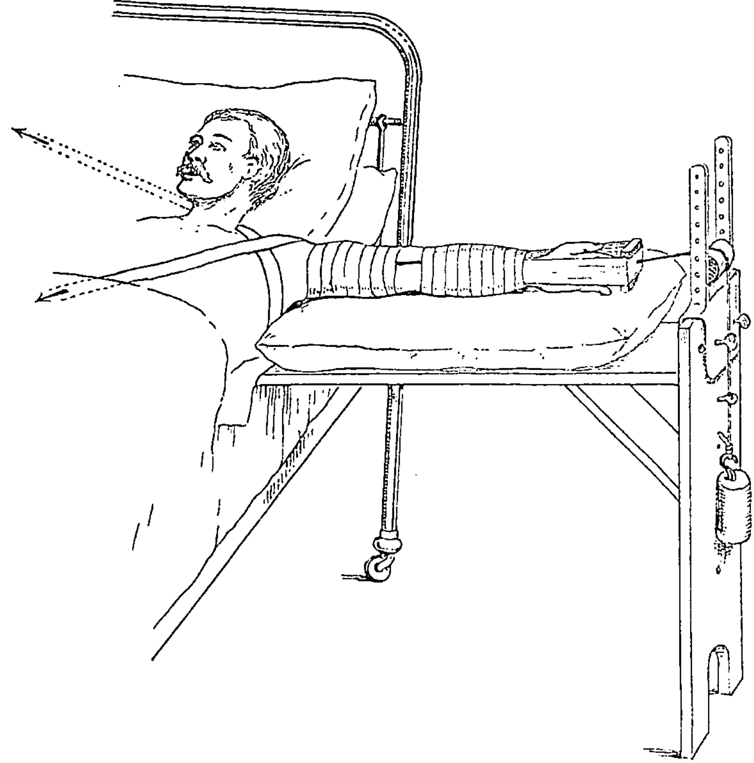

Abb. 322. Extension einer Fraktur des oberen Humerusendes in Horizontalabduktion
unter Verwendung eines einfachen Holzgestells.

geschobenen Bett, auf einem T-förmigen Gestell aus Holzbrettern (Abb. 266),
oder bei Benutzung eines eigentlichen Extensionsbettes auf dem seitlichen
Verbreiterungsgestell. Der optimale Abduktionswinkel ändert von Fall zu
Fall, soll jedoch nicht weniger als 30° betragen, im Maximum 45°.

Die Brüche des Oberarmes können in der großen Mehrzahl der Fälle
parallel der Körperlängsachse extendiert werden. Der natürlichen Ruhelage
des Armes entspricht höchstens eine ganz leichte Abduktionsstellung im Schultergelenk, bei mittlerer Rotationsstellung, und ungefähr rechtwinklige Beugung
des Ellbogengelenkes. Für praktische Zwecke genügt es meistens, den Humerus
bei dicht am Thorax liegendem Arm und rechtwinklig gebeugtem Ellbogen-

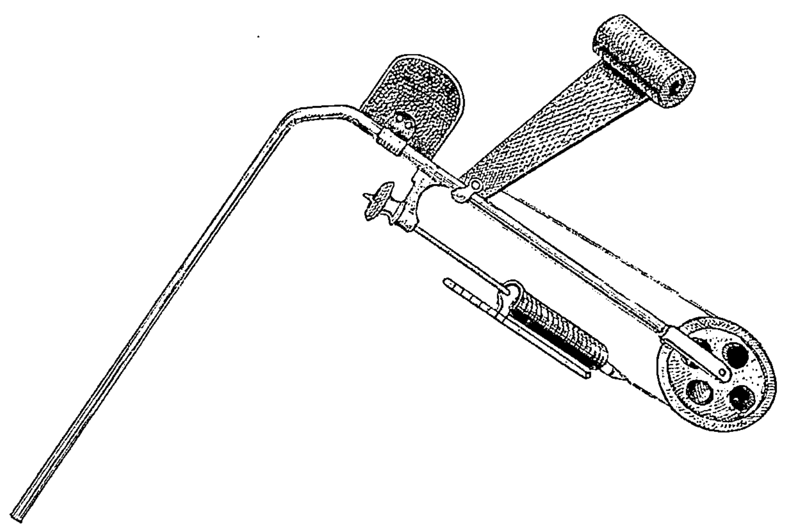

Abb. 323. Rechtwinkelapparat nach Christen *).

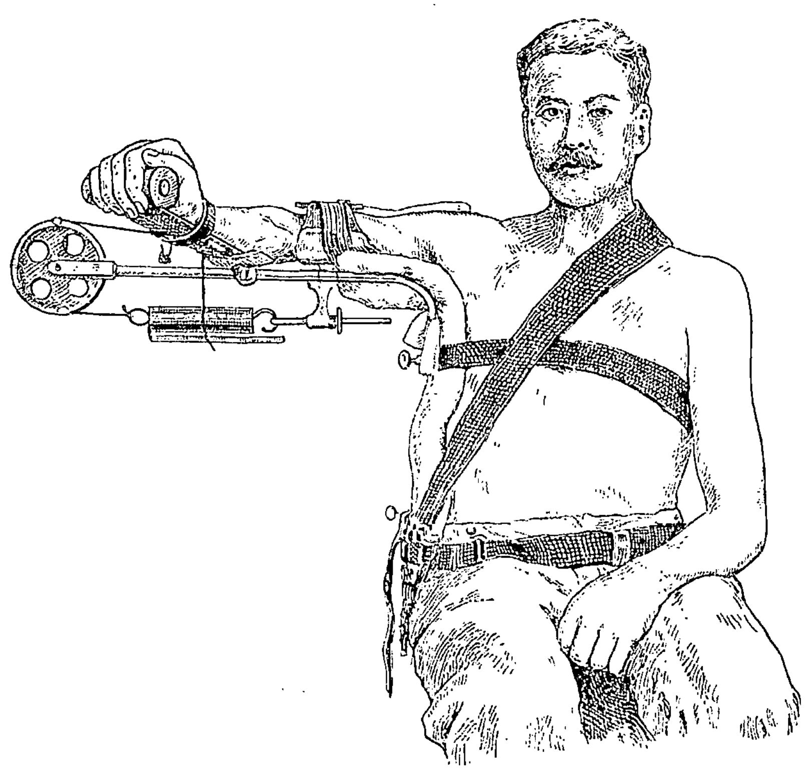

Abb. 324. Rechtwinkelapparat nach Christen zur Behandlung einer Oberarmfraktur angelegt.

*) Fabrikant Hausmann A. G. St. Gallen.

gelenk längs zu extendieren, und nur dafür zu sorgen, daß das periphere Fragment eine Mittelstellung zwischen maximaler Einwärts- und Auswärtsrotation einnimmt (Abb. 321), damit die Fragmente nicht in entgegengesetzter Rotationsstellung verwachsen, was zu einer weitgehenden Rotationseinschränkung führen würde. Zur Entspannung der zweigelenkigen Muskeln genügt gewöhnlich die rechtwinklige Beugung des Ellbogens. Nur diejenigen Brüche des Humerus, bei denen das obere Fragment in Abduktionsstellung gerät, müssen in entsprechender Abduktionsstellung oder in Horizontalabduktion behandelt werden, weniger aus Gründen der Muskelentspannung, als weil wir einen ausreichenden Einfluß auf das obere Frag-

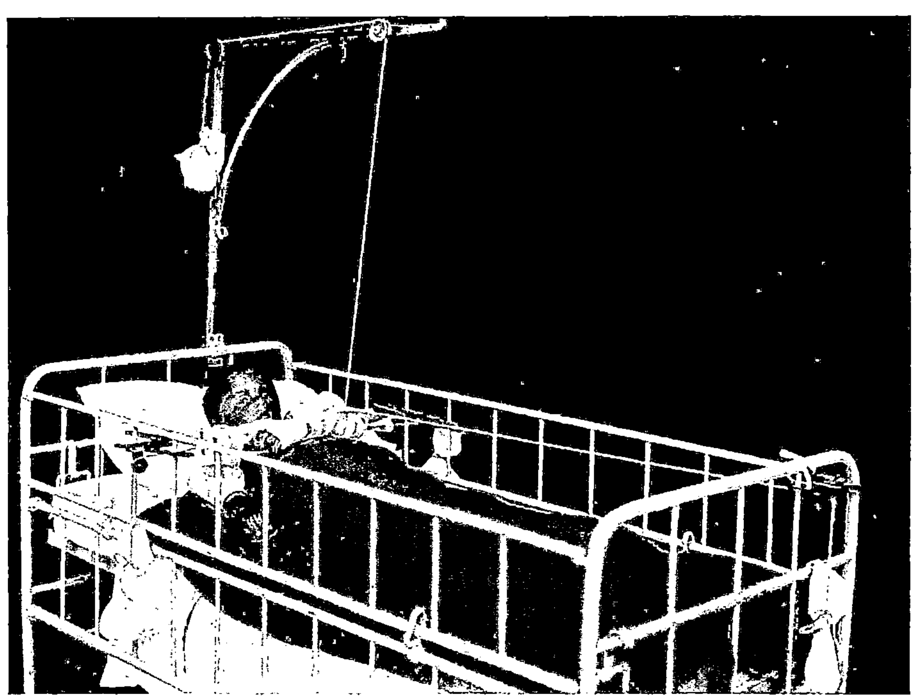

Abb. 325. Zugbehandlung einer suprakondylären Extensionsfraktur des Humerus. Längszug nach unten in der Oberarmachse, reponierender Zug am rechtwinklig flektierten Vorderarm, Gegenzug am oberen Humerusfragment nach der Streckfläche hin bzw. nach außen, Zug nach oben zur Beseitigung der ulnaren Adduktionsstellung des unteren Fragmentes.

ment nicht gewinnen können und deshalb das untere Fragment in die Achse des oberen führen müssen. Ferner sichern wir uns so die wichtige seitliche Elevation des Armes nach erfolgter Konsolidation (Abb. 322).

Zur ambulanten Zugbehandlung der Oberarmbrüche in Horizontalabduktion wurden verschiedene Apparate angegeben, von denen ich hier nur den Rechtwinkelapparat nach Christen anführe. Seine Konstruktion und Anwendungsweise gehen aus Abb. 323 und 324 hervor. Die Extension wird durch Federkraft besorgt.

Für die Frakturen im Bereich des unteren Humerusendes ist Extension in Mittelstellung, d. h. in Rechtwinkelbeugung des Ellbogengelenks die

Extensionsstellung der Wahl. Auf diese Weise wird z. B. bei suprakondylären Extensionsfrakturen durch Flexion das untere Fragment reponiert und zugleich die physiologische Mittelstellung für die beiden Muskelgruppen erzielt. Gleichzeitig kann man die Beugefläche des oberen Unterarmdrittels zum Anbringen von Extensionszügen benutzen und den Längszug am Oberarm auf diese Weise unterstützen, falls man nicht völlig auf ihn verzichtet. Flexionsfrakturen des unteren Humerusdrittels dagegen müssen zur Aufrechterhaltung guter Reposition gelegentlich während kurzer Zeit bei gestrecktem Ellbogengelenk extendiert werden. Neben dem Längszug erfordern aber die häufigen supra-

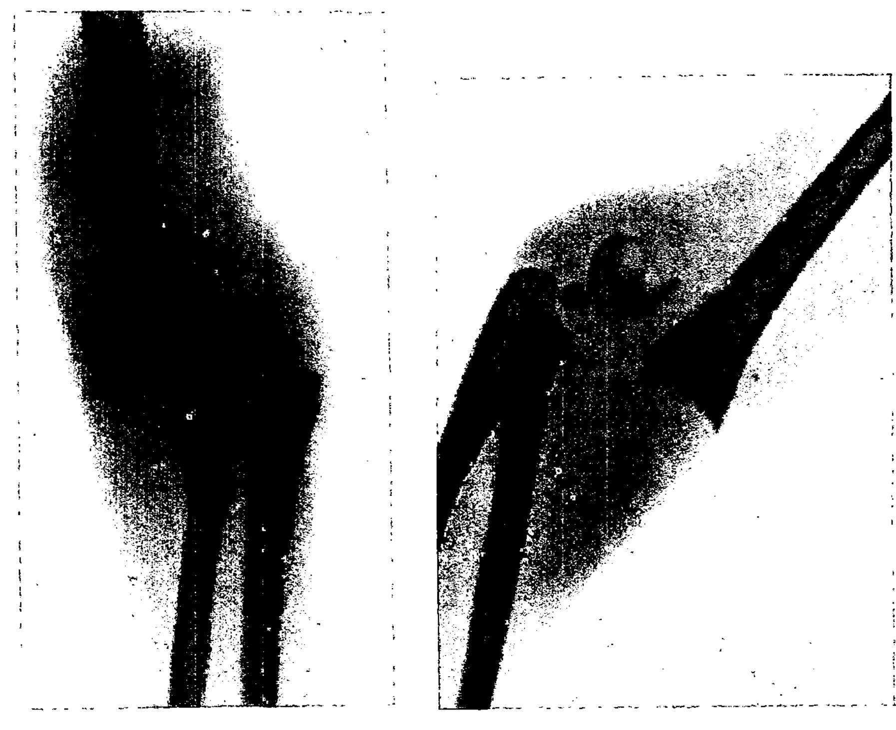

a   b

Abb. 326. Suprakondyläre Extensionsfraktur des unteren Humerusendes mit Verschiebung des unteren Fragmentes nach hinten sowie ulnarwärts, vor der Behandlung. a Frontalaufnahme, b Seitenaufnahme.

kondylären Humerusfrakturen gewöhnlich noch eine Anzahl korrigierender Seiten- und Gegenzüge, die einen sicheren Ausgleich der kombinierten Verschiebung gewährleisten. Ein Schulbeispiel für derartige kombinierte Extensionsbehandlung einer suprakondylären Extensionsfraktur des Humerus zeigt Abb. 325. Neben einem Längszug und dem zugehörigen Gegenzug in der Axilla sind ein Flexionszug und ein auf das obere Fragment einwirkender Gegenzug angebracht. Durch diese vier Züge wird die Reposition und Retention in der sagittalen Flexionsebene gewährleistet. Um nun die gewöhnlich vorliegende ulnare Adduktionsverschiebung des peripherischen Fragmentes zu korrigieren, wird noch ein radialwärts gerichteter Abduktionszug in der Richtung der queren Gelenkachse nach oben hin angelegt. Durch diesen Zug erfolgt Korrektur und Retention in der Frontalebene des Humerus. Was diese Extensionstechnik zu leisten vermag, zeigen die vier Röntgenogramme einer

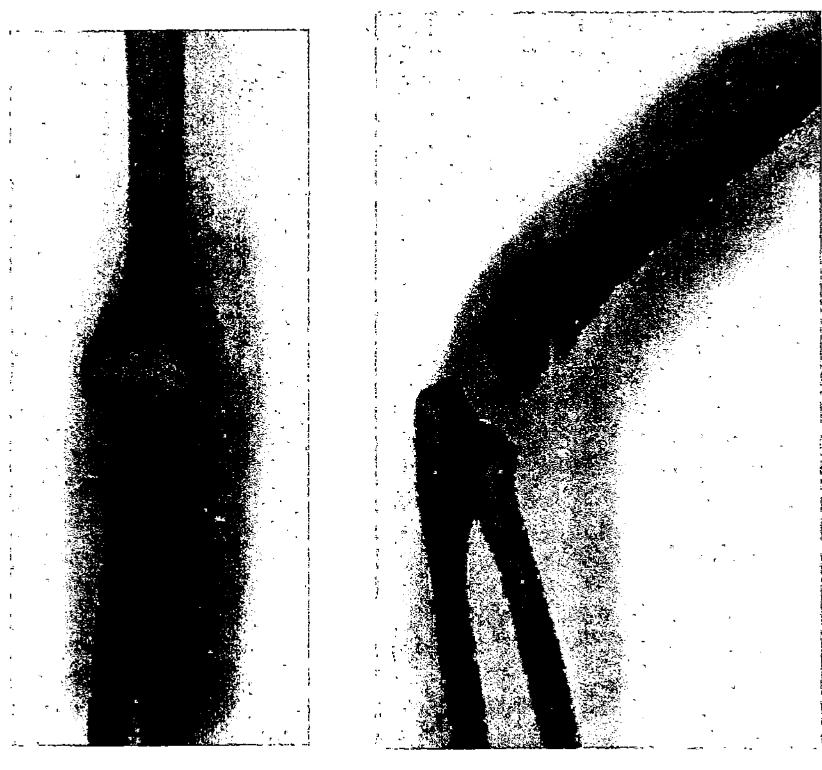

a   b

Abb. 327. Suprakondyläre Extensionsfraktur des unteren Humerusendes mit Verschiebung wie oben; mit Extension gemäß Abb. 325 behandelt. Heilung ohne jede Einschränkung der Bewegungen des Ellbogengelenks. a) Frontalaufnahme; b) Seitenaufnahme.

suprakondylären Extensions-Abscherungsfraktur, die vor und nach der Behandlung aufgenommen wurden (Abb. 326 a und b und 327 a, b).

Die Brüche der Vorderarmknochen extendiert man meist ebenfalls am vorteilhaftesten in Rechtwinkelstellung des Ellbogengelenks, mit Ausnahme der durch Flexion zustande gekommenen Formen, die vorübergehend in Streckstellung extendiert werden müssen.

g) Die Behandlung der Frakturen kleiner Kinder.
Suspensionsextension nach Schede.

Aus leicht ersichtlichen Gründen bieten die Frakturen bei Neugeborenen und bei Kindern der ersten 2 bis 3 Lebensjahre besondere Behandlungsbedingungen dar. Abgesehen von der Kleinheit der Extremitäten, die oft nur ungenügende Anhaltspunkte für den Angriff retinierender Kräfte darbieten, sind die kleinen Patienten unruhig und zeigen keinerlei Verständnis für die besonderen

Anforderungen der Frakturbehandlung. Was die Behandlung der seltenen, durch äußere Gewalt zustande gekommenen intrauterinen Knochenbrüche und der

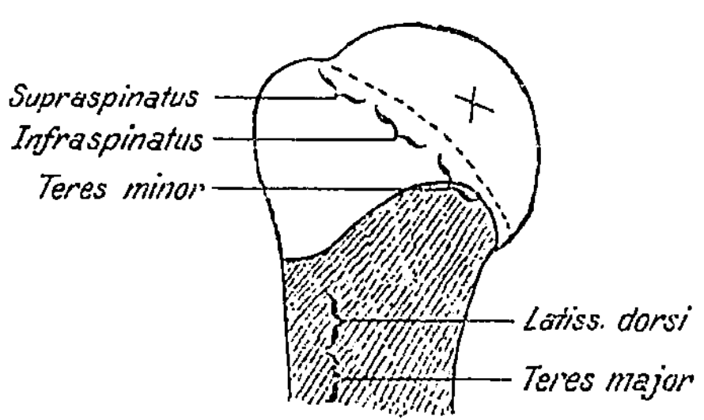

Abb. 328. Frontalschnitt durch das obere Humerusende des Neugeborenen; schematische Einzeichnung der Ansatzstellen der Auswärts- und Einwärtsrotatoren. An der Stelle des Kreuzes tritt im dritten Lebensmonat der erste Knochenkern des Kopfes auf. (Nach Küstner.)

während des Geburtsaktes selbst durch den Geburtshelfer verursachten betrifft, so ist die noch vielerorts geübte Methode, den im Ellbogen rechtwinklig gebeugten Arm auf den Brustkorb oder das im Hüftgelenk und Kniegelenk maximal gebeugte Bein an den Rumpf zu bandagieren, nicht sehr empfehlenswert, weil die Respiration gehindert wird. Auch sind die Resultate durchaus nicht immer befriedigend. Es empfiehlt sich deshalb, an der oberen Extremität einen Versuch mit leichten Schienenverbänden unter Benutzung von Pappe, Fournierholz, Gaze- oder Kleisterbinden zu machen. Dabei ist darauf zu achten,

daß bei Neugeborenen häufig das ganze noch knorplige Kopffragment des Humerus abgedreht wird, an dem sich die Auswärtsrotation ansetzen (Abb. 328). Das Kopffragment wird dann in maximale Auswärtsrotation gedreht, das Diaphysenfragment bleibt in Einwärtsrotation stehen. Das untere Fragment muß deshalb auswärts gedreht einbandagiert werden.

Für die untere Extremität Neugeborener und von Kindern bis zu 6 Monaten ist die gleich zu besprechende Schedesche Suspensionsmethode nicht zu verwenden, weil das Körpergewicht im Verhältnis zur Flexionskraft der Oberschenkelbeuger zu gering ist, um einen Ausgleich der Flexionsknickung des Femur zu bewirken. Verstärkung der Kontraextension durch Querüberlegen eines sanduhrartigen Sandsackes

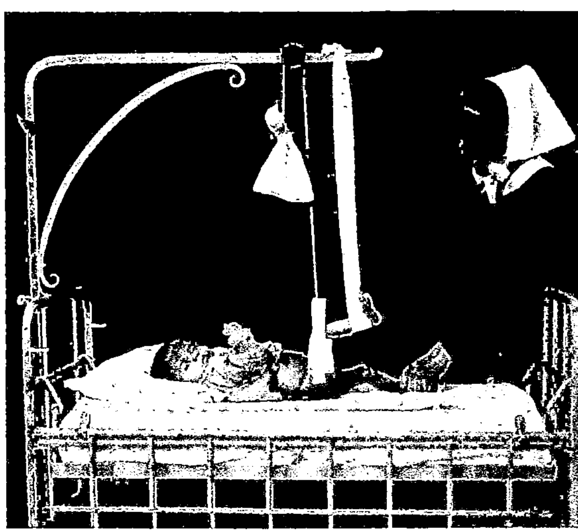

Abb. 329. Extension der Oberschenkelfrakturen bei Säuglingen; achsengerechter Zug am vertikal suspendierten Oberschenkel; Knie zur Entspannung der Kniegelenksbeuger rechtwinklig gebeugt, Unterschenkel in eine Suspensionsschlinge gelagert.

über das Becken ist aber bei so kleinen Patienten nicht zweckmäßig. Auch Querzüge nach dem Fußende des Bettes zum direkten Ausgleich der Winkelknickung, oder von der Kniekehle kopfwärts zur Erzielung einer entspannenden Beugung wirken bei diesen kleinsten Patienten unsicher. Gelegentlich hilft Extension in maximaler Beugung des Hüftgelenks von 120—130°, wobei der Körper mittels Gurtenbinde an der Unterlage fixiert und der Zug kopfwärts über eine Rolle geleitet wird. Um die notwendige Entspannung der zweigelenkigen Mus-keln des Oberschenkels zu erzielen und gleich-wohl den einzig konstant und sicher wirkenden achsengerechten Ober-schenkelzug benutzen zu können, extendieren wir seit einiger Zeit die Ober-schenkelbrüche bei Säug-lingen in der Weise, wie Abb. 329 zeigt. Das Knie wird rechtwinklig gebeugt, der Zug nur am Oberschenkel ange-bracht, der Unterschen-kel dicht oberhalb des Fußgelenks in eine Sus-pensionsschlinge gelegt. Die mit dieser Exten-sionsmethode erzielten Resultate sind sehr be-friedigende. Empfehlens-wert ist auch folgendes Verfahren:

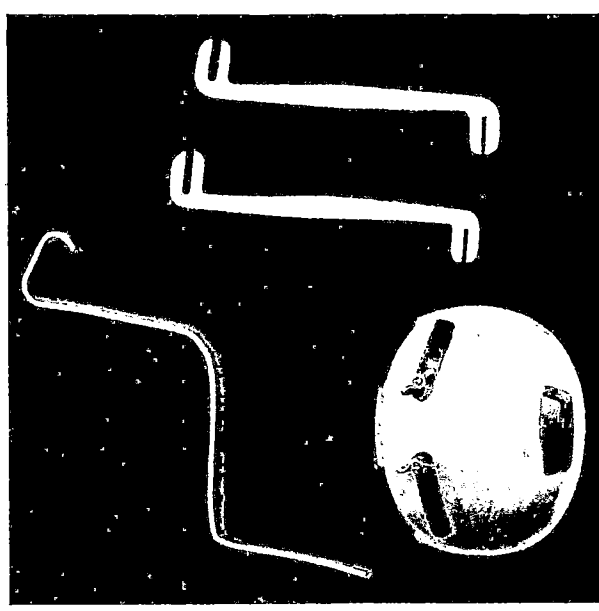

Abb. 330. Einfache Vorrichtung zur Fixationsbehandlung von Oberschenkelfrakturen bei Säuglingen. Metallplatte mit Hülse und Schlaufen für die Aufnahme einer Aluminium-schiene; Seitenansicht einer der Streckseite von Ober-schenkel, Unterschenkel und Fuß anmodellierten Aluminium-schiene. Schlüssel zur Biegung der Schiene.

Man modelliert der im Knie- und Hüftgelenk rechtwinklig gebeugten frakturierten Extremität eine Aluminiumschiene an, welche entsprechend gepolstert und in ganzer Ausdehnung an der Streckfläche von Fuß- und Unterschenkel und an der Vorderfläche des Oberschenkels fixiert

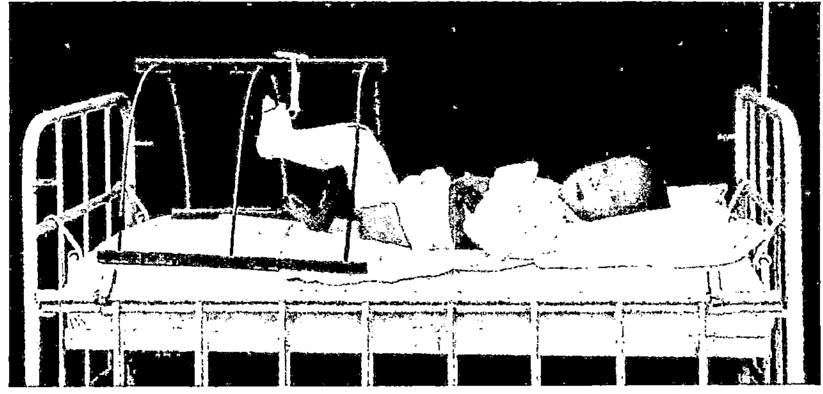

Abb. 331. Apparat (Abb. 330) angelegt. Bein am hackenförmig umgebogenen Ende der Schiene suspendiert.

wird. Oben setzt sich die Schiene bis ungefähr in Nabelhöhe fort, wird dort in zwei flache Schlaufen einer der Bauchwölbung angebogenen Metallplatte gesteckt und mittels einer Schraube befestigt. Die Metallplatte wird durch Binden oder Kravatten in einfacher Weise an der Bauchfläche festgehalten. Abb. 330 zeigt die Bauchplatte mit Schiene; die Platte ist so eingerichtet, daß sowohl für die linke wie für die rechte Extremität eine Schiene angebracht werden kann. Die folgende Abb. 331 demonstriert den Fixationsapparat im Gebrauch. Die beschriebene Vorrichtung für die Behandlung von Oberschenkelfrakturen bei Säuglingen entspricht den Anforderungen des Semiflexionsprinzips und hat sich uns im Berner Kinderspital als durchaus zweckmäßig und brauchbar erwiesen, besonders für die Behandlung von Femurfrakturen rachitischer Kinder, bei denen Extension zu Osteoporose und verzögerter Heilung Anlaß geben kann.

Das empfehlenswerteste Verfahren für die Zugbehandlung der Oberschenkelbrüche bei Kindern von 6 Monaten bis zu ungefähr 4 Jahren ist die Vertikalsuspension nach Schede. Ihre Anwendungsweise wird aus Abb. 332 klar: Das Zuggewicht wird so groß gewählt, daß Gesäß und Becken gerade etwas von der Unterlage abgehoben werden. Dadurch ist die konstante Wirkung des Zuges garantiert, die Kinder können sich ohne Schaden bewegen, da der Achsenzug immer seine Wirkung behält, und auch die Entleerung von Blase und Mastdarm, sowie die Reinhaltung der kleinen Patienten sind ohne Unterbrechung des Gewichtszuges möglich. Die obere Grenze für die Anwendung der Schedeschen Suspension ist je nach Größe der Kinder das 4. oder 5. Lebensjahr; bei älteren Kindern ist das Körpergewicht relativ zu groß um eine wirkliche Suspension zu gestatten. Der erforderliche Zug würde zu Druckschädigungen führen, und dabei wäre häufig doch kein genügender Ausgleich der Flexionsknickung zu erzielen. Bei stark gegabelten Dislokationsformen gelingt es, wie oben schon erwähnt, durch Querzug nach dem Fußende oder durch Flexionszug von der Kniekehle her kopfwärts und entsprechende Ent-

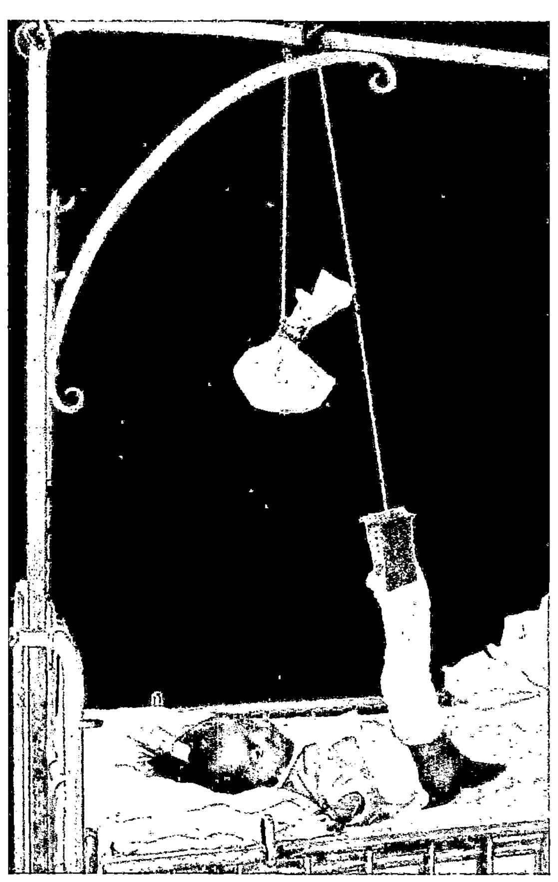

Abb. 332. Vertikalsuspension nach Schede zur Behandlung einer Oberschenkelfraktur.

spannung der Muskulatur den Ausgleich der Verschiebung zu erzielen. Besser ist aber in derartigen Fällen, d. h. bei Kindern an der erwähnten Altersgrenze, die Behandlung nach den gewöhnlichen Grundsätzen der Semiflexion.

Christen hält die Schedesche Suspension für ungeeignet und glaubt, daß sie infolge der unphysiologischen Spannung der Knieflexoren für die Patienten peinlich sei und zu Verkürzungen führe. Er stellt der Schedeschen Suspension eine eigene, abgeänderte Methode gegenüber, die in einem Zug in der Unterschenkelachse bei leicht gebeugtem Knie und zu etwa 75° eleviertem

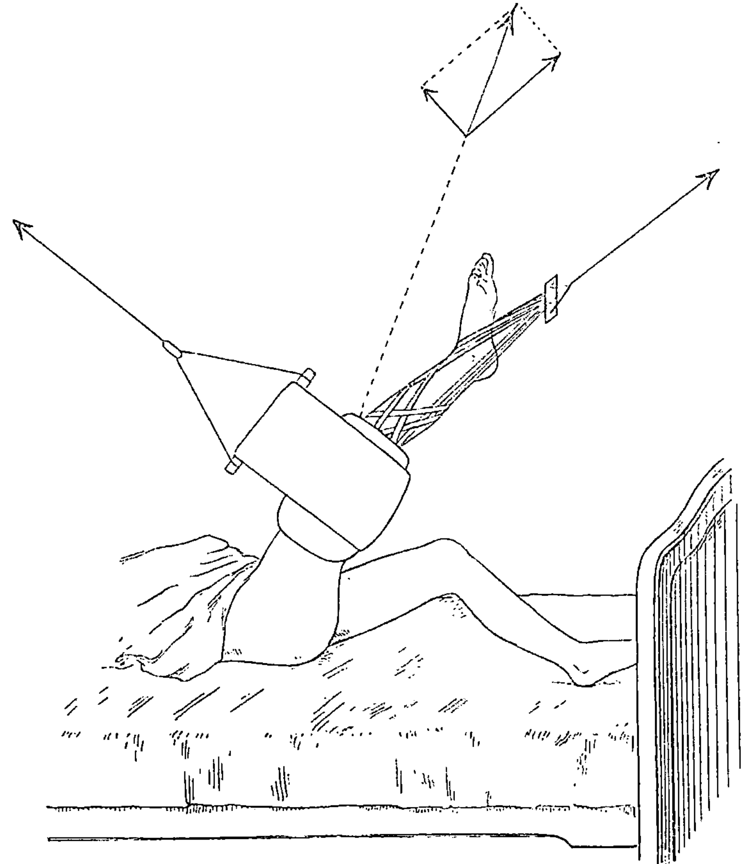

Abb. 333. Suspension bei kindlichen Oberschenkelfrakturen nach Christen.

Oberschenkel und einem dicht oberhalb des Kniegelenks angreifenden Hängemattenzug quer zur Oberschenkelachse besteht (Abb. 333). Die Resultierende aus beiden Kräften würde einem Zug in der Oberschenkellängsachse entsprechen. In der Praxis begegnet jedoch die Aufrechterhaltung der beiden Züge bei den unruhigen, beweglichen Kindern so großen Schwierigkeiten, daß von einer konstanten Zugwirkung im Sinne der konstruierten Resultierenden nicht die Rede ist. Sicher wirkt allein der achsengerechte Oberschenkelzug, wie er der Schedeschen Methode und der vorstehend beschriebenen Suspensionsextension bei rechtwinklig gebeugtem

Knie eignet. Die Schedesche Methode hat sich tausendfältig bewährt und kann durch kein komplizierteres Verfahren ersetzt werden. Wenn man ihre Anwendung auf die erwähnte Altersperiode beschränkt, sind ihre Resultate vorzügliche.

h) Die Nagelextension. (Codivilla-Steinmann).

1. Die Entwicklung der Methode.

Während bei frischen Frakturen die Übertragung des Extensionszuges auf den Knochen mittels Heftpflasters und unter Vermittlung des Weichteilzylinders auch für die Beseitigung erheblicher Längendislokationen genügt, macht sich für den Ausgleich veralteter Verkürzungen gelegentlich das Bedürfnis geltend, den Zug direkt am Knochen angreifen zu lassen. Wenn man allerdings, wie wir empfehlen, häufiger von der Narkose Gebrauch macht, um eine möglichst vollständige Reposition zu erzielen, und wenn man den Extensionszug in Aktion treten läßt, solange sich der Patient noch in Narkose befindet, so wird sich bei subkutanen frischen Frakturen nur ganz ausnahmsweise die Notwendigkeit ergeben, den Zug direkt auf den Knochen zu übertragen. Dabei fassen wir den Begriff der frischen Frakturen weiter, als es gewöhnlich geschieht; denn wenn der von Zuppinger aufgestellte Satz auch zutrifft, daß Knochenbrüche mit erheblicher Verkürzung, die am 3. Tage nicht reponiert sind, nur noch mit großer Mühe oder überhaupt nicht mehr reponiert werden können, so gelingt doch bei derartigen Frakturen meistens der Ausgleich der Verkürzung in guter Narkose und Semiflexion, so daß man nachher einen einfachen Heftpflasterzug anbringen kann. Anders verhält sich die Sache bei Wochen und Monate alten, wirklich veralteten Knochenbrüchen, zu deren Reposition nach blutiger Trennung der fehlerhaften Fragmentverwachsung direkter Angriff des Zuges am Knochen sehr erwünscht, oft direkt Bedingung für den Ausgleich der Verkürzung ist. Ferner kann die Fraktur mit derartigen Weichteilverletzungen verbunden sein, daß eine zweckmäßige und ausreichende Befestigung der Heftpflasterzüge an der Haut unmöglich wird. Das gleiche kann der Fall sein bei infizierten Schußfrakturen, bei denen zahlreiche Abszesse und Senkungen operativ eröffnet werden mußten.

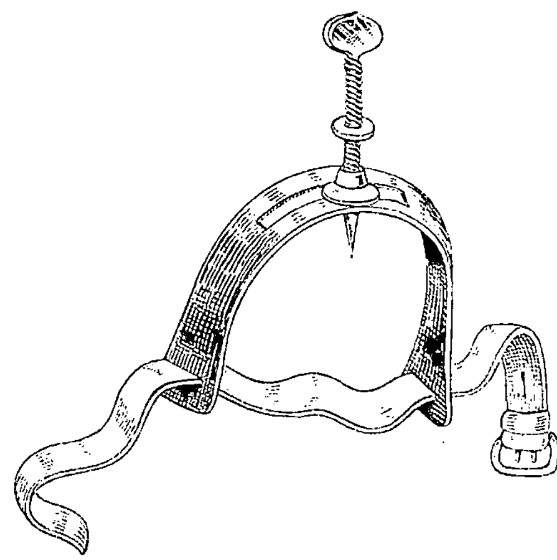

Abb. 334. Malgaignescher Stachel.

Ein erster Versuch, direkte Einwirkung auf den Knochen zu gewinnen, liegt schon im Malgaigneschen Stachel vor, der bezweckte, das vorstehende obere Fragment bei der Flötenschnabelfraktur der Tibia nach hinten zu drücken. Der Apparat besteht aus einem um die Lagerungsschiene festschnallbaren Stahlbügel, in dem eine seitlich verschiebbare Schraube befestigt ist. Diese Schraube wurde direkt durch die Haut bis auf den Knochen vorgeschraubt, und das Fragment so nach hinten gedrückt (Abb. 334).

Ferner gab Malgaigne für die Behandlung der queren Kniescheibenfrakturen eine Hakenklammer an, aus zwei gegeneinander verschieblichen Teilen bestehend, die mittels einer Schraube einander beliebig genähert werden können und eine indirekte Verschraubung der beiden Fragmente gestatten (Abb. 335). Beide Apparate finden heutzutage kaum mehr Anwendung. Im Jahre 1900 beschrieb Heinecke eine Zange mit langen stachelförmigen Haken, welche direkt durch die Haut hindurch den Kalkaneus fassen, und mittels einer Flügelschraube so fest in den Knochen eingetrieben werden, daß man einen kräftigen Zug zum Ausgleich der Verkürzung ausüben kann. Auch diese Repositionszange hat sich in der Behandlung der Frakturen nicht gehalten.

Das Verfahren der Wahl für den direkten Angriff der Zugkraft am Knochen wird durch die Nagelextension dargestellt. Ihre erste Anwendung finden wir in dem von Codivilla im Jahre 1903 veröffentlichten Verfahren kombinierter Verwendung von Nagelzug und getrenntem Gipsverband zur Behandlung der Coxa vara; der Autor übertrug das Verfahren auch auf den Ausgleich der Verkürzung bei veralteten Oberschenkelbrüchen nach opera-

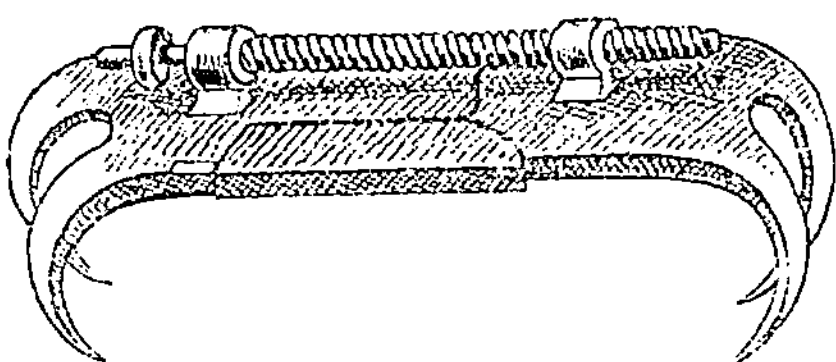

Abb. 335. Hackenklammer nach Malgaigne für die Behandlung der Kniescheibenbrüche.

tiver Mobilisierung der Fragmente. Die Anwendung der Codivillaschen Methode, die sich in orthopädischen Kreisen, namentlich Italiens, großer Beliebtheit erfreut, geht aus Abb. 336 hervor. Die alte orthopädische Methode, nach erfolgter Osteotomie die Verkürzung im Schede-Eschbaumschen Extensionsapparat möglichst auszugleichen, die Extremität einzugipsen, nach einigen Tagen den Verband an der Frakturstelle zirkulär zu durchtrennen, durch nochmalige Extension am Verband die Verkürzung noch mehr

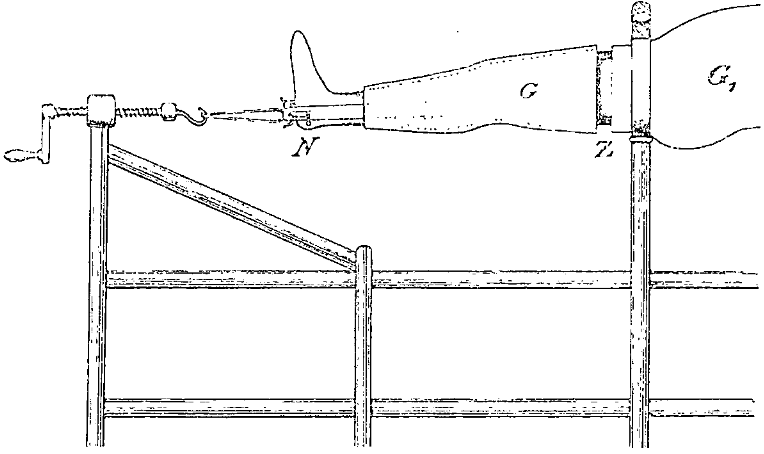

Abb. 336. Fersen-Nagelgipszugverband nach Codivilla. G G₁ sind die beiden Teile des bei Z zirkulär durchtrennten Gipsverbandes; N quer durch den Kalkaneus getriebener Nagel, an dem der Zug angreift, durch Vermittlung zweier Eisenschienen, die in den unteren Teil des Gipsverbandes einbezogen sind.

auszugleichen und den Verband an der Trennungsstelle zu vervollständigen, hat oft ausgedehnten Dekubitus am Fersenhöcker, auf dem Fußrücken, im Bereich der Malleolen und am Sitzbeinhöcker zur Folge. Den Druckbrand am Tuber ischii vermied Codivilla durch ein genau gefertigtes halbmondförmiges Polster, die Drucknekrose am Fuß in der Weise, daß er bei Anlage des Gipsverbandes einen Stift quer durch den Fersenbeinhöcker bohrte und durch Vermittlung von zwei seitlichen Eisenschienen mit dem Unterschenkelgipsverband in Beziehung setzte. Der Gipsverband reicht nur bis handbreit oberhalb des Fußgelenks. Auf diese Weise wirkt der am unteren Ende der Eisenscheinen angreifende

Zug hauptsächlich durch Vermittlung des Nagels auf den Kalkaneus ein. Das übrige Verfahren gestaltet sich gleich, wie oben beschrieben.

Außerhalb Italiens hat diese Methode keine nennenswerte Verbreitung gefunden. Allgemeinere Anwendung fand die direkte Übertragung des Extensionszuges auf den Knochen bei Frakturen erst, nachdem Steinmann im Jahre 1907 die Anwendung des am durchgebohrten Nagel angreifenden Dauerzuges für die Frakturbehandlung empfohlen hatte. Steinmann verdanken wir auch großenteils den technischen Ausbau der Methode, die heute unter den verschiedenen Nagelextensionsverfahren die ausgedehnteste Verbreitung erlangt hat.

2. Die Technik der Nagelextension.

Für die Nagelextension sind eine Reihe von Apparaten angegeben worden, die hier nicht alle beschrieben werden können. Beim ersten Steinmannschen Apparat wurde auf jeder Seite des Knochens ein Nagel schräg von oben nach unten mehrere Zentimeter tief durch die Haut in den Knochen gebohrt, und

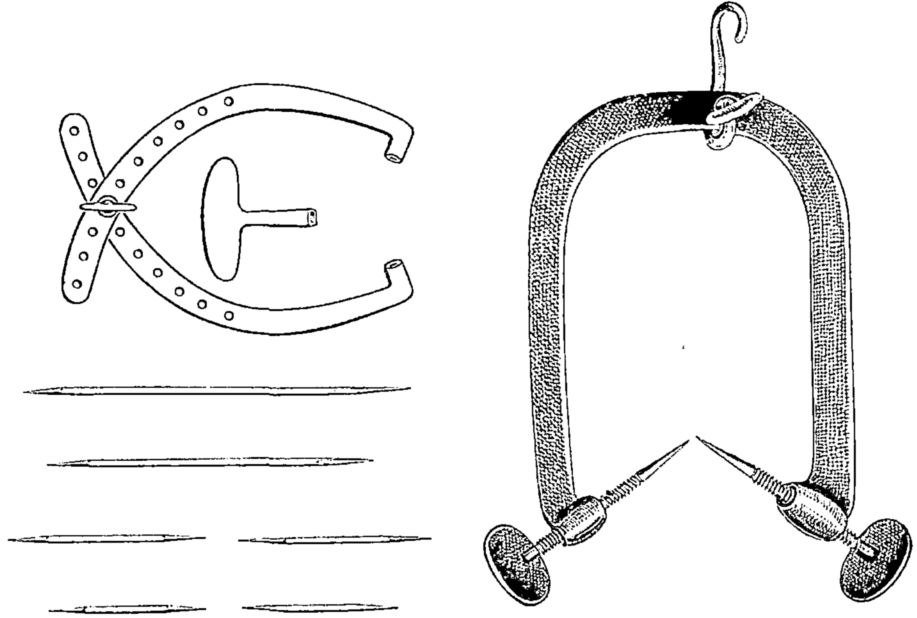

Abb. 337. Apparat zur Nagelextension nach Steinmann.

Abb. 338. Tavelscher Bügel.

auf die beiden außen vorragenden Nagelenden ein Metallrahmen zur Kraftübertragung aufgesetzt. Der Hauptnachteil der beiden seitlichen Nägel bestand in ihrer häufigen Lockerung. Ferner war eine nachträgliche Korrektur der Zugrichtung in der Sagittalebene infolge der schrägen Richtung der Nägel zur Querachse des Gliedes schwierig. Steinmann ging deshalb zu einem einfachen, den Knochen quer perforierenden Nagel über. Derartige perforierende Nägel haben den Nachteil, daß beim Herausziehen des Nagels der eine über die Haut vorragende Teil durch den ganzen Querschnitt des Gliedes durchgezogen werden muß; da vorher keine ausreichende Sterilisierung dieses Nagelanteils möglich ist, so besteht theoretisch und wohl auch praktisch die Möglichkeit einer Infektion des Wundkanals. Steinmann gestaltete aus diesem Grunde den perforierenden Nagel zweiteilig; die beiden Nagelhälften können in der Mitte auseinandergeschraubt und jede nach ihrer Seite her ausgezogen werden. Da jedoch leicht ein Bruch des Nagels an der Gewindestelle eintritt, hat Steinmann die zweiteiligen Nägel wieder aufgegeben. Die Nägel sind vierkantig zugespitzt und werden mit einem einfachen Handgriff oder mittels eines Bohrapparates quer durch den Knochen gebohrt (Abb. 337). Das Durchbohren kann in Lokalanästhesie erfolgen, ohne vorgängige Inzision der Haut, erfordert jedoch bei empfindlichen Patienten gelegentlich eine kurze Narkose; selbstverständlich sind alle üblichen Vorsichtsmaßnahmen der Asepsis zu beachten. Das Angreifen des Zuges am Nagel wird durch einen zweiteiligen Anhängeapparat vermittelt, wie ihn Abb. 340 darstellt. Die Hebelwirkung, wie sie durch die Anordnung bedingt wird, hat zur Folge,

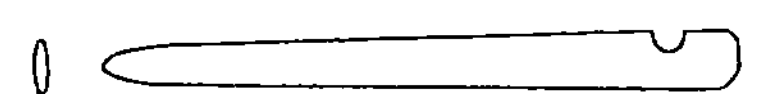

Abb. 339. Meißelförmiger Nagel nach Wilms.

Abb. 340. Nagelextensionsapparat nach Steinmann, angelegt.

daß durch den Gewichtszug gleichzeitig dem Herunterbiegen und Brechen der Nägel vorgebeugt wird.

Tavel hat ebenfalls einen Apparat zur Nagelextension angegeben, der für den Angriff des Zuges oberhalb der am stärksten vorragenden Stelle der Malleolen bestimmt ist (Abb. 338). Der Tavelsche Bügel kann auch für direkten Angriff des Zuges am Kalkaneus verwendet werden und ist vom Autor hauptsächlich zur Durchführung orthopädischer Knochenkorrekturen benutzt worden.

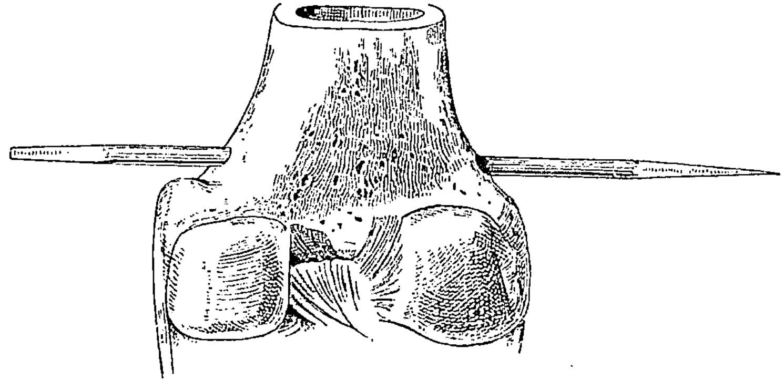

Abb. 341. Nagelungsstelle am unteren Femurende nach Steinmann.

Die Extensionsapparate von Becker, Sasse, Machol und Vöckler unterscheiden sich konstruktiv nur in unwesentlichen Beziehungen vom Steinmannschen Instrumentarium. Wilms empfahl die Verwendung keilförmiger Nägel (Abb. 339), die nicht durch den Knochen durchgebohrt, sondern durchgeschlagen werden. Er glaubt, daß Gefäße und Nerven dem langsam vordringenden Nagel besser ausweichen können, als dem rasch, z. B. mit dem elektrischen Motor, durchgebohrten.

Das Anlegen einer Nagelextension gestaltet sich nach den Vorschriften Steinmanns folgendermaßen:

Es wird ein Nagel von der Größe ausgewählt, daß er das zu durchbohrende Glied beiderseitig um etwa 3 cm überragt. Der gekochte Nagel wird mit steriler Pinzette in den Handgriff gesteckt, der dem Instrumentarium zum Einbohren der Nägel beigegeben ist. Mit Hilfe des Handgriffes wird der Nagel in der Höhe der Metaphyse des unteren Fragmentes durch die in weitem Umfange desinfizierte Haut und die Weichteile durchgestoßen bis auf den Knochen,

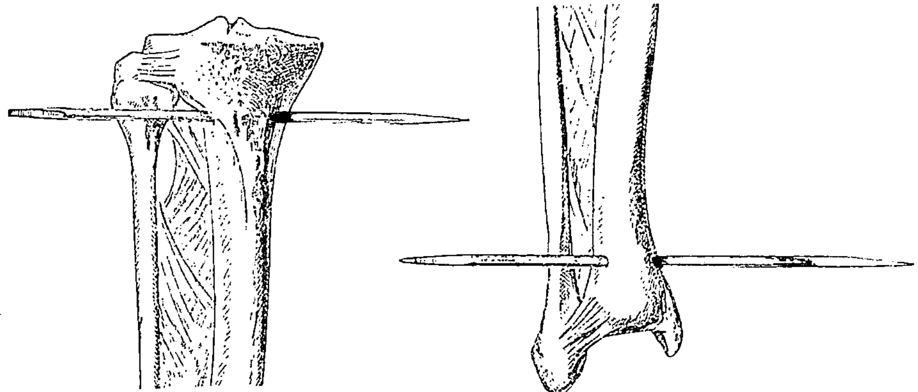

<table>
<tr><td>Abb. 342. Extensionsnagel im Tibiakopf
nach Steinmann.</td><td>Abb. 343. Extensionsnagel im unteren
Tibiaende nach Steinmann.</td></tr>
</table>

durch den Knochen durchgebohrt und so weit auf der anderen Seite herausgestoßen, bis er beiderseitig gleichweit hervorragt. Dann werden die beiden Enden des Anhängebogens über die vorragenden Nagelspitzen gestülpt, wobei der Bogenteil, dessen Löcher Gewinde tragen, nach hinten zu liegen kommt. Zwei übereinanderliegende Löcher beider Halbbogenstücke werden dann durch die Flügelschraube so fest verschraubt, bis beide Bogenstücke unverschieblich miteinander verbunden sind. An den gekreuzten unteren Enden der Halbbogenstücke wird der Gewichtszug befestigt (Abb. 340). Die Nagelstelle wird ringsherum mit Jodkollodium bestrichen, darüber kommen Xeroform- oder Vioformgazestreifen und sterile Verbandgaze, die mit Binden festgewickelt werden. Die herausragenden Nagelenden müssen vollständig im Verbande versorgt sein.

Was die Lokalisation des Extensionsnagels betrifft, so soll der Nagel, wenn irgend möglich, an der peripheren Metaphyse des gebrochenen Knochens durchgebohrt werden, also für Oberschenkelfrakturen im Bereich der Femurkondylen (Abb. 341). Bei dieser Lokalisation fallen auch korrigierende Einwirkungen im Sinne der Seitenhebelung und Rotation am wirksamsten aus.

Das Frakturhämatom, die Markhöhle, das Gelenk und die Epiphysenlinie
müssen mit dem Nagel vermieden werden. Liegt die Femurfraktur weit unten,
so ist deshalb der Extensionsnagel durch den Tibiakopf zu legen (Abb. 342).
Bei Unterschenkelfrakturen in der oberen Hälfte wird der Nagel durch die
untere Tibiaepiphyse gebohrt (Abb. 343). Da jedoch der Zug hier etwas weit
vorne liegt, kann eine Antekurvation eintreten; deshalb bevorzugen einzelne
Chirurgen für alle Unterschenkelfrakturen einen Nagel durch den Kalkaneus.
Steinmann empfiehlt diese Lokalisation des Extensionsnagels auch für die
Frakturen des unteren Drittels der Tibia und des Fußgelenks. Die Nagelstelle
im Kalkaneus liegt am besten 1—2 Querfinger schräg hinten unten von der
Spitze des äußeren Knöchels, etwa in der Mitte der Grenzlinie zwischen Körper

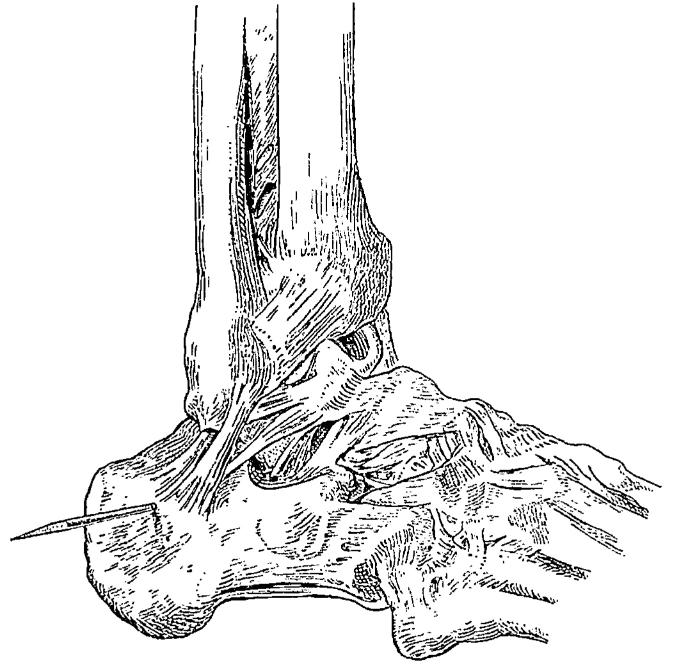

Abb. 344. Extensionsnagel im Kalkaneus; der Zug an dieser Stelle bewirkt gleichzeitig
Dorsalextension des Fußes bis ungefähr zum rechten Winkel.

und hinterem Fortsatz des Fersenbeins (Abb. 344). Durch diesen Angriff des
Zuges erzielt man eine stärkere Wirkung auf die mechanisch überwiegenden
Wadenmuskeln.

Die Nagelextension an der oberen Extremität greift für den Oberarm am
oberen Rande der Humeruskondylen an. Doch hat die Nagelextension für die
obere Extremität nur untergeordnete Bedeutung, da sie nur ganz ausnahmsweise
zur Anwendung gelangt.

Die Durchführung der Zugbehandlung geschieht in gleicher Weise wie
bei der Heftpflasterextension, unter Benutzung der Semiflexionsentspannung.
Am einfachsten ist die Lagerung auf Kissen (Abb. 345) oder auf einem Semi-
flexions-Lagerungsapparat. Die Größe der Zuggewichte steigt bei den stark
verkürzten veralteten Frakturen bis auf 20 kg. Steinmann erstrebt zunächst

eine Überkorrektur von $^1/_2$—1 cm, damit durch Zacken der Bruchflächen die seitliche Reposition nicht mehr verhindert werden kann; ist die seitliche Reposition erzielt, so wird der Zug langsam vermindert bis zum genauen Ausgleich der Verkürzung. Die Nägel sollen nur solange liegen, bis die Frakturheilung so weit vorgeschritten ist, daß die Reposition auch durch einen gewöhnlichen Heftpflasterzug aufrechterhalten werden kann. Jedenfalls sollen die Nägel

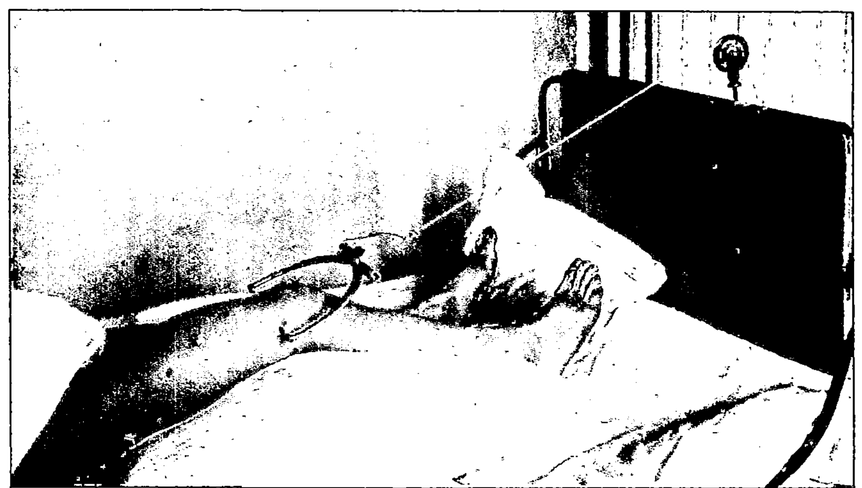

Abb. 345. Nagelextension am unteren Femurende nach Steinmann.

nur ganz ausnahmsweise länger als 3, niemals länger als 4 Wochen liegen bleiben. Vor dem Herausnehmen wird die durchzuziehende Nagelspitze mittels Jodanstrich desinfiziert, der Nagel mit einer Fasszange herausgezogen, die Nagelstellen mit Jodtinktur betupft und antiseptisch trocken oder feucht verbunden. Unter dieser Behandlung heilen nicht infizierte Nagelungskanäle in wenigen Tagen anstandslos aus.

Die Drahtextension.

In Ermangelung von Nagelextensionsapparaten hat Klapp im Balkankriege eine Drahtextension am Fersenbein angewandt. Der Kalkaneus wird entsprechend der Nagelstelle quer durchbohrt und ein dünner, aber zugkräftiger Draht quer durchgezogen. Beide Enden des Drahtes werden mit einer Nadel armiert, dann sticht man durch beide Nagellöcher in der Haut wieder ein bis auf den Knochen und führt die beiden Drahtenden dicht an den seitlichen Rändern des Fersenbeins nach unten, sticht durch die Fußsohle aus und befestigt den Extensionszug an beiden Drahtenden (Abb. 346). Auf diese Weise wird eine schneidende Einwirkung des Drahtes auf die Weichteile vermieden.

Schienen-Nagelextensionsapparate.

Die Übertragung der Extensionswirkung auf den Knochen mittels Nägeln findet ferner Anwendung bei den sog. Schienennagel-Extensionsapparaten. Das Prinzip der Apparate liegt darin, daß zentral und peripher von der Frakturstelle ein Nagel quer durch den Knochen gebohrt wird; die vor-

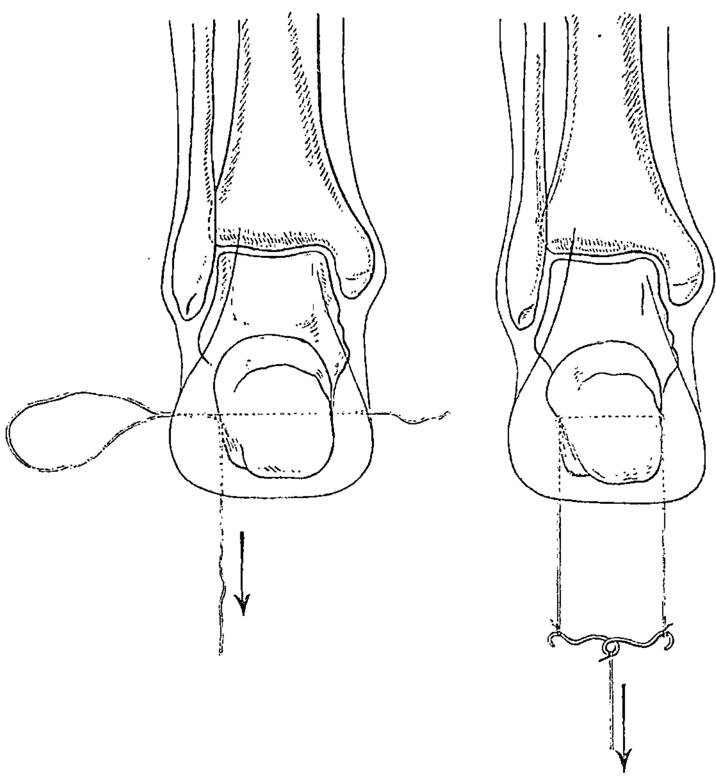

Abb. 346. Drahtextension am Kalkaneus, nach Klapp. Die Durchbohrungsstelle entspricht der Nagelstelle in Abb. 344.

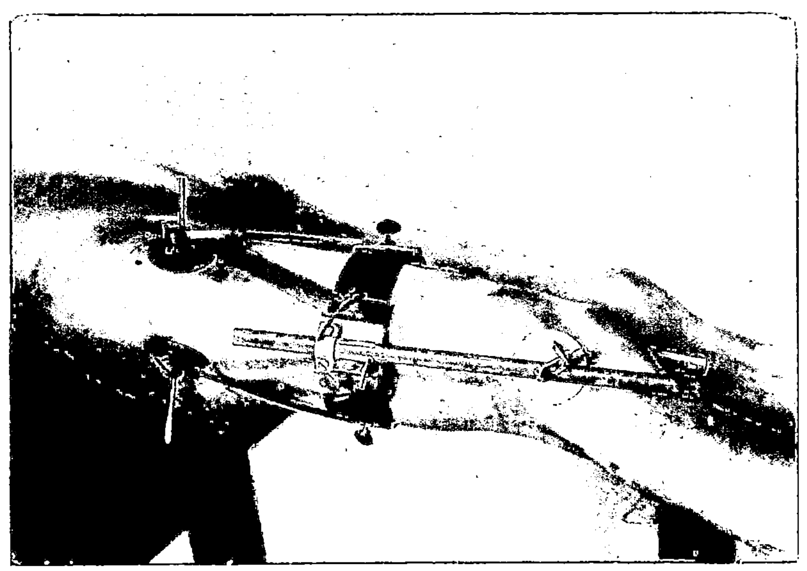

Abb. 347. Schienen-Nagelextension für Oberschenkelfraktur nach Kirschner.

ragenden Nagelenden werden beiderseitig durch distrahierende Schienen verbunden. Steinmann bewirkt die Extension durch beiderseitig eingespannte

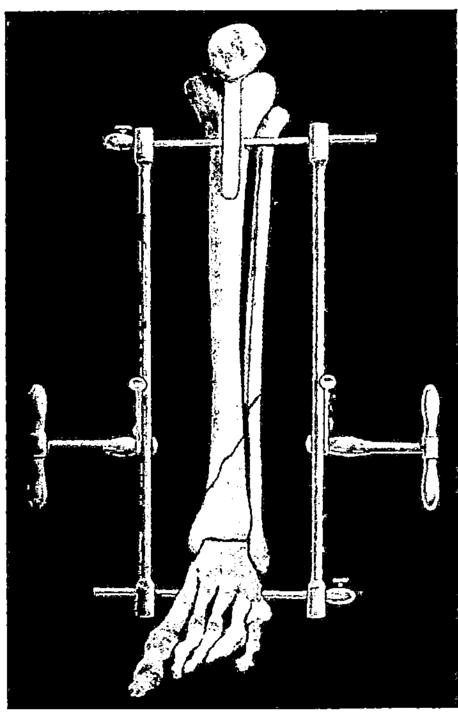

Abb. 348. Schienen - Nagelextension nach
Lambret.

federnde Stahlschienen, Kirschner
konstruierte ein leichtes Eisengerüst
und erzielte die Extension durch
kombinierte Feder-, Schrauben- und
Gewichtseinwirkung (Abb. 347).
Borchardt läßt zwei Bügel an den
perforierenden Nägeln angreifen und
erreicht die Distraktion durch Zahnstangen mit Zahnradtrieb. Der Lambretsche Apparat besteht aus zwei
perforierenden Nägeln und zwei seitlichen Sperrstangen, die ebenfalls
durch Zahnstangen mit Radantrieb
verlängert werden können. In der ab-
gebildeten Konstruktion (Abb. 348)
hat sich der Lambretsche Apparat
für die Behandlung der schrägen
Unterschenkelfrakturen gut bewährt.

Die Schienen-Nagelapparate gestatten ambulante Behandlung der
Frakturen und sind mit der Desguinschen und Hackenbruchschen
Distraktionsmethode in Parallele zu
setzen; nur greift bei ihnen die
distrahierende Kraft nicht durch Vermittlung des Gipsverbandes, sondern
direkt am Knochen an, wodurch
Druckschädigungen der Haut sicher vermieden werden. Gegenüber der
eigentlichen Nagelextension tritt die Bedeutung der Schienennagelextension
in den Hintergrund; ihre Anwendung sollte nach den bisherigen Erfahrungen
auf die Behandlung schräger Formen von Unterschenkeldiaphysenbrüchen beschränkt werden. Unter allen Umständen stellt sie ein Ausnahme-
verfahren dar.

Bezüglich weiterer Einzelheiten über die Konstruktion und Bedeutung
der verschiedenen Nagelextensionsapparate verweisen wir auf die Arbeiten von
Steinmann (s. Lit.).

3. Gefahren und Nachteile der Nagelextension.

Dem großen Vorteil der Nagelextension, durch direkten Angriff am
Knochen große Gewichte verwenden und hochgradige, auf keine andere Weise
ausgleichbare Verkürzungen beseitigen, sowie der Möglichkeit, auch bei ausgedehnten Hautverletzungen einen wirksamen Zug anbringen zu können, stehen
einige unzweifelhafte Nachteile gegenüber, die bei der Indikationsstellung abzuwägen sind.

Den größten und schwerwiegendsten Nachteil bedingt die
Infektionsgefahr. Der Autor selbst schätzt diese nicht hoch ein, und es unter-

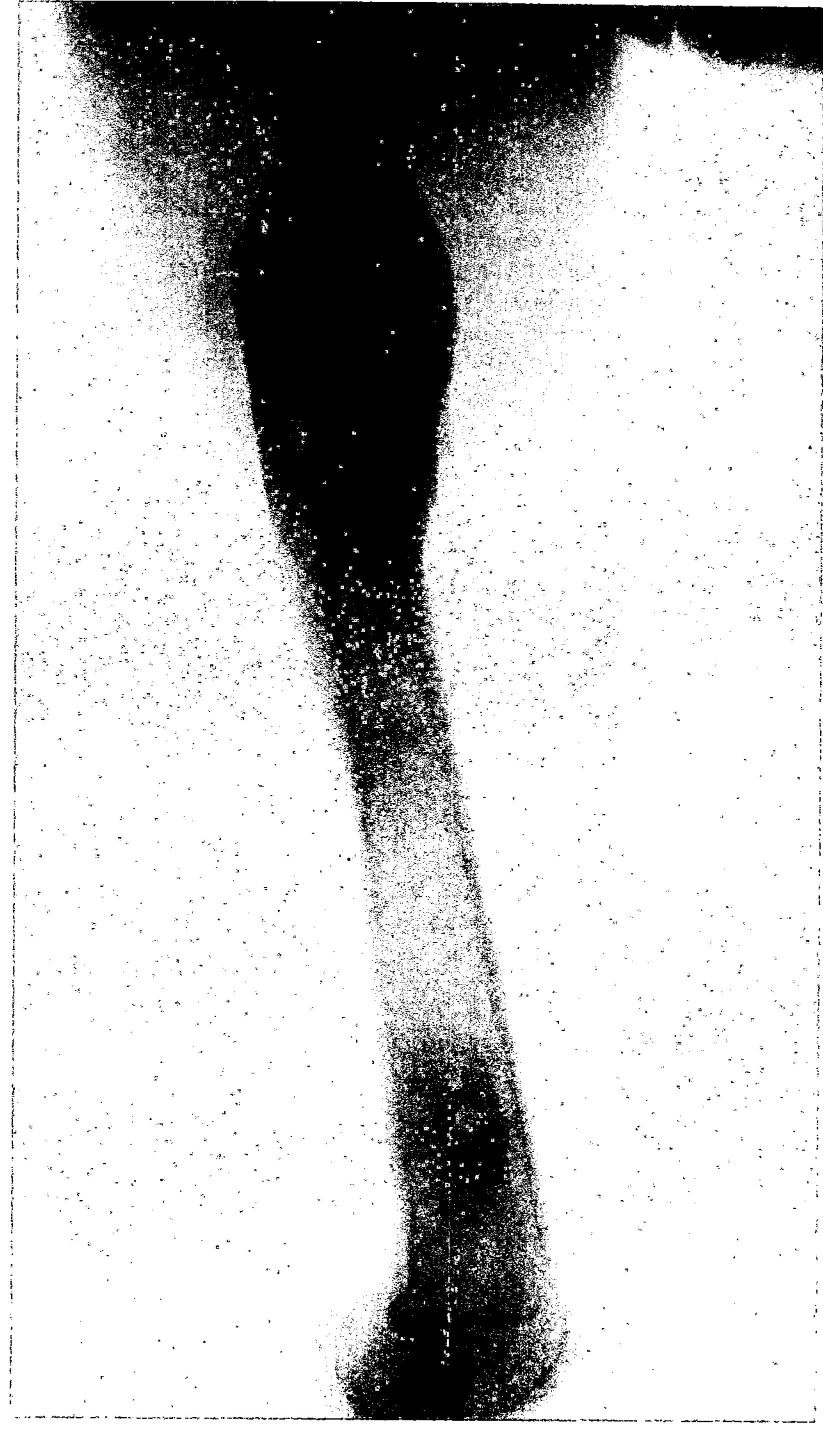

Abb. 349. Chronische Ostitis in der unteren Femurmetaphyse im Anschluß an Infektion des Nagelkanals.

20*

liegt keinem Zweifel, daß bei guter Asepsis, sorgfältiger Überwachung und nicht zu langer Dauer der Nagelextension die Infektionsgefahr wirklich nicht sehr groß ist; besonders ist sie vermindert worden durch Abkürzung der Extensionszeit auf 3 bis allerhöchstens 4 Wochen. Werden die Nägel nach dieser Zeit durch eine gewöhnliche Heftpflasterextension ersetzt, so ist das Infektionsrisiko tatsächlich nicht mehr groß. Gleichwohl ist die Gefahr einer Infektion der Nagelstellen mit schweren Folgezuständen nicht völlig ausgeschaltet und darf nicht unterschätzt werden. Das beweisen die verschiedenen Fälle schwerer Infektion der Nagelstellen mit anschließender Osteomyelitis, Ostitis und sogar allgemeiner Sepsis. In einem Falle ist im Anschluß an eine derartige Infektion Exitus letalis eingetreten, und wenn auch die Technik nicht ganz einwandfrei gewesen sein mag, so fällt der Todesfall doch der Methode zur Last. Ferner sind Fälle bekannt, in denen wegen schwerer Infektion aus vitaler Indikation die betroffene Extremität amputiert werden mußte; auch Gelenkinfektionen mit Versteifung wurden beobachtet. Es geht nicht an, all diese unangenehmen Ereignisse fehlerhafter Technik zur Last zu legen. Die Infektionsmöglichkeit der Nagelstelle ist zweifellos vorhanden und wird in größeren Serien von Nagelextensionen stets einmal zu mani

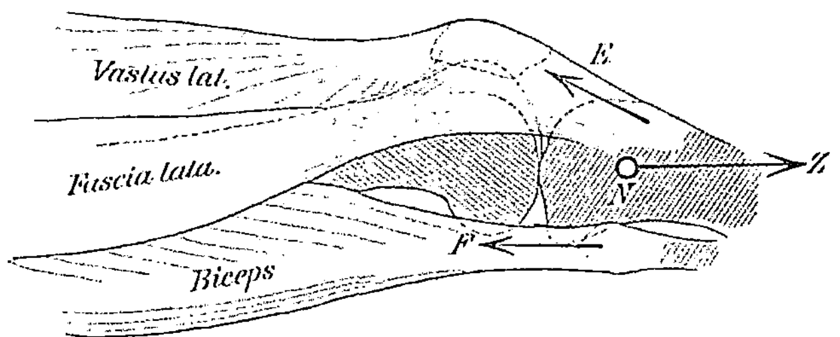

Abb. 350. Insertion der Oberschenkelmuskeln am Tibiakopf bedingt, daß bei Angriff des Nagelzuges am Tibiakopf bei N die Zugwirkung direkt an den retrahierten Extensoren E und Flexoren F sich geltend macht und nicht durch Vermittlung der Gelenkbänder. (Nach Christen.)

fester Infektion führen. Harmloser als die schweren progredienten Eiterungen sind chronische Ostitiden im Bereiche des Nagelkanals; es bilden sich entzündliche Erweichungshöhlen in der Spongiosa der Metaphyse, mit weitgehender Entkalkung und Rarefikation des Knochens. Einen derartigen operativ sichergestellten Entzündungsherd im Bereiche einer Nagelstelle zeigt nebenstehendes Röntgenogramm (Abb. 349). Nach Entfernung des Nagels tritt in derartigen Fällen eine chronische Fisteleiterung ein, die erst versiegt, wenn man den Herd breit freilegt und gründlich ausräumt.

Der Vorwurf großer Schmerzhaftigkeit, den man der Methode machte, kann bei richtiger Technik und aseptischem Verlaufe nicht aufrechterhalten werden. Schmerzen treten nur auf, wenn sich die Nagelenden herabbiegen und so das Periost reizen, sowie bei zu starker Belastung, weil dann die Weichteile übermäßig gedehnt werden. Schmerzhaftigkeit ist deshalb ein Grund, die Belastung zu vermindern.

Die Gefahr einer Druckschädigung der Haut an der Nagelstelle hat nur Bedeutung für die Fälle, bei denen eine Lockerung des Nagels eintritt; bei Anwendung perforierender Nägel und nicht zu langer Dauer der Nagelextension spielt aber die Lockerung des Nagels und damit die Eventualität einer Hautschädigung keine Rolle.

Nach einigen Autoren soll die Nagelextension verzögerte Kallusbildung und damit langsamere Konsolidation mit sich bringen. Das trifft wohl nur zu für Fälle, bei denen eine Überkorrektur nicht frühzeitig durch Reduktion der Zugbelastung beseitigt wurde.

Die Gefahr von Nebenverletzungen besteht bei genügender Berücksichtigung der Anatomie praktisch nicht. Eine Verletzung des Epiphysenknorpels läßt sich vermeiden; dringt einmal ein Nagel in die Epiphysenknorpelscheibe, so brauchen bei reaktionslosem Verlauf keine Wachstumsstörungen aufzutreten.

Der Vorwurf mangelhafter Beeinflussung der Seitendislokationen trifft die Nagelextension nicht in vermehrtem Maße als die indirekten Extensionsverfahren. Seiten- und Rotationsverschiebungen sind auch bei ihr durch besondere Züge zu beheben.

Schließlich ist noch zu erwähnen, daß gegen die Nagelextension Bedenken erhoben wurden, weil man infolge der direkten Zugwirkung eine stärkere Dehnung der Gelenkbänder und entsprechend häufigere Entstehung von Schlottergelenken, besonders eines Wackelknies, befürchtete. Es ist klar, daß die Weichteile um so stärker gedehnt werden, je größer und je unmittelbarer der Zug ist; entsprechend der besseren Ausnützung des Zuges bei der Nagelextension ist die Dehnung der Weichteile tatsächlich auch erheblicher. Nun hat aber Christen darauf aufmerksam gemacht, daß die meisten Muskeln des Oberschenkels erst am Tibiakopf inserieren, so daß ein Zug, welcher eine Oberschenkelverkürzung ausgleichen soll, am Tibiakopf ansetzen muß. Der Extensionszug macht sich dann direkt auf die retrahierten Muskeln geltend, und nicht erst durch Vermittlung der Gelenkbänder. Ein Schlottergelenk durch Dehnung der Gelenkbänder käme deshalb nach Christen auch bei Angriff des Zuges am Tibiakopf nicht in Frage. Setzt der Nagelzug bei der Oberschenkelfraktur am unteren Femurende an, so wird der Zug zunächst auf die Tibiagelenkfläche übertragen unter Erzeugung eines entsprechenden intraartikulären Druckes. Auch hier kann von einer Distraktion der Gelenkbänder die Rede nicht sein. Diese Verhältnisse werden durch zwei schematische Zeichnungen nach Christen klargelegt (Abb. 350 und 351). Jedenfalls bilden bei mäßiger Extension die zweigelenkigen Muskeln einen wirksamen Schutz gegen schädliche Gelenkdistraktion.

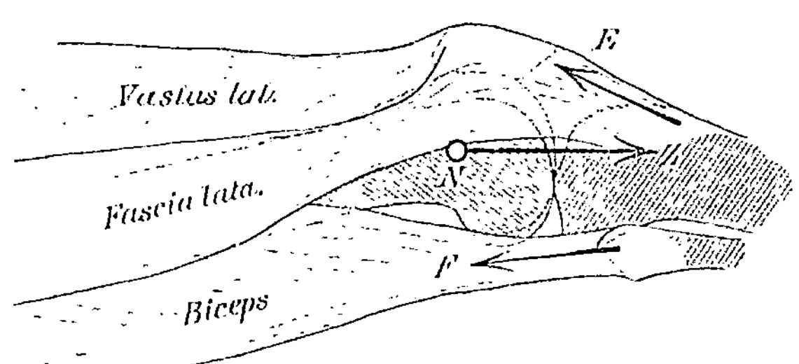

Abb. 351. Bei Angriff des Nagelzuges am unteren Femurende bei N wirkt der Zug zunächst auf die Tibia unter Erzeugung eines entsprechenden intraartikulären Druckes und wird vom Tibiakopf aus zunächst wieder auf die Extensoren und Flexoren übertragen. (Nach Christen.)

4. Das Anwendungsgebiet der Nagelextension.

Die Infektionsgefahr, die der Nagelextension anhaftet, muß uns bei der Möglichkeit, die Großzahl sämtlicher Extremitätenfrakturen mit den übrigen Extensionsmethoden in durchaus befriedigender Weise zu behandeln, unbedingt veranlassen, den Indikationsbereich für die Anwendung der Nagelextension streng abzugrenzen. Am zutreffendsten scheint mir die Indikationsstellung, wie sie auf Grund ausgedehnter Erfahrungen und unter Berücksichtigung der Literatur von der Garréschen Klinik in Bonn vertreten wird. Danach ist die Anwendung der Nagelextension einzuschränken auf folgende Fälle:

1. Schwere suprakondyläre Oberschenkelfrakturen mit starker Dislokation, wo so große Gewichtszüge notwendig sind, daß die Heftpflasterextension versagt.

2. Komplizierte Frakturen mit starker Dislokation, bei denen komplizierende Weichteilverletzungen bzw. die nötige Wundbehandlung die Anwendung von Heftpflasterverbänden nicht gestatten. Das trifft besonders häufig zu für infizierte Schußfrakturen der unteren Extremität.

3. Stark dislozierte Unterschenkelbrüche in der Nähe des Fußgelenks, wenn wegen Kleinheit der Angriffsfläche eine genügende Einwirkung auf das untere Fragment durch Heftpflasterzug nicht ausgeübt werden kann.

4. Veraltete, in schlechter Stellung verheilte Frakturen nach blutiger oder unblutiger Mobilisation der Fragmente.

Schließlich ist noch eine Indikation anzuerkennen, die Steinmann in seiner letzten zusammenfassenden Arbeit anführt. Die Anwendung der Nagelextension kann nämlich auch noch dann geboten sein, wenn die gewöhnlichen Extensionsmethoden nicht imstande sind, die Kompression von Nerven oder Blutgefäßen durch ein stark verschobenes Fragment rasch zu beseitigen, und wenn man nicht sofort operativ eingreifen will.

Die Extension über dem hinteren Fersenbeinfortsatz.

Zur Behandlung von Fersenbeinbrüchen sowie von Malleolar- und Supramalleolarfrakturen hat Gelinsky eine Art der Drahtextension angegeben, die in folgender Weise angelegt wird (Abb. 352): Im Winkel zwischen Vorderfläche der Achillessehne und oberer Fläche des hinteren Fersenbeinfortsatzes

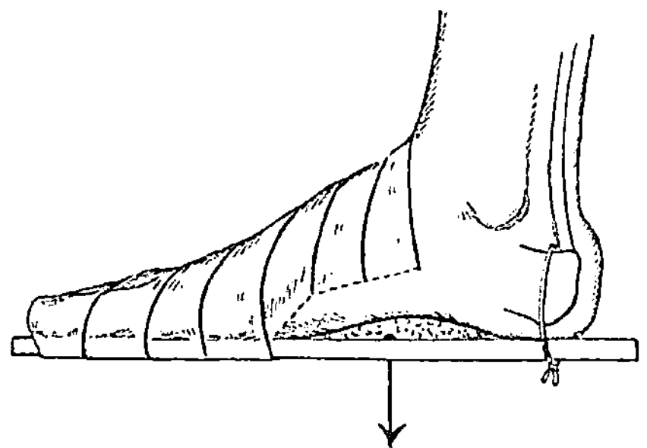

Abb. 352. Drahtextension am Fersenbein nach Gelinsky.

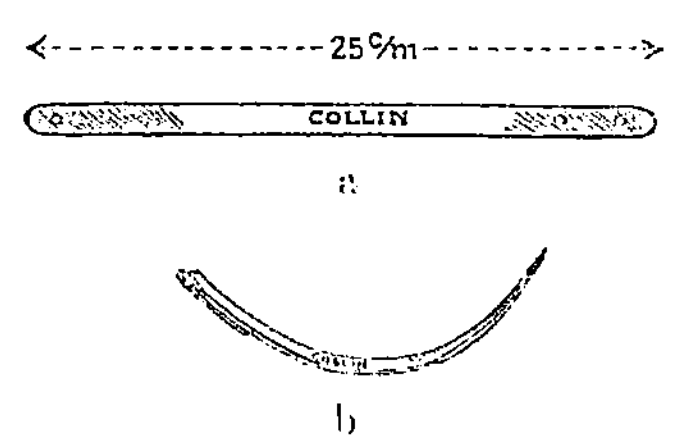

Abb. 353. a Metallband zur Extension über dem hinteren Fersenbeinfortsatz. b breite Nadel zum Durchführen des Metallbandes vor der Achillessehne. (Nach Chutro.)

zieht man mittels einer starken Nadel einen Silberdraht durch, dessen Enden über einem der Fußsohle anliegenden Brett zusammengedreht werden. Der vordere Teil des Fußbrettes wird durch einige Heftpflasterstreifen fest mit dem Vorderfuß verbunden. Die Extensionsschnur findet ihre Befestigung ungefähr in der Mitte des Brettes, so daß der Gewichtszug möglichst in der Verlängerung der Unterschenkelachse wirkt. Bei Fersenbeinbrüchen wird zur Erzielung guter Reposition des hinteren Fragmentes die Tenotomie der Achillessehne vorausgeschickt. Die Vorzüge der Methode sieht der Autor in der Ver-

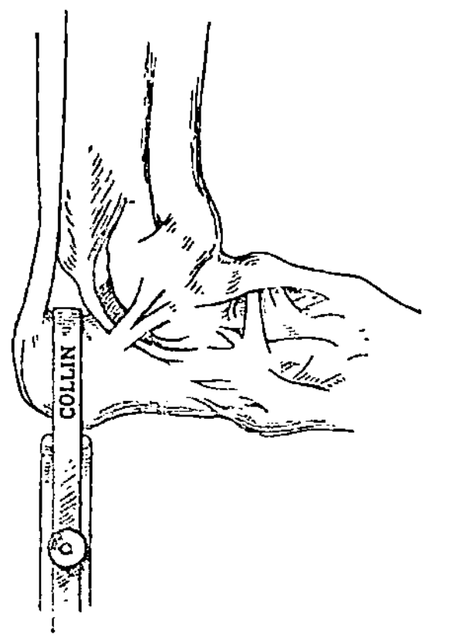

Abb. 354.   Lage des Extensionsbandes.
(Nach Chutro.)

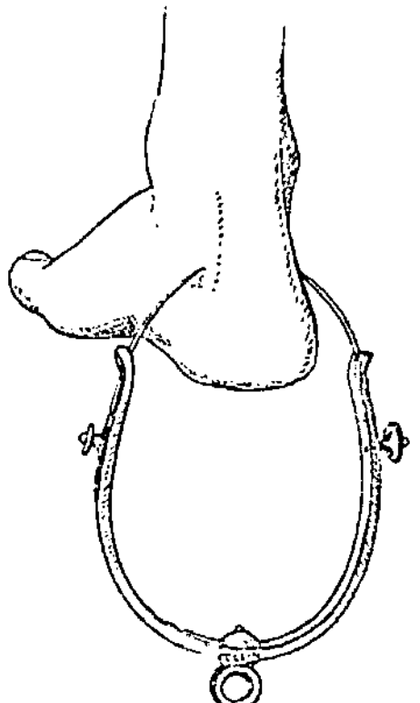

Abb. 355. Spreizbügel in Verbindung mit dem Metallband. (Nach Chutro.)

meidung einer Verletzung des Knochens und der aus ihr sich eventuell ergebenden Nachteile; ferner in der Verteilung der Zugkraft auf die ganze Fußfläche.

Finochietto hat eine an gleicher Stelle angreifende Extension angegeben, unter Verwendung eines 8 mm breiten Metallbandes (Abb. 353 a) anstatt des Silberdrahtes. Das Metallband wird mit Hilfe einer entsprechend konstruierten breiten Nadel (Abb. 353 b) um den Calcaneus herumgeführt (Abb. 354); seine beiden Enden werden mit einem steigbügelförmigen Metallbogen in Verbindung gebracht, der die Enden des Metallbandes gespreizt erhält, wodurch eine unerwünschte Druckwirkung auf die Haut verhindert werden soll. (Abb. 355.)

IX. Die operative Behandlung der Frakturen. (Osteosynthese).

1. Gefahren, Nachteile, Anwendungsgebiet.

Der operativen Behandlung der Knochenbrüche, die auch als blutige Behandlung bezeichnet wird, ist anfänglich von führenden deutschen Chirurgen energische Opposition gemacht worden. Die Hemmung lag vor allem in der damals noch etwas mangelhaften Asepsis begründet; es entbehrt deshalb nicht eines gewissen psychologischen Interesses, daß die Indikation zu operativer Behandlung zunächst für Kniescheiben und Olekranonbrüche allgemeiner anerkannt wurde, Frakturen, bei deren Naht das Gelenk eröffnet werden mußte. Trotz der unbegründeten autoritären Ablehnung hat sich die blutige Behandlung der Knochenbrüche im Laufe der Jahre ihr bestimmtes, abgegrenztes Anwendungsgebiet erobert. Über die Berechtigung der Osteosynthese wird heute nicht mehr diskutiert, sondern nur noch über die besonderen Indikationen des Verfahrens.

Während in Frankreich, Belgien und England führende Chirurgen wie Tuffier, Lambotte, Depage, Lane bei jeder nach Ausführung der Reposition nicht anatomisch korrekt stehenden Fraktur den blutigen Eingriff befürworten, werden in Deutschland, Österreich und in der Schweiz die Indikationen enger gefaßt. Die Anzeige zu operativem Vorgehen wird bei frischen Frakturen nur als gegeben erachtet, wenn eine mit anderen Mitteln nicht zu behebende Verschiebung, Muskelinterposition oder komplizierende Verletzung wichtiger Nerven und Gefäße vorliegen, sowie bei ganz bestimmten Frakturformen (siehe weiter unten); bei alten Frakturen bedingen schlechte Stellung, Pseudarthrose und sekundäre Nervenschädigung den blutigen Eingriff (Kocher, König, Lexer, Schlange, Noetzel, Pfeil-Schneider, Ranzi, Wilms u. a.).

Es ist sicher nicht angebracht, jede anatomisch nicht völlig korrekt stehende Fraktur operativ anzugreifen. Man darf sich allerdings auf den Satz, daß trotz anatomisch nicht idealer Stellung der Fragmente die spätere Funktion eine normale sein kann, nicht allzusehr verlassen; denn besonders bei gelenknahen Brüchen laufen anatomisches und funktionelles Resultat durchaus parallel, indem schon geringe Verschiebungen dauernde und schwerwiegende Störungen verursachen können. Durch ausgedehnte Untersuchungen an der Leiche und am Lebenden hat Lane festgestellt, daß die chronisch-deformierenden Veränderungen der Gelenke im Anschluß an Frakturen auf mangelhafte anatomische Heilung, d. h. auf Veränderung der Belastungsverhältnisse zurückzuführen sind. Je größer der Winkel an der Bruchstelle, je stärker die Belastung bzw. die Inanspruchnahme des Gelenks, je älter der Patient, desto erheblicher werden im allgemeinen die sekundären arthritischen Veränderungen. Das gilt auch für gelenkferne Frakturen. Aber man wird sich bei nicht ganz korrekt stehenden Frakturen vor Augen halten, daß nach Wiedereinsetzen funktioneller Inanspruchnahme nicht beanspruchtes Gewebe abgebaut, an anderen Stellen neues Gewebe angebaut wird. Besonders bei jugendlichen Knochen sind diese Vorgänge sehr lebhaft; man kann gelegentlich sehen, daß ganze Diaphysenabschnitte neu gebildet bzw. abgebaut werden. Soweit dieser funktionelle Umbau in Betracht kommt, wird man deshalb bei Kindern die Indikationen enger fassen.

Mit der Vervollkommnung der aseptischen und operativen Technik hat sich das Anwendungsgebiet der blutigen Frakturbehandlung ganz erheblich erweitert. Ganz genau lassen sich aber die Indikationen nicht abgrenzen, weil der Entschluß zu operativer Behandlung eines Knochenbruches in Grenzfällen immer bis zu einem gewissen Grade Temperamentssache bleiben wird. Jedenfalls ist vor überflüssigem Operieren ebenso zu warnen, wie vor schablonenhaftem Eintreten für die konservative Behandlung (König).

Was uns vor allem veranlassen muß, die Indikationen sorgfältig abzuwägen, ist die niemals ganz zu vermeidende Infektionsgefahr. Diese kann zwar weitgehend herabgesetzt werden, wenn man allzulang dauernde Eingriffe vermeidet, und möglichst schonend operiert. Denn gerade bei der operativen Behandlung der Knochenbrüche hat die Vermeidung stärkerer mechanischer Gewebsschädigung eine große Be-

deutung für den aseptischen Verlauf. Ferner ist die Infektionsgefahr
weniger groß, wenn man nicht in den ersten Tagen nach der Verletzung operiert,
sondern die Gewebe sich zuerst von der schweren traumatischen Schädigung
etwas erholen läßt. Könnten wir mit absoluter Sicherheit keimfrei operieren,
so hätte diese Rücksicht auf die Widerstandskraft der Gewebe keinen Sinn;
da wir aber stets damit rechnen müssen, daß Bakterien in die Wunde gelangen,
haben wir allen Grund, mit der Operation zu warten, bis sich die natürliche
Widerstandskraft der Gewebe wieder erholt hat, und ohne zwingenden Grund
nicht vor dem Ende der ersten Woche zu operieren.

Die blutige Frakturvereinigung kann einen sehr schweren Eingriff darstellen, besonders wenn man im Bereich des muskulösen Oberschenkels oder
bei Brüchen mit ausgedehnter Splitterung operativ vorgehen muß. Wir operieren inmitten stark zerrissener Muskulatur, gequetschter und zertrümmerter
Gewebe, die zudem ausgedehnt blutig infiltriert sind, wodurch nicht nur die
Operation erschwert, sondern infolge Verlängerung der Operationsdauer auch
die Gefahr einer Eiterung gesteigert wird. Nicht so selten kommt es deshalb
zu einer Nekrose der Fragmente.

Unangenehm ist auch die vom versenkten „Nahtmaterial", besonders von
größeren Platten oder Bolzen ausgehende Fremdkörpereiterung. Wenn es
sich auch meistens um eine eigentliche Implantationsinfektion handelt, so spielt
der Fremdkörper für das oft erst sekundäre Angehen der Infektion doch eine
wesentliche Rolle. Je größer der versenkte Fremdkörper, desto erheblicher auch
im allgemeinen das Risiko sekundärer Fremdkörpereiterung. Wird eine Knochennaht oder eine versenkte Prothese nicht ertragen, so muß sie nachträglich wieder
operativ entfernt werden.

Ein Nachteil der operativen Osteosynthese ist ferner in der gelegentlich
zu beobachtenden Verzögerung der Heilung zu erblicken. Hier liegen
meist besondere Gründe vor, so daß es nicht angeht, der operativen Frakturvereinigung ganz allgemein den Vorwurf der Verlängerung der Konsolidationsdauer zu machen. Zunächst ist die verlangsamte Kallusbildung oft Folge nicht
völlig aseptischen Verlaufes; ferner kommt zu starke Schädigung der osteogenen
Gewebe durch den Eingriff in Betracht. Vor allem ist die unnötige, weitgehende
Abhebelung des Periostes Schuld an der verzögerten Kallusbildung, besonders
wenn das Periost nicht in einem Stück abgehoben, sondern an mehreren Stellen
eingerissen und zerschnitten wird; auch die Schädigung des Markes durch
die Knochenbolzung kann zu verzögerter Heilung Anlaß geben. Möglicherweise
ist die verlangsamte Heilung operativ behandelter Diaphysenbrüche, wie Bier
und Schmieden, Völker, Ludloff glauben, gelegentlich auf die Entfernung
des Blutergusses und damit auf den Wegfall des wesentlichsten biologischen Reizes
für die Kallusbildung zurückzuführen. Bei Gelenk- und Diaphysenfrakturen
kann aber die geringe Kallusproduktion einen wesentlichen Vorteil darstellen.

Alle diese erwähnten Gefahren und Nachteile der operativen Frakturenbehandlung lassen sich bei entsprechender Vorsicht weitgehend reduzieren,
sind aber doch nicht immer zu umgehen. Deshalb ist eine sorgfältige
Indikationsstellung geboten, die allerdings je nach den persönlichen Erfahrungen und nach der technischen Leistungsfähigkeit der einzelnen Operateure zu verschiedener Auswahl
führen wird.

Wenn man von extremer Stellungnahme vereinzelter Autoren absieht, so ist die Anzeige für einen blutigen Eingriff bei frischen Frakturen als gegeben zu erachten: 1. bei Diaphysenbrüchen, namentlich mit querem Verlauf der Bruchebene, und bei mehrfachen Frakturen, wenn innerhalb der ersten 2 Wochen eine befriedigende Stellung der Fragmente auf unblutigem Wege nicht zu erzielen ist; 2. bei Unterarmfrakturen mit kreuzweiser, durch äußere Maßnahmen nicht zu beeinflussender Stellung der Fragmente; 3. bei Weichteilinterposition; 4. bei Gelenkbrüchen mit hochgradiger Verschiebung, besonders völliger Umdrehung eines Fragmentes, so daß z. B. die überknorpelte Fläche der anderen Bruchfläche gegenübersteht; 5. bei Abrißfrakturen von Apophysen, an denen sich wichtige Muskeln ansetzen, so bei Brüchen des Olekranon, Kalkaneus, Tuberculum majus humeri oder bei Kniescheibenbrüchen mit gleichzeitiger Zerreißung des seitlichen akzessorischen Streckapparates; 6. bei Luxationsfrakturen des oberen Humerusendes, der Karpalknochen, Phalangen und des Talus; 7. bei Abrißfrakturen mechanisch wichtiger Bandansatzstellen, besonders des Epicondylus internus humeri; 8. bei unblutig nicht reponierbaren suprakondylären Brüchen des Humerus; 9. bei Brüchen, die zu erheblicher primärer Gefäß- oder Nervenschädigung geführt haben; 10. bei umschriebenen intraartikulären Absprengungsfrakturen, bei denen das Fragment die Rolle eines freien Gelenkkörpers spielt.

Je größer die Ansprüche sind, die durch berufliche und anderweitige, besonders sportliche Tätigkeit an die körperliche Leistungsfähigkeit des Patienten gestellt werden, desto eher wird man sich bei frischen Frakturen in Grenzfällen zu operativem Vorgehen entschließen. Bei Schwerarbeitern, Offizieren, Sportsleuten und bei allen Patienten, die großes Gewicht auf Wiederherstellung völlig normaler anatomischer Verhältnisse legen, empfiehlt sich deshalb die primäre Osteosynthese, wenn unblutige Behandlung nicht ein ideales anatomisches Resultat verspricht.

Von den alten Knochenbrüchen fallen der operativen Behandlung zu: 1. Brüche, die in schlechter Stellung geheilt sind, sofern eine entsprechende Funktionsstörung vorliegt; 2. Pseudarthrosen verschiedener Genese, besonders solche aus lokaler Ursache; 3. Brüche, die zu störender Kallusbildung geführt haben, einschließlich Einbettung des Nerven in den Kallus; 4. Frakturen mit sekundärer Arthritis infolge Nekrose eines ganzen Kopffragmentes, bei denen die Entfernung des nekrotischen Fragmentes notwendig wird. In seltenen Fällen sind kosmetische Rücksichten für die Operation maßgebend. Die Vorteile der operativen Frakturbehandlung liegen auf der Hand: Neben anatomisch idealer Reposition wird durch geeignete Fixationsmaßnahmen zuverlässige Retention der Fragmente garantiert. Jede längerdauernde Immobilisierung aus Rücksicht auf die Erhaltung guter Fragmentstellung fällt weg; aktive und passive Bewegungen können frühzeitig einsetzen. Somit werden alle Anforderungen der biologisch orientierten Behandlung erfüllt, ohne daß die Berücksichtigung der Funktion das anatomische Resultat der Fragmentheilung im geringsten beeinträchtigt.

2. Zeitpunkt des Eingriffes.

Nach übereinstimmendem Urteil sind sofortige Operationen, wenn nicht dringende Indikationen vorliegen, zu vermeiden; im allgemeinen soll der Eingriff nicht vor Ablauf der ersten Woche vorgenommen werden. Lambotte, einer der erfahrensten Chirurgen auf diesem Gebiete, operiert gewöhnlich 10—14 Tage, König nicht vor Ablauf der ersten Woche nach dem Unfall. Greift man innerhalb der ersten 24 Stunden nach der Verletzung ein, so arbeitet man unter ungünstigen Verhältnissen. Der Verletzte steht noch unter dem frischen Eindruck der Verletzung, er kann Resorptionsfieber haben, steht vielleicht vor der Entwicklung eines Delirium tremens oder einer Pneumonie; auch können schwere Nebenverletzungen wie Darm- oder Leberrisse während der ersten Stunden übersehen werden. Lokal an der Verletzungsstelle operieren wir in einem mechanisch hochgradig geschädigten Gewebe, das gequetscht, blutig infiltriert, ödematös gequollen ist; ferner finden sich oft Hautverletzungen, die zu sekundären Infektionen Anlaß geben und die Asepsis erschweren können. Um sich wieder zu erholen, brauchen die geschädigten Gewebe mindestens eine Woche; nach dieser Zeit haben die Neubildung von Gefäßen und damit resorptive und regeneratorische Tätigkeit bereits eingesetzt, womit auch die Infektionsgefahr sinkt. Der Einwand, daß die Reduktion der Fragmente nach 8—10 Tagen erheblich schwieriger sei, trifft für die Osteosynthese nicht zu; denn solange die Ossifikation des Kallus nicht eingesetzt hat, begegnet die blutige Reposition kaum Schwierigkeiten. Der Beginn der Kallusossifikation kann aber nach Lambotte zwischen 8 Tagen und mehreren Wochen schwanken. Somit fällt dieser Einwand gegen die Verschiebung der Operation auf die zweite Woche dahin. Immerhin ist ein genügendes Instrumentarium Voraussetzung für die glatte Ausführung der Reposition nach 8—10 Tagen.

Die Wartefrist wird natürlich zur zweckmäßigen Vorbereitung des Patienten nach allgemein gültigen Regeln benutzt.

Operationen innerhalb der ersten Tage sind nur geboten, wenn dringliche Anzeigen vorliegen. So können schwere Blutungen infolge Gefäßzerreißung zu einem sofortigen Eingriff zwingen, Kompression von Nerven und Gefäßen, drohende Hautperforation durch ein scharfes Fragment; ebenso wird man bei offenen Frakturen gelegentlich die Wundtoilette mit der Fragmentvereinigung verbinden.

Auch Abrißfrakturen, besonders wenn sie wie die Brüche der Patella und des Olekranon in ein Gelenk reichen, sind innerhalb der ersten drei Tage zu operieren, weil sonst die Retraktion der an dem einen Fragment inserierenden Muskelgruppe sehr bedeutend und weil eine frühzeitige Entleerung des Gelenkhämatoms nur von Vorteil sein kann.

Die operative Behandlung frischer Frakturen ist natürlich erheblich leichter als die veralteter Knochenbrüche, weil die Wundverhältnisse viel klarer sind. Es ist viel leichter, das Periost und die Fragmentenden klarzulegen, als wenn bereits ausgedehnte narbige Schwielenbildung und Umformung der Bruchenden durch Kalluswucherung stattgefunden hat. Bei alten Frakturen muß deshalb immer eine mühsame Präparation erfolgen, worauf die Bruchstücke entsprechend zuzuschneiden sind, während bei frischen Frakturen die Fragmente wie ein Positiv und Negativ ineinander passen, falls nicht ausgedehnte Splitterung vorliegt.

Bei Schußfrakturen sind für die Bestimmung des Operationstermins bestimmte Erfahrungen maßgebend. War die Schußwunde erheblich infiziert, so darf eine operative Stellungskorrektur im Bereich der Frakturstelle nicht früher als ein Jahr nach völliger Vernarbung der Wunden vorgenommen werden. Aber auch nach zwei Jahren noch kann man durch die operative mechanische Läsion die ruhende Infektion wieder anfachen. Die in den Geweben noch eingenisteten lebensfähigen Bakterien gelangen in den geschädigten Geweben und im Bluterguß zur Entwicklung und zu neuer Einwirkung, und verursachen schwere, oft tödliche Infektionen. Wenn möglich, ist deshalb auch die Korrektur außerhalb der Frakturstelle in Erwägung zu ziehen und auszuführen, besonders wenn es sich bei guter Achsenstellung um den Ausgleich einer Verkürzung, oder um Korrektur einer in Adduktionsstellung geheilten Schenkelhalsfraktur handelt.

3. Allgemeine Technik der Osteosynthese.

Bedingung für jede operative Inangriffnahme einer Fraktur ist tadellose Asepsis; der Versorgung komplizierender Hautschürfungen und tiefergreifender Hautwunden ist deshalb besondere Aufmerksamkeit zu schenken.

Zunächst wird durch eine möglichst schonende, den anatomischen Verhältnissen angepaßte Inzision das oberflächlicher liegende Fragment frei-

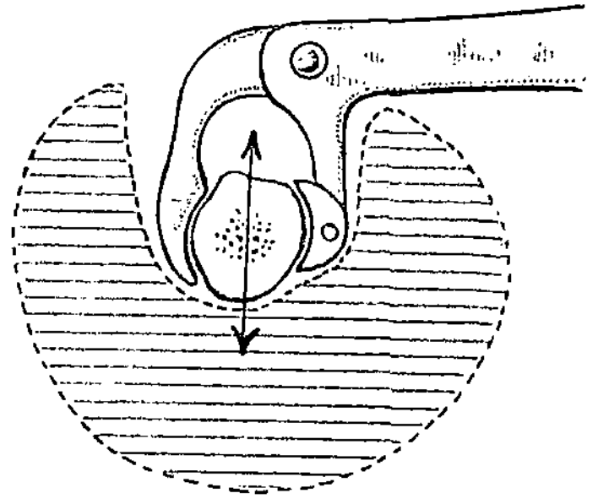

Abb. 356. Fassen des Knochens in der Querachse mit rechtwinklig abgebogener Zange, nach Lambotte.

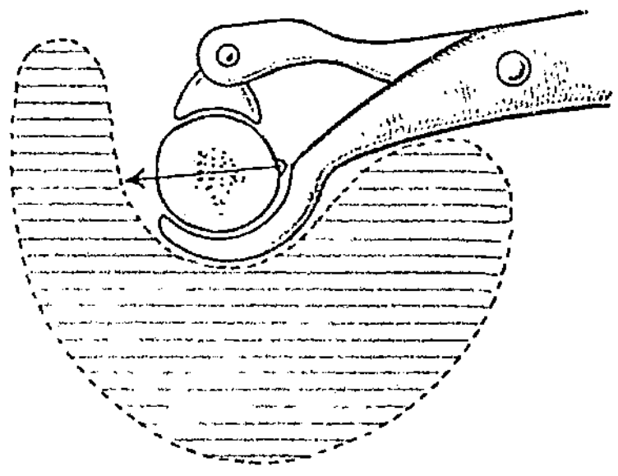

Abb. 357. Fassen des Knochens in der Sagittalachse mit gerader Zange, nach Lambotte.

gelegt; bei subkutan liegenden Knochen wählt man besser Bogenschnitte als geradlinige Inzisionen, damit die Hautnarbe nicht mit dem Knochen verwachsen kann. Scharfe Durchtrennung der Muskulatur ist nach Möglichkeit zu vermeiden, doch ist es besser, durch scharfe Schnitte glatte Wundflächen als durch stumpfes Auseinanderzerren der Muskeln unregelmäßige, buchtige, von gequetschtem Gewebe begrenzte Wunden zu schaffen. Nach Entleerung des Hämatoms und sorgfältigem Wegtupfen der Blutgerinnsel werden die Fragmente freigemacht. Bereits organisierte Blutgerinnsel werden mit dem scharfen Löffel entfernt. Bei Diaphysenbrüchen ist nun zur Freilegung der Fragmente eine teilweise Abhebung des Periostes notwendig; das geschieht durch Längsinzision des Periostes und durch sorgfältige Abhebelung mittels eines geeigneten Raspatoriums. Dabei ist jede Zerreißung der Knochenhaut zu vermeiden. Die Entblößung des Knochens vom Periost ist auf das unumgänglich Notwendige zu beschränken; bei frischen Diaphysenbrüchen genügt es meist, etwas mehr als die Hälfte des Knochenumfanges zu entblößen. Dagegen ist bei alten Frakturen oft Abhebelung der Knochenhaut

rings um den Knochen notwendig, bevor die Fragmente genügend beweglich
werden zur Reposition; meist müssen dann auch vorher noch die Kalluswucherungen mit Meißel und Hammer oder Zange, bei weniger alten Knochenbrüchen
mit dem scharfen Löffel entfernt werden. Bei kurzen Knochen und Epiphysen
sieht man von einer Periostentblößung besser ab, da die innige Haftung des
Periostes, sowie der Bänder- und Sehnenansätze eine Enthülsung des Knochens
sehr verletzend gestalten würden. Es genügt in derartigen Fällen, die Bruchflächen klar freizulegen. Lose Knochensplitter, die sich im Frakturbereich
finden, werden mittels Pinzetten entfernt und in steriler, in Kochsalzlösung
getränkter Gazekompresse aufbewahrt, um wenn nötig später wieder implantiert
zu werden.

Nach Freilegung und Mobilisierung der Fragmente ist die Reposition
auszuführen; dabei ist das Anfassen des Knochens mit den Fingern nach Mög-

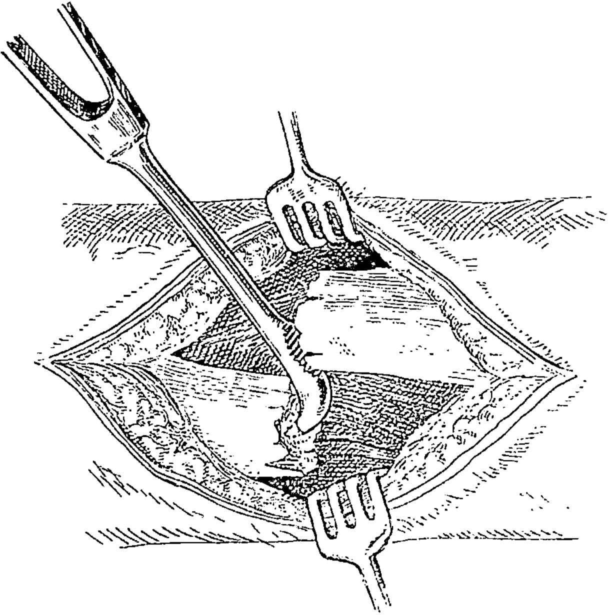

Abb. 358. Reposition einer Querfraktur mit Hilfe des Tavelschen Hebels.

lichkeit zu vermeiden. Ist die Reposition durch äußeren, von einem Assistenten
besorgten Zug nicht erreichbar, so werden die Fragmentenden mit geeigneten
Knochenzangen gefaßt (Abb. 356 und 357) und unter Verwendung von Elevatorien und besonderen Knochenhebeln, von denen wir weiter unten Abbildungen geben, in richtige Stellung gebracht (Abb. 358). Von besonderem
Vorteil für den Ausgleich starker Verkürzung kann Extension der gebrochenen
Extremität in einem Extensionsapparat sein. Besser ist es, sich bei der Extension namentlich veralteter Frakturen die entspannende Wirkung der Semiflexion nutzbar zu machen, indem man unter Verwendung eines Achterzuges
mit Stoffbinden oder Heftpflaster eine Extension in der Achse des gebrochenen
Knochens ausübt, oder sich zum Ausgleich der Verkürzung der Nagelextension
bedient. Gerade für den Ausgleich hochgradiger Verkürzungen während der

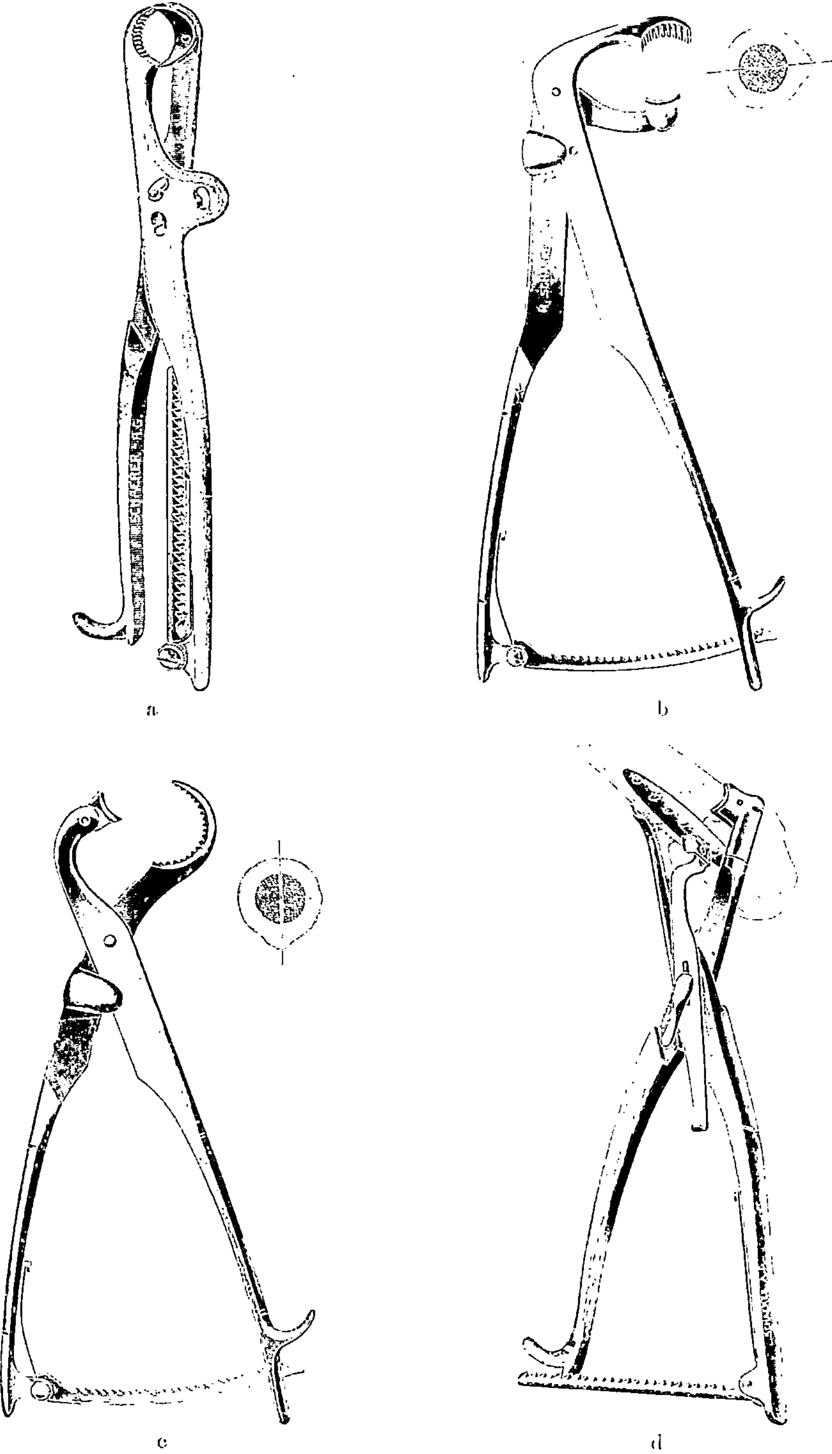

Abb. 359. a gerade, b rechtwinklig abgebogene, c S-förmige Knochenfaßzange nach Lambotte; d Faßzange nach Lambotte zur provisorischen Fixation von Frakturen, mit Hebel zum Festhalten der Metallprothese.

Operation hat die Nagelextension große Bedeutung. Gelingt die Reposition nicht, so müssen die Fragmente noch besser präpariert, eventuell treppenförmig angefrischt werden, letzteres jedoch nur bei alten Frakturen. Das Ziel muß stets eine genaue, anatomisch ideale Reposition sein;

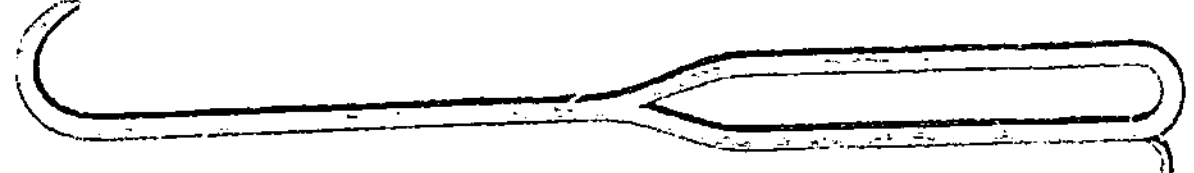

Abb. 360. Knochenhaken nach Lambotte.

denn wenn man einmal bei frischen Frakturen operativ vorgeht, soll das Resultat nach Möglichkeit ein vollkommenes sein. Um allen Eventualitäten begegnen zu können, muß der Operateur über ein ausreichendes Instrumentarium verfügen. Es ist zwar nicht notwendig,

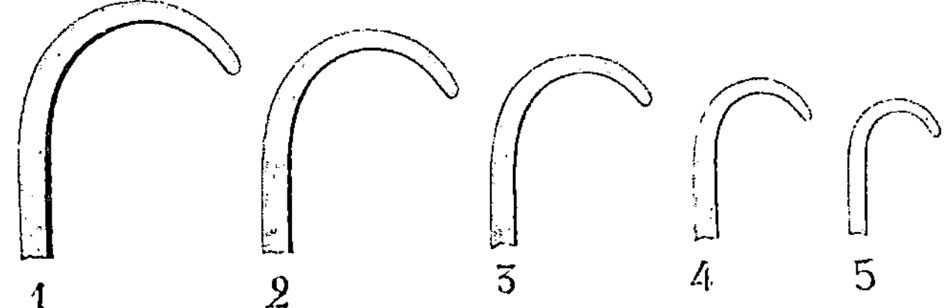

Abb. 360 a. Satz verschiedener Krümmungen zum Haken Abb. 360.

eines der vollständigen teuren Instrumentarien für die operative Behandlung der Knochenbrüche zu besitzen, doch müssen eine Anzahl Instrumente stets zur Hand sein. Besondere Traktionsapparate sind überflüssig, da sie durch improvisierte Rollenzüge ersetzt werden können. Dagegen sind unerläßlich:

Abb. 361. Repositionshebel nach Lambotte.

starke Knochenfaßzangen, Raspatorien, Elevatorien, Knochenhebel, flache Meißel, verschiedene schneidende Zangen, ein Handbohrapparat, ein Satz verschieden starker Bohrer, eine genügende Anzahl versenkbarer Prothesen, wie sie weiter unten beschrieben werden, Schrauben verschiedener Stärke und

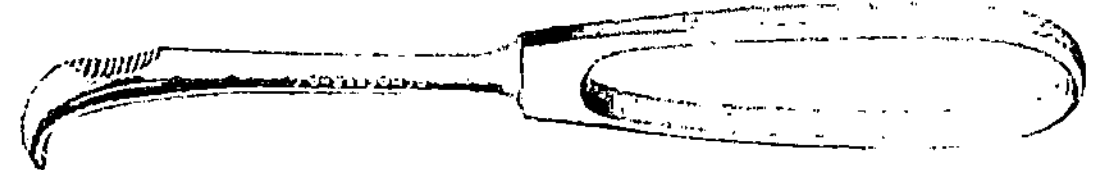

Abb. 362. Repositionshebel nach Tavel.

Länge, Schraubenzieher, Bronzealuminiumdraht verschiedener Stärke, Drahtführer, Drahtzangen zum Schneiden und Zusammendrehen der Suturen. Wir bilden eine Anzahl bewährter Knocheninstrumente ab (Abb. 359—369).

Nach erfolgter Reposition werden die Fragmente in guter Stellung provisorisch fixiert, was in einfachster Weise durch Aufrechterhalten des Extensionszuges oder in der Weise geschieht, daß die Fragmente mit Hilfe be-

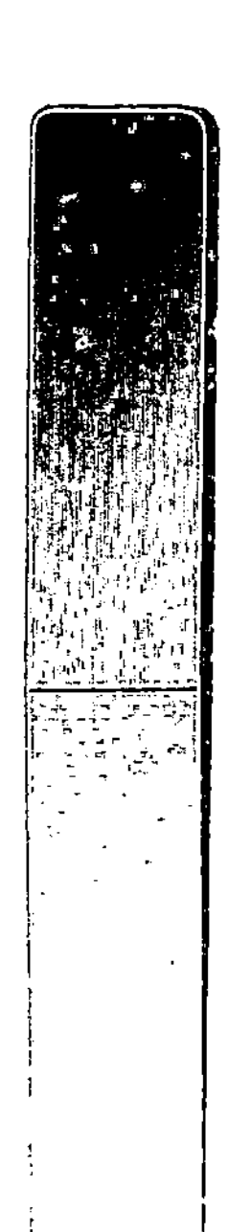

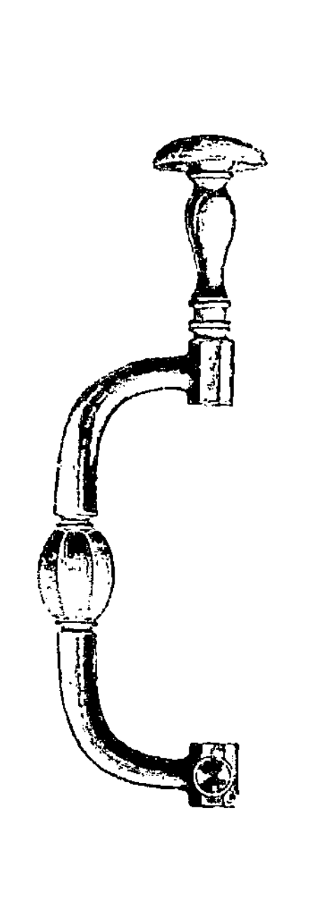

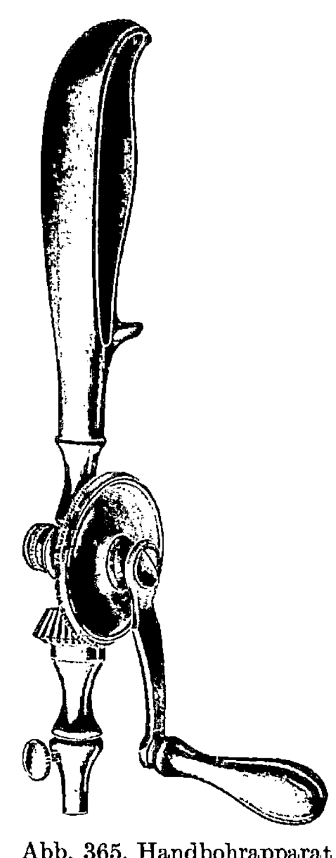

Abb. 363. Flacher Meißel nach Lambotte zur Trennung schlecht geheilter Frakturen.

Abb. 364. Handbohrapparat.

Abb. 365. Handbohrapparat mit Zahnradübersetzung.

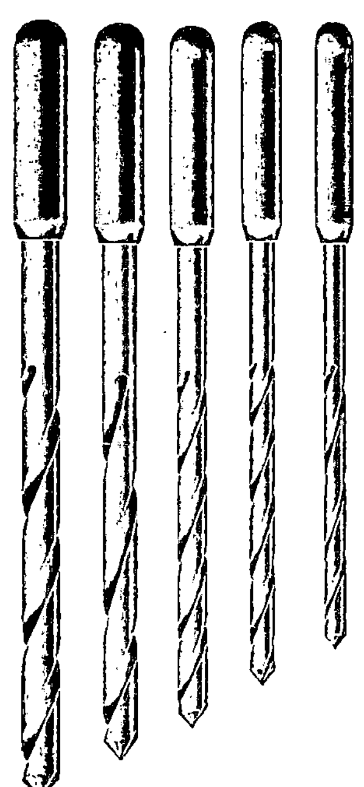

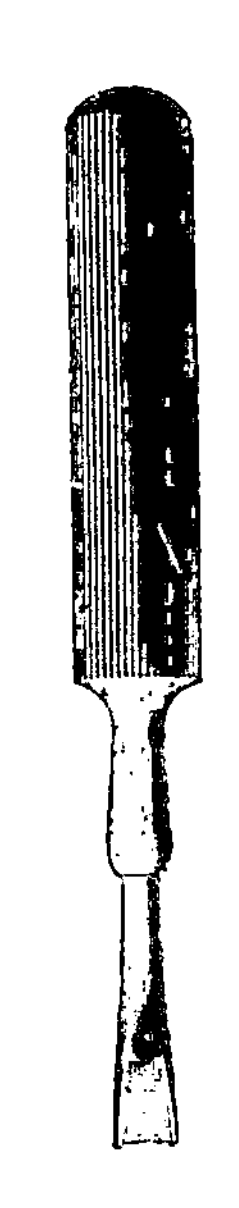

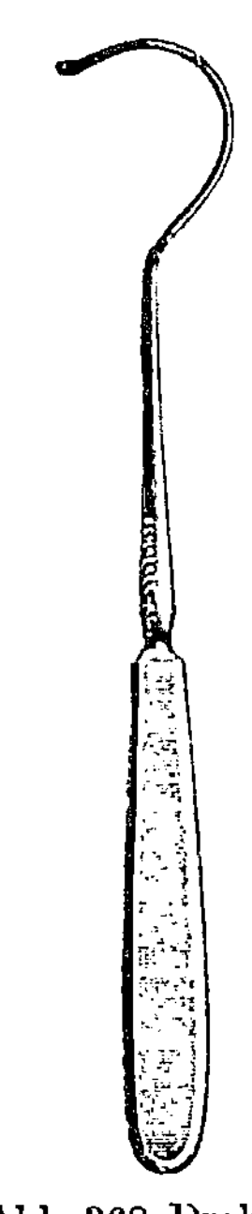

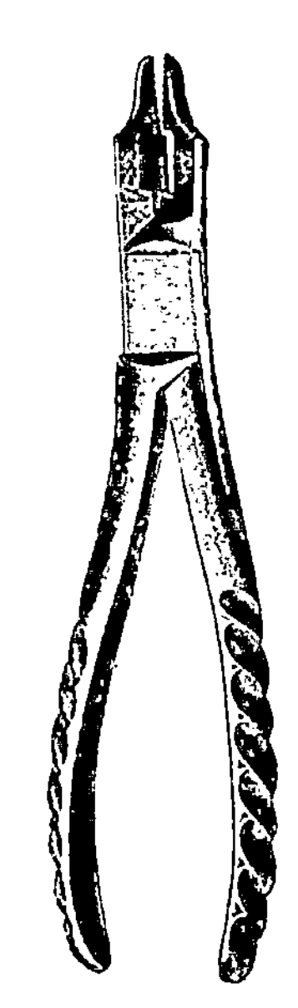

Abb. 366. Bohrersatz zu den Apparaten 364, 365, sog. amerikanisches Modell.

Abb. 367. Beidseitig gedeckter Schraubenzieher

Abb. 368. Drahtführer für die Umschlingung.

Abb. 369. Drahtzange zum Abschneiden, Fassen und Zusammendrehen von Metalldrähten.

sonderer Fixationszangen, wie in Abb. 359, 370 und 371 abgebildet, zusammengepreßt oder gegeneinander gehalten werden.

Lassen sich die Fragmente nicht so verzahnen, daß unter Extension oder im temporären Kontentivverband eine nachträgliche Verschiebung nicht

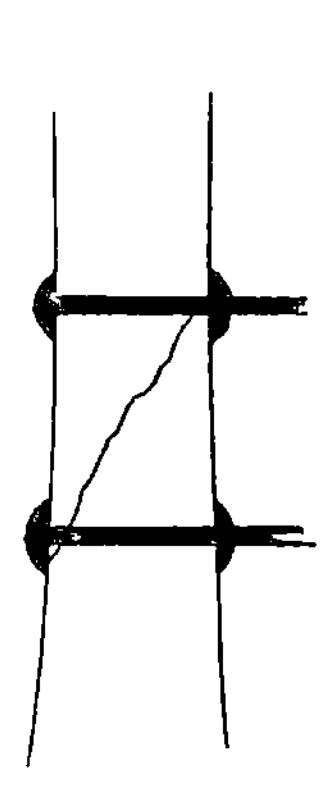

Abb. 370. Provisorische Fixation einer schrägen Fraktur mit Hilfe von zwei Zangen, schematisch nach Lambotte.

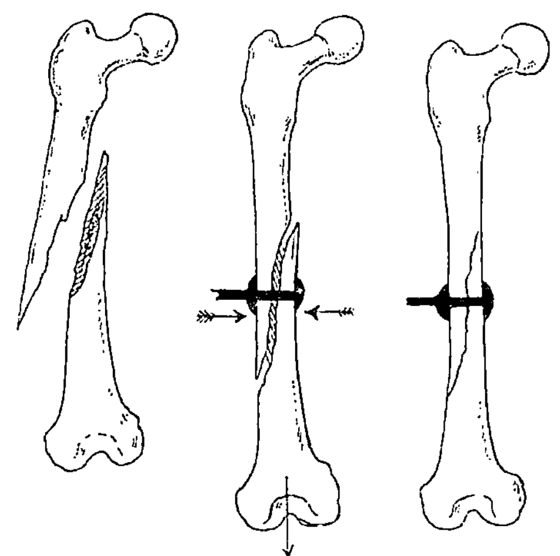

Abb. 371. Reposition und provisorische Fixation einer schrägen Femurfraktur mit Hilfe einer Zange, nach Lambotte.

zu befürchten ist, so müssen sie nach einer der gleich zu schreibenden Methoden definitiv vereinigt werden.

Dann erfolgt sorgfältige Naht der Weichteile, und zwar schichtweise, wobei besonders darauf zu achten ist, daß keine leeren Räume entstehen. Die Versorgung der Wunde geschieht in üblicher Weise, bei aseptischen Fällen ohne Drainage. Verdächtige Wunden werden teilweise, schwer infizierte breit offen gelassen.

4. Methoden der Fragmentvereinigung.

Für die Vereinigung der Fragmente sind mit der Entwicklung der Technik stets neue Methoden angegeben worden, die in ihrer Wirkung nicht gleichwertig sind und eine elektive Anwendung fordern.

a) Die Verzahnung, das sog. „Stellen" der Fragmente.

Die einfachste Art der Knochenvereinigung ist die Verzahnung der Bruchflächen (blutige Reposition), die bei Schaftbrüchen, besonders am Übergang zu den Metaphysen, ausführbar ist, sobald breite, quer oder nur wenig schräg verlaufende Bruchflächen vorliegen. Gelingt es bei derartigen frischen Frakturen, die entsprechenden Zacken und Einschnitte ineinander zu passen, so besorgt der Längsmuskeldruck die Retention, und es ist zur Aufrechterhaltung der guten Stellung nur für wenige Tage eine Schiene, ein Gipsverband oder eine leichte Extension nötig. Bei alten Frakturen läßt sich gelegentlich die Verzahnung nach entsprechender treppenförmiger Anfrischung ausführen.

b) Die Knochennaht.

Die Knochennaht stellt das bekannteste, klassische Verfahren der Knochenvereinigung dar, ist jedoch durch zweckmäßige neuere Verfahren in den Hintergrund gedrängt worden. Die freigelegten Bruchenden werden von Hand oder mit dem elektrischen Bohrer durchbohrt, und zwar in ganzer Dicke, wobei

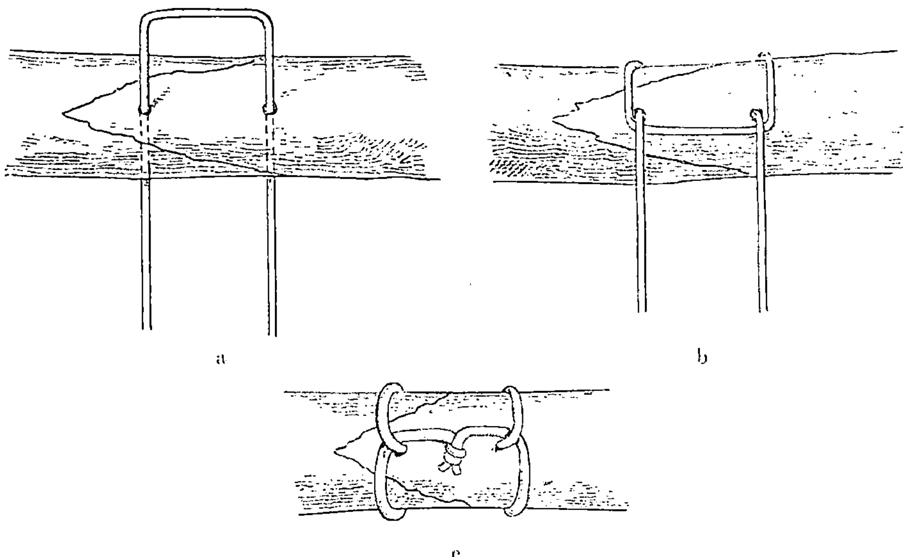

Abb. 372 a, b, c. Rahmenartige Ligatur zur Frakturvereinigung nach Lejars.

man die Weichteile durch Unterlegen eines geeigneten flachen Instrumentes unter den Knochen vor Verletzung durch den durchgetretenen Bohrer schützt. Zur Vereinigung diente früher namentlich Silberdraht, der aber in neuerer Zeit durch den bedeutend zug- und torsionsfesteren Bronze-Aluminiumdraht oder durch den aus gleichem Material verfertigten, geflochtenen Wiener Draht ersetzt worden ist. Der geflochtene Draht kann geknüpft werden, hält aber weniger gut als starrer Draht. Der durch die Bohrlöcher geführte

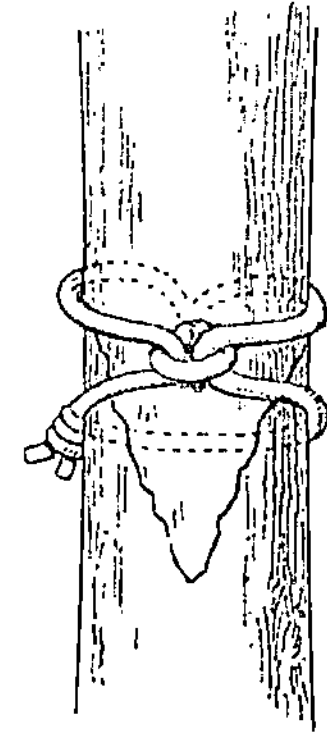
Abb. 373. Sennscher Knoten.

Draht wird an beiden Enden mit einer Zange gefaßt, so fest angezogen, daß er dem Knochen an der gegenüberliegenden Seite fest anliegt, und über dem Knochen unter ständigem Zug zusammengedreht. Dann werden die Enden etwa 1 cm vom Knochen entfernt mit der Drahtzange durchgekniffen und nun mit flacher Zange nochmals so fest torquiert, bis die Drahtnaht auch auf dieser Seite der Kortikalis fest anliegt. Damit die Knochennaht nicht wie ein Scharnier wirkt, muß sie bei Diaphysenbrüchen den Knochen in ganzer Dicke fassen.

Die Knochennaht ist im allgemeinen keine gute Vereinigungsmethode, und nur bei ganz bestimmten Frakturformen angebracht; nach Lambotte ist sie schuld, daß die blutige Frakturbehandlung so lange in Mißkredit blieb

Zunächst ist die Knochennaht bei queren oder flachen Diaphysenbrüchen mechanisch insuffizient; bei der geringsten Bewegung kommen Hebelwirkungen zustande, die zu Lockerung des Drahtes oder zu Zerreißung der Sutur führen, jedenfalls aber sekundäre Achsenknickungen ermöglichen. Ferner kriechen geringste Infektionen längs des Drahtes durch die relativ großen Bohrlöcher bis in die Markhöhle und bedingen wohl gelegentlich die verlangsamte Konsolidation. An den langen Röhrenknochen soll die Knochennaht deshalb nur bei Brüchen der Gelenkenden, und zwar gewöhnlich als Doppelnaht an gegenüberliegenden

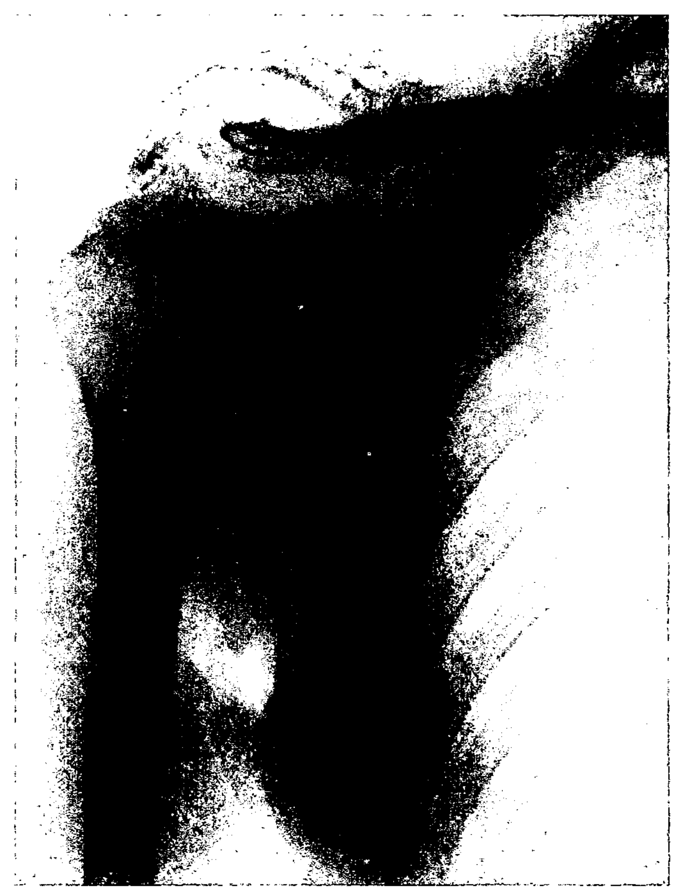

Abb. 374. Genähte Fraktur des akromialen Klavikulaendes.

Stellen, sowie bei stark schrägen, frischen Schaftbrüchen verwendet werden. Bei Anwendung im Bereiche der Diaphyse führt man zudem die Naht besser in einer der Modifikationen aus, die eine Kombination mit sog. Umschlingung darstellen; derartige zweckmäßige Knochennahtmethoden sind die rechteckige Ligatur nach Lejars (Abb. 372a—c) und der Sennsche Knoten (Abb. 373). Im übrigen eignet sich die Knochennaht noch für die Vereinigung kurzer Knochen, besonders des Schlüsselbeins (Abb. 374), vor allem aber für die Annähung aller Ansatzstellen von Muskeln und Bändern, einschließlich der Kniescheibe und des

Olekranon. Auch hier legt man mit Vorteil zwei parallele oder gegenüberliegende Nähte an (Abb. 375; vgl. Abb. 128). Die Knochennähte dürfen weder in das Gelenk noch bis dicht an den Knorpelüberzug reichen, weil sonst störende chronische Reizwirkungen ausgelöst werden. Bei Abrißfrakturen an jugendlichen Knochen ist es meist nicht notwendig, den Knochen

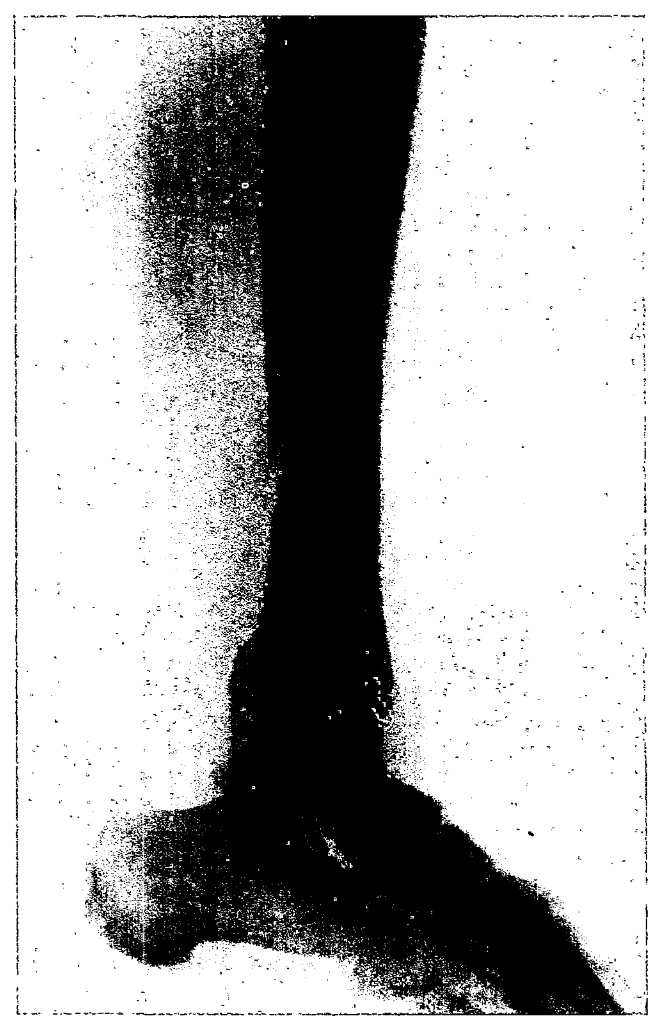

Abb. 375. Fixation des abgebrochenen inneren Knöchels mit Hilfe von zwei Drahtnähten, bei einem Fall von unvollständiger Luxation des Talus.

anzubohren, vielmehr kann man mit starker Nadel das noch teilweise knorplige Fragment und den Knochenrand unter breitem Fassen des Periostes direkt durchstechen. Bei artikulären und paraartikulären Frakturen der Kinder genügt Annähung mit Seide. Von ganz hervorragender Bedeutung ist bei der Annähung von Muskelansatzstellen, daß der akzessorische Streckapparat genau vereinigt wird; bei Kniescheibenbrüchen z. B.

ist diese seitliche Naht ebenso wichtig, wie die eigentliche Knochennaht. Nach erfolgter Vereinigung des Knochens sind deshalb Periost, Faszien
und Muskulatur mittels Seide oder Katgut exakt zu nähen.

c) Die Umschlingung mit Draht (Cerclage).

Diese Methode der Knochenvereinigung ist namentlich durch französische
und belgische Chirurgen ausgebildet worden. Die Umschlingung stellt das
Verfahren der Wahl dar bei den Schrägfrakturen der Diaphysen, doch muß
der schräge Verlauf der Frakturebene eine gewisse Steilheit erreichen. Nach
Freilegung der Fragmente und erfolgter Reposition wird mit besonderen Ligatur-
führern, die wie große Aneurysmanadeln oder zangenförmig gebaut sind (Abb. 368),
1—2 mm dicker Draht um die Zirkumferenz des Knochens herumgeführt,
die Enden mit zwei Zangen gefaßt, und unter starkem Anziehen senkrecht
zum Drahtkreis zusammengedreht (Abb. 376). Das
etwa 2 cm vom Knochen entfernt abgeschnittene
torquierte Drahtende wird gegen den Knochen um-
gebogen, damit die Weichteile nicht verletzt werden
können. Um den zirkulären Drahtschlingen an der
gewünschten Stelle einen zuverlässigen Halt zu geben,
schneidet man mit Vorteil an zwei gegenüberliegenden
Stellen mittels schmaler Kneifzange Rinnen in den

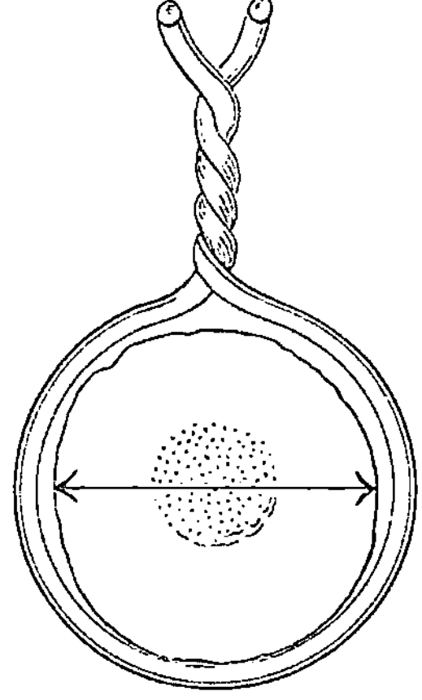

Abb. 376. Umschlingung
mit Draht, nach Lambotte,
schematisch.

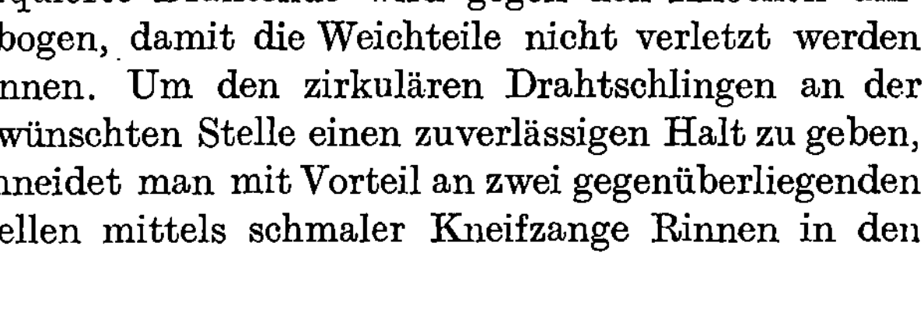
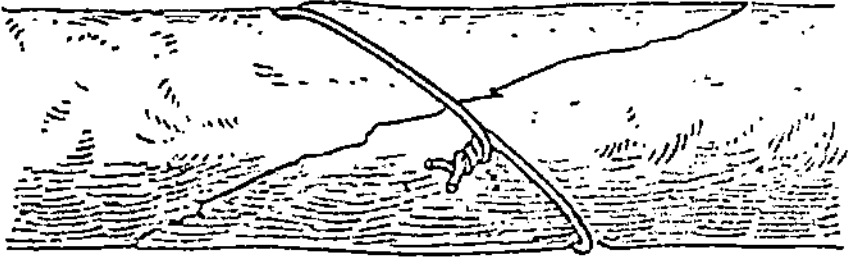

Abb. 377. Drahtligatur bei schräger Fraktur, senkrecht zur
Bruchebene, nach Lejars.

Knochen und legt den Draht in diese Vertiefungen. Lejars empfiehlt bei
Schrägfrakturen Anlegen der Drahtschlinge ungefähr senkrecht zur Bruchfläche, also schräg zur Knochenlängsachse, wozu natürlich ebenfalls an
gegenüberliegenden Stellen Haltrinnen in den Knochen geschnitten werden
müssen (Abb. 377). Handelt es sich um Frakturen mit Aussprengung
eines Dreieckfragmentes, so ist darauf zu achten, daß dieses lose Fragment
den Zusammenhang mit seinem Periost behält; das freie Bruchstück wird dann
zuerst mit dem einen Diaphysenfragment durch Umschlingung vereinigt; dann
erfolgt in gleicher Weise die Verbindung mit dem anderen Diaphysenstück
(Abb. 378). Im allgemeinen genügen zwei Drahtligaturen für die Vereinigung
von Schrägbrüchen; ist die Bruchebene sehr lang, so wird nachträglich noch
eine dritte Umschlingung in der Mitte angelegt. Als Vereinigungsmittel dient
Bronzedraht; noch besser eignet sich roter Kupferdraht, der vergoldet
oder versilbert ist. Bei großer Festigkeit läßt sich Kupferdraht infolge seiner
Weichheit angenehmer verarbeiten. Die Umschlingung wird auch mit besonderen Drähten vorgenommen, die an einem Ende einen durchbohrten Metall-

Abb. 378. Torsions-Biegungsfraktur des unteren Humerusendes, mit Absprengung eines rautenförmigen Fragmentes, durch zwei umschlingende Drähte vereinigt.

block tragen, am anderen Ende mit einem langen Schraubengewinde versehen sind. Nach Umschlingung des Knochens wird das schraubenförmige Ende durch die Bohrung des Blockes gezogen, und der Draht mittels einer Schraubenmutter fest angezogen (Abb. 379). Praktisch ist auch die Verwendung halbzylindrischer Drähte, deren gerade Fläche glatt ist, während die gebogene halbzylindrische Fläche die Hälfte eines Schraubengewindes darstellt. Beide Drahthälften bilden dann zusammen eine Schraube, über die eine Schraubenmutter gedreht wird, bis zur straffen Anspannung der Drahtschlinge (Abb. 380). Diese beiden Modifikationen der Umschlingung gestatten ein bedeutend stärkeres Anziehen des Drahtes, und ermöglichen eine zuverlässige Vereinigung der Fragmente. Die Umschlingung kann ferner mit 1—2 cm breiten Metallbändern vorgenommen werden.

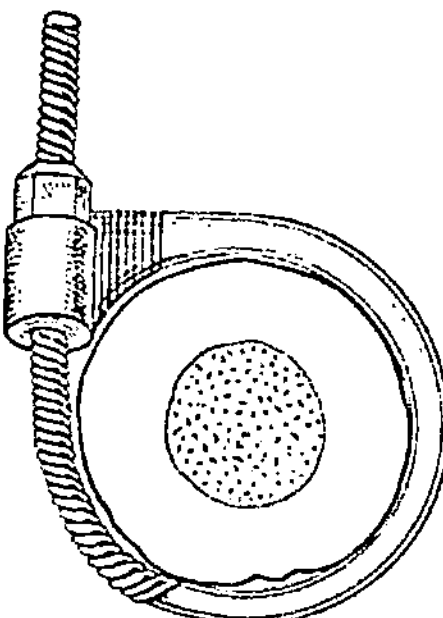

Abb. 379. · Umschlingung nach Lambotte, siehe Text.

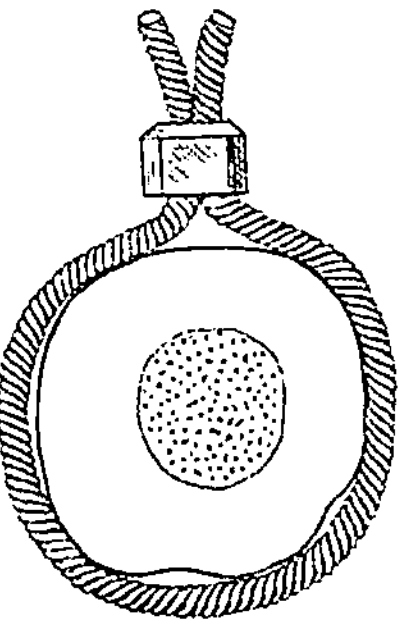

Abb. 380. Umschlingung nach Lambotte.

d) Die Nagelung.

Die Nagelung findet Verwendung zur Fixation kleiner Abrißfragmente, kondylärer und suprakondylärer Frakturen des Humerus bei Kindern, sowie bei Metakarpal- und Phalanxfrakturen. Es handelt sich dabei um Fälle, bei denen eine sehr solide Vereinigung nicht notwendig ist, und wo man nicht genügend feine Schrauben verwenden könnte. Für die Feststellung von Diaphysenbrüchen eignet sich die Nagelung im allgemeinen nicht. Zur Nagelung bedient man sich höchstens 2 mm dicker, 1—5 cm langer Nägel, deren Verwendung zur Fixation reponierter suprakondylärer Humerusbrüche Abb. 381 demonstriert. Besonders empfehlenswert ist die temporäre subkutane Nagelung; die Nägel werden nur soweit in den Knochen getrieben, daß ihre Köpfe dicht unter der Haut liegen. Nach erfolgter Konsolidation können die Nägel dann von einer kleinen Inzision aus leicht entfernt werden. Starker mechanischer Beanspruchung ist die Nagelung nicht gewachsen.

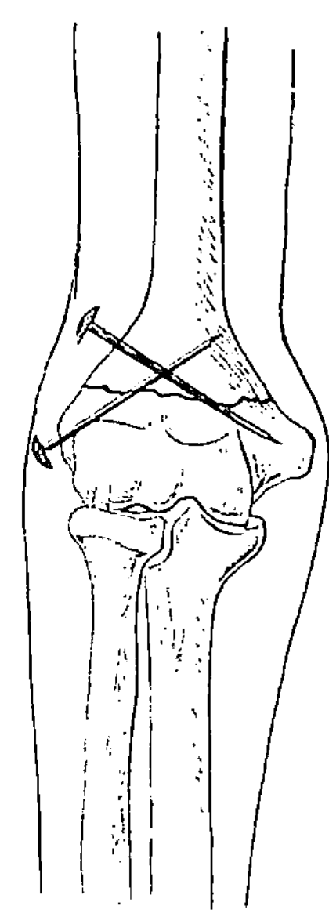

Abb. 381. Subkutane temporäre Nagelung.

e) Der Stütznagel. (Arnd.)

Diese Methode dient sowohl der Reposition als auch der Retention schräger Frakturen, besonders der Tibia. Das Verfahren wird durch beigegebene Abb. 382 a und b erläutert. Nach Freilegung des vorstehenden Fragmentes durch eine kleine Inzision wird seine Spitze mit einer Hohlmeißelzange eingekerbt, ein entsprechend langer Nagel in der Richtung der Frakturebene zwischen die Fragmente geschoben, und nun unter gleichzeitiger Extension von Hand so herumgehebelt, daß er eine Drehung von 90—150° um seine Spitze macht. Dann gleitet das äußere Fragment

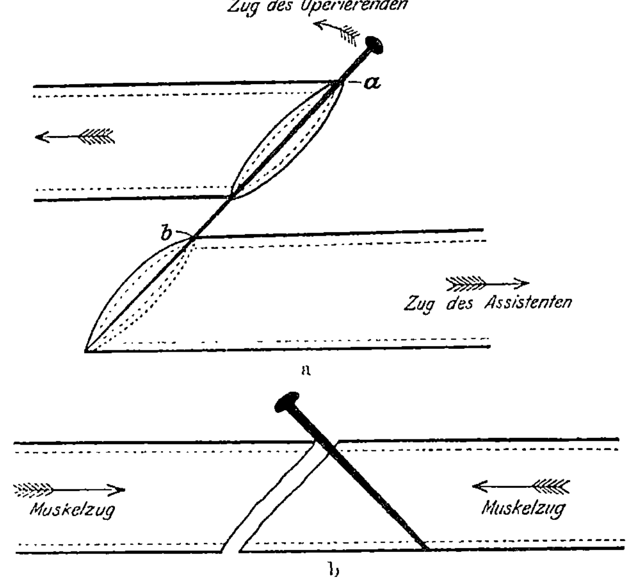

Abb. 382 a und b. Reposition und Fixation einer Schrägfraktur mit Hilfe des Stütznagels nach Arnd.

längs des Nagels nach innen, das innere nach außen. Ein Hammerschlag
fixiert den Nagel in der spongiösen Substanz des inneren Fragmentes,
und der Längszug der Muskeln sorgt in zuverlässiger Weise für die
Feststellung der Fragmente, da er im Sinne der Korrektur wirkt, wie
die Skizze 382b zeigt. Statt eines Nagels verwendet der Autor auch einen
kleinen Hohlmeißel, in dessen Rinne die Fragmentspitze gleiten kann; in
seinem Stiel trägt der Meißel eine kleine Öffnung, durch die ein feiner
Bronzedraht gezogen und durch die Hautwunde nach außen geleitet wird.
Nach erfolgter Kallusbildung, d. h. schon nach 2—3 Wochen, kann der
Nagel oder Meißel herausgezogen werden. Eine nachträgliche Verschiebung
der Fragmente ist dann nicht mehr zu befürchten. Der Vorteil der Methode
liegt, abgesehen von der Dienstbarmachung des Muskelzuges für die Retention,
in der beinahe völligen Vermeidung einer Knochenschädigung. Das Verfahren
eignet sich nach dem Autor besonders für Brüche des unteren Femur- und
Tibiaendes, sowie für Schrägfrakturen des Humerus und der Vorderarmknochen.

f) Die direkte Verschraubung der Fragmente.

Mechanisch bedeutend leistungsfähiger als die Nagelung ist die direkte
Verschraubung der Bruchstücke. Man verwendet entweder Schrauben mit
schneidender, analog einem Doyenschen Bohrer gebauter Spitze, die mittels

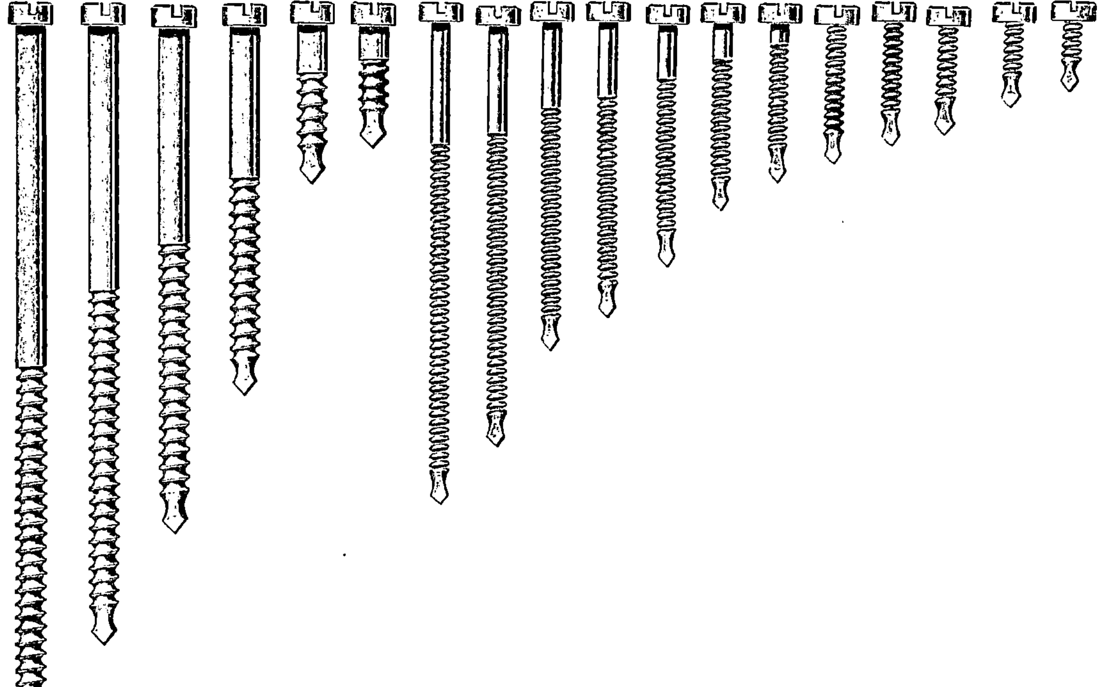

Abb. 383. Schraubensatz zur direkten Verschraubung der Fragmente,
nach Lambotte.

eines Schraubenziehers direkt in den Knochen eingebohrt werden können
(Abb. 383), oder Schrauben ohne schneidende Spitze, die in einen vorgebohrten
Kanal eingeschraubt werden. Zur Anlage der Bohrlöcher finden am besten

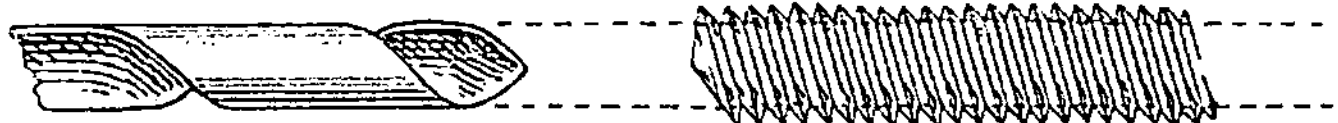

Abb. 384. Verhältnis der Bohrlochweite zum Kaliber der Schraube, nach Lambotte.

sogenannte amerikanische Bohrer Verwendung, von denen man einen ganzen
Satz, ebenso wie von den Schrauben, besitzen muß. Das Kaliber des verwendeten
Bohrers muß stets etwas kleiner sein als dasjenige der Schrauben; am zweck-

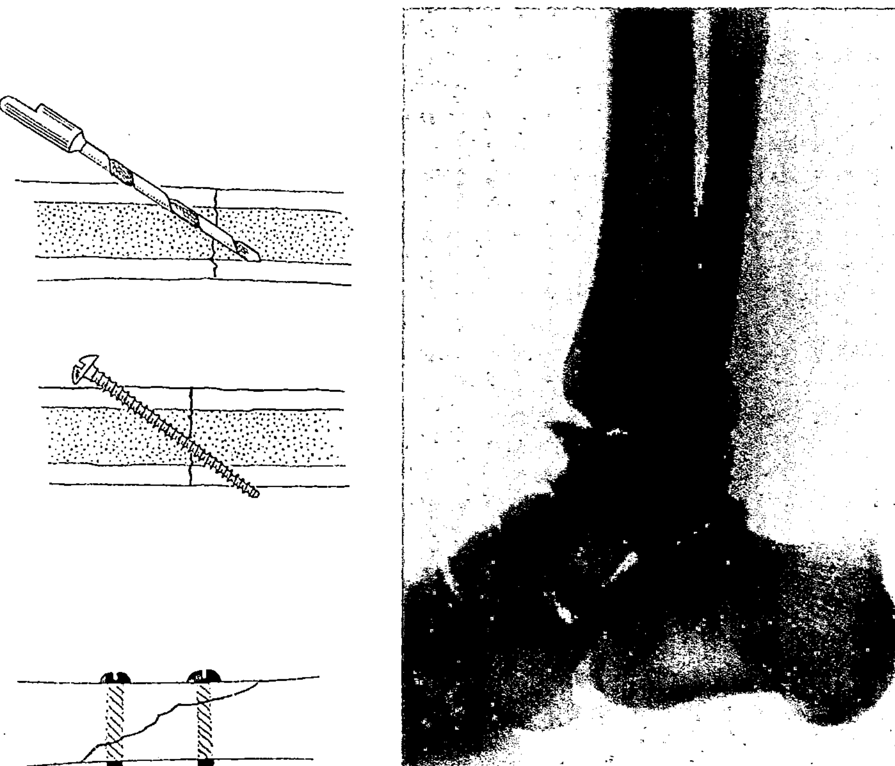

Abb. 386. Quere Verschraubung einer
Schrägfraktur, nach Lambotte.

Abb. 387 a. Fraktur des inneren Knöchels vor der
Reposition.

mäßigsten wählt man Bohrer, deren Durchmesser mit dem zentralen Durchmesser der Schrauben übereinstimmen, wie Abb. 384 nach Lambotte zeigt.
Handelt es sich um Querfrakturen, so wird die Schraube schräg durch beide
Fragmente gebohrt (Abb. 385), liegt eine Schrägfraktur vor, so erfolgt Verschraubung quer zur Knochenlängsachse (Abb. 386). Die schräge Verschraubung
von Querfrakturen ist mechanisch insuffizient und deshalb im allgemeinen
nicht empfehlenswert; derartige Brüche werden besser über Platten verschraubt.

Dagegen ist die mehrfache quere Verschraubung von Schrägfrakturen zuverlässig, wenn der Knochen nicht porotisch ist. Machen sich die Schrauben störend geltend, so können sie nachträglich wieder entfernt werden. Das Anwendungsgebiet der Verschraubung beschränkt sich auf Schräg- frakturen der Diaphysen, die nicht schräg genug sind, um die Anwendung der Umschlingung zu gestatten, auf schräge Epi- physen- und Metaphysenbrüche, einzelne Kondylenfrakturen, Knöchelbrüche (Abb. 387 a und b) und besonders subkapitale, inter- und pertrochantere Schenkel- halsbrüche (Abb. 388). Die not- wendige totale Durchbohrung des Knochens an den Diaphysen bildet insofern einen Nachteil, als bei nicht aseptischem Wund- verlauf mit einer Verzögerung

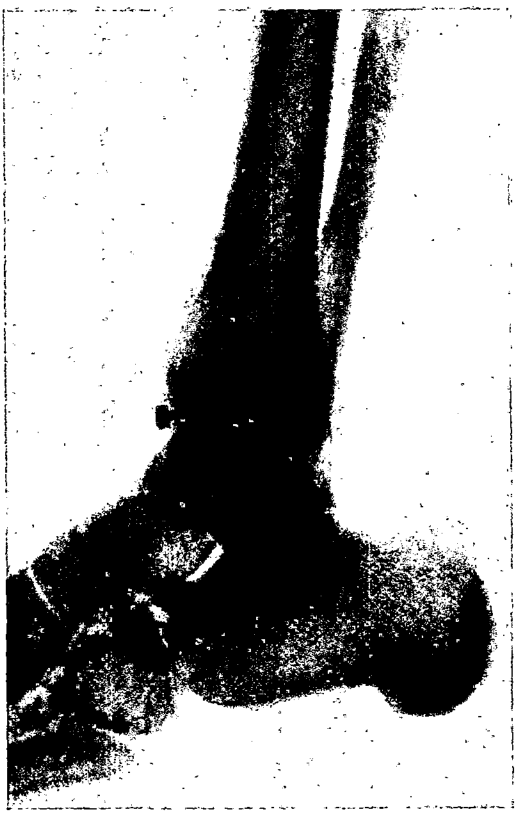

Abb. 387 b. Knöchelfraktur (Abb. 387 a) reponiert und verschraubt.

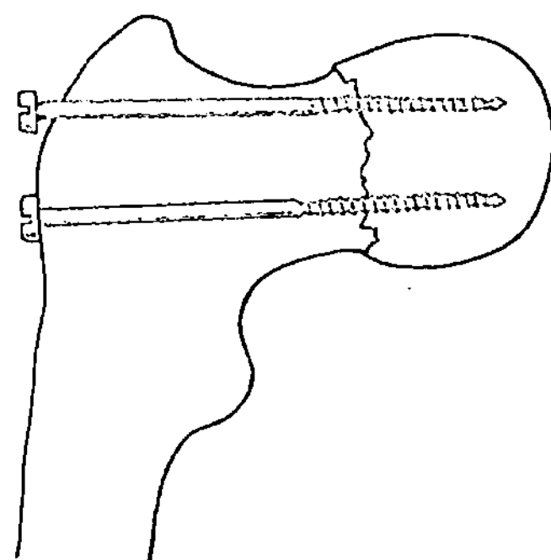

Abb. 388. Verschraubung einer sub- kapitalen Schenkelhalsfraktur nach Lambotte.

der Konsolidation zu rechnen ist, aus gleichen Gründen, wie bei der durchgreifenden Drahtnaht. Auch erweitern sich die Bohrlöcher gelegentlich durch Knochenschwund recht beträchtlich, was zu einer Lockerung der Ver- bindung führt.

g) Verschraubung über Metallplatten. (Hansmann, Lane, Lambotte.)

Die Fragmente werden unter Verwendung einer Metallschiene, die sich in ihrer Form der Oberfläche der zu vereinigenden Knochenpartie anpaßt, mehrfach verschraubt. Die Metallschienen, deren gebräuchlichste Modelle wir abbilden (Abb. 389 und 392), tragen in gleichmäßigen Abständen Löcher für die Aufnahme von Schrauben. Die Platten bestehen am besten aus Stahl oder Vanadiumstahl und müssen in genügender Auswahl, gerade und gebogen (Abb. 394), sowie in verschiedener Größe vorrätig gehalten werden, ebenso die zugehörigen Schrauben (Abb. 391 und 393). Biegsame Platten bieten den Vorteil, während der Operation dem Knochen angebogen werden zu können, brechen aber leicht und können sich nachträglich verbiegen, so daß sie bei zu belastenden·Frakturen nicht verwendet werden dürfen. Die Anwendung der versenkten Prothese geschieht in der Weise, daß die Fragmente zunächst reponiert, die Prothese aufgelegt und beide Fragmente entsprechend zwei

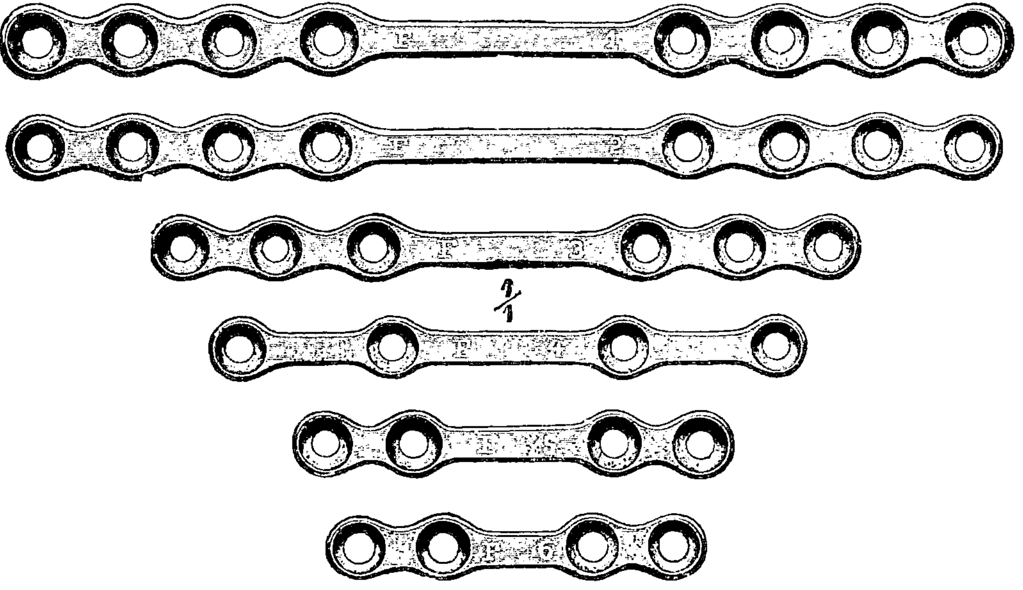

Abb. 389.   Metallschienensatz nach Lane.

Löchern der Platte angebohrt werden, und zwar bis in die Markhöhle. Dann wird die Platte zuverlässig am Knochen festgeschraubt (Abb. 395); zur Vermeidung von Periostschädigung durch Druck empfiehlt es sich, die Platten auf den periostentblößten Knochen zu legen, wenigstens bei Diaphysenbrüchen.

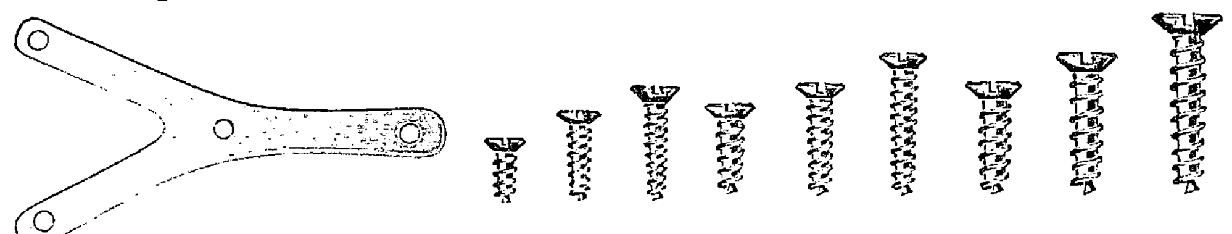

Abb. 390. Gegabelte Schiene für   Abb. 391.   Schraubensatz zum Festschrauben der
Epiphysenfrakturen nach Lane.   Laneschen Schienen.

Gelegentlich ist es vorteilhafter, die Platte zunächst an einem Fragment festzuschrauben, dann erst zu reponieren und nun auch das andere Fragment anzuschrauben. Ist der Knochen, wie das bei alten Frakturen und namentlich bei Pseudarthrosen häufig der Fall zu sein pflegt, sehr porös, so müssen die Schrauben durch beide Kortikalwände durchgebohrt werden. Es empfiehlt sich in solchen Fällen, lange Metallplatten zu wählen, und erst einige Zentimeter von der Frakturstelle entfernt die ersten Schrauben zu legen, damit man genügenden Halt mit den Schrauben gewinnt und auch die atrophischen Fragmentenden nicht schädigt. Die Metallplatten können auch mittels Umschlingung festgemacht werden, oder durch kombinierte Verschraubung und Umschlingung. Die Knochenvereinigung durch aufgeschraubte Metallplatten eignet sich in erster Linie für quere Diaphysenbrüche der langen Röhrenknochen, besonders auch gleichzeitige Brüche beider Vorderarmknochen, bei denen so die Kreuzung der Fragmente sicher vermieden werden kann; ferner für paraepiphysäre Brüche des Femur, der Tibia und des Humerus, sowie für alte Frakturen mit Porose der Fragmentspitzen. Für die Vereinigung kurzer Knochen und für die Fixation von Epiphysenfrakturen

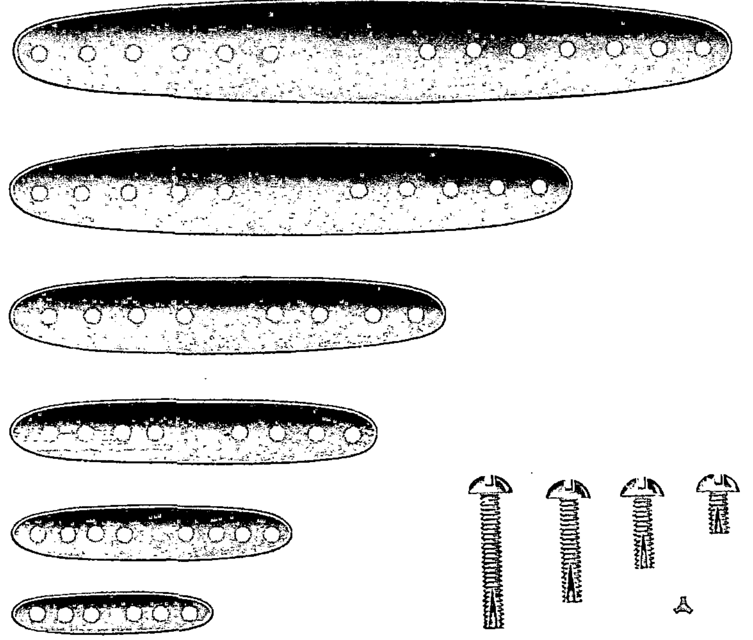

<table>
<tr><td>Abb. 392. Konkave Schienen nach
Lambotte.</td><td>Abb. 393. Schrauben zur Fixation der
Lambotteschen Schienen; die Schrauben-
spitzen sind dreikantig gebaut.</td></tr>
</table>

sollen sie dagegen in der Regel keine Verwendung finden, da hierfür einfachere Verfahren zur Verfügung stehen, vor allem die Nagelung und Verschraubung. Die Plattenverschraubung ist außerordentlich leistungsfähig. Mit der Größe des implantierten Fremdkörpers wächst jedoch die Infektionsgefahr und es ist deshalb damit zu rechnen, daß in 20—30% der Fälle die versenkte Prothese nachträglich wieder entfernt werden muß. Da dies jedoch meistens erst nach erfolgter Konsolidation geschieht, kann man daraus eine Gegenanzeige nicht herleiten. Das Material der Schienen und Schrauben hat keinen Einfluß auf die Toleranz; doch werden glatte, polierte, nicht oxydierbare Fremdkörper besser umwachsen, als rauhe, poröse und oxydierbare, weshalb die Schienen mit Vorteil vernickelt oder vergoldet werden.

Ein weiterer Vorwurf, der besonders gegen die versenkten Platten erhoben wurde, geht dahin, daß durch die Feststellung der Fragmente bei verzögerter Heilungstendenz eine Förderung der Kallusproduktion durch Belastung
der Fragmente nicht möglich sei, da die Fragmente sich nicht gegeneinander

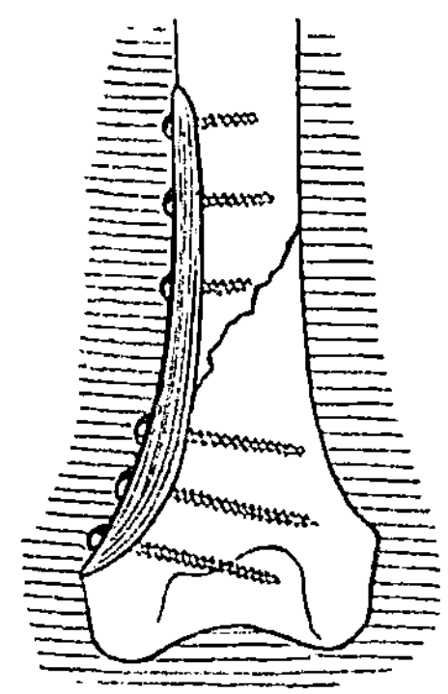

pressen könnten. Dieser Einwand ist bei der einseitigen
Verschraubung sicher nur beschränkt stichhaltig. Um
übrigens in Fällen von verzögerter Heilung diesen Nachteil zu umgehen, habe ich eine dreiteilige Stahlplatte
konstruieren lassen, die durch Abb. 397 wiedergegeben
wird. Auf jedes Fragment wird eine kleine Platte festgeschraubt, von denen jede einen Führungsstift trägt;
über diese beiden Stifte kommt ein Metallrahmen, der

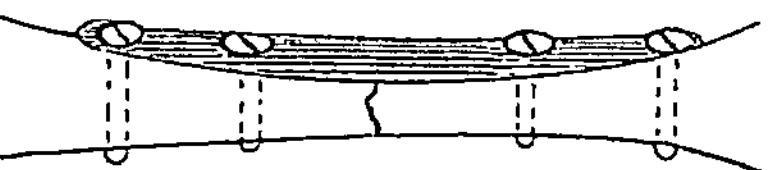

Abb. 394. Gebogene Epi-
physenschiene aufge-
schraubt, nach Lambotte.

Abb. 395.   Diaphysenfraktur mittels Platte verschraubt,
nach Lambotte.

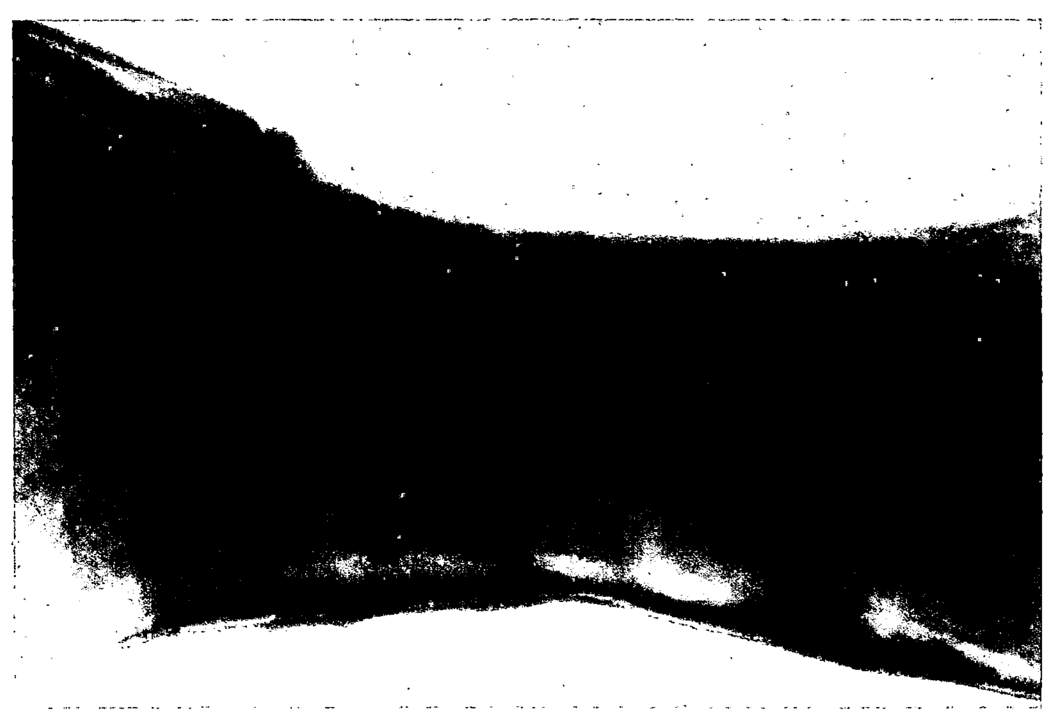

Abb. 396.   Tibiapseudarthrose, mittels Lambottescher Platte verschraubt.

mittels zwei in Bohrungen der Führungsstifte passender Schrauben am Abgleiten
verhindert wird.   Diese Vorrichtung gestattet auch, die Reposition erst nach

Armierung der Fragmente mit den Platten vorzunehmen, was eine technische Erleichterung darstellen kann. Zwei durch eine derartige dreiteilige Führungs-schiene verbundene Fragmente können sich nun im Sinne der Verkürzung gegeneinander be-wegen, so daß eine Reizwirkung durch Belastung stattfinden kann.

Der nicht so selten be-obachtete Bruch der aufge-schraubten Platten beruht auf Verwendung schlechten Materials oder dem betreffenden Fall nicht entsprechender, zu kleiner und zu schwacher Platten. Lockerung der Metallschienen infolge Aus-weitung der Bohrlöcher ist meist Folge der ungenügenden Fest-schraubung oder nicht ganz asep-tischen Verlaufes; immerhin kann auch bei aseptischem Verlauf eine gewisse Lockerung der Schrauben

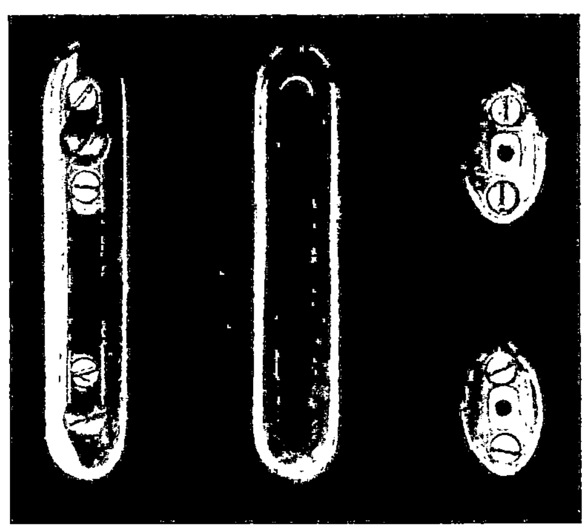

Abb. 397. Dreiteilige Schiene zur Verschraubung bei verzögerter Heilung.

infolge sekundärer Osteoporose eintreten, was jedoch bei guter Technik — nicht zu große Bohrlöcher anlegen — selten vorkommt.

Dicht unter der Haut liegende große Platten, wie an der Tibia, müssen gelegentlich entfernt werden, weil sie mechanisch reizen. Auch ist bei spär-licher Weichteilbedeckung der Fremdkörper die Infektionsgefahr etwas ge-gesteigert. Alle diese Nachteile werden durch die Leistungsfähigkeit der Methode reichlich aufgewogen.

h) Perkutane Verschraubung mit dem Knochenfeststeller (Fixateur) Lambotte's.

Im Gegensatz zu der inneren, versenkten Prothese hat Lambotte die Verschraubung unter Vermittlung einer äußeren Prothese, des sog. Fixateurs oder Knochenfeststellers, angegeben. Das Verfahren entspricht im Prinzip einer Methode, die Langenbeck bereits im Jahre 1855 angewandt und empfohlen hat. Konstruktion und Anwendungsweise des Apparates gehen aus Abb. 398 hervor. Nach blutiger Reposition werden die beiden Fragmente, die provisorisch durch eine Zange fixiert sind, 2—3 cm von der Frakturlinie entfernt angebohrt, und zwar direkt mit den großen, zur Fixation bestimmten Schrauben (Abb. 399), deren Spitze wie ein Perforatorium gebaut ist; die 12—18 cm langen Fixationsschrauben werden auf den Bohrapparat montiert wie Bohrer. Sobald die Kortikalis durchbohrt ist, wird der Bohrapparat ab-genommen, und die Schraube nun mittels eines besonderen Schlüssels im Knochen festgeschraubt. Dann wird in einem Abstand von 10 und mehr Zentimetern distal und proximal von der Frakturstelle noch je eine weitere Fixationsschraube in den Knochen gebohrt, und zwar von kleinen, knopfloch-artigen Inzisionen aus, ohne Freilegung des Knochens. Auf das obere Ende jeder Schraube kommt eine Metallhülse, an die sich rechtwinklig eine Gewindestange ansetzt; diese Gewindestange trägt eine federnde, verschiebbare Hülse (Abb. 399), die über einen der Diaphyse parallel laufenden hohlen Metallstab von 2—2,5 cm Durchmesser und 30—40 cm Länge geschoben wird. Durch Vermittlung der 4 Schrauben werden also die Fragmente an dem äußeren Metallstab fixiert. Die Operationswunde wird geschlossen; um jede Fixations-

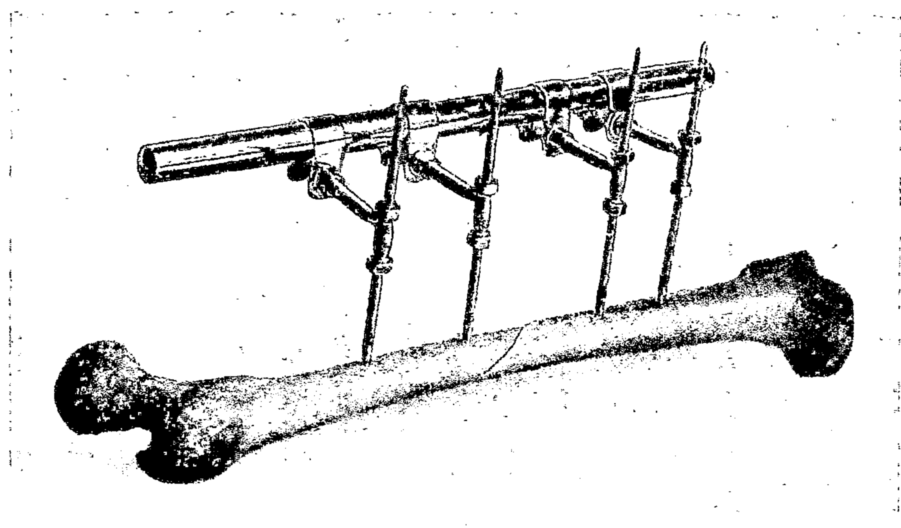

Abb. 398. Knochenfeststeller (Fixateur), nach Lambotte, in situ.

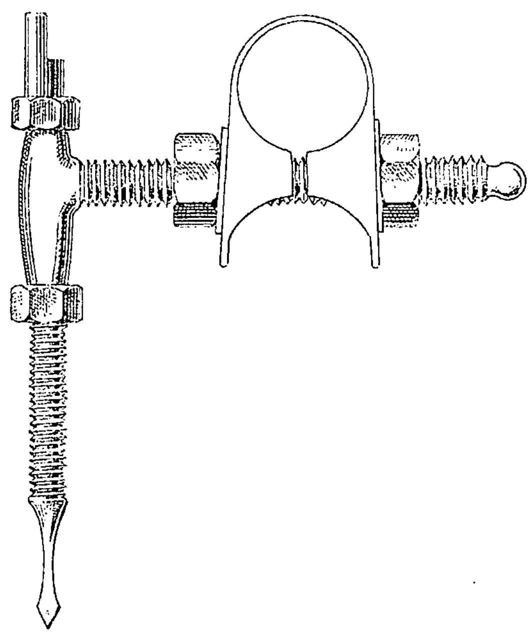

Abb. 399. Fixateur nach Lambotte; Detail, Schraube mit T-förmigem Querstück, Schraubenmuttern und Metallhülse.

schraube kommt ein Gummidrainrohr. Das große Modell des Feststellers dient zur Behandlung von queren Frakturen des Femurs und der Tibia. Ein kleineres Modell ist für die Vorderarmknochen, die Klavikula und Metakarpalia

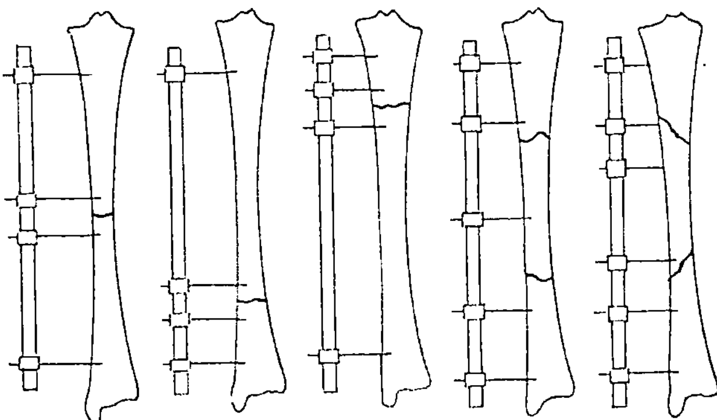

Abb. 400. Anwendungsweise des Lambotteschen Knochenfeststellers bei verschiedenen Frakturformen; schematisch, nach Lambotte.

bestimmt; die schematischen Zeichnungen nach Lambotte (Abb. 400) zeigen die Verteilung der Fixationsschrauben bei verschiedenen Bruchformen. Lambotte selbst hält die Anwendung des Feststellers besonders angezeigt bei

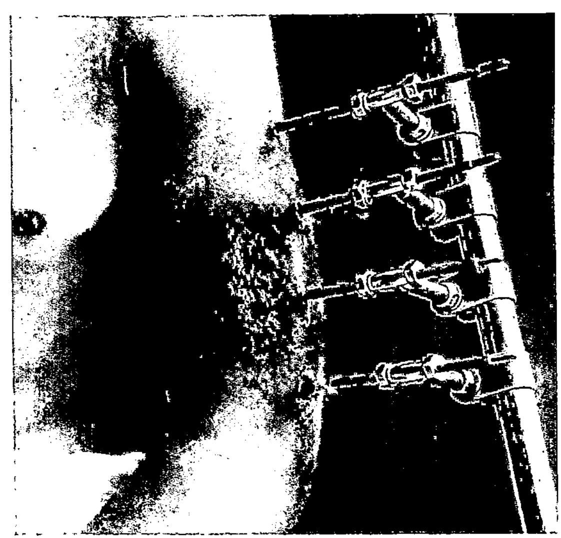

Abb. 401 a. Lambottes Knochenfeststeller in Anwendung bei einer offenen Humerusfraktur (nach König).

queren Diaphysenfrakturen der unteren Extremität, besonders bei offenen, eiternden Brüchen. Der Apparat ist sehr solid, gestattet eine zuverlässige Feststellung der Fragmente auch in Fällen, bei denen man regelmäßigen Verbandwechsel vornehmen muß. Auch erlaubt er aktive und passive Bewegungen (Abb. 401a u. b).

Ein Nachteil der Methode liegt in der Infektionsgefahr bei subkutanen Brüchen, da während der ganzen Fixationszeit die Einwanderung von Mikroben längs der Schrauben möglich ist. Lambotte gibt dieses Risiko nur für die

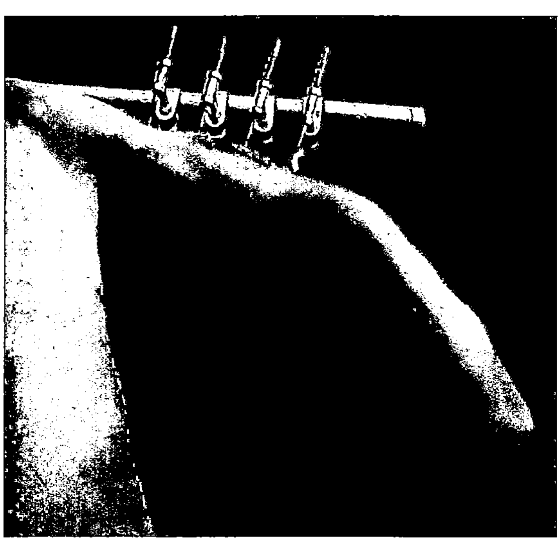

Abb. 401 b. Dieselbe Fraktur; aktive Armhebung 8 Tage nach erfolgter Osteosynthese. (Nach König.)

Femurfrakturen zu, nicht aber für die dicht unter der Haut liegende Tibia. Jedenfalls muß uns aber die Infektionsgefahr veranlassen, den Feststeller nur in Ausnahmefällen, vor allem bei offenen, infizierten Humerus- und Femurbrüchen anzuwenden. Diese Ansicht vertritt auch König.

i) Knochenvereinigung durch Agraffen.

Dieser alte Modus der Fragmentvereinigung darf nur ausnahmsweise und nur am spongiösen Knochen benutzt werden. Als Vereinigungsmittel für Diaphysenbrüche ist das Einschlagen von Agraffen schlecht, weil die Fragmente dicht an der Frakturstelle angebohrt werden müssen, was zu den schon erwähnten Gefahren der Rarefikation bei leichtester Infektion führt; ferner weil die Verbindung ungenügend ist und als Scharnier wirkt, und weil das exakte Anlegen der Agraffen an den Diaphysen recht schwierig ist. An spongiösen Knochen dagegen kann die Agraffe, ohne daß zuerst vorgebohrt wird, direkt mit dem Hammer eingeschlagen werden, nachdem die Fragmente mit breiter Fläche aneinander gelegt sind. Zur Agraffenvereinigung eignen sich deshalb vor allem Radiusfrakturen, sowie Brüche am oberen Humerus- und

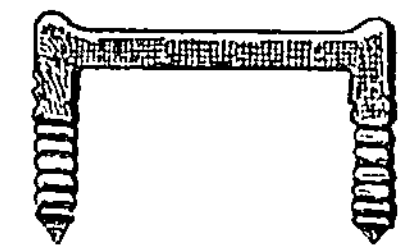

Abb. 402. Agraffe zur Knochenvereinigung nach Dujarier.

Tibiaende. Meist sind aber andere Vereinigungsarten, besonders die direkte Verschraubung, vorzuziehen. Am empfehlenswertesten sind Agraffen von nebenstehender Form (Abb. 402), die direkt mit dem Hammer eingeschlagen werden.

k) Knochenbolzung.

Bei der Knochenbolzung sind zwei verschiedene Methoden auseinander zu halten. Die deutsche Schule versteht unter Bolzung das Einlegen eines Stiftes, eben des Bolzens, in die Markhöhle beider Fragmente, wodurch die Frakturstelle überbrückt wird. Bolzen, deren Durchmesser geringer ist als das Lumen der Markhöhle, müssen durch Drahtnähte besonders befestigt werden; deshalb wählt man am besten Bolzen, die gerade dem Lumen der Markhöhle

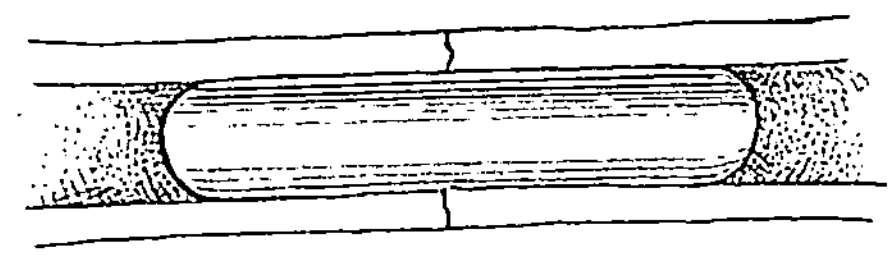

Abb. 403. Vereinigung einer Querfraktur durch inneren Bolzen.

entsprechen, wie Abb. 403 zeigt. Auf diese Weise wird eine ziemlich feste Vereinigung der Fragmente erzielt. Die Bolzen bestehen aus Holz, Elfenbein, Fischbein, Galalith, Horn, Stahl, Magnesium, Silber, Leichenknochen, oder frischem, einem anderen Individuum oder dem Patienten selbst entnommenen Knochen. Um den Bolzen einzulegen, müssen nach Freilegung und Mobilisierung die Fragmente zuerst winklig gestellt werden; dann treibt man mit Hammerschlägen den Bolzen bis zur Hälfte seiner Länge in das eine Fragment und stülpt das andere Fragment über das herausragende Ende des Bolzens. Macht dies Schwierigkeiten, wenn z. B. am Unterschenkel oder Vorderarm nur einer der parallelen Knochen gebrochen ist, so spaltet man die Kortikalis des einen Fragmentes und legt nach Einführung des Bolzens eine Drahtligatur um den Knochen. Ist die Markhöhle ausgefüllt, so wird sie mit Meißel oder Handbohrer wieder hergestellt. Elektrische Bohrung ist nicht zu empfehlen, weil durch die entstehende hohe Temperatur Knochennekrosen verursacht werden, wodurch die Heilung gestört werden kann.

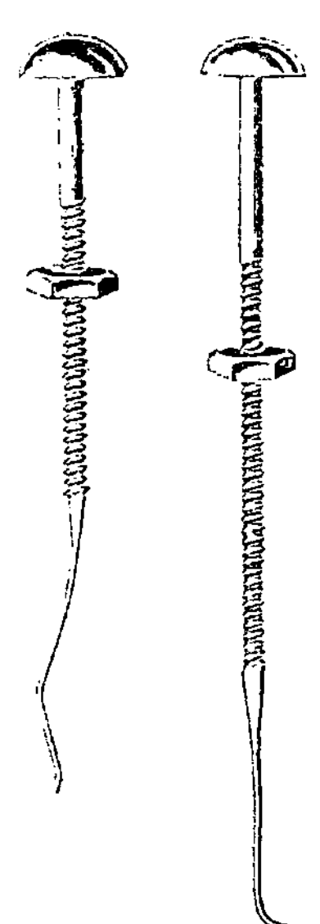

Abb. 404. Schraubenbolzen nach Depage.

Die Bolzung eignet sich nur für quere oder nur wenig schräge Diaphysenbrüche. Steilere Schrägfrakturen erfordern eine Kombination mit Umschlingung oder Plattenverschraubung. Knochenbolzen verhindern mit Sicherheit nur seitliche Verschiebungen, während winklige Knickungen, wenn der Bolzen nicht sehr lang ist, oder wenn bei nicht ganz aseptischem Verlauf Lockerung stattfindet, nachträglich gleichwohl wieder eintreten. Um Lockerungen infolge nicht ganz reaktionslosen Verlaufes nach Möglichkeit zu vermeiden, empfiehlt sich die Verwendung von körpereigenem Knochen, weil es eine nur auf den Bolzen zu beziehende Fremdkörpereiterung bei solchen Transplantationen nicht gibt, aseptischen Verlauf vorausgesetzt. Der Bolzen wird, wenn er periostlos sein kann, der Fibula in ganzer Dicke entnommen; dient er gleichzeitig dem Defektersatz, so ist Entnahme an der vorderen Tibiakante vorzuziehen. Als homoplastisches Material kommen in Betracht Fibula, Radius und Ulna in ganzer Dicke, Späne vom Femur- oder Humerusschaft, ganze Metakarpal- und Metatarsalknochen.

Ein Nachteil der Bolzung liegt in der unvermeidlichen Schädigung des Markes; es fehlen dann an der Frakturstelle die Elemente zur Bildung des myelogenen bzw. endostalen Kallus, was, wie mich eigene unliebsame Erfahrung lehrte, zu einer erheblich verzögerten Heilung Anlaß geben kann. Denn der Markkallus ist für die Frakturheilung nicht so belanglos, wie etwa behauptet wird.

Am meisten empfiehlt sich die Bolzung unter Verwendung körpereigenen Knochens bei Pseudarthrosen, in Verbindung mit Schienung durch Metallplatte oder Knochenlamelle.

Die französische Schule versteht unter Bolzung (Boulonnage) das Verschrauben mit durchgehender

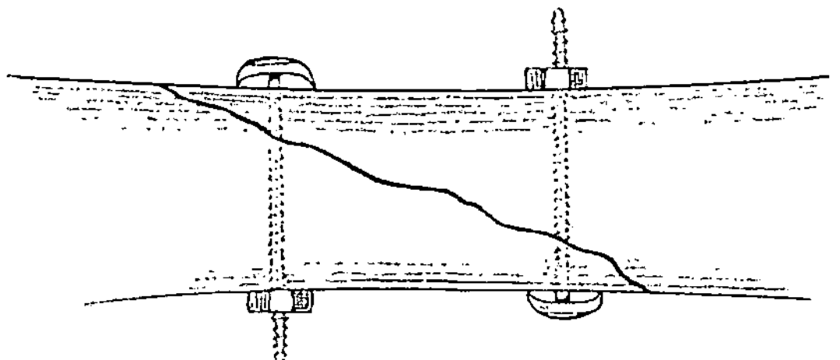

Abb. 405. Vereinigung einer Schrägfraktur durch Schraubenbolzen. (Nach Lambotte.)

Schraube und Schraubenmutter nach den Angaben von Depage. Der Knochen wird nach Reposition an zwei oder mehr Stellen quer durchbohrt, durch jedes Bohrloch eine lange Schraube durchgestoßen, deren Kopf die Form einer flachen Agraffe hat, deren Spitze in einen 20—30 cm langen Metallfaden ausläuft (Abb. 404). Dann werden die Schrauben mittels Schraubenmuttern von der anderen Seite her fest angezogen, und das überschüssige Ende der Schraube abgekniffen (Abb. 405). Das Verfahren ist technisch schwierig, erfordert oft 2 Inzisionen und isr deshalb nur ausnahmsweise anzuwenden.

l) Vereinigung durch autoplastische Knochenschienen.

Gegenüber totem, fremdem Material hat der Knochen, der dem Patienten selbst entnommen und als Schiene verwendet wird, den Vorzug, als lebendes Gewebe Anschluß an die Fragmente zu gewinnen, die Kallusentwicklung in keiner Weise zu stören, sondern sie zu fördern, weil das transplantierte Mark und Periost zweifellos die Fähigkeit zu Knochenneubildung behalten. Die auseinandergehenden Ansichten über das Schicksal transplantierten, vom gleichen Individuum stammenden Knochens lassen sich dahin einigen, daß allerdings auch autoplastisch verpflanzter Knochen resorbiert, abgebaut wird, daß aber das mitverpflanzte Periost und Mark sich ebenfalls an der Knochenneubildung beteiligen, nicht nur die osteogenen Schichten des benachbarten Knochens. Eigene Erfahrungen haben mir gezeigt, daß die Rolle des mitverpflanzten Periostes nicht so maßgebend ist, wie im allgemeinen angenommen wird; wichtiger ist die frühzeitige funktionelle Inanspruchnahme des Implantates. Beanspruchte Transplantate werden umgebaut und erhalten, nicht beanspruchte abgebaut und zum Verschwinden gebracht. Man kann somit durch Knochenschienen zugleich Knochendefekte ausfüllen, und Verkürzungen vermeiden. Während totes Schienenmaterial vom umgebenden Gewebe zunächst eingekapselt werden muß, bevor es mit dem Knochen „organisch" vereinigt ist, wird die Knochenschiene wirklich mit den Fragmenten organisch zu einem einheitlichen Gebilde verschmolzen. Kommt eine leichte Infektion zustande, so braucht durchaus nicht das ganze Knochenstück eliminiert zu werden, sondern es tritt häufig nur Sequestrierung umschriebener Teile ein, die möglicherweise schon organisch mit den Fragmentenden vereinigt waren und eigentlich regenerierten Knochen darstellen. Verwendet man dagegen tote, ausgekochte Knochen, so kann noch später als ein Jahr nach der Implantation Fremdkörpereiterung zur Elimination des Implantates führen oder zu seiner Wegnahme zwingen. Schienen aus autoplastisch entnommenen Knochen müssen unter das Periost geschoben oder mit dem Periost Rand zu Rand vernäht werden, wo das geht; Fixation der Schiene über der Knochenhaut der Diaphysenfragmente ist biologisch unrichtig, weil die äußeren Schichten des Periostes keinen Knochen bilden, und deshalb eine rasche organische Verbindung zwischen Implantat und Fragmenten nur im Bereiche des Frakturspaltes, aber nicht in ganzer Ausdehnung der knöchernen Schiene zustande kommt.

Für die Vereinigung der Fragmente durch knöcherne Schienen bestehen die gleichen Vorschriften, bezüglich der allgemeinen Technik, wie für die Schienung mittels Metallplatten. Ganz besonders wichtig ist auch hier eine schonende Abhebung des Periostes, das unbedingt nicht seiner Verbindungen mit den umgebenden Geweben beraubt werden darf (Lexer). Denn wie die schönen Untersuchungen Lexers und seines Schülers Delkeskamp gezeigt haben, stammen die Gefäße, die sich in reichlichem Maße an der Frakturstelle und in ihrer Nachbarschaft während der Frakturheilung ausbilden, wesentlich aus dem Periost, und nicht aus der A. nutritia, die ja zunächst infolge der Zerreißung nur für ein Fragment aufkommen kann, und erst mit Hilfe der Periostgefäße Anastomosen bilden muß. Ebenso ist es geboten, eine Knochenschiene mit guter, d. h. etwas über die Knochenränder vorragender Periostbedeckung zu transplantieren, weil dieses Periost am raschesten den Anschluß an die Umgebung vermittelt. Wichtig ist ferner die Vermeidung von Blutansammlungen zwischen dem transplantierten Knochen und den Fragmenten einerseits, Implantat und umgebenden Weichteilen andererseits. Denn abgesehen von der Infektionsgefahr, die solche Hämatome bieten, werden bei aseptischem Verlaufe diese blutgefüllten Lücken von jungem Granulationsgewebe durchwachsen, das den eingepflanzten Knochen rascher zerstören kann, als die Umbildung von der Nachbarschaft sowie vom Periost und Mark des Implantates aus erfolgt. Ein Bruch des Knochenbolzens ist die nicht so selten beobachtete Folge (Lexer). Da eine rasche Einheilung des Implantates von der guten Ernährung seitens seiner Umgebung abhängig ist, müssen natürlich alle Narben sorgfältig exzidiert werden, damit die knöcherne Schiene bzw. ihr Periost überall in Berührung mit gut vaskularisiertem Gewebe sich befindet.

Die Knochenschienen werden, wenn es sich um kurze Schienen handelt, den Rippen des Patienten entnommen, längere Schienen am besten der Vorderfläche der Tibia. Zu dem Zwecke wird das Periost in gewünschtem Umfange eingeschnitten, etwas nach innen geschoben, und nun 2—3 mm vom Periostrande entfernt die Knochenspange mit dem Meißel umschnitten, in der gewünschten Dicke. Die Knochenspange trägt somit eine allseitig etwas überragende Periostbedeckung. Es ist ratsam, die Knochenschiene nicht dünner als 3 mm zu wählen. Nach Umschneidung auf drei Seiten wird die Schiene vom freien, medialen Rand der Tibia her mit breitem Meißel losgelöst. Wichtig ist die Vermeidung jeder Sprengwirkung mit dem Meißel; Wegnahme der Tibiakortikalis in ganzer Dicke schadet nicht, wo man eine voluminöse und kräftige Schiene benötigt. Die Tibiawunde blutet allerdings etwas stärker, wird aber einfach bis zur Beendigung der Operation tamponiert und dann erst vollständig, ohne Tamponade, geschlossen. Ein Kompressivverband sorgt für genügende Blutstillung. Die Entnahme des Implantates mittels elektrisch betriebener Säge ist wegen der schon erwähnten Erhitzungsnekrosen zu widerraten. Die knöchernen Schienen können entweder unter das Periost teilweise eingenäht und durch knapp liegende Weichteilnähte fixiert, durch Aufschrauben oder Umschlingung (Abb. 406) in Verbindung mit den Fragmenten gebracht werden. Die Verschraubung bedingt mehrfache Durchbohrung und damit unvermeidbar Schädigung der Schiene, ist deshalb nur bei ganz großen Schienen zu verwenden. Besser ist Umschlingung und ergänzende Fixation durch Weichteilnähte. Ent-

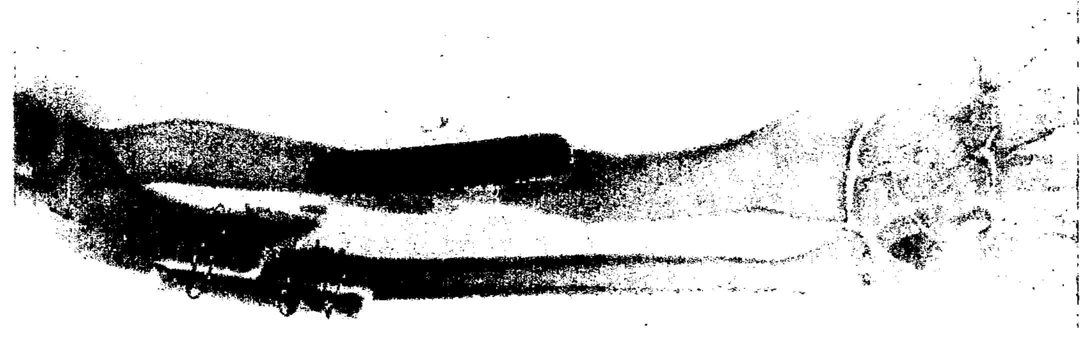

Abb. 406. Vereinigung einer pseudarthrotischen Ulnafraktur durch autoplastische Knochenschiene, die mit Hilfe von Drahtumschlingungen fixiert ist. Gleichzeitig Vereinigung der Radiusfragmente durch aufgeschraubte Metallschiene.

stehen Hämatome, so empfiehlt sich zunächst Punktion mit dickem Ansatz, die unter Umständen mehrmals wiederholt werden muß; genügt diese Maßnahme nicht, so ist eine vorübergehende Drainage durch besondere Hautinzision anzulegen. Ganz besonders sei noch betont, daß die knöchernen Schienen nicht zu klein genommen werden dürfen; auf diesem Fehler beruhen viele Mißerfolge. Das implantierte Knochenstück muß so groß sein und mit den Fragmenten so zuverlässig in Verbindung gebracht werden, daß schon nach kurzer Zeit eine mechanische Beanspruchung durch aktive und passive Bewegungen erfolgen kann. Diese funktionelle Inanspruchnahme ist für die Erhaltung des Implantates meiner Erfahrung nach ebenso wichtig, wenn nicht wichtiger, als die peinlich genaue Periosttechnik.

Die Auswahl der verschiedenen Vereinigungsmethoden muß natürlich, soweit das einzelne Verfahren nicht nur für ganz bestimmte Bruchformen sich eignet, in weitem Umfange der persönlichen Erfahrung überlassen werden. Unbedingte Voraussetzung für operative Behandlung der Knochenbrüche ist eine ausreichende chirurgische Technik und vollständige Instrumentierung. Wenn je, so gilt der Satz, daß Chirurgie Handwerk sei, für die blutige Frakturenbehandlung, und kein Handwerk kann ohne gutes Handwerkszeug ordentlich ausgeübt werden. Der beste Chirurg ist ohne die notwendigen Vereinigungsmittel nicht in der Lage, eine korrekte Fragmentvereinigung auszuführen. Um allen technischen Eventualitäten gewachsen zu sein, muß man deshalb eine genügende Auswahl von Instrumenten und Vereinigungsmitteln besitzen. Die operative Frakturenbehandlung ist hauptsächlich deshalb in Mißkredit gekommen, weil ungenügend technisch geschulte Operateure sich an schwierige Frakturen heranmachten, unüberwindliche Hindernisse antrafen und dann entweder von der Osteosynthese abstehen oder sich mit einer ungenügenden Reposition und Fragmentvereinigung begnügen mußten. Und auch gewiegte Chirurgen kommen in ähnliche Lagen, wenn sie während der Operation die notwendigen technischen Hilfsmittel entbehren. Kann man nun eine Reihe von Aufgaben ohne spezielles Instrumentarium nicht lösen, so bedingt das Arbeiten in der Wunde mit Hand und Fingern zudem schwere Gefahren. Chirurgische Schulung und ausreichende Instrumentierung sind somit auch vom Gesichtspunkte der Infektionsgefahr aus unerläßliche Voraussetzung des Erfolges der Osteosynthese.

5. Die Nachbehandlung operativ vereinigter Frakturen.

Die Wundbehandlung ist bei aseptischen Fällen einfach; am 2. oder 3. Tag, wenn die Blutstillung eine definitive ist, wird der Wundverband gewechselt. Mit der Entfernung der Nähte wartet man mit Vorteil etwa 10 Tage, bis eine zuverlässige Wundverklebung eingetreten ist und keine Dehiszenzen der oft etwas gespannten Wundränder mehr zu erwarten sind. Bei teilweise offen gelassenen Wunden, wie auch bei Anwendung perkutaner Nägel und Schrauben, ist regelmäßiger, sorgfältiger Verbandwechsel Voraussetzung für aseptischen Verlauf.

Von vielen Chirurgen wird für die Feststellung nach der blutigen Fragmentvereinigung der gefensterte Gipsverband oder der Pappschienenverband — für die obere Extremität — verwendet. Darin liegt eine gewisse Selbstkritik. Bei frischen Frakturen soll die Vereinigung der Fragmente so zuverlässig sein, daß Kontentivverbände überflüssig werden. Lagerung auf Schienen, auf Lagerungsapparaten oder halbzirkulären Gipsschienen soll genügen. Dagegen ist vorübergehende Fixation im gefensterten Gipsverband oder im Brückenverband angezeigt bei operativ behandelten Pseudarthrosen — besonders wo es sich um Defektersatz handelte —; ebenso empfiehlt sich nach einfacher Verzahnung gelegentlich Anlegen eines Kontentivverbandes. Aber auch diese Feststellung soll nicht länger als 8—10 Tage im Durchschnitt andauern. Auch Fixation durch leichte Extension kann angebracht sein. Die Patienten werden angewiesen, schon in den ersten Tagen nach der Operation kleine aktive Bewegungen zu machen, soweit die Schmerzen es gestatten. Gleichzeitig werden vorsichtige passive Bewegungen ausgeführt. Von der dritten Woche an bleibt — wenigstens bei frischen Frakturen — jeder Verband weg, und nun werden ausgiebigere aktive und passive Bewegungsbehandlung sowie Massage durchgeführt. Schließlich folgen Bewegungen am Pendelapparat und Heißluftbehandlung.

Kapitel 6.

Behandlung der komplizierten Knochenbrüche, (der primären und sekundären Komplikationen).

1. Behandlung der offenen Frakturen einschließlich der Schußfrakturen.

Bei offenen Frakturen tritt neben der Behandlung des eigentlichen Knochenbruches die Berücksichtigung der komplizierenden Weichteilwunde stark in den Vordergrund. Vor allem handelt es sich um die Vermeidung von Infektionen mit ihren schweren Folgezuständen, die früher geschildert wurden, und bei allbereits manifest infizierten Knochenbrüchen um die Bekämpfung der Infektion. Es ist von großer praktischer Wichtigkeit, darüber klar zu sein, daß die Einpflanzung von Infektionserregern in eine Wunde nicht gleichbedeutend ist mit dem Angehen klinisch manifester Infektion. Das Eindringen von Bakterien in die Wunde stellt nur eine Bedingung für die klinische Infektion dar. Viel bedeutungsvoller als die „Infektion" mit Bakterien an sich sind oft die lokalen begünstigenden Verhältnisse sowie sekundäre Schädigungen des Gewebes, die das Manifestwerden der Infektion erst ermöglichen. Es ist deshalb eine wesentliche Aufgabe der Behandlung offener Frakturen, alle Maßnahmen zu vermeiden, die eine sekundäre Gewebsschädigung darstellen; natürlich ist auch die Sekundärinfektion zu verhüten. Wo nicht die Infektion bei Einlieferung des Patienten schon unzweifelhaft manifest ist, soll man die Wunde zunächst als „aseptisch" betrachten. Deshalb sind alle eingreifenden Desinfektionsmaßnahmen zu unterlassen. Immerhin ist eine Pinselung der Wundumgebung sowie Betupfen der Wundoberfläche mit Jodtinktur geboten, besonders auch mit Rücksicht auf ihre antitetanische Wirkung. Grobe Verunreinigungen der Wundumgebung werden unter Vermeidung mechanischer Läsion der Frakturstelle zunächst entfernt, bevor man die Wundumgebung mit Jodtinktur bepinselt. Auf die Wunde kommt ein aseptischer oder mit einem Dauerantiseptikum, wie Xeroform oder Vioform, imprägnierter Gazebausch, darüber ein Deckverband. Die Hauptsache ist dann die Sorge für möglichst ausreichende Ruhigstellung. Muß der Patient transportiert werden, so legt man am besten einen sorgfältig anmodellierten Gipsschienenverband an, der ausreichende Fixation der Fragmente und gleichzeitiges Freilassen der Wundstellen ermöglicht. Zirkuläre Gipsverbände für längeren Transport involvieren leicht die Gefahr der Schnürung infolge nachträglicher Anschwellung der gebrochenen Extremität, besonders wenn die komplizierenden Wunden infiziert sind. Für die stationäre Behandlung der offenen Frakturen gelten, was den Knochenbruch anbetrifft, die gleichen Grundsätze, wie für die subkutanen Frakturen. Für die untere Extremität und für den Oberarm kommt deshalb in erster Linie Extensionsbehandlung in Betracht, jedoch ist gleichzeitig für ausreichende Immobilisierung zu sorgen, was durch Verwendung geeigneter Schienen, am besten auch wieder anmodellierter Gipsschienen neben der Extension geschieht (Abb. 407 u. 408). Erweist sich unter dieser konservativen Behandlung die offene Fraktur nach einiger Zeit als infiziert, handelt es sich um eine nach dem primären Befund zweifellos infizierte Fraktur oder um eine Form, bei der erfahrungsgemäß mit schwerer Infektion in der Großzahl der Fälle gerechnet werden muß, wie bei Granatsplitterfrakturen oder Schußfrakturen durch Infanterieprojektil mit Sprengwirkung und hochgradiger mechanischer Schädigung auch der Weichteile, so tritt die aktive chirurgische Behandlung in ihr Recht.

Liegt eine offene Fraktur mit geringen Weichteilverletzungen und leichter Infektion vor, so genügt es, neben der Fixation für Sekretabfluß durch Einlegen eines Drainrohres und eventuell durch Gegenöffnung zu sorgen. Anders

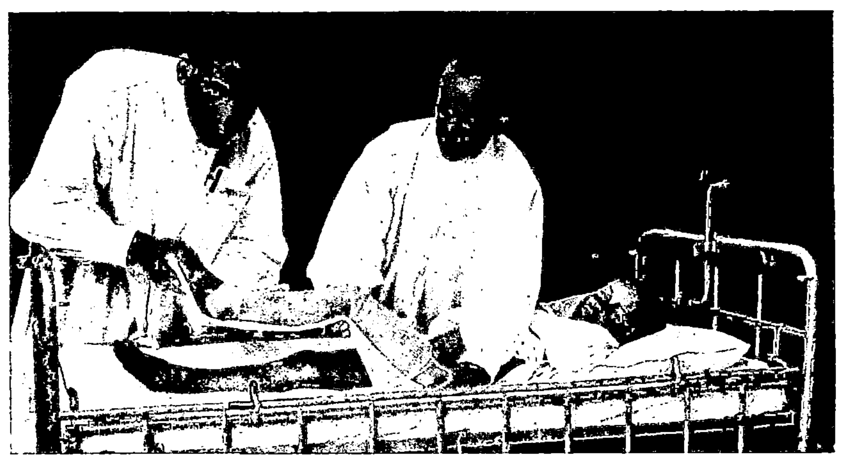

Abb. 407. Anlegen einer Gipsschiene zur Versorgung einer infizierten offenen Unterschenkelfraktur.

bei schwer verunreinigten und bei Beginn der Behandlung schon hochgradig infizierten Frakturen.

Hier gelangt neben vorsichtiger, die Gewebe nicht schädigender chemischer Antisepsis auch die aktive physikalische Antisepsis zur Anwendung. Durch breite Inzisionen wird die Frakturstelle ausgedehnt freigelegt, die Zertrümmerungshöhle wird bis in alle Winkel und Taschen verfolgt, eröffnet, große Blutkoagula räumt man aus, vollständig freiliegende, von Periost entblößte Knochensplitter werden entfernt, und durch geeignete Gegeninzisionen wird für freien Abfluß der Wundsekrete gesorgt. Auch nekrotische Gewebsfetzen sollen abgetragen werden, doch hat es keinen Sinn, die ganze Wunde ausschneiden zu wollen, wie auch empfohlen wurde. Diese vollständige Freilegung des Verletzungsgebietes bietet den besten Schutz gegen die Entwicklung der anaeroben Erreger des Tetanus, der Gasphlegmone und des Gasbrandes. Bei allen grob verunreinigten Frakturen empfiehlt sich eine prophylaktische Einspritzung von 20 A. E. Tetanusantitoxin[1]), die nach drei Tagen zu

---

[1]) Anmerkung b. d. Korr. Nach neuesten Mitteilungen scheint auch die Herstellung eines Gasbrandserums geglückt zu sein: es handelt sich um ein polyvalentes antibakterielles-antitoxisches Immunserum, das prophylaktisch mehrmals in großen Dosen eingespritzt werden soll. Therapeutisch sind Dosen von 40—60 cc erforderlich. Bei schwersten Formen mit gleichzeitiger Streptokokkeninfektion ist das Gasbrandserum wirkungslos (Klose).

wiederholen ist. Zur Ausspülung eignet sich besonders das mechanisch wirkende Wasserstoffsuperoxyd, dem gleichzeitig eine spezifische Wirkung gegen die anaeroben Erreger des Tetanus und des Gasbrandes zukommt. Ebenso kann verdünnte Jodtinktur zum Betupfen besonders der fibrinös belegten, oberflächlich nekrotischen Bezirke verwendet werden, ohne daß man Gewebsschädigungen zu befürchten braucht. Auch vorübergehendes Einlegen von Tampons, die mit 5%iger Karbolsäurelösung getränkt sind und gut ausgedrückt werden, ist häufig von sehr günstiger Wirkung auf stinkende, nekroti-

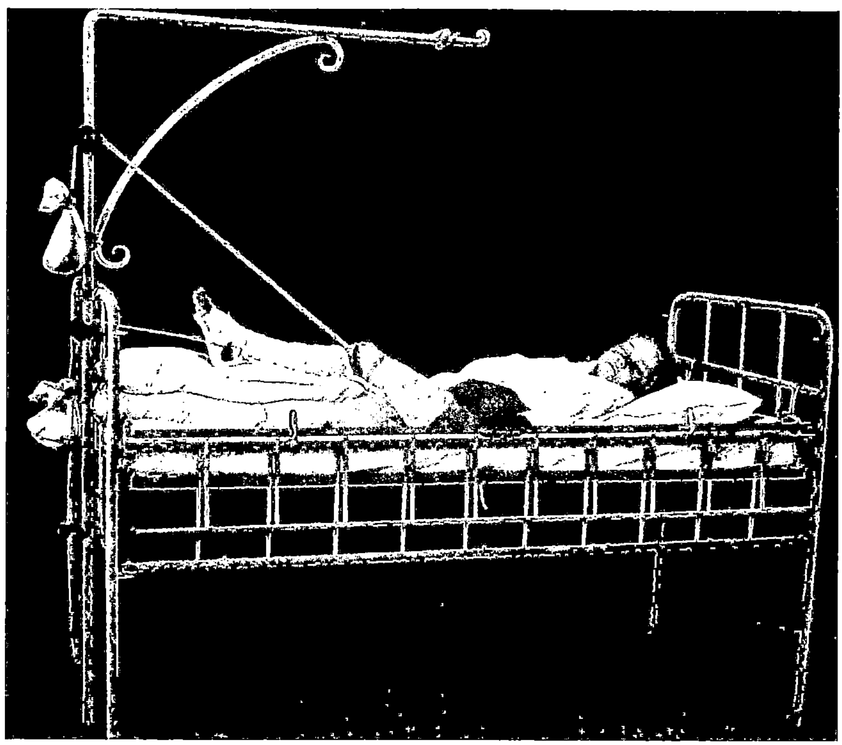

Abb. 408.   Gipsschiene durch Binden fixiert, Kombination mit Extension.

sierende Infektionen[1]). Von operativer Fixation infizierter offener Frakturen in loco ist abzusehen; dagegen kann die Anwendung der Nagelextension oder des Lambotteschen Feststellers angezeigt sein. Unvermeidliche schlechte Stellung wird nach Abheilung der Infektion korrigiert.

Großen Vorteil bietet häufig die offene Luft- und Sonnenbehandlung komplizierender Wunden, seien sie primär entstanden oder operativ gesetzt. Die Verhütung jeglicher Sekretstauung, die austrocknende Wirkung der Luft und die bakterizide Einwirkung der Sonnenstrahlen erklären den oft auffällig

---

[1]) Anmerkung b. d. Korr. Möglicherweise werden wir in der Tiefenantisepsis mit Chininabkömmlingen, besonders dem Vucin — einer hochkolloidalen Substanz, die in Lösungen von 1 : 10000 zu tiefen Umspritzungen des Verletzungsgebietes Verwendung findet —, eine wertvolle Bereicherung der chemischen Antisepsis auch bei infizierten offenen Knochenbrüchen bekommen.

günstigen und raschen Wundheilungsverlauf unter dieser Behandlung. Doch erfordert sie individuelle, sorgfältige Dosierung.

Was im besonderen die Schußfrakturen anbelangt, so treffen die angegebenen Grundsätze auch hier im allgemeinen zu. Besonders zu berücksichtigen ist jedoch, daß Schußfrakturen durch Gewehrgeschosse auf Sprengwirkungsdistanz oder Querschlägerverletzungen, die zu starker Zertrümmerung geführt haben, sich beinahe durchwegs als schwer infiziert erweisen, und daß man sich deshalb durch kleinen Ein- und Ausschuß nicht über die Schwere der Knochen- und Weichteilzertrümmerung hinwegtäuschen lassen soll. Es empfiehlt sich nach den Erfahrungen des gegenwärtigen Krieges, durch Infanteriegewehrprojektile gesetzte Zertrümmerungsfrakturen, ebenso wie Frakturen durch Granatsplitter, aktiv zu behandeln, Ein- und Ausschuß zu erweitern, die Wunden mit behandschuhtem Finger anzutasten, alle Taschen und Senkungen zu eröffnen, freiliegende Splitter und Gewebstrümmer zu entfernen. Gut ernährte, wenn auch lockere Knochensplitter soll man jedoch nicht entfernen, weil sie für die Regeneration der zersplitterten Diaphyse und für die Konsolidierung von großem Wert sein können. Von ausschlaggebender Bedeutung ist auch hier die genügende Feststellung der Fragmente; denn je größer die Rolle der Infektion bei einer Schußfraktur, desto größere Bedeutung kommt therapeutisch der Fixation zu.

Nimmt die Infektion auch keinen schweren Verlauf, so entwickelt sich bei infizierten, offenen Frakturen doch häufig eine chronische Osteomyelitis und Ostitis mit oft langwieriger Eiterung. Septische Nachblutungen und Gelenkvereiterungen können hier noch sekundär den relativ günstigen Verlauf erheblich gefährden. Man ist in solchen Fällen zu zentraler Unterbindung einer Hauptarterie, zu breiten Freilegungen von Senkungen, in schweren Fällen sogar zu Aufklappung oder Resektion großer Gelenke gezwungen.

Was die Behandlung der sekundären chronischen Osteomyelitis und Ostitis anbetrifft, so wartet man am besten zu, bis eine gewisse Konsolidation eingetreten und bis die Symptome akuter Infektion vollkommen abgeklungen sind. Dann werden die für chronische Osteomyelitis üblichen Eingriffe gemacht: Verfolgung der Fisteln bis in die Granulationsherde, Trepanation des Knochens im Umfange der Entzündungsherde, Entfernung von Sequestern und Steckgeschossen, Auslöffelung der Granulationsherde und offene Nachbehandlung. Oft bringt die Plombierung nicht zu großer Knochenhöhlen mit der Mossettigschen Jodoformplombe [1]) rasche Heilung. Auch läßt sich gelegentlich das Einschlagen von gestielten Haut- oder Muskelweichteillappen in die muldenförmigen Knochenhöhlen durchführen, woraus gegenüber der rein offenen Nachbehandlung ebenfalls eine erhebliche Abkürzung der Behandlungszeit resultiert.

Bei schwer infizierten, offenen Zertrümmerungsfrakturen erhebt sich die Frage der primären Amputation. Daß man bei eigentlichen Zermalmungsbrüchen, wo das Glied bis auf einen Hautschlauch abgequetscht ist, die primäre Absetzung vornimmt, ist selbstverständlich; man wird, wenn nicht erhebliche Blutung zu sofortigem Eingreifen zwingt, zunächst das Abklingen

---

[1]) Jodoform   60
    Walrat
    Sesamöl aa 40

des Schocks abwarten. Auch Gangrän infolge Zerreißung der Hauptarterie zwingt zur Amputation, die sogleich nach einigermaßen erfolgter Demarkation vorzunehmen ist. In allen übrigen Fällen ist nach dem Stande der heutigen Behandlungsmöglichkeiten von einer primären Amputation abzusehen, wenn das voraussichtliche Funktionsresultat nicht so schlecht erscheint, daß der Patient mit einem gut gefertigten künstlichen Gliede erwerbsfähiger sein wird. Denn eine gute Prothese ist oft weniger störend als ein verkrüppeltes Glied.

Häufiger sind die Indikationen zu sekundärer Absetzung eines Gliedes. Handelt es sich um schwer infizierte Frakturen mit rasch progredienten, lebensbedrohenden septischen Erscheinungen, um Gasphlegmone oder Gasbrand, um malignes Ödem, so ist ein kurzer Versuch mit breiter Freilegung des Ausgangsherdes oder allfälliger Senkungen zu machen, bei Gasbrand mit multiplen Inzisionen bis in die Muskulatur, mit breiten Hautspaltungen, sofern es sich nur um die oberflächliche Form handelt. Auch ein Versuch mit Sauerstoffeinblasungen in die ergriffenen Gewebe kann gemacht werden. Hat diese Therapie aber nicht rasch zweifellose Besserung zur Folge, oder handelt es sich um die bösartige Form des Gasbrandes, so zögere man nicht mit der Amputation. Es ist eine bekannte Erfahrung, daß gerade bei infizierten Knochenbrüchen die Amputation aus vitaler Indikation meist zu spät vorgenommen wird. Doppelt rasch soll man sich deshalb auch hier zur Absetzung entschließen, wenn das zu erwartende funktionelle Endresultat unbefriedigend sein würde. Gehen die septischen Erscheinungen von einem Gelenk aus, so kann vor der sekundären Amputation noch ein Versuch mit Aufklappung oder Resektion des Gelenks gemacht werden.

2. Behandlung der übrigen primären Komplikationen.

Die Behandlung der primären Frakturkomplikationen deckt sich mit der sonstigen Therapie dieser Zustände. Immerhin sind einige besondere Hinweise geboten.

Kollaps und Schock, die schwere Knochenbrüche mit ausgiebigen Blutungen oder heftigen Erschütterungen sensibler Nervengebiete nicht so selten begleiten, sind durch Stimulantien, namentlich Injektion von 10⁰/₀ Kampferöl (jede halbe Stunde 1 ccm), von Koffein und besonders durch subkutane oder intravenöse Kochsalzinfusionen mit Zusatz von 1 Tropfen Adrenalin auf 100 ccm Kochsalzlösung zu bekämpfen. Schwierig kann anfänglich die Beurteilung dessen sein, was auf reflektorisch ausgelösten Schock, und was auf schwere organische Verletzung besonders intraabdomineller Organe, mit Blutung und Peritonitis, zurückzuführen ist. Während man im allgemeinen Patienten mit Schockerscheinungen nicht anrühren, den Schock durch schmerzhafte Manipulationen oder schwere Eingriffe in Narkose nicht noch steigern soll, ist Zuwarten nicht gestattet, wenn es sich um zunehmenden Kollaps handelt. Schockerscheinungen gehen innerhalb weniger Stunden zurück; ist dies nicht der Fall, so suche man den Grund für die Verschlechterung der Zirkulation in einer bestimmten anatomischen Läsion. Man wird dann gewöhnlich eine innere Blutung, eine Perforativperitonitis oder eine begleitende Hirnverletzung finden, und entsprechend behandeln. Zu viele Patienten gehen noch zugrunde, weil der behandelnde Arzt den eigentlichen Grund eines vermeintlichen „Schocks" übersieht.

Behandlung erfordern ferner subfasziale Blutergüsse, die zu Ernährungsstörungen der Muskulatur und zu ischämischer Kontraktur zu führen drohen. Treten die ersten Zeichen der Kontraktur auf, so sind derartige Hämatome zu punktieren, und wenn das nicht genügt, umschrieben unter allen Kautelen der Asepsis zu eröffnen und zu entleeren.

Die pulsierenden Hämatome infolge von Arterienverletzung sind nach den chirurgischen Regeln zu behandeln, wie sie namentlich durch die Erfahrungen des Weltkrieges gezeitigt worden sind. Wenn irgend möglich, ist die primäre Naht des verletzten Gefäßes zu machen, sofern nicht mit Sicherheit nachgewiesen werden kann, daß die Kollateralzirkulation ausreichend ist.

Thrombose und Embolie sind infolge Einschränkung der Behandlung im Kontentivverband seltener geworden. Die Behandlung der Thrombose erfordert auch bei Frakturen absolute Ruhe, ferner Hochlagerung und Beseitigung schnürender Verbände, auch zirkulärer Heftpflasterstreifen. Vor Frühmassage ist zu warnen; sie gehört, wie die Heißluftbehandlung und die warmen Bäder, in die Nachbehandlungsperiode, wenn es sich darum handelt das chronische Ödem zu beseitigen.

Die Lungenembolie, sofern sie nicht rasch zum Exitus führt, hat zum Versuche operativer Extraktion der Emboli aus der A. pulmonalis Anlaß gegeben; doch sind die Voraussetzungen für ein Gelingen des Eingriffs meist nicht vorhanden. Bei leichteren Fällen beschränke man sich deshalb auf Morphingaben zur Beruhigung der erregten Kranken; die schweren Fälle sind therapeutisch meist nicht beeinflußbar.

Primäre Nervenzerreißungen sind durch Resektion der zerfetzten Stümpfe und durch Naht zu behandeln, sobald die Kontinuitätstrennung feststeht. Handelt es sich nicht um offene Frakturen, und auch nicht um solche, die operativ reponiert werden müssen, so kann man mit der Nervennaht zuwarten, bis die Fraktur einigermaßen konsolidiert ist. Bei offenen und operativ zu behandelnden Knochenbrüchen aber wird die primäre Nervennaht gemacht. Einfache Kompressionsschädigungen bilden sich nach Reposition des drückenden Fragmentes gewöhnlich zurück; immerhin können Wochen vergehen, bis die normale Funktion wieder vorhanden ist. Stellt sich trotz elektrischer Behandlung eine Besserung innerhalb 6—8 Wochen nicht ein, tritt vielmehr Entartungsreaktion auf, so handelt es sich um schwere Kontusionsveränderungen des Nerven, und es ist in solchen Fällen besser, den Nerv freizulegen, den narbig veränderten, kolbig aufgetriebenen Nervenabschnitt ganz oder teilweise zu resezieren und die vollständige oder teilweise Nervennaht auszuführen, als monatelang auf die doch nicht eintretende Spontanheilung zu warten. Je früher die Naht gemacht wird, desto weniger ausgeprägt die Muskeldegeneration, desto sicherer der Erfolg.

Bei der Fettembolie liegt wie bei der Thrombose das Schwergewicht auf der Prophylaxe. Man sorge für schonende Transporte, verzichte auf manuelles, gewaltsames Geradebiegen von Knochen, besonders wenn sie porös und atrophisch sind, und vermeide heftige Erschütterungen bei operativen Eingriffen an derartigen Knochen; der Gebrauch der Säge ist deshalb dem des Meißels vorzuziehen. Ausgehend von der Anschauung, daß der Fetttransport vornehmlich auf dem Lymphwege geschieht, hat Wilms die Eröffnung und temporäre Drainage des Ductus thoracicus links am Halse empfohlen.

Pneumonie und Delirium tremens sind nach den üblichen Grundsätzen zu behandeln. Alte Leute mit Neigung zu Hypostase behandle man unter Verzicht auf tadellose Heilung des Knochenbruches lieber im Gehverband oder Gehapparat. Die ersten Zeichen beginnender Pneumonie sind bei solchen Kranken ein kategorisches Signal für den Unterbruch liegender Zugbehandlung.

Deliranten sind mit soliden Gipsverbänden zu versehen. Erfahrene Praktiker empfehlen, bei den ersten Anzeichen des Deliriums — Unruhe, Halluzinationen, Illusionen, Verfolgungswahn, Herabsetzung der Schmerzempfindung — den an Alkohol gewöhnten Patienten in vermehrtem Maße Alkohol zuzuführen. Die Psychiater halten dagegen den Alkoholentzug allgemein für zweckmäßiger. Im allgemeinen ist es ratsam, Frakturpatienten auf einem gewissen, den früheren Gewohnheiten proportionalen Alkoholquantum zu belassen, und keine rasche Entziehung durchzuführen, da dies den Ausbruch des Deliriums begünstigen kann. Beruhigende Mittel wie Morphium, Skopolamin und Chloralhydrat sind nicht zu umgehen, aber mit Rücksicht auf die Kollapsgefahr vorsichtig zu verwenden! Immer ist gleichzeitig das Herz zu stimulieren, bei geeigneter Ernährung der Kranken.

Frakturen mit gleichzeitiger Luxation sind ohne zu langen Verzug operativ zu behandeln, falls Reposition der Luxation und Reduktion der Fraktur nicht durch äußere Maßnahmen gelingen.

3. Behandlung der sekundären Komplikationen.

a) Behandlung bei verzögerter Konsolidation und Pseudarthrose.

Das Hauptinteresse in der Behandlung sekundärer Komplikationen konzentriert sich auf die therapeutische Beeinflussung verzögerter Konsolidierung und Pseudarthrosenbildung. Bei jedem Fall von verzögerter Heilung oder eigentlicher Pseudarthrosenbildung muß man zunächst darüber klar zu werden suchen, worauf die mangelhafte Konsolidation beruht. Neben vollständiger Allgemeinuntersuchung, Anfertigung von Röntgenogrammen, Aufnahme der Behandlungsanamnese, ist auch nach überstandenen Krankheiten, besonders Lues, zu forschen. Fehlen jegliche Anhaltspunkte für die Annahme einer lokalen oder allgemeinen Ursache, so empfiehlt sich immer die Vornahme der Wassermannschen Reaktion, und bei deren positivem Ausfall ein Versuch mit konsequenter antiluetischer Behandlung. Liegt der Grund für die ausgebliebene Heilung in einem Behandlungsfehler, vor allem in ungenügender Feststellung der Fragmente, so wird zunächst ein Versuch mit zuverlässiger Fixation im Gipsverband gemacht.

Bei Pseudarthrosen infolge bösartiger Geschwülste und Metastasen im Knochen ist von einer aussichtsreichen Behandlung gewöhnlich nicht die Rede, auch wenn man sich zur Resektion der erkrankten Knochenpartie entschließt. Liegt ein Allgemeinleiden vor, so ist natürlich dieses zunächst nach dem Stande unserer heutigen Kenntnisse zu behandeln.

Krankheiten des zentralen Nervensystems mit neurotischer Knochenatrophie sind kaum zu beeinflussen; dagegen wirkt eine erfolgreiche Behandlung von Lues, Rachitis und Osteomalazie auch günstig auf die Konsolidation der Frakturen bei derartigen Kranken. Man wird sowohl bei Rachitis wie bei Osteomalazie einen Versuch mit Phosphormedikation machen (Phosphori 0,01, Oleum jecoris aselli 100,0, 1—2 mal täglich einen Kaffeelöffel), da Phosphor zweifellos die Sklerosierung des Knochens fördert. Auch die von der chemischen Industrie zahlreich auf den Markt gebrachten Phosphoreiweißpräparate wie Protylin und Phytin können verordnet werden; begründet ist auch die Verabreichung von Kalksalzen. Bei der Übereinstimmung der nach Thymektomie beobachteten Knochenveränderungen mit dem histologischen Bilde der Rachitis ist ein Versuch mit Verabreichung von Thymussubstanz gegeben; wir verabreichen gewöhnlich die käuflichen Tabletten, und zwar in einer Tagesdosis von 3 mal 0,3 g der frischen Drüse (= $^1/_5$ der Trockensubstanz). Was die Osteomalazie anbetrifft, so spielen bei ihr wohl eine Reihe innersekretorischer Drüsen eine Rolle; neben einem Versuch, durch Röntgenbestrahlung der Ovarien die Krankheit günstig zu beeinflussen, ist nach unseren heutigen Kenntnissen eine empirische organotherapeutische Verabreichung von Adrenalin, auch von Hypophysenextrakt gestattet.

Wenn wir auch hinsichtlich der genauen Beziehungen der Blutdrüsen zum Wachstum und Umbau des Knochens noch in den Anfängen der Erkenntnis stecken, so ist doch bei allen verzögerten Heilungen ohne klar ersichtliche Ursache ein organotherapeutischer Versuch mit all den Drüsen geboten, nach deren Exstirpation eine Störung des Knochenwachstums beobachtet ist, also mit Thyreoidea, Thymus, Parathyreoidea und Hypophyse. Die Anwendung von Adrenalin stützt sich auf die Erfahrungen, die man mit Adrenalintherapie bei Osteomalazie gemacht hat und auf die Bedeutung, die man der Hypofunktion des chromaffinen Systems beim Zustandekommen dieser Krankheit zuschreibt. Wo ein genügender lokaler Grund für die Erklärung der Pseudarthrosenbildung vorliegt, wie schlechte Fragmentstellung und Weichteilinterposition, kann man auf eine derartige Behandlung natürlich verzichten.

Aussichtsreicher als diese Allgemeinbehandlung, die jedoch eine wertvolle Unterstützung bieten kann, ist die Lokalbehandlung der Pseudarthrosen. Mit Rücksicht auf die Bedeutung der lokalen Reizwirkungen für die Kallusbildung wird versucht, durch Massage, Reibung der Fragmente aneinander, durch Beklopfen mit einem Perkussionshammer (Turner) die Kallusproduktion anzuregen. Von diesen äußeren Reizmaßnahmen hat sich praktisch namentlich das sog. „Heilgehen" bewährt; man legt dem Patienten, wenn nicht eine sehr erhebliche Längsverschiebungstendenz der Fragmente vorliegt, einen Gehverband an. Besser sind vom Bandagisten gefertigte Gehapparate (Abb. 409 u. 410). Dieses Verfahren bringt besonders bei Unterschenkelfrakturen nachträglich noch Erfolg, allerdings meist erst nach Monaten. Gewöhnlich wird man unter der Belastung eine Verschlechterung der Fragmentstellung mit in Kauf nehmen müssen.

Eine fernere Gruppe von Maßnahmen geht darauf aus, durch lokale Einspritzung reizender Substanzen zwischen und um die Fragmente eine starke Reizwirkung zu erzielen; wahrscheinlich beruht die Wirkung dieser chemischen Substanzen wesentlich auf Hervorrufen einer aktiven Hyperämie, wie sie übrigens durch Heißluftbäder auch erzielt werden kann. Zur Einspritzung wurden empfohlen Alkohol, Milchsäure, Terpentinöl, Gelatine, Osmiumsäure, Jodtinktur. Von diesen Einspritzungsmitteln hat sich die Jodtinktur am besten bewährt; Bier „hat von ihrer Wirksamkeit keinen schlechten Eindruck", vorausgesetzt, daß die Injektionen oft genug wiederholt werden. Man sticht mit einer langen feinen Nadel zwischen den Fragmenten ein, und injiziert an verschiedenen Stellen des Fragmentquerschnittes und namentlich auch an der Zirkumferenz der Fragmente je einen Teilstrich der Pravazspritze, in der Gesamtdosis von 1 ccm pro Sitzung. Diese Injektionen müssen während mehrerer Wochen wiederholt werden. Für die Einspritzung der Osmiumsäure empfiehlt Segré Dosen von 2 ccm 1%iger Lösung, 4 mal in 4 tägigen Intervallen. Er hat mit diesem Verfahren Pseud-

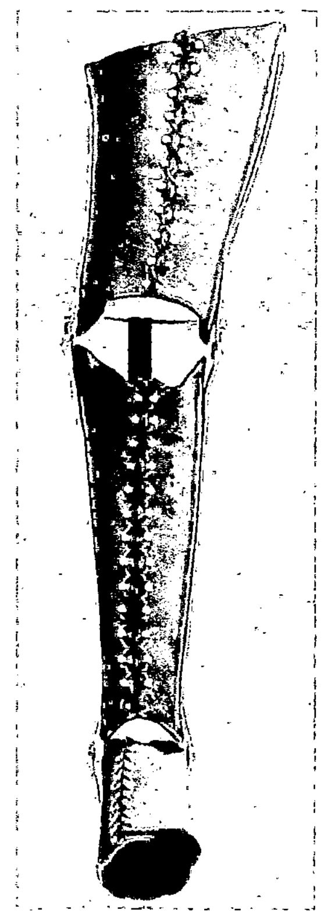

Abb. 409. Schienenhülsenapparat als Gehschiene für die Behandlung einer hoch gelegenen Unterschenkelfraktur mit mangelhafter Heilungstendenz.

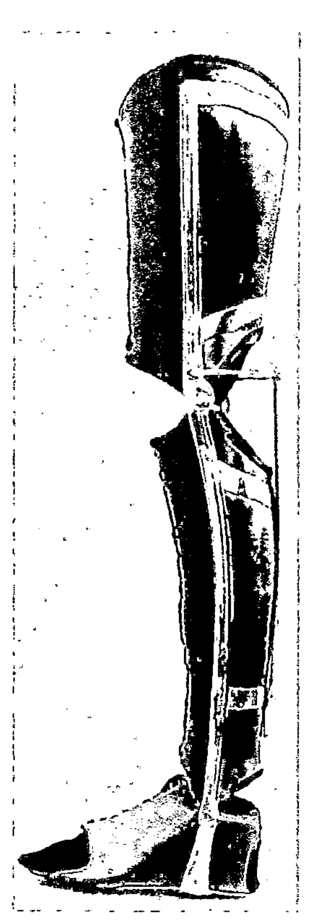

Abb. 410. Der gleiche Apparat von der Seite. Bügel zur Feststellung des Kniegelenks.

arthrosen geheilt und im Tierexperiment entzündliche Reizung des Periostes und Knochenmarks beobachtet. Maßnahmen, die eine Reizwirkung durch grob mechanische Eingriffe zu erzielen suchen, wie die Akupunktur und das Eintreiben von Elfenbeinstiften in die Fragmente, gehören der Geschichte an; auch von der Elektropunktur wird keine Anwendung mehr gemacht.

Durch die Arbeiten Biers und Helferichs ist ein Verfahren wieder in Aufschwung gekommen, das auf die Bedeutung des Blutergusses für die Frakturheilung Bezug nimmt, und das schon vor mehr als 40 Jahren von Dumreicher empfohlen worden war, nämlich die Stauung. Dumreicher legte peripher von der Frakturstelle aus Kompressen gefertigte Keile, die fest anbandagiert wurden, und einen Teil des arteriellen Blutes zurückhalten sollten; zwei weitere Keile wurden etwas weniger fest auf das proximale Fragment aufbandagiert, und hatten den Zweck, eine venöse Stauung hervorzurufen, ohne den arteriellen Zufluß zu unterbrechen. Der periphere Teil der Extremität bis zur Frakturstelle wurde eingewickelt, um erhebliche Anschwellung infolge der Stauung zu verhindern. Die Keile blieben zunächst 4—6 Tage ununterbrochen liegen und wurden dann während 3—4 Wochen täglich erneuert. Diese Dauerstauung führt zu Ausbildung einer mächtigen, derben, wulstförmigen Schwellung, die bei Anwendung der modernen intermittierenden Stauung vermieden werden kann. Helferich empfiehlt, die Stauung durch zentrales Anlegen einer Gummibinde während 1—3 Stunden täglich zu besorgen. Natürlich muß die Gummibinde oder in Ermangelung einer solchen die elastische Stoffbinde gerade so stark angezogen werden, daß eine sog. „heiße“ Stauung mit blaurötlicher Verfärbung der Haut entsteht; wird die Extremität tiefblau und kalt, so liegt die Stauungsbinde zu fest. Die Stauung kann bis zu 3 mal 2 Stunden ausgeführt werden, soll jedoch sukzessive zu diesem Grad gesteigert werden. In den Zwischenpausen ist durch Hochlagerung und leichte Massage für Abschwellung des Gliedes zu sorgen. Bei verzögerter Heilung erzielt man mit dieser Art der Stauung oft zweifellos günstige Beeinflussung der Kallusproduktion; auch bildet sie ein wertvolles Unterstützungsmittel operativer Maßnahmen, wenn die Fragmente schon stark porotisch sind.

Ausgehend von der Auffassung, daß das Frakturhämatom den wesentlichsten Reiz für die Kallusproduktion, zugleich aber „das vortrefflichste Ernährungsmaterial für den jungen Kallus“ bilde, empfiehlt Bier die Injektion körpereigenen Blutes in und um die Bruchstelle. Die von Bier vorgeschriebene Technik ist folgende: Das Blut wird der gestauten Armvene des Patienten mittels einer Lederstempelspritze entnommen, mit weiter Hohlnadel; zur Sterilisation wird die Spritze in Karbol gelegt. Glas- oder Metallstempelspritzen geben zu Gerinnung des Blutes zwischen Glaszylinder und Stempeloberfläche Anlaß; Verwendung paraffinierter Spritzen aber ist umständlich. Aseptisch einwandfreier ist die Verwendung gut getrockneter Metallstempelspritzen. In einer ersten Sitzung werden ca. 30 ccm Blut zwischen die Fragmente injiziert, unter gleichzeitiger Umspritzung der Bruchstelle. Die Einspritzungen werden in Intervallen von 2—3 Wochen mehrmals wiederholt. Die Bluteinspritzungen haben eine lokale Entzündung zur Folge, in Form von ödematöser Schwellung, Hautrötung, lokaler Temperatursteigerung und Druckschmerzhaftigkeit. Diese Einspritzungen können ziemlich schmerzhaft sein, und auch zu Resorptionsfieber führen. Ihre Wirkung ist oft prompt, gelegentlich verzögert, in vielen Fällen auch negativ. Die Blutinjektionen aus letzterem Grunde als nutzlos darstellen, hieße die Komplexität der biologischen und pathologisch-physiologischen Vorgänge bei der Frakturheilung verkennen. Das Blut ist sicher das natürlichste und in vielen Fällen ein sicher wirkendes Reizmittel. Durch wiederholte Einspritzungen wird die Reaktion verstärkt; es handelt sich dabei um einen anaphylaktischen Vorgang. Stehen der Blutentnahme direkt beim Patienten Bedenken entgegen, oder verweigert der Kranke die Entnahme, so kann auch Blut eines anderen Individuums (wenn

Wassermann negativ und der Spender sonst gesund), oder artfremdes Blut (Hammel) verwendet werden.

Gestützt auf den experimentellen Nachweis, daß unter den Blutbestandteilen das Fibrin die Ursache und wesentliche Vorbedingung für die Wundheilung und auch für die Kallusproduktion sei, empfiehlt Bergel die Einspritzung einer Fibrinemulsion in den Frakturspalt und unter das Periost. Für jede Einspritzung werden 0,3 g aseptisch aus Pferdeblut gewonnenen Fibrins, in Kochsalzlösung aufgeschwemmt, verwendet. Das Verfahren bedarf noch ausgedehnter Nachprüfung, bevor es den Anspruch erheben kann, die Blutinjektion zu ersetzen.

Das gleiche ist der Fall für die von Sasaki, Nakahara und Dilger angegebene und experimentell vorgeprüfte Injektion von Periostemulsion, die bisher noch nicht zu einem ausgedehnt praktisch verwendbaren Verfahren ausgebildet worden ist.

Wo alle diese Mittel nicht zum Ziele führen, bleibt nur die operative Behandlung übrig, die von vorneherein in ihr Recht tritt, wo die mangelhafte Kallusbildung und ausbleibende Konsolidation auf einem klaren, lokalen anatomischen Grunde beruht, wie schlechter Fragmentstellung, Weichteilinterposition, hochgradiger Atrophie mit bindegewebiger Umwandlung der Fragmente oder Pseudogelenkbildung, ausgedehntem Substanzverlust infolge Splitterung oder Eiterung.

Handelt es sich um Pseudarthrosen infolge ungenügender Reposition, Weichteilinterposition oder Gelenkbildung, so wird zunächst das Verwachsungshindernis beseitigt; dann frischt man die Fragmente schräg, quer oder treppenförmig an und vereinigt sie durch Umschlingung oder Aufschrauben einer Metallplatte. Sind die Fragmente wegen langer Dauer der Pseudarthrose stark atrophisch und rarefiziert, so frische man nicht zu weitgehend an, weil sonst der Substanzverlust zu groß wird. Es genügt, das Narbengewebe und die Kalluswucherungen sauber zu exzidieren, eine dünne Scheibe von beiden Fragmenten mit der Säge abzutragen und die Bruchstücke aneinander zu bringen. Die Atrophie der Fragmente ist oft so groß, daß die Schrauben nicht halten, und auch Umschlingungsdrähte sich lockern. In solchen Fällen empfiehlt sich die Verwendung langer Metallplatten und Verschraubung so weit von den Fragmentenden entfernt, daß die nächste Schraube einige Zentimeter vom Frakturspalt entfernt liegt (Lambotte). Bei Schrägfrakturen verzichte man in derartigen Fällen auf anatomisch genaueste Reposition, sondern vereinige nach Anfrischung durch einige Drahtschlingen. Liegt ein Substanzverlust vor, so kann am Humerus, wo eine nicht zu erhebliche Verkürzung keine große Bedeutung hat, die Operation in gleicher Weise durchgeführt werden; ist der Substanzverlust größer, so muß man stets eine Knochentransplantation nach den früher besprochenen Grundsätzen vornehmen. Die Bruchenden werden ebenfalls angefrischt, und kleinere Defekte durch eine dem weniger atrophischen Fragment entnommene Knochenspange ersetzt. Größere Defekte überbrückt man durch periostbedeckte Knochenspangen aus der Tibia des Kranken. Gewisse Vorzüge hat das namentlich von Lexer empfohlene Verfahren, in die Markhöhle der Fragmente einen periostlosen Bolzen aus der ganzen Dicke der Fibula einzulegen und beide Fragmente zudem durch eine der Kortikalis aufgelegte Schiene zu verbinden, die der Tibia entnommen wird, Periost trägt und gewöhnlich durch Umschlingung fixiert werden kann. Lambotte schraubt diese knöcherne Schiene direkt mit feinen Schrauben den Fragmenten auf.

Die Verwendung autoplastischer Knochenschienen empfiehlt sich auch bei Atrophie der Fragmente (Abb. 411).

Für den Ersatz von Unterkieferdefekten, wie sie der Weltkrieg so zahlreich der Behandlung zuführte, eignet sich nach unseren ausgedehnten Erfahrungen am besten eine Spange vom Beckenkamm, die sich der Form des Unterkiefers gut anpassen läßt (Abb. 412).

Müller und v. Eiselsberg empfehlen für den Defektersatz allgemein die Verwendung von Haut-Periostknochenlappen, die dem gebrochenen Knochen selbst entnommen werden; Reichel bildet den Lappen aus dem anderen Unterschenkel. Diese Methode ist zuverlässig, aber meist überflüssig kompliziert. Ihre Anwendung kommt nur in Betracht, wenn es sich um den Ersatz sehr großer Defekte bei gleichzeitiger starker Atrophie und geringer Vitalität der Fragmentenden handelt. In solchen Fällen empfiehlt sich gelegentlich die Verwendung von Muskel-Periost-Knochenlappen nach Codivilla, ein Verfahren, dessen Vorzug in der bedeutend besseren Ernährung des Implantates liegt. Die freie Periostverpflanzung in Form einer die Frakturstelle umgebenden Periostmanchette nach Codivilla dient besonders zur Unterstützung der direkten Fragmentvereinigung.

Ein ganz fundamentaler Punkt ist auch bei der Pseudarthrosenbehandlung durch Knochentransplantation die Einpflanzung genügend großer Schienen und deren mechanisch ausreichende Vereinigung mit den Fragmenten. Denn es unterliegt keinem Zweifel, daß die frühzeitige mechanische Beanspruchung eine ganz wesentliche Bedingung für den Umbau und für die Einheilung des Implantates darstellt. Gegen diese Forderung wird zum Schaden der Patienten noch viel gesündigt. Man warte mit der Pseudarthrosenoperation

Abb. 411. Vereinigung einer Pseudarthrose der Tibia durch eine medial angelegte autoplastische Knochenschiene. Fixation der Fragmente durch Nagelung; über dem Nagel wurde ein quadratisches Knochenstück auf die Vorderfläche der Tibiafragmente gelegt. Das Röntgenogramm zeigt ferner die Überbrückung eines Fibuladefektes durch eine in früherer Sitzung ausgeführte freie Knochentransplantation.

auch nicht zu, bis sich hochgradige und ausgedehnte Knochenatrophie und Inaktivitätsveränderungen an den Weichteilen ausgebildet haben. Die Operation soll nicht in dem Maße das ultimum refugium sein, daß man mit dem Eingriff wesentlich mehr als 6 Monate zuwartet. Dann werden die Resultate auch noch besser.

Zur Nachbehandlung empfehlen sich besonders Schienenhülsenapparate, die ganz einfach gefertigt werden können, und keine wesentlichen Kosten ver-

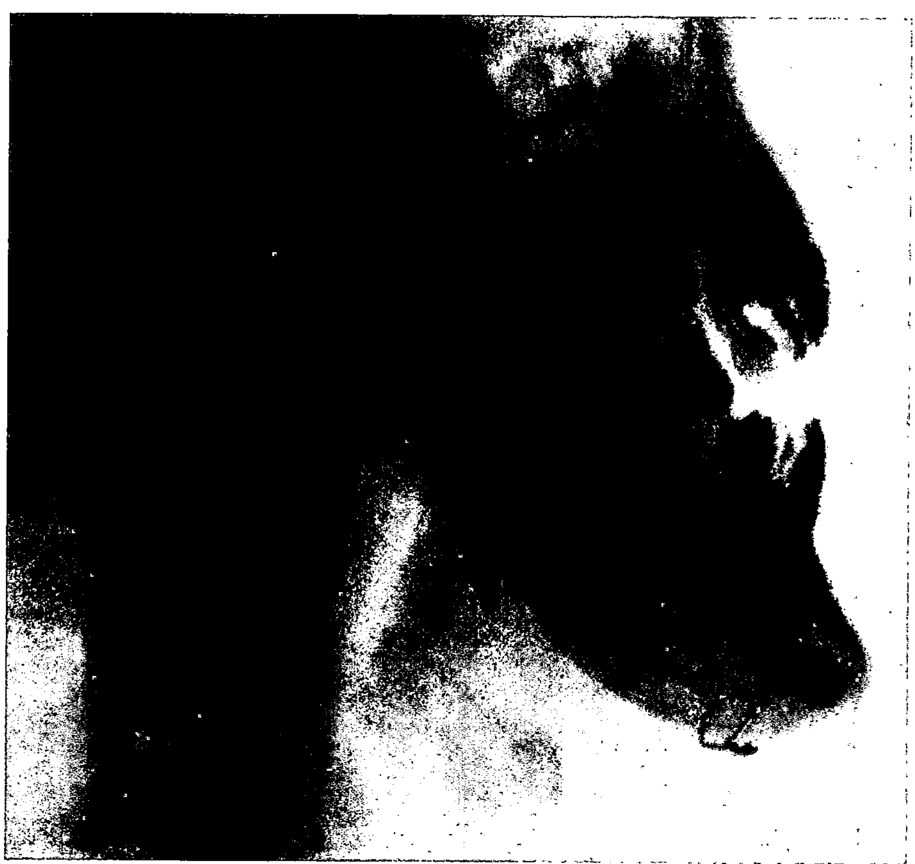

Abb. 412. Überbrückung eines Unterkieferdefektes durch eine Spange vom Beckenkamm.

ursachen. Immerhin dürfen Unterschenkelbrüche nicht vor 4—6 Wochen belastet werden, je nach Ausfall der Röntgenkontrolle.

Die Schienenhülsenbehandlung ist auch angezeigt, wenn gegen die Pseudarthrosenoperation absolute Gegenanzeigen vorliegen.

Amputationen wegen Pseudarthrosen kommen heute kaum mehr in Frage, höchstens bei gleichzeitiger Verstümmelung des peripherischen Gliedabschnittes.

23*

b) Behandlung veralteter und schlecht geheilter Frakturen.

Wir haben bereits dargelegt, daß wir entgegen verbreiteter Auffassung unter veralteten Frakturen nur solche verstehen, bei denen auch in Narkose mit den üblichen äußeren Mitteln eine anatomisch korrekte Reposition der Fragmente nicht mehr zu erzielen ist. Das betrifft durchwegs Frakturen, die mehr als eine Woche alt sind. Handelt es sich um Stellungsanomalien, die ein unbefriedigendes funktionelles Resultat bedingen, so wird am besten grundsätzlich operativ vorgegangen. Diese Eingriffe, unterscheiden sich von den Frühoperationen nur durch größere Schwierigkeiten, wegen der bestehenden Muskelretraktion, Gewebsinfiltration und Kallusproduktion. Allerdings kann die Retraktion der Weichteile schon so hochgradig geworden sein, daß auch durch direkte hebelnde Einwirkung auf die Fragmente unter gleichzeitiger indirekter Extension der Ausgleich der Verkürzung sich nicht mehr

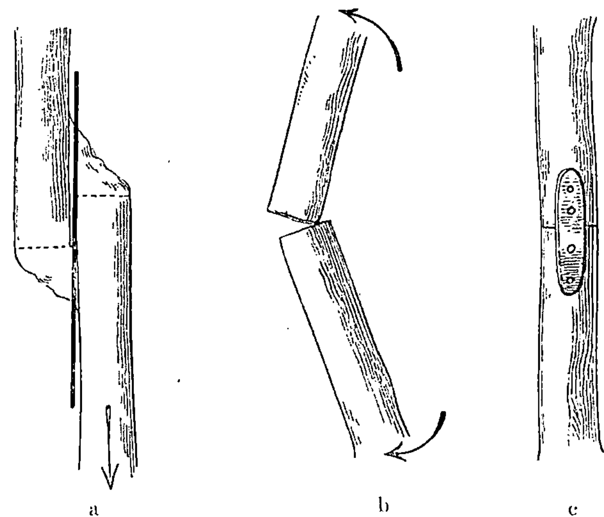

Abb. 413. Operative Behandlung einer schlecht geheilten Querfraktur. a) Trennung mit dem Meißel und Anfrischung: b) Reposition durch Winkelstellung; c) Plattenver-schraubung.

erzwingen läßt. Derartige veraltete Frakturen sind nach den gleichen Grund-sätzen zu behandeln, wie Knochenbrüche, die in schlechter Stellung völlig solid verheilt sind.

Unter den schlecht geheilten Frakturen ist zunächst eine Fraktur-gruppe abzugrenzen, bei der von einer nochmaligen Kontinuitätstrennung des Knochens Abstand genommen werden kann, weil es sich nur darum handelt, störende Vorragungen abzutragen. In Betracht kommen hier vorragende Fragmente, die durch Dehnung der Haut Beschwerden verursachen und die verdünnte Haut in ihrer Ernährung gefährden, wie das besonders an der Tibia beobachtet wird; ferner vorragende Fragmentkanten, über welche Sehnen hinwegziehen, so daß durch die ständige Reibung eine chronische Entzündung der Sehnenscheide und der Sehnen mit entsprechenden Funktionsstörungen hervorgerufen werden. Derartiges sieht man bei schlecht geheilten Radiusfrakturen mit erheblicher volarer Abweichung des proximalen Fragments. Ferner können vorragende Fragmentkanten ein direktes mechanisches Hindernis für Gelenkexkursionen darstellen. Als Beispiel führen wir die Behinderung der Armhebung nach vorne bei der klassischen pertuberkulären Humerusfraktur mit Abweichung des unteren Fragmentes nach vorne an, und die Verlagerung des abgebrochenen Epicondylus internus humeri zwischen die Gelenkflächen des Ellbogens. In allen solchen Fällen besteht die operative Behandlung in einfacher Entfernung der mechanisch hindernden oder reizenden Knochenteile. Soweit es sich um Gelenkfrakturen handelt, ist nachdrücklich anzuraten, mit derartigen Eingriffen nicht lange zuzuwarten, denn unter dem ständigen mechanischen Reiz bilden sich chronische traumatische Arthritiden aus, die durch eine zu späte Operation überhaupt nicht mehr oder doch nicht mehr vollständig zum Rückgang gebracht werden können.

Bei der zweiten Gruppe schlecht geheilter Frakturen handelt es sich um Korrekturen, die nur unter nochmaliger Kontinuitätstrennung der Diaphyse ausführbar sind. Am einfachsten gestalten sich die Verhältnisse dort, wo nur störende Achsenknickungen beseitigt werden müssen. Derartige Knickungen werden durch·lineare, quere oder schiefe Osteotomie oder durch Keilexzision aus der Dia- oder Metaphyse korrigiert. Unter Umständen kann ein Teil des an der konvexen Seite herausgeschnittenen Keils an der konkaven Seite eingesetzt werden. Wo nach der operativen Trennung die Fragmente Verschiebungstendenz zeigen, werden sie nach den beschriebenen Grundsätzen, am besten durch Aufschrauben einer Schiene, zuverlässig vereinigt. Schwieriger gestaltet sich das Vorgehen, wenn erhebliche Verkürzungen ausgeglichen werden müssen.

Bei Querfrakturen wird der Kallus gemäß nebenstehender Skizze (Abb. 413a, b, c) mittels eines breiten, gut schneidenden flachen Meißels getrennt. Dann frischt man beide Fragmente durch Sägeschnitte genau senkrecht zur Längsachse an, wobei man sparsam mit dem Knochen umgeht. Nun werden die Fragmente winklig gegeneinander gestellt, und nach Art, wie man einen Bogen spannt, zur geraden Achse gestreckt. Ist der Widerstand der Weichteile noch zu groß, so wird millimeterweise von einem und dann vom anderen Fragmente abgetragen, bis die Streckung zur Geraden gelingt. Voraussetzung ist vorherige Präparation der Fragmente und Entfernung aller Kalluswucherungen in der Umgebung der Frakturstelle. Am Humerus, wo eine Verkürzung keine nennenswerte Funktionsstörung nach sich zieht, kann die Reposition auch durch treppenförmige Anfrischung erzielt werden. Nach Reposition erfolgt Verschraubung mit versenkter Metallprothese.

Schwieriger hinsichtlich Behandlung und von ungünstigerer Prognose sind die schlecht geheilten Schrägfrakturen. Schon die Präparation der langen Fragmente ist mühsam, und dann pflegt die Osteoporose ausgeprägter zu sein. Zunächst wird auch hier die Frakturstelle durch breite Inzision und ausgedehnte Loslösung des Periostes, die zur Vermeidung von Nebenverletzungen unerläßlich ist, freigelegt, damit man stets unter Kontrolle des Auges operieren kann. Dann wird der Kallus zwischen den Fragmenten mit dem Meißel getrennt, und, wenn nach sauberer Präparation der Fragmentenden die Reposition durch Zug möglich ist, die ursprüngliche Form der Bruchflächen nach Möglichkeit hergestellt und die Vereinigung vorgenommen. Gelegentlich ist es nicht möglich,

die Fragmentenden beide frei zu machen; namentlich kann das bei Schrägfrakturen des Femur für das nach oben abgewichene, dicht an den großen Gefäßen stehende Fragment der Fall sein. Bei derartiger Sachlage verzichtet man
auf die nicht ungefährliche Freilegung der Spitze des unteren Fragmentes,
sondern trennt gemäß nebenstehender Skizze (Abb. 414) das untere Fragment
quer durch, trennt den Kallus von hier nach abwärts und schließt die Extension
an. Ist die Reposition durch Zug nicht möglich, so bleiben zwei Möglichkeiten.
Entweder macht man die treppenförmige Anfrischung mit nachfolgender
Fragmentvereinigung (Abb. 415), oder man begnügt sich mit der Osteotomie

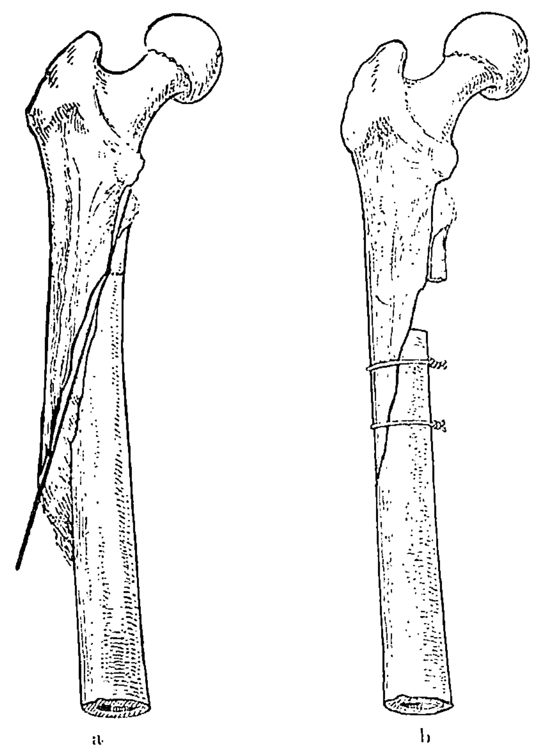

Abb. 414. Operative Korrektur einer schlecht geheilten Schrägfraktur. a) Osteotomie;
b) Reposition und Freilegung durch Umschlingung. Die Spitze des unteren Fragmentes
wurde in situ gelassen.

des Kallus, schließt die Wunde und macht die sukzessive Extension. Verwendet man während der Operation den Nagelzug bei Semiflexionsstellung,
so wird eine große Zahl von Verkürzungen weitgehend ausgeglichen werden
können. Da hier die Nagelextension sofort nach der Verschraubung der Fragmente oder doch wenige Tage nachher entfernt werden kann, wird die Infektionsgefahr der Nagelstelle praktisch beinahe völlig ausgeschaltet. Vor Anwendung
der Nagelextension kann man Achsenzüge mit Achterschlingen aus Heftpflaster
versuchen. Für den sukzessiven sekundären Ausgleich der Verkürzung genügt
häufig auch Längsextension am Oberschenkel, unterstützt durch Hebelzug von
der Wade her, wie früher beschrieben (Abb. 318 u. 320).

Schußfrakturen, die schwer infiziert waren, korrigiere man durch treppenförmige Osteotomie außerhalb der Frakturstelle, zur Vermeidung der Infektionsgefahr. Sehr praktisch ist für derartige Fälle ein von Brun ausgearbeitetes Verfahren. Der Knochen wird an 4 Stellen durchbohrt, dann quer zu den Bohrlöchern treppenförmig durchtrennt, und nun mittels Nagel-

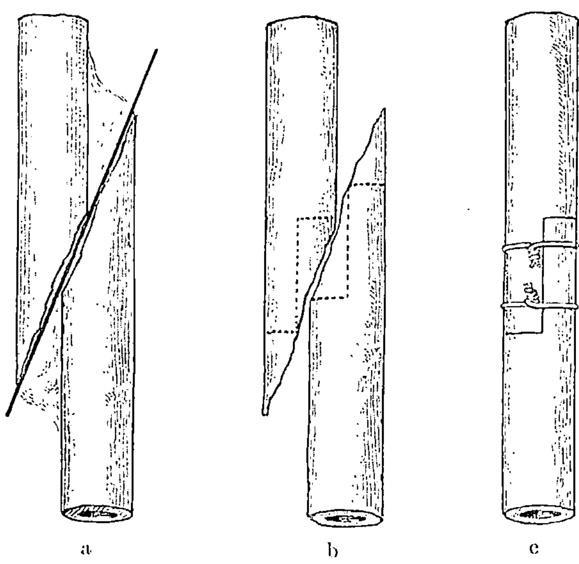

Abb. 415. Operative Behandlung einer schlecht geheilten Schrägfraktur durch treppenförmige Anfrischung. a) Osteotomie des Kallus; b) Anfrischung in Treppenform; c) Vereinigung durch Umschlingung.

extension soweit verlängert, bis das halbe Bohrloch, das zunächst jeder Fragmentspitze liegt, auf das nächstgelegene Bohrloch des gegenüberliegenden Diaphysenteils zu liegen kommt. Dann findet in diesen Bohrlöchern direkte Verschraubung statt. Läßt sich genügender Ausgleich nicht erzwingen, so folgt auch hier Wundverschluß und sukzessive Extension.

c) Behandlung der ischämischen Muskelkontraktur.

Die ischämische Muskelkontraktur, sei sie nun als direkte Komplikation der Fraktur oder als Folge fehlerhafter Behandlung, vor allem eines schnürenden Verbandes, entstanden, bedarf sachgemäßer Behandlung. So lange es sich um beginnende Ernährungsstörungen im Muskel handelt, sucht man durch Beseitigung der komprimierenden Ursachen, besonders schnürender Verbände, durch entlastende Einschnitte, die ein Abfließen der subfaszialen Blut- und Lymphergüsse ermöglichen, sowie durch Maßnahmen zur Hebung der Zirkulation eine Besserung der lokalen Blutversorgung zu erzielen. Unterstützt werden diese Maßnahmen durch Heißluftbäder, durch vorsichtige zirkulationsbefördernde Massage und durch Hochlagerung zur Beförderung des venösen Abflusses.

Da nach den Nachweisen **Bardenheuers** die ischämische Muskelschädigung auch durch Intimaruptur und lokale Arterienthrombose verursacht sein kann, ist stets der Arterienpuls zu prüfen, und, wenn der arterielle Blutstrom unterbrochen ist, Freilegung der thrombosierten Stelle, Resektion und Naht der Arterie zu versuchen.

Die **ausgebildete ischämische Muskelkontraktur** ist in zwei Richtungen der Behandlung zugänglich. Einerseits handelt es sich darum, die Kontrakturen durch orthopädische Maßnahmen, eventuell operativer Art, zu beseitigen und ferner kommt die Auslösung der Nervenstämme, welche in dem schwieligen Narbengewebe der veränderten Muskelpartien eingeklammert sind, in Betracht. Diese Neurolysen haben allerdings nur dann Aussicht auf Erfolg, wenn

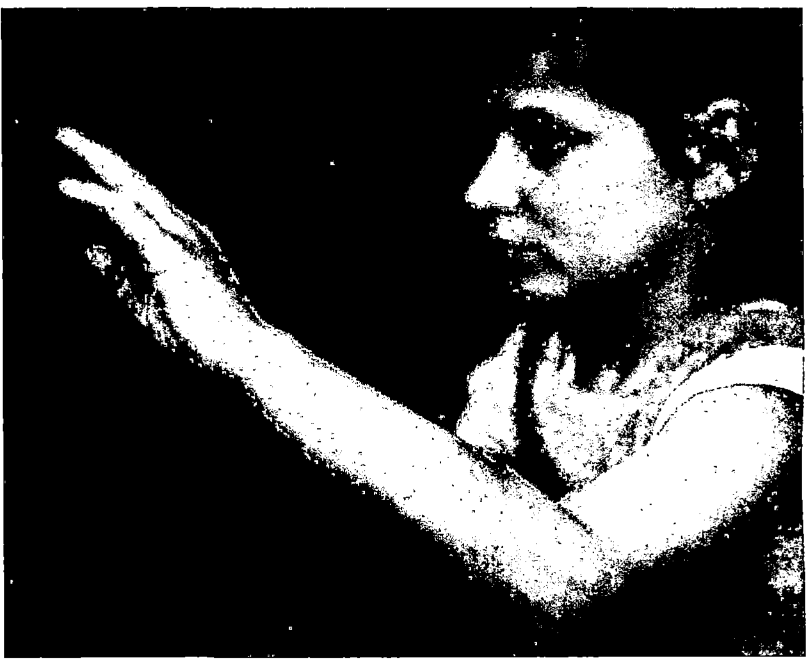

Abb. 416 a.   Durch Verlängerung sämtlicher Flexorensehnen behandelte ischämische Muskelkontraktur; Extension des Handgelenks (vgl. Abb. 179).

man sie ausführt, bevor vollständige Degeneration des eingeklammerten Nervenabschnittes eingetreten ist. In letzterem Falle kommt eventuell noch Resektion und Naht des Nerven in Frage. Zur Vermeidung nochmaliger Einklammerung der Nerven wird man Umhüllung mit Fettlappen und subkutane Verlagerung vornehmen; Verlagerung in gesunde Muskelsubstanz ist gewöhnlich nicht ausführbar. Die Behandlung der Kontrakturen geschieht entweder durch geeignete Apparate oder auf operativem Wege.

Die gewöhnlichste Form der ischämischen Kontraktur betrifft die Flexoren des Handgelenks und der Finger. Die Abb. 179a und b zeigten einen typischen derartigen Fall, zustande gekommen durch Kompression der A. brachialis zwischen einem nach der Ellenbeuge abgewichenen Humerusfragment und einem schnürenden Gipsverband. Handelt es sich um einen leichten Grad der Kontraktur, so wird man einen einfachen Dorsalextensionsapparat mit volarer Schiene und Handflächenpelotte verwenden. Bei Verkürzungen mittleren Grades empfiehlt sich die sukzessive, stufenweise Dehnung der kontrakten Muskeln, indem man zunächst die Interphalangeal-, dann die Metakarpophalangealgelenke und zuletzt das Handgelenk aufrichtet und mittels geeigneter Verbände oder Schienenapparate fixiert. In hochgradigen Fällen kommt in erster Linie operative Verlängerung sämtlicher Sehnen der Hand- und Fingerbeuger in Betracht (Abb. 416a und b). Das Resultat ist meistens kein vollständiges, weil die Extensorensehnen infolge Überdehnung

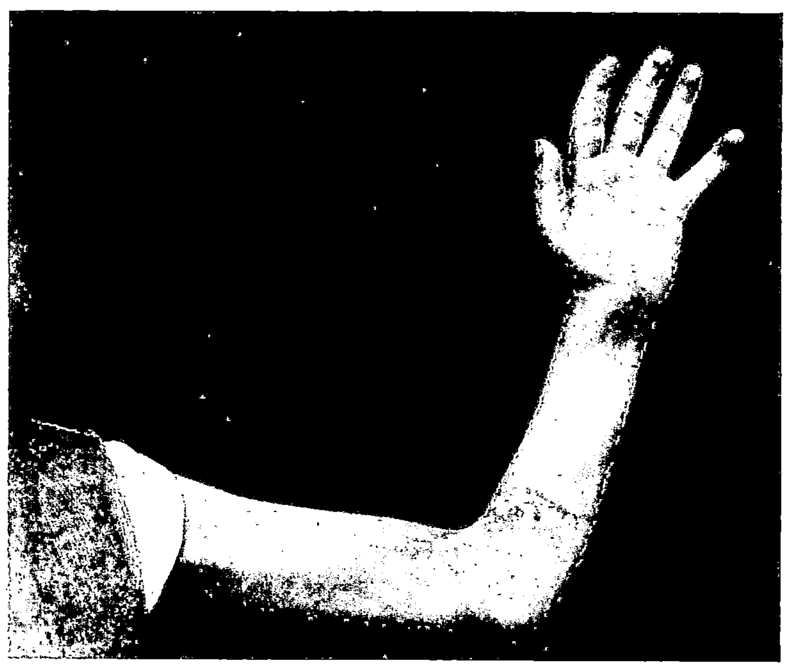

Abb. 416 b.   Demonstration der Fingerstreckung nach Sehnenelongation.
(Den Zustand vor der Operation zeigen Abb. 179a u. b.)

der Streckmuskeln relativ zu lang geworden sind. Es bedarf deshalb einer konsequenten Übungs-, Massage- und elektrischen Behandlung, um die Strecker der Finger und des Handgelenks wieder funktionstüchtig zu gestalten. Besser ist es natürlich, durch zeitiges Anlegen eines Dorsalextensionsapparates die Ausbildung einer maximalen Beugekontraktur zu verhindern. Die Flexionskontraktur der Hand- und Fingerbeuger kann operativ auch in der Weise korrigiert werden, daß man das knöcherne Skelett des Vorderarmes verkürzt und damit die zu kurz gewordenen Flexoren relativ verlängert. Das geschieht durch entsprechende Kontinuitätsresektion aus den beiden Vorderarmknochen, oder nach dem Vorschlag von Klapp durch Entfernung der basalen Reihe der Handwurzelknochen.

d) Die Behandlung der übrigen sekundären Komplikationen.

Eine besondere Behandlung erfordert gelegentlich die luxurierende Kallusbildung, besonders wenn dadurch Störungen der Gelenkfunktion oder Verwachsung der Vorderarmknochen mit Aufhebung der Rotation bedingt werden. Hochgradige Kalluswucherungen im Bereich von Gelenken können zu typischer Resektion des betroffenen Gelenkes zwingen, weil infolge großer Schmerzhaftigkeit der Gelenkbewegungen die ganze Extremität funktionsuntüchtig wird. Brückenkallus am Vorderarm erfordert ebenfalls operatives Eingreifen, Trennung der Knochenbrücke, Entfernung des überschüssigen

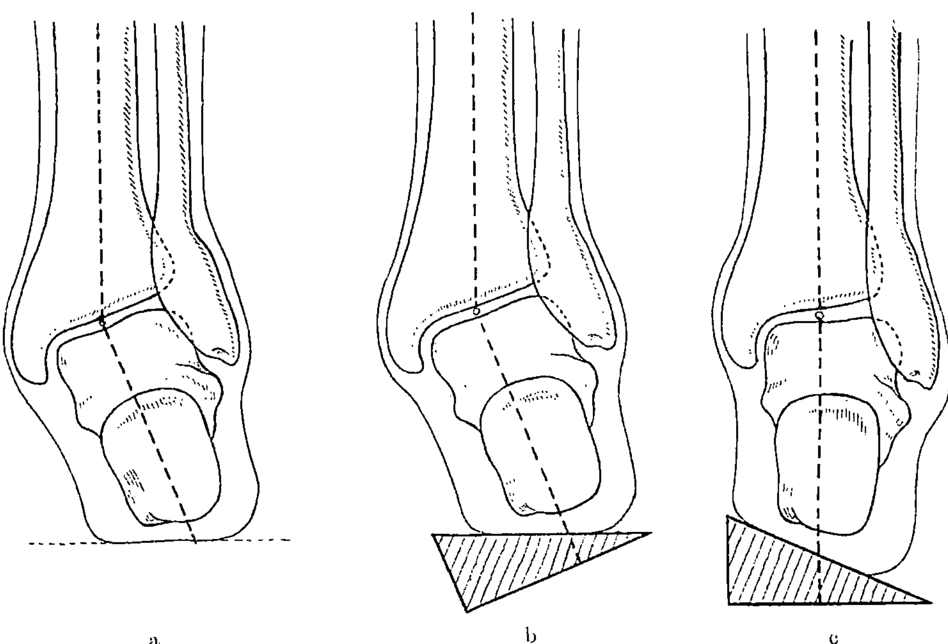

Abb. 417.   Korrektur einer Knickfußstellung nach schlecht geheilter Malleolenfraktur.
a) Fehlerhafte Stellung, b) Konstruktion des Keils, c) erzielte Korrektur.

Knochens und Zwischenlagerung von Muskulatur oder frei transplantierter Faszien-Fettlappen zwischen Radius und Ulna, zur Verhinderung neuer Brückenbildung.

Die traumatische Myositis ossificans circumscipta ist, wo sie zu Beschwerden führt, ebenfalls operativ zu behandeln; Fibrolysineinspritzungen und Massage geben unzuverlässige Resultate. Der neugebildete Knochen wird deshalb am besten exstirpiert, und die Muskelwunde genäht. Rezidive sind nicht so selten.

Von den sekundären Gelenkveränderungen nach Frakturen sind namentlich die auf umschriebener anatomischer Ursache beruhenden einer Behandlung zugänglich. So vermag die posttraumatische Arthritis in ihren Anfangsstadien zum Stillstand gebracht und der Ausheilung entgegengeführt zu werden, wenn man freie Gelenkkörper entfernen, vorragende Fragmentkanten oder Kallusleisten abtragen, fehlerhafte Belastung durch orthopädische Maßnahmen beseitigen kann (Abb. 417 a, b, c). In leichten Fällen wirken Heißluftbehandlung, Massage und Übungstherapie sowie Gebrauch natürlicher Thermen günstig. Durch individuelle Anlage wesentlich mitbedingte, schwere Formen sind dagegen prognostisch ungünstig und nur symptomatisch zu behandeln. In ganz schweren Fällen kann die Gelenkresektion in Frage kommen.

Bei Ankylosen ist die operative Gelenkmobilisierung zu erwägen, jedoch nur in Fällen, wo umschriebene mechanische Hindernisse für die Gelenkbewegungen vorliegen und dort, wo es sich um Knochenbrückenankylosen handelt. Versteifungen infolge chronischer Arthritis sind von der Mobilisierung auszunehmen; entscheidend für die Indikationsstellung ist neben der Krankengeschichte das Röntgenbild. Schlottergelenke, die auf schlechter Fragmentstellung beruhen, wie das Wackelknie bei Rekurvationsknickung des Femur, können nur durch Korrektur der Fragmentstellung ätiologisch behandelt werden; in Betracht kommen ferner Faszientransplantationen und Verordnung von Schienenhülsenapparaten.

Sekundäre Gefäß- und Nervenkomplikationen werden nach den gleichen Grundsätzen behandelt, wie die primären. Hervorgehoben sei, daß bei Arrosion größerer Arterien im Bereiche schwer infizierter Frakturen die lokale Unterbindung wegen Brüchigkeit und Morschheit der Gewebe unmöglich sein kann. Es bleibt dann nur die zentrale Ligatur übrig, die aber nicht mit Sicherheit vor kollateralen Nachblutungen schützt, so daß weitere Überwachung und eventuell auch peripherische Ligatur notwendig wird.

Nerven, die aus Narben- oder Kallusmassen ausgelöst wurden, sind nach neueren Erfahrungen nicht mit Faszien oder präparierten Arterien einzuscheiden, sondern werden am besten in die benachbarte Muskulatur verlagert. Wo dies nicht möglich sein sollte, empfiehlt sich Einscheidung in Fett- oder Faszienfettlappen.

Kapitel 7.

Die Nachbehandlung der Frakturen.

Wir haben gesehen, daß die moderne Entwicklung der Frakturenbehandlung darauf ausgeht, eine Trennung der eigentlichen Behandlungsperiode und der Nachbehandlungsperiode nach Möglichkeit zu vermeiden. Doch ist das ideale Ziel, die biologische Behandlung schon während der Konsolidationsperiode abschließend durchzuführen und so eine gesonderte Nachbehandlung überflüssig zu machen, auch durch die Extensionsbehandlung nicht völlig realisierbar. Allerdings fällt bei einer nach biologischen und funktionellen Gesichtspunkten behandelten Fraktur die Beseitigung schwerer Immobilisationsveränderungen durch die Nachbehandlung weg. Es kommt dann auch nicht mehr vor, daß die Nachbehandlung dieser „Immobilisierungsschäden" längere Zeit beansprucht, als die Behandlung der eigentlichen Fraktur. Gleichwohl ist eine konsequente Nachbehandlung zur Beseitigung der unvermeidlichen Inaktivitätsveränderungen nach Abschluß der eigentlichen Frakturbehandlung, d. h. nach erfolgter vollständiger Konsolidation, in allen Fällen ratsam. Frakturen, bei denen die äußere Untersuchung nicht mit Sicherheit Aufschluß über die Fragmentstellung zu erteilen vermag, sind vor Beginn der Nachbehandlung einer nochmaligen Röntgenkontrolle zu unterwerfen. Diese unterrichtet uns sowohl über die Fragmentstellung, als über die Ausbildung des Kallus und damit über dessen Beanspruchungsfähigkeit.

Will man Refrakturen und Verbiegungen im Bereiche des Kallus vermeiden, so ist zu frühzeitige Belastung der gebrochenen Extremität zu vermeiden. Verbindliche zahlenmäßige Angaben lassen sich für die einzelnen Brüche nicht geben, da immer das Resultat der Röntgenaufnahme und der äußeren Festigkeitsprüfung zu berücksichtigen sind. Doch wird man im allgemeinen Patienten mit Knöchelbrüchen

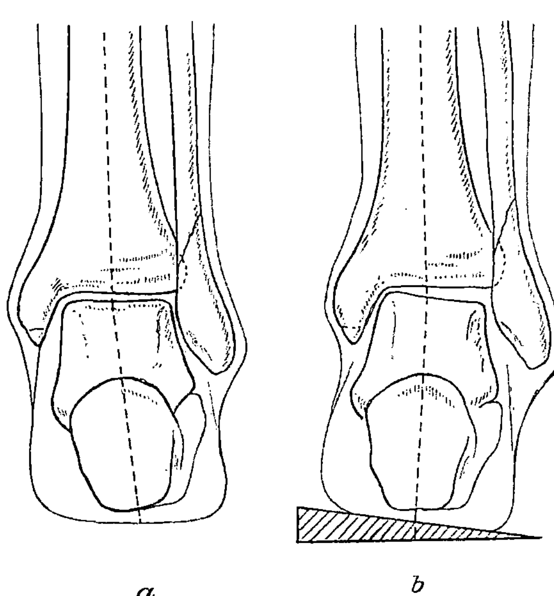

Abb. 418. Prophylaxe der Knickfußstellung bei Fraktur des Wadenbeinknöchels durch Anwendung einer keilförmigen Sohle mit medialer Basis. a) Physiologische Abweichung der senkrechten Fußachse nach außen; b) prophylaktische entlastende Schiefstellung des Talus und Kalkaneus durch den Keil.

nicht vor der 5., solche mit Unterschenkelfrakturen nicht vor der 7., mit Oberschenkelbrüchen nicht vor der 10. Woche aufstehen lassen. Besonders ist ein zu frühes Aufstehen bei Patienten mit Schenkelhalsfrakturen riskiert, weil hier die Gefahr sekundärer Reduktion des Schenkelhalswinkels mit den schweren Störungen traumatischer Coxa vara recht groß ist. Bei Malleolenbrüchen empfiehlt es sich, der häufigen Knickfußverbiegung durch Verordnung einer medial erhöhten, schiefen Sohle vorzubeugen (Abb. 418), und bei nicht völlig sicher konsolidierten Unter- oder Oberschenkelbrüchen kann vorübergehendes Tragen eines Gehverbandes, besser eines Gehapparates, geboten sein.

Bei den nach den Grundsätzen der mobilisierenden Methode Lucas Championnières behandelten Frakturen fallen die zu besprechenden Nachbehandlungsmaßnahmen in die eigentliche Behandlungszeit.

Folgendes sind die Maßnahmen der Nachbehandlungsperiode:

1. Massage.
2. Aktive und passive Bewegungen.
3. Widerstandsübungen.
4. Heißluftbehandlung.
5. Galvanische und faradische Behandlung.

Die Massage sollte, wenn irgend möglich, durch geschulte Masseure ausgeübt werden. Sie bezweckt neben dem Ersatz aktiver Tätigkeit vor allem die Steigerung der Blutzufuhr zu den Muskeln und die mechanische Beförderung der resorptiven Vorgänge. Als zirkulationsfördernde Maßnahme beseitigt sie in erster Linie das Hautödem. Ferner dient die Massage dazu, verwachsene Sehnen zu lösen und die passiven Bewegungen vorzubereiten. Die aktiven

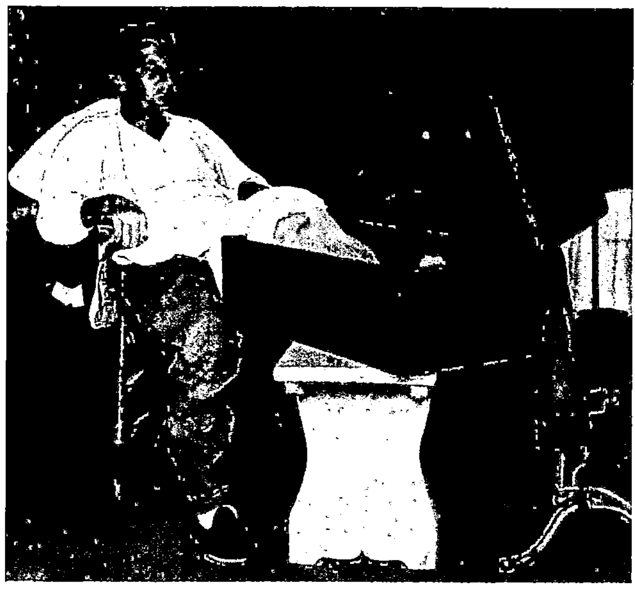

Abb. 419. Heißluftkasten nach Bier, geöffnet.

Bewegungen, welche bereits während der Extensionsbehandlung aufgenommen wurden, sollen in der Nachbehandlungsperiode häufiger und in größerem Ausmaße ausgeführt werden. Bei Frakturen der unteren Extremität werden die Patienten, bevor man sie das gebrochene Glied belasten läßt, angehalten, während ungefähr einer Woche regelmäßige aktive Bewegungen in sämtlichen Gelenken der betroffenen Extremität auszuführen. Auf diese Weise bekommt der Patient die Muskulatur wieder völlig in seine Gewalt, die Muskeln kräftigen sich rasch, die Gelenke werden beweglicher. Wo die Extensionsbehandlung zu leichter Gelenkversteifung geführt hat, was namentlich bei älteren Leuten und bei Patienten mit arthritischer Disposition der Fall zu sein pflegt, sind neben aktiven Bewegungen regelmäßig passive Bewegungen in steigender Ausdehnung vorzunehmen. Besondere Bedeutung haben die sog. Widerstandsübungen. Diese können entweder wie die gewöhnlichen aktiven und passiven Bewegungen an besonderen mechano-therapeutischen Pendelapparaten ausgeführt werden — die man in einfacher Weise improvisieren kann —, lassen sich jedoch durch geschultes Personal auch ohne jede Apparatur in zweckmäßiger Weise durchführen. Auch sollen die Patienten selbst zur Ausführung von Widerstandsbewegungen angehalten werden. Auf diese medicomechanische Nachbehandlung wird im allgemeinen viel zu wenig Gewicht gelegt.

Von unschätzbarem Wert für die Nachbehandlung von Frakturen ist die aktive Hyperämisierung im Bierschen Heißluftkasten (Abb. 419 und

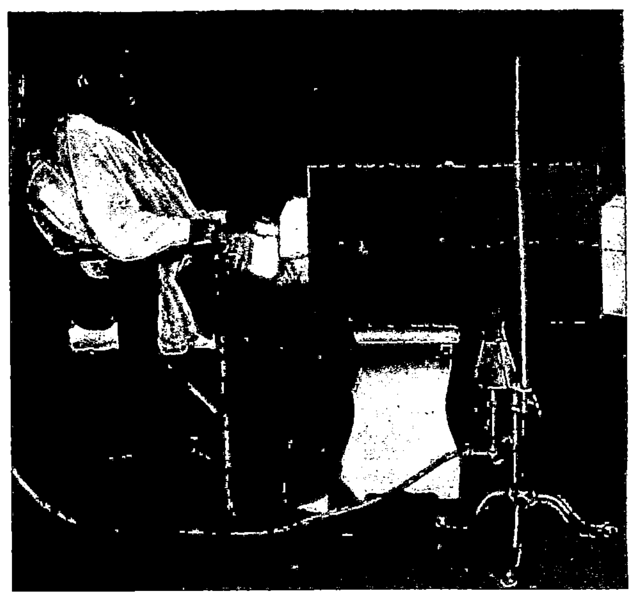

Abb. 420. Heißluftkasten in Funktion.

420). Wo besondere Einrichtungen bestehen, kann natürlich auch der elektrische Schwitzkasten Verwendung finden. Diese Hyperämiebehandlung kommt vor allem den Gelenken zugute, doch erstreckt sich ihre Wirkung auch auf die Muskulatur und die Sehnenscheiden. Es ist ratsam, die Behandlung vorsichtig zu dosieren und sowohl hinsichtlich Temperaturmaximum als hinsichtlich Dauer des einzelnen Heißluftbades langsam zu steigern. Man beginnt mit Heißluftbädern von einer Viertelstunde Dauer und steigt bis zu einstündigen Bädern täglich. Die Temperatur der ersten Bäder soll 80—90° betragen, die Steigerung geht bis auf 130°. Auch eine vorsichtige Sonnenbehandlung, die ebenfalls hyperämisierend wirkt, kann von Nutzen sein.

Der galvanische und faradische Strom sind bei der Nachbehandlung der Frakturen meist entbehrlich. Wo jedoch ein stärkerer Grad von Muskelatrophie aufgetreten ist, was auch bei der korrektesten Extensionsbehandlung vorkommen kann, ist es ratsam, die Wiederherstellung der normalen Muskelfunktion durch Anwendung des galvanischen und faradischen Stromes zu unterstützen.

Bei Gelenkfrakturen, die zu starker deformierender Arthritis führten, sind oft besondere Badekuren zur Nachbehandlung zu verordnen. Die beste Nachbehandlung ist natürlich die physiologische Übung durch möglichst rasche Wiederaufnahme der gewöhnlichen Funktion; doch werden völlig normale funktionelle Verhältnisse am ehesten erreicht, wenn man neben der allmählichen Angewöhnung des Patienten an seine gewöhnliche Tätigkeit bis zu völliger funktioneller Ausheilung eine konsequente Nachbehandlung nach den besprochenen Grundsätzen durchführt. Höhere Grade von Atrophie gleichen sich oft erst im Laufe von Monaten und Jahren völlig aus. Die Nachbehandlung hat so lange zu dauern, bis wieder normale Verhältnisse hergestellt sind, oder bis man die Überzeugung gewonnen hat, daß weitere Besserung nicht mehr zu erwarten ist.

Kapitel 8.

Beurteilung der erwerblichen Folgen bei Knochenfrakturen.

Die eigentliche Begutachtung der Unfallfolgen, worunter die Festsetzung der nach Abschluß der eigentlichen Frakturbehandlung noch für kürzere oder längere Zeit bestehenden Erwerbsbehinderung zu verstehen ist, gehört in das Gebiet der sogenannten Unfallmedizin. Wenn man auch über die Berechtigung vollständiger Abgrenzung einer solchen Disziplin, was die Behandlung anbetrifft, geteilter Meinung sein kann, muß jedenfalls hinsichtlich der eigentlichen Unfallbegutachtung auf die Handbücher der Unfallmedizin verwiesen werden. Dagegen empfiehlt es sich, im Rahmen dieses Lehrbuches die allgemeinen Gesichtspunkte für die Beurteilung der unmittelbaren Folgen der Knochenbrüche sowie der dauernden Schädigungen festzulegen.

Jede Fraktur zieht natürlich zunächst eine Arbeitsunfähigkeit nach sich, die nicht nur nach der Dauer der Konsolidationsperiode zu bemessen ist, sondern für die Großzahl der Frakturen so lange dauert, bis die funktionelle Heilung wenigstens so weit eingetreten ist, daß der Verunfallte seine gwöhnliche Beschäftigung teilweise wieder aufnehmen kann. Vollkommene funktionelle Heilung wird ausnahmslos erst erreicht, wenn das Glied wieder seiner normalen Tätigkeit zugeführt und eine Zeitlang wieder in steigendem Maße beansprucht worden ist. In dieser Hinsicht sind bei den Frakturpatienten oft gewisse Schwierigkeiten zu überwinden, weil sie häufig aus den anfänglich unvermeidlichen Störungen der Funktion vollkommene Arbeitsunfähigkeit herleiten wollen. Man kann nicht genug betonen, wie wichtig es ist, Frakturpatienten darauf hinzuweisen, daß ein gebrochenes Glied seine vollständige Funktion erst wieder erlangt, nachdem es eine Zeitlang in normaler Weise beansprucht worden ist, und daß Übung im Rahmen normaler funktioneller Beanspruchung die beste Nachbehandlung darstellt. Es ist deshalb auf sukzessive Wiederaufnahme der normalen Tätigkeit zu dringen, auch wenn gewisse Bewegungen anfänglich noch unangenehm oder gar schmerzhaft sind. Beim Arbeitgeber muß aber dafür gesorgt werden, daß auch das notwendige Verständnis für die anfänglich unvollständige Funktion, für die Herabsetzung der rohen Kraft, Verminderung der Geschicklichkeit, sowie für die rasche Ermüdbarkeit vorhanden ist; die Ansprüche an die Leistungsfähigkeit dürfen nur sukzessive in vernünftigem Rahmen gesteigert werden. Nur wo die Einsicht des Verunfallten in die Bedeutung der physiologischen Übung für die völlige Wiederherstellung der Funktion und das Verständnis des Arbeitgebers für die Notwendigkeit allmählicher Angewöhnung einander entgegenkommen, ist eine zweckmäßige und friedliche Erledigung einer großen Zahl von Unfällen möglich.

Die Dauer der vollständigen Erwerbsunfähigkeit hängt in erster Linie von der Lokalisation des Knochenbruches ab, sowie von dem Berufe des Verunfallten. Ferner wird die Dauer der Heilung natürlich in hohem Maße durch die Art der Behandlung beeinflußt. Je mehr eine Frakturbehandlung nach den entwickelten biologischen Gesichtspunkten orientiert, je weitgehender die Berücksichtigung der normalen Funktion während der eigentlichen Frakturbehandlung ist, desto kürzer pflegt die Zeit absoluter Arbeitsunfähigkeit zu sein. Die früher angeführten, von Gurlt berechneten mittleren Zahlen für die Konsolidation sind zum Teil erheblich kürzer als die Heilungsdauer bis zur völligen Wiederherstellung normaler Funktion. Während ein Oberarmbruch im allgemeinen 4—6 Wochen zur vollständigen Konsolidation braucht, wurde die mittlere Dauer des Heilverfahrens bei 516 Fällen von Oberarmbrüchen nach der österreichischen Unfallstatistik auf 103 Tage oder ungefähr 15 Wochen berechnet. Für die Brüche der Oberschenkeldiaphysen und des Schenkelhalses wird die mittlere Konsolidationsdauer mit 10—12 Wochen angenommen; die durchschnittliche Heilungsdauer beträgt jedoch nach der angeführten Statistik 129 Tage oder $18\frac{1}{2}$ Wochen. Mit den beschriebenen neueren Behandlungsmethoden läßt sich die mittlere Dauer des Heilverfahrens zweifellos erheblich abkürzen. So beträgt für eine unkomplizierte Fraktur der Oberarmdiaphyse die Heilungsdauer bis zur Wiederaufnahme leichter Arbeit wohl selten mehr als 10 Wochen. Wettstein berechnet die durchschnittliche Dauer der Arbeitsunfähigkeit bei 13 mit der Zuppingerschen Schiene behandelten Oberschenkelbrüchen auf 17 Wochen. Bedeutend eindrucksvoller stellt sich der Wert der Extensionsbehandlung gegenüber der Behandlung im Kontentivverband dar, wenn man die vollständige Wiederherstellung der Erwerbsfähigkeit und die dauernden Schädigungen ins Auge faßt. Nach der österreichischen Unfallstatistik heilten nur 17,8% der Oberschenkelfrakturen vollständig aus, während 79,7% bleibend entschädigt werden mußten, und Haenel stellt statistisch fest, daß nur jeder vierte Patient nach einem Oberschenkelbruch wieder seine volle Erwerbsfähigkeit gewinnt; ungefähr 80% der Verletzten behielten dauernde Schädigungen. Die durchschnittliche Heilungsdauer betrug $13\frac{1}{2}$ Monate, die mittlere Dauer der völligen Arbeitsunfähigkeit $7\frac{1}{2}$ Monate. Vergleichen wir damit, daß Wettstein bei seiner nach Zuppinger behandelten, allerdings nur geringen Zahl von Oberschenkelbrüchen keine dauernd Invaliden sah, und in durchschnittlich 17 Wochen wieder Arbeitsfähigkeit erzielte, so wird die Überlegenheit der Zugbehandlung eindringlich klargelegt. Ähnlich, zum Teil noch günstiger liegen die Heilungsverhältnisse für die operative Behandlung der Knochenbrüche, die ebenfalls eine frühzeitige Aufnahme der Funktion gestattet.

Selbstverständlich haben diese zahlenmäßigen Angaben keine allgemeine Geltung, weil die maßgebenden Verhältnisse in den einzelnen Fällen sehr wechselnde sind. Im allgemeinen kann man sagen, daß die Arbeit wieder aufgenommen werden darf, sobald die Konsolidation so weit vorgeschritten ist, daß eine Dislokation unter der Wirkung der Körperbelastung, des Muskeldruckes und besonderer funktioneller Belastung bei den ständigen Arbeitsverrichtungen nicht mehr zu befürchten ist. Diese durchschnittliche Konsolidationsdauer beträgt annähernd:

Für das Schlüsselbein, den Oberarm und Vorderarm 4—6 Wochen; für Knochen des Handgelenks 4 Wochen, für die Oberschenkeldiaphyse und die Kondylen 10—12 Wochen, für den Schenkelhals mit Berücksichtigung der hier besonders leicht vorkommenden sekundären Adduktionsverschiebung 12—15 Wochen, für die Patella 5—6 Wochen, für beide Unterschenkelknochen 6—10 Wochen, für die Tibia allein 6 Wochen, für die Fibula allein 4 Wochen, für die Malleolen 4—5 Wochen. Zu diesen Zahlen sind für die funktionellen Übungen nach vollendeter Konsolidation und vor Beginn mit leichter Arbeit eine Woche bis zwei Monate hinzuzufügen, je nach der Lokalisation der Fraktur. Am längsten pflegt diese unerläßliche Nachbehandlungsperiode bei Gelenkfrakturen, sowie bei Frakturen des Unterschenkels und des Oberschenkels zu sein. Komplikationen von seiten der Nerven und Gefäße, besonders Thrombosen mit ihren Folgezuständen, sowie offene infizierte Frakturen erlauben selbstverständlich keine allgemeinen Angaben.

Was die Beurteilung der Dauerfolgen anbetrifft, so sei vor allem darauf hingewiesen, daß, wo es sich nicht um Entschädigung nach dem Rentenverfahren handelt, unter keinen Umständen früher als 1 Jahr nach abgeschlossenem Heilungsverfahren eine definitive Begutachtung vorgenommen werden soll.

Die wesentlichsten Frakturfolgen, die eine dauernde Erwerbsschädigung bedingen, sind erhebliche Verkürzungen der unteren Extremitäten, schlechte Fragmentstellung, Einschränkung der normalen Gelenkexkursionen, schmerzhafte zu Entzündungen neigende Hautnarben, postfrakturelle Bildung von Varizen oder Verschlimmerung schon früher vorhandener Krampfadern, induriertes, in die Tiefe reichendes Ödem und große Schmerzhaftigkeit infolge von Thrombosen oder Neuritiden. Eine ganz besonders große praktische Bedeutung haben die posttraumatische Knickfußbildung, die gewöhnlich mit zunehmender Senkung des Fußgewölbes verbunden ist, die Entwicklung einer passiven Spitzfußstellung, sowie die Coxa adducta traumatica durch sukzessive Verkleinerung des Schenkelhalswinkels, besonders nach den bei jugendlichen Individuen relativ häufigen intertrochanteren Schenkelhalsfrakturen. Was die Verkürzung anbetrifft, so wird im allgemeinen Verkürzung eines Beines unter 2 cm nicht bleibend entschädigt; viele Unfallexperten sind der Ansicht, daß auch Verkürzungen bis zu 3 cm durch entsprechende Einlagen und Sohlenerhöhung, sowie durch kompensatorische Beckensenkung vollständig ausgeglichen werden können, ohne funktionelle Störungen zu hinterlassen. Die Festsetzung einer bestimmten Grenze scheint mir nicht angebracht; denn bei Patienten mit arthritischer Anlage kann die Veränderung der statischen Verhältnisse, wie sie durch eine Verkürzung von 2 cm bedingt wird, zu Störungen führen, besonders da erfahrungsgemäß nicht dauernd für Ausgleich der Verkürzung gesorgt wird. Andererseits dürfte natürlich eine Oberschenkelverkürzung von 3 cm für einen Bureaubeamten erwerblich belanglos sein. Oberschenkelverkürzungen sind durchschnittlich schwerwiegender als Unterschenkelverkürzungen, besonders bei Verunfallten, die häufig in kniender Position arbeiten müssen. Durch geeignete orthopädische Maßnahmen, auf die wir im speziellen Teil eingehen werden, kann natürlich die erwerbliche Bedeutung einer ganzen Anzahl von Dauerfolgen erheblich herabgesetzt werden. Betreffend zahlenmäßiger Schätzung der verschiedenen vorerwähnten Dauerfolgen müssen wir auf die Handbücher der Unfallmedizin verweisen; ihre Bedeutung für die einzelnen Frakturformen werden wir im 2. Bande berücksichtigen.

Literatur.

Wir beschränken uns auf die Angabe der Literatur, die über einzelne Fragen weitergehende Auskunft gibt. Die Werke und Arbeiten werden nur einmal zitiert, auch wenn
sie in verschiedenen Abschnitten des Lehrbuches berücksichtigt wurden.

Erster Abschnitt.

Bardenheuer, Die allgemeine Lehre von den Frakturen und Luxationen mit besonderer
    Berücksichtigung des Extensionsverfahrens. Stuttgart, F. Enke.
Bockenheimer, Leitfaden der Frakturbehandlung. Stuttgart 1909. F. Enke.
Bruns, Über traumatische Epiphysentrennung. Arch. f. klin. Chir. Bd. 27. 1881.
Derselbe, Die allgemeine Lehre von den Knochenbrüchen. 1882.
v. Büngner, Über intra partum entstandene Unterschenkelfrakturen. Arch. f. klin. Chir.
    Bd. 41. 1881.
Gurlt, Handbuch der Lehre von den Knochenbrüchen. Berlin 1862.
Hayashi und Matsuoka, Über intra partum entstandene Unterschenkelfrakturen. Arch.
    f. klin. Chir. Bd. 98. 1912.
Helferich, Frakturen und Luxationen. 1910.
Hoffa, Lehrbuch der Frakturen und Luxationen. Enke, Stuttgart 1904.
Kaufmann, Spezielle pathologische Anatomie. 1911.
Lexer, Allgemeine Chirurgie. 1916.
Linser, Über die Entstehung und Behandlung traumatischer Epiphysenlösungen am
    oberen Ende des Humerus. Beitr. z. klin. Chir. Bd. 29. 1901.
Malgaigne, Traité des fractures et des luxations. Paris 1847.
Stierlin, Ostitis fibrosa bei angeborener Fraktur. Deutsche Zeitschr. f. Chir. Bd. 130. 1914.
Volkmann, Die Krankheiten der Bewegungsorgane. Handb. d. Chir. von Pitha und
    Billroth 1865.
Zuppinger und Christen, Allgemeine Lehre von den Knochenbrüchen. Herausgegeben
    von F. de Quervain. 1913.

Zweiter Abschnitt.

Bircher, E., Experimentelle Untersuchungen über die Wirkung der Spitzgeschosse.
    Beitr. z. klin. Chir. Bd. 94. H. 1.
Brunner, C., Über den Stück-Längsbruch der Knochendiaphyse. Fortschr. a. d. Geb.
    d. Röntgenstrahlen. Bd. 3. 1900.
v. Coler und Schjerning, Wirkung und kriegschirurgische Bedeutung der neuen Hand-
    feuerwaffen. 1894.
Colmers, Über die Wirkung des Spitzgeschosses. Verhandl. d. deutsch. Gesellsch. f.
    Chir. 1913.
Feßler, Die Wirkung des deutschen 8 mm Spitzgeschosses (S-Munition) an Menschen
    und Tieren. Deutsche Zeitschr. f. Chir. Bd. 97. 1909.
Franz, Zur Erklärung der Krönleinschen Schädelschüsse. Chir.-Kongreß 1910. II.
Gebhardt, Über funktionell wichtige Anordnungsweisen der gröberen und feinen Bau-
    elemente des Wirbeltierknochens. Arch. f. Entwicklungsmech. d. Organism. Bd. 2.
Gegenbaur, Anatomie des Menschen.
Hildebrandt, Zur Erklärung der Bewegungsvorgänge bei Explosionsschüssen. Arch.
    f. klin. Chir. Bd. 72. 1904.

Hildebrandt, Die Verwundungen durch die modernen Kriegsfeuerwaffen. Bibl. v.
     Coler, Bd. 21. 1905.
Iselin, Stauchungsbrüche der kindlichen und jugendlichen Knochen. Bruns Beitr. Bd. 79.
     1912.
Kocher, Praktisch wichtige Frakturformen. 1896.
Derselbe, Zur Lehre von den Schußwunden der Kleinkalibergeschosse. Kassel 1895.
Kohl, Über eine besondere Form der Infraktion: Die Faltung der Knochenkortikalis.
     Deutsche Zeitschr. f. Chir. Bd. 77. 1905.
Kranzfelder und Oertel, Zur kriegschirurgischen Bedeutung der neuen deutschen
     Infanteriemunition. Deutsche med. Wochenschr. 1906.
Küttner, Kriegschirurgische Erfahrungen aus dem südafrikanischen Kriege 1899/1900.
     Beitr. z. klin. Chir. Bd. 28. 1900.
Lommel, Experimentelle Physik.
Messerer, Über Elastizität und Festigkeit der menschlichen Knochen. Stuttgart 1880.
Meyer, H., Die Statik und Mechanik des menschlichen Knochengerüstes. Leipzig 1873.
Mohr, Schußverletzung durch kleinkalibrige Gewehre; speziell nach den Erfahrungen
     der letzten Feldzüge. Arch. f. klin. Chir. Bd. 63. 1901. Mit Literatur.
Perthes, Über die Wirkungen der Dum-Dum-Geschosse. Münch. med. Wochenschr. 1915.
Riedinger, Über die Wirkung moderner Projektile. Würzburg 1909.
Ritter, Die Anwendungen der graphischen Statik. 1888.
v. Saar, Die Sportverletzungen. F. Enke, Stuttgart 1914.
Schjerning, Thöle und Vogt, Die Schußverletzungen. II. Aufl., bearbeitet von
     Franz und Oertel.
Seidel, Die Humerusfraktur durch Werfen von Handgranaten. Münch. med. Wochenschr.
     1917. Nr. 6.
Warstatt, Über typische Sportverletzung des rechten Humerus durch Handgranaten-
     wurf. Münch. med. Wochenschr. 1917. Nr. 6.
Wolf, J., Die innere Architektur der Knochen. Berlin 1870.
Derselbe, Über die Wechselbeziehungen zwischen der Form und der Funktion. Leipzig 1901.
Zschokke, Weitere Untersuchungen über das Verhältnis der Knochenbildung zur Statik
     und Mechanik des Vertebratenskeletts. Zürich 1892.

Dritter Abschnitt.

Albers-Schönberg, Die Röntgentechnik. 4. Aufl. 1913.
Aschoff, Pathologische Anatomie.
Bardeleben, Muskel und Faszie. Jenaische Zeitschr. f. Naturwissenschaften. Bd. 11. 1881.
Bidder, Experimentelle Beiträge und anatomische Untersuchungen zur Lehre von der
     Regeneration des Knochengewebes etc. Arch. f. klin. Chir. Bd. 22. 1878.
Böhler, Über Schlottergelenke im Knie nach Oberschenkelbrüchen. Zentralbl. f. Chir.
     1917. Nr. 30.
Bumm, Die Entwicklung des Knochenkallus unter dem Einflusse der Stauung. Arch. f.
     klin. Chir. Bd. 57. 1902.
Delkeskamp, Das Verhalten der Knochenarterien bei Knochenerkrankungen und Frak-
     turen. Fortschr. a. d. Geb. d. Röntgenstrahlen. Bd. 10.
Demisch, Über Temperatursteigerungen bei der Heilung subkutaner Frakturen. Diss.
     Zürich 1885.
Erlacher, Zur Entstehung von Schlottergelenken im Knie nach Oberschenkelbrüchen.
     Zentralbl. f. Chir. 1918. Nr. 9.
Derselbe, Spätfolgen der Oberschenkelfrakturen mit besonderer Berücksichtigung des
     Auftretens von Schlottergelenken im Knie. Bruns Beitr. Bd. 104.
Fick, Beitrag zur Lehre von der Bedeutung der Faszien. Anatom. Anzeiger v. 1890.
Fick, E., Über zweigelenkige Muskeln. Tagbl. d. 51. Versamml. deutsch. Naturforsch.
     u. Ärzte 1878.
Frangenheim, Über Kalluszysten. Deutsche. Zeitschr. f. Chir. Bd. 90. 1907.
Derselbe, Über die Beziehungen zwischen der Myositis ossificans und dem Kallus bei
     Frakturen. Arch. f. klin. Chir. Bd. 80. 1906.
Fritsche, Experimentelle Untersuchungen zur Frage der Fettembolie. Deutsche Zeitschr.
     f. Chir. Bd. 107. 1910.

Grashey, Atlas typischer Röntgenbilder. Lehmanns Atlanten.

Gröndahl, Untersuchungen über Fettembolie. Deutsche Zeitschr. f. Chir. Bd. 111. 1911.

Henke, Studien und Kritiken über Muskeln und Gelenke. Zeitschr. f. rat. Med. Bd. 33. 1868.

Kimura, Zieglers Beitr. z. pathol. Anat. u. z. allgem. Pathol. Bd. 27. 1900.

Kroh, Experimentelle Studien zur Lehre von der ischämischen Muskellähmung und Muskelkontraktur. Deutsche Zeitschr. f. Chir. Bd. 120, 1913.

Küttner, Ein eigenartiges Phänomen bei geheilter Schußfraktur des Oberschenkels. Münch. med. Wochenschr. 1916. Nr. 13.

Mühlhaus, Zur Frage der Entstehung und Verhütung von Schlottergelenksbildungen des Kniegelenks nach Oberschenkelfrakturen. Münch. med. Wochenschr. 1917. Nr. 15.

Payr, Über Wesen und Ursachen der Versteifung des Kniegelenks nach langdauernder Ruhigstellung und neue Wege zu ihrer Behandlung. Münch. med. Wochenschr. 1917. Nr. 21/22.

Derselbe, Zur Kenntnis und Erklärung des fettembolischen Todes nach orthopädischen Eingriffen und Verletzungen. Zeitschr. f. Orthopäd. Bd. 7. 1900.

Pochhammer, Über die Entstehung periostaler Kallusbildung und die künstliche Kalluserzeugung. Arch. f. klin. Chir. Bd. 94. 1911.

Roux, Beiträge zur Morphologie der funktionellen Anpassung, III. Beschreibung und Erläuterung einer knöchernen Kniegelenksankylose. Arch. f. Anatomie u. Physiol., anatom. Abt. 1885.

Derselbe, Gesammelte Abhandlungen über Entwicklungsmechanik der Organismen. Leipzig 1895.

Derselbe, Über die Dicke der statischen Elementarteile und die Maschenweite der Substantia spongiosa der Knochen. Zeitschr. f. orthopäd. Chir. Bd. 4. 1896.

Derselbe, Das Gesetz der Transformation der Knochen. Berl. klin. Wochenschr. 1893.

Derselbe, Gesammelte Abhandlungen.

Sudeck, Die Altersatrophie und Inaktivitätsatrophie der Knochen. Fortschr. a. d. Geb. d. Röntgenstrahlen. Bd. 3. 1900.

Derselbe, Über die akute (reflektorische) Knochenatrophie nach Entzündungen und Verletzungen an den Extremitäten und ihre chronischen Erscheinungen. Ibid. Bd. 5. 1902.

Thürler (H. v. Meyer), Studien über die Funktion des fibrösen Gewebes. Diss. Zürich 1884.

Vogel, Über Frakturheilung mit besonderer Berücksichtigung der Bedeutung des Blutergusses für die Kallusbildung. Deutsche Zeitschr. f. Chir. Bd. 91. 1908.

Wolf, Das Gesetz der Transformation der Knochen. Berlin 1892.

Derselbe, Beiträge zur Lehre von der Heilung der Frakturen. Arch. f. klin. Chir. Bd. 14.

Derselbe, Zur Lehre der Frakturheilung. Deutsche Zeitschr. f. Chir. Bd. 2.

Ziegler, Über das mikroskopische Verhalten subkutaner Brüche langer Röhrenknochen. Deutsche Zeitschr. f. Chir. Bd. 60. 1901.

Zondeck, Zur Transformation des Knochenkallus. Berlin 1910.

Zuppinger, Die Dislokation der Knochenbrüche. Beitr. z. klin. Chir. Bd. 49. 1906.

Vierter Abschnitt.

Anzoletti, Zur Codivillaschen Nagelextension am Knochen. Zentralbl. f. Chir. 1909. Nr. 28.

Arnd, Zur Behandlung dislozierter Frakturen der langen Knochen. Korrespondenzbl. f. Schweiz. Ärzte 1916. Nr. 34.

Bardenheuer, Die Entstehung und Behandlung der ischämischen Muskelkontraktur und Gangrän. Deutsche Zeitschr. f. Chir. Bd. 108. 1911.

Bardenheuer und Graeßner, Die Behandlung der Frakturen. Ergebn. d. Chir. u. Orthopäd. Bd. 1. 1910.

Dieselben, Die Technik der Extensionsverbände. 2. Aufl. Stuttgart 1905. F. Enke.

Bergel, S., Die Behandlung der verzögerten Kallusbildung und der Pseudarthrosen mit Fibrininjektionen. Berl. klin. Wochenschr. 1916. Nr. 2.

Bier, Die Bedeutung des Blutergusses für die Heilung des Knochenbruches. Heilung von Pseudarthrosen und von verspäteter Kallusbildung durch Bluteinspritzung. Med. Klinik 1905. Nr. 1 u. 2.

Borchgrevink, Ambulatorische Extensionsbehandlung der oberen Extremität. Chirurgenkongreß 1908.

Derselbe, Ambulatorische Extensionsbehandlung der oberen Extremität. Jena 1908. G. Fischer.

Brun, Hans, Über Wundbehandlung und Immobilisation im Kriege. Deutsche Zeitschr. f. Chir. Bd. 133. 1915.

Bruns, Die Muskelentspannung bei Permanentextension der Ober- und Unterschenkelfrakturen. Bruns Beitr. z. klin. Chir. Bd. 64.

Championnière, J. Lucas, Bulletin de la Société de Chirurgie 1886.

Derselbe, Traitement des fractures par le massage et la mobilisation. Paris 1893.

Chutro, Traitement des fractures du membre inférieur par l'extension continue au moyen de l'étrier de Finochietto. Presse méd. 1916. Nr. 13.

Codivilla, Kongreß der deutschen Gesellschaft für orthopädische Chirurgie 1908. Zentralbl. f. Chir. 1908. Nr. 29.

Derselbe, Come si possa rendere efficace e tollerata una forte trazione ecc. Vol. delle memoire chirurg. in onore di E. Bottini. 1903.

Derselbe, Sulla correzione della deformità di frattura del femore. Bull. delle scienze med. di Bologna 1903. Serie VIII, Vol. III.

Derselbe, Zur Behandlung der Coxa vara. Zeitschr. f. orthopäd. Chir. 1902. Bd. 12.

Derselbe, Über Nagelextension. Zeitschr. f. orthopäd. Chir. Bd. 28. 1910.

Colmers, Erfahrungen über die Therapie bei Schußfrakturen der Extremitäten. Arch. f. klin. Chir. Bd. 79. 1906.

Desguin, Du traitement des fractures obliques de la jambe. Bull. de l'Acad. Royale de Belgique, Févr./Mars 1907.

Drehmann, Über frühzeitige Massagebehandlung einiger Gelenkfrakturen. Zeitschr. f. orthopäd. Chir. Bd. 11, S. 213.

van Eden, Verbandlehre.

v. Eiselsberg, Zur Heilung größerer Defekte der Tibia durch gestielte Hautperiostknochenlappen. Verhandl. d. Chir.-Kongr. 1897.

Derselbe, Zur Therapie der Verkürzungen bei Unterschenkelfrakturen. Wiener klin. Wochenschr. 1893. Nr. 14.

Franke, Behandlung komplizierter Frakturen. Arch. f. klin. Chir. Bd. 62. 1900.

Gelinsky, Die Extensionsbehandlung bei Kalkaneusfraktur und den Verletzungen der Mittelfußknochen. Zentralbl. f. Chir. 1913. Nr. 21.

Derselbe, Die Drahtextension am Kalkaneus. Zentralbl. f. Chir. 1914. Nr. 34.

Grabowski, Erfahrungen mit der Nagelextension. Deutsche Zeitschr. f. Chir. Bd. 132. 1915.

Grune, Die moderne Bardenheuersche Extensionsbehandlung im Vergleich zur Steinmannschen Nagelextension. Deutsche Zeitschr. f. Chir. Bd. 121. 1913.

Derselbe, Erfahrungen über Behandlung der Unterschenkelbrüche mittels Bardenheuerscher Längsextension verstärkt durch Rückersche Züge. Deutsche Zeitschr. f. Chir. Bd. 110. 1911.

Hackenbruch, Die ambulatorische Behandlung von Knochenbrüchen mit Gipsverband und Distraktionsklammern. Deutsche Zeitschr. f. Chir. Bd. 122. 1913.

Derselbe, Verhandl. der Deutsch. Gesellsch. f. Chir. 1913.

Hänel, Über Frakturen mit Bezug auf das Unfallversicherungsgesetz. Deutsche Zeitschr. f. Chir. Bd. 83. 1894.

Hennequin, Journal de méd. et de chir. prat. Aug. 1891.

Hennequin et Loevy, Les fractures des os longs. Paris 1904.

Henschen, Die Extensionsbehandlung der Ober- und Unterschenkelbrüche auf phys.-mechanischer Grundlage. (Extension bei Muskelentspannung.) Beitr. z. klin. Chir. Bd. 57. 1908.

Heusner, L., Über verschiedene Anwendungsweisen des Harzkleberverbandes. Zeitschr. f. orthopäd. Chir. Bd. 17.

Hildebrand, O., Ischämische Muskelkontraktur und Gipsverband. Deutsche Zeitschr. f. Chir. Bd. 95, S. 299.

Hilgenreiner, Experimentelle Untersuchungen über den Einfluß der Stauungsperämie auf die Heilungen von Knochenbrüchen. Beitr. z. klin. Chir. Bd. 54. H. 3.

Hofmann, A., Eine automatisch drehbare Extensionsrolle. Zentralbl. f. Chir. 1904. S. 1484.

Derselbe, Die Umsetzung der longitudinellen Extension in transversale. Bruns Beitr. Bd. 59, S. 235.

Jordan, Die Massagebehandlung frischer Knochenbrüche. Münch. med. Wochenschr. 1903. S. 1148. Chir.-Kongr. 1903. S. 37.

Käfer, Zur Behandlung der Verkürzungen bei Unterschenkelbrüchen Zentralbl. f. Chir. 1901. Nr. 1.

Kaufmann, Handbuch der Unfallmedizin.

Kirschner, Über Nagelextension. Bruns Beitr. z. klin. Chir. Bd. 64, S. 266.

Klapp, Besondere Formen der Extension. Zentralbl. f. Chir. 1914. Nr. 29.

König, Die blutige Reposition bei frischen subkutanen Knochenbrüchen. Ergebn. d. Chir. u. Orthopäd. Bd. 8. 1914.

Derselbe, Knochennaht bei subkutanen Frakturen. Chir.-Kongr. 1904.

Derselbe, Über die Berechtigung frühzeitiger blutiger Eingriffe bei subkutanen Knochenbrüchen. v. Langenbecks Arch. Bd. 95. H. 1.

Derselbe, Die späteren Schicksale difform geheilter Knochenbrüche besonders bei Kindern. v. Langenbecks Arch. Bd. 95. H. 1.

Derselbe, Über die Berechtigung frühzeitiger blutiger Eingriffe bei subkutanen Knochenbrüchen. Arch. f. klin. Chir. Bd. 76. 1905.

Derselbe, Über die blutige Behandlung subkutaner Frakturen des Oberschenkels. Arch. f. klin. Chir. Bd. 83. 1907.

Krönlein, Über das Zuppingersche Extensionsverfahren bei Frakturen des Ober- und Unterschenkels. Chir.-Kongr. 1908. S. 294. Ref. im Zentralbl. f. Chir. 1908. S. 153.

Lambotte, Chir. opérat. des fractures. Paris 1913.

Lane, Resultate der primären Knochennaht bei Frakturen. Chir.-Kongr. 1902. S. 32.

Derselbe, The operative treatment of simple fractures. Surgery gynec. and obstetr. 8. H. 4. Ref. im Zentralbl. f. Chir. 1909. S. 1648.

Lang, Beitrag zu der Lehre von den Schenkelhalsbrüchen. Deutsche Zeitschr. f. Chir. Bd. 135.

Lejars, Technik dringlicher Operationen. Übersetzung v. Stieda, Jena, G. Fischer.

Lexer, Zur Behandlung der Knochenbrüche. Münch. med. Wochenschr. 1909. Nr. 12.

Derselbe, Blutige Vereinigung von Knochenbrüchen. Deutsche Zeitschr. für Chir. Bd. 133. 1915.

Lissowski, Über die Behandlung nicht konsolidierender Knochenbrüche und Pseudarthrosen mit Injektionen von Periostemulsion. Ref. Zentralbl. f. Chir. 1914.

Lorinser, Zugverband bei Oberschenkelbrüchen. Wiener med. Wochenschr. 1848.

Ludloff, Erfahrungen über Knochennähte bei Frakturen. Chir.-Kongr. 1910.

Mitteldorpf, Beiträge zur Lehre von den Knochenbrüchen. Berlin 1853.

Mojsisovics, Darstellung der Äquilibrialmethode zur sicheren Heilung der Oberschenkelbrüche mit Verkürzung. Wien 1842.

Nakahara und Dilger, Subkutane und intramuskuläre Knochenneubildungen durch Injektion bzw. Implantation von Periostemulsion. Beitr. z. klin. Chir. Bd. 63. 1909.

Niehans, Zur Frakturenbehandlung durch temporäre Annagelung. v. Langenbecks Arch. Bd. 73.

Rehn und Wakabaiashy, Die Hornbolzung im Experiment und in ihrer klinischen Verwendung. Arch. f. klin. Chir. Bd. 96. 1911.

Reichel, Zur Behandlung schwerer Formen von Pseudarthrose. Arch. f. klin. Chir. Bd. 71. 1903.

Rücker, Beitrag zur Technik der Streckverbände nach Bardenheuer. Zentralbl. f. Chir. 1910. Nr. 4.

Sasaki, Über die Behandlung der Pseudarthrosen durch Injektion von Periostemulsion. Deutsche Zeitschr. f. Chir. Bd. 109. 1911.

Schmieden, Die Behandlung der Pseudarthrosen und der verspäteten Kallusbildung mit Bluteinspritzung. Med. Klinik 1907. Nr. 8.

Schultze, Zur blutigen Frakturbehandlung mittels der Verschraubung nach Lane. Deutsche Zeitschr. f. Chir. Bd. 136 (s. dort Lit. über Plattenverschraubung).

Schwarz, Zur Nagelextension der Oberschenkelbrüche. Med. Klinik 1909. S. 885.

Steinmann, Eine neue Extensionsmethode in der Frakturbehandlung. Korrespondenzbl.
     f. Schweiz. Ärzte 1908. Nr. 1.
Derselbe, Die Nagelextension der Knochenbrüche. Neue deutsche Chir. Bd. 1. 1912.
Derselbe, Die Nagelextension. Ergebn. d. Chir. u. Orthopäd. Bd. 9.
Turner, Über Klopfung als Mittel zur Beschleunigung der Heilung von Knochenbrüchen
     und als Heilmittel bei Pseudarthrosen. Russki Wratsch. 1908. Nr. 15. Ref. im
     Zentralbl. f. Chir. 1908. S. 978.
Wassermann, Bericht über experimentelle Gasbrandforschungen. Zentralbl. f. Chir.
     1918. Nr. 12.
Wettstein, Die Heilungsresultate der Ober- und Unterschenkelbrüche bei Anwendung
     der Zuppingerschen automatischen Extensionsapparate. Beitr. z. klin. Chir.
     Bd. 60, S 684.
Wilms, Extension am querdurchnagelten Knochen. Zentralbl. f. Chir. 1909. S. 79.
Derselbe, Überkorrektur bei Nagelextension. Deutsche Zeitschr. f. Chir. Bd. 92, S. 260.
Derselbe, Nagelextension. Chir.-Kongr. 1910.
Wollenberg, Der Gehverband bei Frakturen der unteren Extremität. Zeitschr. f. ärztl.
     Fortbild. 1905. Nr. 24; 1906. Nr. 1.
Ziegler, Frühmobilisierung im Zugverband. Münch. med. Wochenschr. 1915. Nr. 41.
Zuppinger, Automatische Apparate zur Permanentextension von Knochenbrüchen.
     Korrespondenzbl. f. Schweiz. Ärzte 1905. Nr. 22.

Ergebnisse der Chirurgie und Orthopädie. Herausgegeben von
Erwin Payr, Leipzig und **Hermann Küttner**, Breslau. Zehnter Band. Redigiert von **E. Payr**. Mit 542 Textabbildungen und 4 Tafeln. 1918.

Preis M. 82.—; gebunden M. 92.—

***Die physiologische Sehnenverpflanzung.** Von Professor Dr. K.
Biesalski, Direktor und leitender Arzt, und Dr. **L. Mayer**, wissenschaftlicher
Assistent am Oscar-Helene-Heim für Heilung und Erziehung gebrechlicher Kinder
in Berlin-Zehlendorf. Mit 270 zum großen Teil farbigen Abbildungen. 1916.

Preis gebunden M. 36.—

***Treves-Keith, Chirurgische Anatomie.** Nach der sechsten englischen
Ausgabe übersetzt von Dr. **A. Mülberger**. Mit einem Vorwort von Geh. Med.-
Rat Professor Dr. **E. Payr**, Direktor der Kgl. chirurgischen Universitäts-Klinik
zu Leipzig, und mit 152 Textabbildungen von Dr. **O. Kleinschmidt** und Dr. **C.
Hörhammer**, Assistenten an der Kgl. chirurgischen Universitäts-Klinik zu Leipzig.
1914.

Preis gebunden M. 12.—

***Die Nachbehandlung nach chirurgischen Eingriffen.** Ein
kurzer Leitfaden von Dr. **M. Behrend**, Chefarzt des Kreiskrankenhauses Frauen-
dorf bei Stettin. 1914.

Preis M. 2.80; gebunden M. 3.40

Ärztliche Behelfstechnik. Bearbeitet von hervorragenden Fachgelehrten.
Herausgegeben von Professor Dr. **G. Freiherr von Saar** in Innsbruck. Mit
402 Textabbildungen. 1918.

Preis M. 24.—; gebunden M. 26.80

Außerdem wurde eine Feldpost-Ausgabe in 3 Teilen hergestellt.

Preis M. 26.—

Fachbücher für Ärzte. Band II:

Praktische Unfall- und Invalidenbegutachtung bei sozialer und
privater Versicherung sowie in Haftpflichtfällen. Von Dr. med. **Paul Horn**,
Privatdozent für Versicherungsmedizin an der Universität Bonn, Oberarzt am
Krankenhause der Barmherzigen Brüder. 1918.

Preis gebunden M. 9.—

---

*Hierzu Teuerungszuschlag.